【注意事項】本書の情報について—————————————

　本書に記載されている内容は，発行時点における最新の情報に基づき，正確を期するよう，執筆者，監修・編者ならびに出版社はそれぞれ最善の努力を払っております．しかし科学・医学・医療の進歩により，定義や概念，技術の操作方法や診療の方針が変更となり，本書をご使用になる時点においては記載された内容が正確かつ完全ではなくなる場合がございます．また，本書に記載されている企業名や商品名，URL等の情報が予告なく変更される場合もございますのでご了承ください．

改訂の序

　この度，「がん生物学イラストレイテッド」は，多くの皆様にご利用いただいていることを背景に，初版から8年を経て改訂版を出版することになりました．この間，がんの発症機構の研究や，診断・治療の分野で様々な発展がありましたが，なかでもがん免疫分野では大きな進展がありました．我が国の本庶佑博士が見出された免疫チェックポイント機構と制御性T細胞（Treg）系により，がんが宿主からの免疫排除を逃れていることが明らかにされ，本庶博士は2018年度のノーベル医学・生理学賞を受賞されました．これらを背景にTreg系の排除を目的とした抗PD-1抗体などが開発され，悪性黒色腫や肺がんなどの一部に劇的な治療効果をもたらしました．長年，がんに対する免疫療法の開発が叫ばれてきましたが，その重要な突破口が開かれたと考えられます．さらに，抗PD-1抗体・抗PD-L1抗体と従来から利用されている抗がん剤との併用効果も検討されています．今回の改訂では，すべての章について各分野での様々な進展を加えるとともに，がん免疫分野はもちろん，Precision Medicine，遺伝子治療，AIなど，診断と治療分野についても特に新しい稿を設け，筆者の先生方には図解しながら読者に分かりやすい解説をお願いしました．本書を教育・研究分野などに広くご活用いただければ幸いに存じます．大変ご多忙中のところを本書にご執筆いただいた諸先生に篤く御礼を申し上げます．

2019年7月

編集者を代表して

渋谷正史

初版の序

　この度，現代がん生物学に関して大学生・大学院生を含む多くの方々に利用していただけるテキストとして「がん生物学イラストレイテッド」を刊行することになりました．がんは我が国の死因の第1位であり，毎年約30万人の患者さんが亡くなっておられます．また，世界的にも平均寿命の延長とともに多くの国において主要な死因となり，その克服が極めて重要となってきています．一方，がん研究の進展とともに我々の理解は深まり，がんの発症・進展には非常に複雑な過程があることが明らかとなってきました．がんの原因や促進因子となるウイルスやピロリ菌などの微生物の理解も非常に進展しました．ウイルスに対するワクチン療法やピロリ菌除去も開始されています．がんの発症・進展にはがん遺伝子やがん抑制遺伝子のDNAレベルの変化のみならず，塩基の修飾によるエピジェネティクスの変化によるがん抑制遺伝子の発現抑制も多くのがんで見出されてきました．

　また，治療法としては，手術，放射線照射，古典的な制がん化合物の利用に加え，がん細胞に発現して直接細胞増殖シグナルを伝達する分子に対する標的療法，いわゆる「分子標的療法」や，がん細胞を直接攻撃するのではなく腫瘍血管など宿主側の組織を標的とする「血管新生阻害療法」などの新しい治療法も登場しています．これらの新規治療法は適切な対象となるがんに利用すれば大変有効であること，一方，一定の副作用も認められること，また，その治療法に対する抵抗性の獲得や不応性のがんのあることも報告されてきました．これらの問題を克服してより良い治療法を確立していくには，今後多方面の研究が重要であることも明らかになってきています．

　我が国においては，これまでより一層高度のがん診断，治療，介護，また研究が求められており，その成果は国内のみならず，国際的に発信し，世界をリードしていくことが期待されています．それらを含め，がんの生物学に関する最新の知識をわかりやすく図示した今回の出版は，大変時宜を得たものと言えるのではないかと思います．読者の方々には，本書を大いに活用し，がん生物学の理解を深めていただければ大変幸いです．今回の編集にあたっては，我が国のがん研究・診断・治療に携わる第一線の先生方に，大変ご多忙中のところ執筆をお願いし，快くお引き受けいただきました．この場を借りて，篤く御礼申し上げます．

2011年5月

編集者を代表して
渋谷正史

CANCER BIOLOGY ILLUSTRATED

がん生物学
イラストレイテッド 第2版

contents

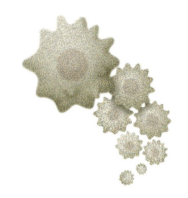

| 改訂の序 | 渋谷正史 | 3 |
| 初版の序 | 渋谷正史 | 5 |

序論　がん研究の歴史　　　　渋谷正史　14

第1章　がんの原因と誘因

1	がんの原因としての変異原物質	戸塚ゆ加里，中釜斉	24
2	腫瘍ウイルス（肝炎ウイルス）	西辻裕紀，下遠野邦忠	34
3	腫瘍ウイルス（HTLV，HPV，EBV など）	渡邉俊樹	47
4	ヘリコバクター・ピロリ	畠山昌則	55
5	ホルモン	林慎一	67
6	放射線	鈴木啓司，山下俊一	76

第2章　がん遺伝子とがん抑制遺伝子

1	チロシンキナーゼとRas	丸義朗	82
2	白血病がん遺伝子	中原史雄，黒川峰夫	95
3	N-*MYC*	末永雄介，中川原章	104
4	Wntシグナル	木村公一，松本真司，菊池章	112
5	細胞周期，細胞接着にかかわるがん抑制遺伝子	村上善則	123
6	p53	荒川博文	132
7	TGF-β	江幡正悟，宮園浩平	142

CONTENTS

第3章 がんにおけるゲノム・エピゲノム異常

1. ゲノム異常 ………………………………………………………… 稲澤譲治 152
2. DNA修復とゲノム不安定性 …………………………………… 小松賢志 164
3. エピジェネティック異常 ………………… 牛島俊和, 竹島秀幸, 服部奈緒子 176
4. がんとncRNA ……………………………………… 水谷泰嘉, 鈴木元 185

第4章 がん細胞の特性

1. 細胞周期とテロメア ……………………………………… 林眞理, 石川冬木 194
2. オートファジー …………………………………………… 坂巻純一, 水島昇 202
3. がんの細胞死（アポトーシスを中心に）………………………… 米原伸 212
4. がんと代謝 ………………………………………………………… 曽我朋義 219
5. がん幹細胞 ………………………………………………… 吉田剛, 佐谷秀行 229
6. 多段階発がん …………………………………………… 山本英一郎, 鈴木拓 235

第5章 がんの悪性化：浸潤と転移

1. 細胞運動と浸潤 ………………………… 星野大輔, 室井敦, 清木元治, 越川直彦 242
2. 上皮間葉転換（EMT）…………………… 下野洋平, 亀山武志, 水谷清人, 高井義美 251
3. 血管とリンパ管 …………………………………………………… 渡部徹郎 262
4. 炎症とがん ………………………………………………… 渡公佑, 小野眞弓 272
5. 転移 ………………………………………………… 横田淳, 土屋直人, 河野隆志 280

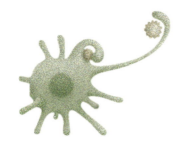

第6章 がんと免疫

1 がん抗原 .... 今井奈緒子, 池田裕明, 珠玖洋 290
2 サイトカインとケモカイン .... 前田伸治, 上田龍三 301
3 免疫チェックポイント阻害薬 .... 河上裕 316

第7章 がんの分子標的治療

1 ABLキナーゼ阻害薬, FLT3阻害薬と耐性克服 .... 平野大希, 直江知樹 326
2 HER2抗体（トラスツズマブなど） .... 古武剛, 戸井雅和 333
3 EGFR阻害薬（ゲフィチニブなど） .... 山田忠明 339
4 血管新生阻害薬（ベバシズマブなど） .... 佐藤靖史 344
5 ALK阻害薬（クリゾチニブなど） .... 間野博行 350

第8章 がんの診断と治療

1 腫瘍マーカー .... 山田哲司 356
2 診断法の進歩（大腸がんを例として） .... 古賀宣勝, 松村保広 363
3 手術法の進歩 .... 黒川幸典, 土岐祐一郎 370
4 放射線・診断と治療 .... 瀧山博年, 篠藤誠, 山田滋 375
5 がんゲノム医療（Precision Medicine） .... 熊木裕一, 池田貞勝 386
6 エクソソーム .... 小坂展慶, 落谷孝広 395
7 ドラッグデリバリーシステム .... 松村保広 404
8 遺伝子治療 .... 谷憲三朗 411
9 人工知能（AI）の支援によるがん診断の将来 .... 小林真之, 東條有伸 423

CONTENTS

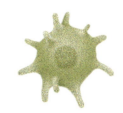

第9章 各組織・器官のがん生物学

1	肺がん	貫和敏博	430
2	大腸がん	三吉範克, 山本浩文, 森正樹	444
3	胃がん	秋山好光, 湯浅保仁	455
4	乳がん	波々伯部絵理, 戸井雅和	466
5	膵がん	小嶋基寛, 江角浩安	473
6	脳腫瘍	近藤夏子, 平田英周	483

索 引 493

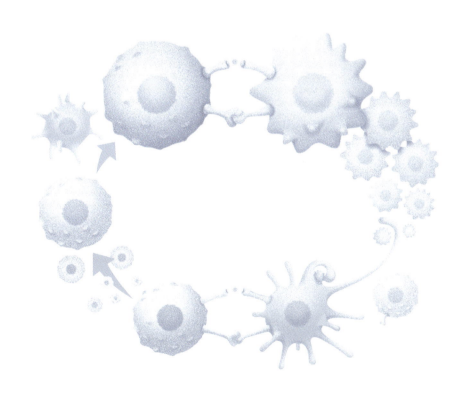

COLOR ATLAS

B) 神経芽腫細胞における N-MYC 増幅

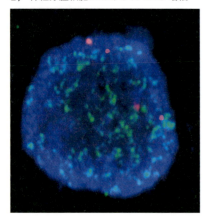

1 N-MYC 増幅と神経芽腫（p105，図1参照）

B) 神経芽腫における N-MYC 増幅．FISH（fluorescence in situ hybridization）法により N-MYC 遺伝子領域 2p24（白のドット）および2番染色体のαサテライトDNA領域（CEP2 SO）（赤）を検出した

A) 遺伝子増幅の染色体変化

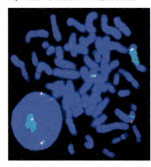
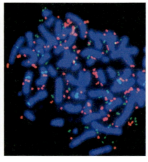

B) 染色体転座

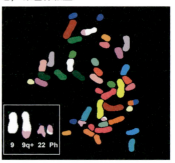

2 がんのゲノム・エピゲノム異常（p155，図1参照）

A) がんの分裂中期細胞に検出した遺伝子増幅の染色体変化．左：HSR（homogenously staining region）．右：dmin（double minute chromosome）．B) 慢性骨髄性白血病細胞（CML）の95％以上で染色体転座 t（9;22）(q34;q11.2）が起こり，Ph染色体を検出する．SKY法による染色体ペインティング像

COLOR ATLAS

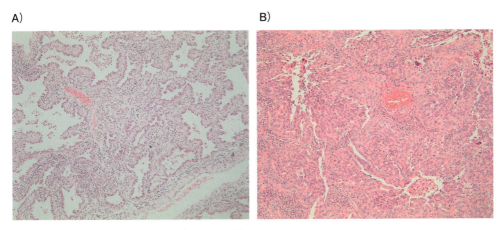

3 非浸潤性と浸潤性のヒト肺腺がんの病理像（p282，図1参照）
Aは細気管支肺胞がんとよばれる上皮内がんで基底膜上に上皮の構造を保って増殖している高分化腺がんである．一方，Bは低分化腺がんで，極性のないがん細胞が間質で浸潤性に増殖している．p288の文献1より転載

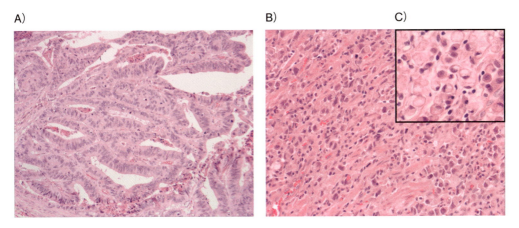

4 胃がんの組織分類（p456，図1参照）
HE染色．組織学的には，分化型胃がんは乳頭腺がんと管状腺がん（高分化型tub1・中分化tub2型），未分化型胃がんは低分化型腺がんpor，印環細胞がんsig，粘液がんに分類される．Aは分化型胃がん（tub1）で明瞭な腺管構造を示す．Bは未分化型胃がん（por）で腺管構造はみられず，がん細胞はばらばらである．Cは未分化型胃がんの特徴の1つである印環細胞がん（sig）を示す

11

COLOR ATLAS

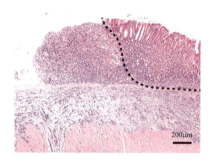

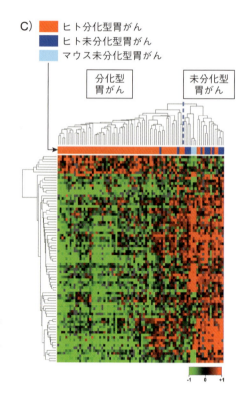

5 E-カドヘリン/p53ダブルノックアウトマウス
（p464，図4参照）

B）マウス胃がんのHE染色像．左側にみられるがん細胞は粘膜下層，筋層よりも深く浸潤する進行がんで，組織学的には低分化型腺がんと印環細胞がんから構成される未分化型（スキルス）胃がんを示した．p465の文献16より転載．
C）マウスとヒト胃がんの遺伝子発現解析．ヒートマップ解析の結果，Cdh1/p53ダブルノックアウトマウスの胃がんはヒト未分化型胃がんと類似した遺伝子発現パターンを示した．p465の文献16より改変して転載

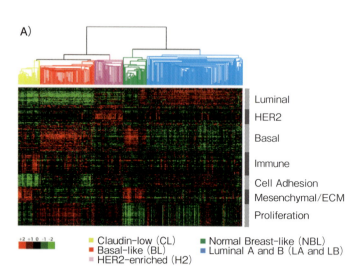

6 乳がんの内因性サブタイプと予後（p466，概念図参照）

A）p471の文献1より転載

序論
がん研究の歴史

序論

がん研究の歴史

がん研究は，近代基礎分子生物学・細胞生物学の進歩とともに大きく発展した．19世紀以降，発がん物質の探索は進んでいたが，1970年代以降には発がん性レトロウイルス，高発がん家系，DNA型がんウイルスなどの解析により，がん遺伝子，がん抑制遺伝子が多数明らかにされた．1980年頃以降，ヒトのがんにこれら細胞内遺伝子のDNA変異が多く発見されたが，1990年代以降はDNAメチル化によるエピジェネティックな変化が多くのがんで見出された．現在では活性化がん遺伝子のみならず腫瘍血管を標的とする分子標的薬の開発が進んでいる．さらに近年，がん免疫の特徴が明らかにされ，がんに対する免疫を活性化する薬剤が臨床に登場している．

概念図

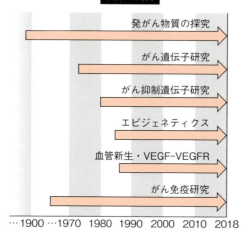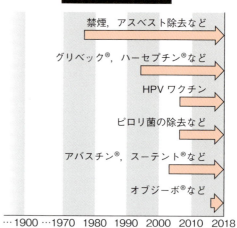

がん発症にかかわる主な研究領域について，どの年代で大きく発展したか（左図），またどのような有効な治療法・予防法が始まったか（右図）を，矢印で示した．ただし，矢印は大まかな時期を示しており，その以前からもさまざまな研究が取り組まれている．エピジェネティクス研究の成果に対する薬剤としての，特定の遺伝子のメチル化を除去するようなものはまだ開発されていない．がん免疫標的薬剤は2014年に臨床応用された

はじめに

がんの存在は人類の歴史において先史時代から認識されていたと考えられるが，具体的な研究は19世紀の医学・生物学の開始とともに始まり，近代基礎分子生物学・細胞生物学の進歩とともに大きな発展を遂げた．1970年代以降，発がん性をもつレトロウイルスの遺伝子解析に端を発し，正常細胞の染色体にはがん遺伝子となりうる候補遺伝子，いわゆるプロトがん遺伝子が数十種類存在することが明らかにされた．現在では，それらがヒトのがんの種類に対応して質的・量的に活性化し，がん化の重要な過程を担っていることがよく知られている．

一方，ヒトには高発がん家系の存在することが家系調査や疫学調査から明らかとなり，染色体解析・ゲノム解析などから，正常細胞にはがんの発症を抑える，がん抑制遺伝子が存在することが示された．細胞内に2コピー存在するがん抑制遺伝子の不活性化には，当初，さまざまな遺伝子の欠失や塩基の変異が関与することが見出されたが，その後，DNA塩基配列自身の変異以外のメチル化などエピジェネティックな変化も関与することが明らかにされた．現在，エピジェネティクス研究はがん領域に留まらず，大きく発展している．

これらのがん細胞内に生じる変化を調べ，それに対する制がん剤開発が進んでいるが，がんの制圧には至っていない．1970年代より，がん組織の微小環境，特に血管を理解し標的にしようとの考えが生まれた．その後，血管新生の分子機構に関する研究が世界的に進み，2003年にはついに腫瘍血管を標的にした薬剤が開発され，多くの固形がんに対して世界中で利用されている．

がん研究の歴史全体を正確に網羅することは筆者にとって不可能であるが，この項では上に述べた諸点を中心に概説したい（概念図）．

1 発がん物質の探索

19世紀において，英国の煙突掃除夫に陰囊がんが多発すること，また，強い放射線の曝露により皮膚がんが生じやすいことが知られていた．放射線発がんの研究は分子生物学・生物物理学の発展を待たなければならなかったが，陰囊がんの発症は石炭の煤の中に発がん物質の存在を予想させ，その検索が開始された．わが国においては山際勝三郎らによるコールタールを用いたウサギの皮膚がんの研究が行われ，1915年には転移性をもつ悪性腫瘍を発症させることに成功した．発がん研究をリードする，世界に誇るべき成果であった[1]．その後，発がん物質の解析は分析化学，合成化学の発展とともに非常に発展し，動物個体，培養細胞，大腸菌を用いた測定系により，タバコ煙中のニトロソアミンやベンツピレン，加熱食品中のヘテロサイクリックアミン（杉村隆ら）など多くの変異原物質が発見された（**第1章**参照）．ただ，それらが細胞内でどのような遺伝子に変化を与えてがん化に導くのかは，大きな謎であった．

2 がん遺伝子とレトロウイルス

1911年，P. Rousによりニワトリ肉腫の無細胞濾過液中に，発がん性物質〔現在はRSV（ラウス肉腫ウイルス）として知られる〕が見出された[2]．わが国でも3年後に藤浪鑑らによりFSV（藤浪肉腫ウイルス）が報告された．1970年頃より，豊島久真男らによる温度感受性変異RSVの単離（1969年），J. M. Bishopらによる RSV v-src がん遺伝子の配列決定と c-src の発見（1976〜'80年）[3]，花房秀三郎らによる c-src を取り込んだ発がん性 recovered virus の単離（1977年）など，RNAをゲノムとするレトロウイルスの解析が大きく発展し，20種類近いがん遺伝子が発見された[4]．さらに重要な点は，レトロウイルスのがん遺伝子すべてが正常細胞内の遺伝子に由来することであり，細胞染色体内にはがん遺伝子の候補，すなわちプロトがん遺伝子（c-onc）が数十種類存在することが明らかとなった（図1）．また，RSV v-Src, FSV v-Fps をはじめ，多数がチロシンキナーゼ活性をもつこと，v-Raf などはセリン/スレオニンキナーゼに属し，また，低分子GTP-GDP結合タンパク質であるRasも3種類見出されるなど，がん遺伝子産物の多様性とグループ化が明らかとなった（**第2章-1〜4**参照）．

v-ErbB がん遺伝子は，EGFR（EGF受容体）遺伝子の活性化変異であることがJ. Schlessingerらにより示され，また，EGFR 遺伝子は悪性膠芽腫において，正常型や活性化変異型などが高頻度

制遺伝子が見出された（表1）.

　非常に興味ある点は，おのおののがん抑制遺伝子とがんの種類が，ある程度対応していることである．例えば，*APC*は大腸がん，*VHL*は腎がん，*BRCA1/2*は乳がんなどである．この背景としては，おのおののがん抑制遺伝子が特定の組織において発現し，細胞増殖や細胞周期制御に直接かかわっていることが示されている[6]．

> **Memo** ....
>
> 《家族性および個発性網膜芽細胞腫の*RB*遺伝子》
> 網膜芽細胞腫の家系では*RB*がん抑制遺伝子の1コピーがすでに破壊されているため，残り1コピーの変異が生じると発がん過程が進行し，若年期に両眼の腫瘍が高頻度で発生する．一方，この家系とかかわりない一般人にも低頻度で片眼に網膜芽細胞腫が発症するが，この場合には患者は本来正常な*RB*遺伝子を2コピーもっており，その両方が発がん物質や放射線，あるいは未知の原因により破壊・発現停止した場合にはがん化する．

4 シグナル伝達，細胞周期，アポトーシス

　1980年代以降，がん遺伝子産物がチロシンキナーゼ群，Ras群，Myc群など多くの種類をもち多様な働きをもつことに関して，なぜこれらが発がん性をもつのか，相互に関連があるのか否かなど，細胞内シグナル伝達研究が盛んになった．その結果，増殖シグナル伝達機構については，EGFなどの増殖因子，その受容体（EGFR），チロシンキナーゼ活性化に続くRasの活性化，GTP型Rasからのc-Raf/MEK/MAPK経路の活性化と核内へのシグナル伝達，核内での遺伝子発現制御と細胞周期の開始，という一連の過程が進むことが明らかとなった．すなわち，主要ながん遺伝子は，このシグナル伝達経路の一員として働く（図3）（第2章〜第7章参照）.

　さらに，足場非依存性の細胞増殖，細胞間接着の低下，細胞遊走の促進など，細胞の正常な増殖を越えた異常な増殖が開始される．この場合には，がん遺伝子のみならず，がん抑制遺伝子の機能低下も伴うことが多い.

　動物種によって，発がん過程には段階の数に差がある可能性がある．例えば，ニワトリ胎仔線維芽細胞では，v-Srcを発現させるRSV感染のみによって発がん過程がほぼ完結する．しかし，ヒトの初代培養細胞においては，*in vitro*の培養系でテロメレース，SV40-T-抗原，活性化H-RASの3遺伝子を導入して初めてトランスフォームできたことが報告されている[6]．これらの点からも，ヒトの発がんには多段階の遺伝子変化が必要と考えられるが，B. Vogelsteinらは図4のような大腸がんの多段階発がんモデルを提唱しており，多くの場合，大腸がんはこのプロセスに近い過程を経て発症するものと考えられる[8]（第4章参照）.

5 エピジェネティクス解析によるDNAレベルの遺伝子不活性化

　がん抑制遺伝子を解析するなかで，DNAレベルで欠失や塩基の変異が認められる例と，それらの変異は全く検出されないが，遺伝子発現が強く抑えられ，がん抑制遺伝子の欠失と同じ状態になる例が数多く見出されてきた．転写プロモーター領域にも変異がない例が詳しく解析され，1990年代後半よりDNA塩基配列のシステインがメチル化されている事実が多数報告された．特に，転写調節領域にCpG配列が集中した場合，それらが多くメチル化されると転写が強く抑制されmRNA量の低下を招くことが明らかとなった．このようにDNA塩基配列上は変異がないにもかかわらず，

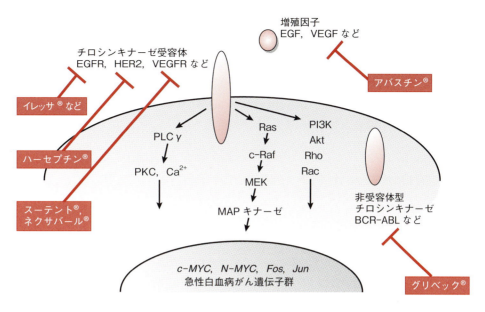

図3 がん遺伝子，プロトがん遺伝子によるシグナル伝達と，分子標的薬剤の開発

がん遺伝子，プロトがん遺伝子の関与する主なシグナル伝達経路を示した．EGFRやHER2チロシンキナーゼ受容体は，遺伝子増幅，点突然変異や短い欠失により恒常的に活性化する．この図に示した以外にも，TGF-β系，Fasなどのアポトーシス誘導系，Notch系，Wnt系など多数が知られている．現在世界的に利用されている分子標的薬剤の多くは図中のチロシンキナーゼや増殖因子を標的としたものである．ここに図示していないが，がん抑制遺伝子産物は，細胞増殖シグナル・細胞周期抑制（RB，APC，p53，PTEN），アポトーシス誘導（p53），血管新生因子の発現抑制（VHL）などの機能をもつ

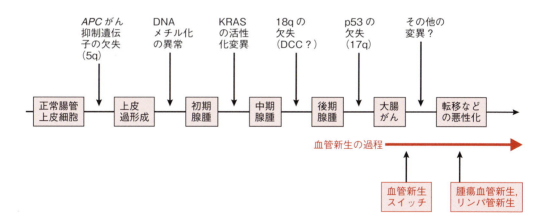

図4 多段階発がんと血管新生スイッチ

B. Vogelsteinらは1990年，大腸がんの発症には複数の段階が関与するとの「多段階発がん説」を提唱した（文献8）．*APC*がん抑制遺伝子はその最初の段階，すなわち，正常細胞の過形成・初期腺腫形成過程に関与する．さらにKRAS活性化変異，染色体18qの欠失，p53の失活，その他の変異が加わり，がんの段階に達する．さらに，がんが次第に悪性化していく過程で血管新生因子の発現誘導や血管抑制因子（トロンボスポンジン-1：TSP-1）の発現低下が生じ，血管新生スイッチ（angiogenic switch）がオンとなる．これにより固形がんの増殖が強く促進される

塩基の修飾により遺伝子発現が調節されることをエピジェネティックな制御と総称している（図2）[9]（**第3章-3参照**）.

　がん抑制遺伝子の種類によっては，*TSLC1/CADM1*などのようにほとんどがDNAメチル化による不活性化である例もある．また，胃がんなどではピロリ菌が存在すると炎症状態が遅延し，DNAメチル化も起こりやすく，前がん状態へ入りやすいとの結果も出されている．DNAメチル化によるがん抑制遺伝子の不活性化を食い止める方法や薬剤の開発は，今後の発がん予防法研究のうえで非常に重要な位置を占めると考えられる．

6 腫瘍血管を中心とするがんの微小環境

　がん関連遺伝子の理解が進み，がん細胞自身を標的とするさまざまな治療法が開発されつつあるが，がんを完全緩解へ治療することは容易でない．1970年代にJ. Folkmanらは固形がんの新しい治療として，腫瘍血管を標的にし，がんを「兵糧攻め」にする考えを提唱した．その後，1980～'90年代に血管内皮増殖因子VEGFとその受容体システムを中心に多くの血管制御系が見出され，なかでもVEGF–VEGFRが腫瘍血管形成に最も強くかかわることが明らかにされた（図5）[10] [11]（**第5章-3，4参照**）．VEGFは，がんの増殖に伴う低酸素条件，強い増殖刺激，また，腎臓がんでみられるVHL変異により，発現が誘導される．2003年には抗VEGF中和抗体「アバスチン®」（ベバシズマブ：Bevacizumab）の臨床第III相試験が終了し，従来の標準療法に抗体を加えた群では，進行大腸がん患者の生存期間が15.6カ月から20.3カ月へ大きく延長することが明らかにされた．

7 浸潤と転移，がん幹細胞の問題

　浸潤と転移はがんの悪性度に密接にかかわる問題であり，浸潤については細胞間接着や細胞運動の面から多くの研究が進められている．特に，間質を分解する酵素が数多く見出され，なかでもMMPファミリーは浸潤・転移に重要な役割を果すことが明らかにされた．阻害薬開発は副作用の点でやや遅れているが，近い将来，臨床に登場することが期待される（**第5章参照**）．転移は血行性の遠隔臓器への移動（血行性転移）と，リンパ行性のリンパ節転移が基本である（図5）．前者は腫瘍血管の制御，後者はリンパ管新生の制御を介して抑制することが可能と考えられ，薬剤開発が進んでいる[12]．

　がん幹細胞については，その定義の難しさから議論が続いているが，がん細胞の集団に増殖能の高い一群があり，その性質を明らかにしてより有効な制がん法を考えようとの方針は，がん研究の草分けである吉田富三が示したがん細胞の多様性，個性とも通じて興味深い視点である．がん幹細胞の可塑性や遺伝子発現の特徴などに関して研究が進みつつある．

8 分子標的薬剤の開発，および予防薬の進歩

　がん抑制遺伝子は個々のがん細胞で発現や機能が失われるものであり，すべてのがん細胞にそれを補うことは容易でなく，有用な薬剤はまだ開発途上である．一方，がん遺伝子では，多くの場合，量や酵素活性の増大であるため，活性阻害薬や中和抗体の開発が進んだ．最初に大きな成果が得られたのは，CMLで活性化するBcr-Ablキナーゼの阻害薬「グリベック®」（イマチニブ：Imatinib）の開発である．この分子標的薬第一号ともいえる薬剤は，従来の治療法に抵抗性のCMLにもきわめて有効であり，劇的な治療効果をもたらした．2003年に開発されたEGFRキナーゼ阻

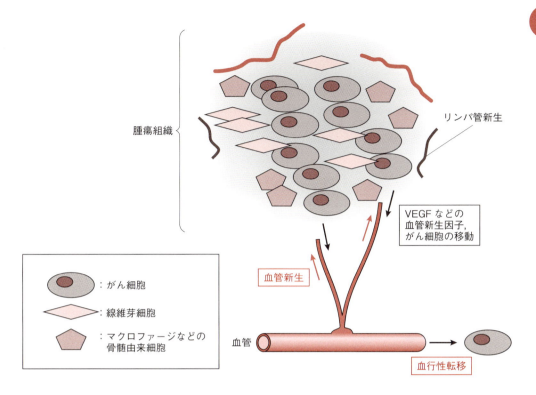

図5　腫瘍血管新生と転移
腫瘍組織はがん細胞のみならず，線維芽細胞や骨髄由来のマクロファージなど種々の細胞により構成される．固形がんは直径数mm以上になると低酸素誘導などによりさまざまな血管新生因子を発現する．なかでも，VEGFはがん細胞をはじめ多くの細胞により分泌され，血管内皮細胞に発現するVEGF受容体を介して血管新生を強く誘導する．腫瘍血管はがんの増殖とともに血行性転移を促進する．また，がん細胞などの分泌するVEGF-C, -Dはリンパ管を新生させ，リンパ節転移を促進させる

害薬「イレッサ®」（ゲフィチニブ：Gefitinib）は副作用の問題があったが，その後発薬「タルセバ®」（エルロチニブ：Erlotinib）は広く用いられ，肺がん治療に成果をあげている．また，HER2中和抗体はHER2過剰発現乳がんに臨床効果を発揮している（**図3**）（**第7章-1～3参照**）．

　現在では，血管新生阻害薬のアバスチン®は大腸がん，乳がん，肺がん（扁平上皮がんを除く），グリオブラストーマなどに，また，VEGFRを中心とするマルチキナーゼ阻害薬は腎臓がん，肝臓がんなどに有効であり臨床応用されている（**第7章-4参照**）．ただし，血管新生阻害薬も抵抗性の問題があり，研究が続けられている．

　発がんの原因・誘因となるウイルスに関しては，感染ルートとなりうる輸血の厳密な管理，感染後はインターフェロンによるウイルス増殖抑制が行われている．子宮頸がんにかかわるHPVについては2000年代後半より世界的に予防ワクチンの接種が始まっている．さらに，胃がん発症の誘因と考えられるピロリ菌についても，同時期より除菌が行われ始めている（**第1章参照**）．

9　がんに対する免疫活性化療法の進展

　がんの多くは正常細胞から発生すると考えられるが，その変化により，一部は異物としての抗原性をもつことが考えられる．しかし，多くの場合，宿主側の細胞性免疫などは活性化せず，その分

子機構の解明が求められていた．長年のがん免疫学研究から，近年，がんに対する免疫活性化を抑制する「免疫チェックポイント機構（PD-L1/PD-1受容体システム）」が明らかとなり，その機構を人為的に阻害する抗PD-1抗体，抗PD-L1抗体などがメラノーマや一部の肺がんに対して免疫活性化とがんの縮小を引き起こすことが示された．がんに対する免疫系抑制機構の全体像の解明が期待されるとともに，新しい領域の制がん剤として注目を集めている[13]（**第6章-3参照**）．

■ おわりに

　近代〜現在までのがん研究の流れについて，がん遺伝子，がん抑制遺伝子など，いくつかの項目に焦点をあてて紹介した．これ以外にも，基礎分子生物学からは細胞周期，アポトーシス，オートファジーなど多くの進展があり，それらががん研究を支え，発展させてきた．1970年頃と比較するとがん研究は大きな成果をあげ，遺伝子変化を標的とした有効な治療法を開発してきたといえる．しかし，まだ多くの問題を残しており，今後の独創性に富んだ研究の発展が期待される．

（渋谷正史）

▌参考文献

1）「世界初の人工発癌に成功した山際勝三郎」（小高 健/著），学会出版センター，2006

2）Rous P：A SARCOMA OF THE FOWL TRANSMISSIBLE BY AN AGENT SEPARABLE FROM THE TUMOR CELLS. J Exp Med, 13：397-411, 1911

3）Stehelin D, et al：DNA related to the transforming gene(s) of avian sarcoma viruses is present in normal avian DNA. Nature, 260：170-173, 1976

4）Jove R & Hanafusa H：Cell transformation by the viral src oncogene. Annu Rev Cell Biol, 3：31-56, 1987

5）Slamon DJ, et al：Human breast cancer：correlation of relapse and survival with amplification of the HER-2/neu oncogene. Science, 235：177-182, 1987

6）Hanahan D & Weinberg RA：The hallmarks of cancer. Cell, 100：57-70, 2000

7）Lynch TJ, et al：Activating mutations in the epidermal growth factor receptor underlying respon-siveness of non-small-cell lung cancer to gefitinib. N Engl J Med, 350：2129-2139, 2004

8）Fearon ER & Vogelstein B：A genetic model for colorectal tumorigenesis. Cell, 61：759-767, 1990

9）Goldberg AD, et al：Epigenetics：a landscape takes shape. Cell, 128：635-638, 2007

10）Ferrara N：Vascular endothelial growth factor：basic science and clinical progress. Endocr Rev, 25：581-611, 2004

11）Shibuya M & Claesson-Welsh L：Signal transduction by VEGF receptors in regulation of angiogenesis and lymphangiogenesis. Exp Cell Res, 312：549-560, 2006

12）Alitalo K & Carmeliet P：Molecular mechanisms of lymphangiogenesis in health and disease. Cancer Cell, 1：219-227, 2002

13）Iwai Y, et al：Cancer immunotherapies targeting the PD-1 signaling pathway. J Biomed Sci, 24：26, 2017

第**1**章
Chapter

がんの
原因と誘因

1 がんの原因としての変異原物質 24

2 腫瘍ウイルス（肝炎ウイルス） 34

3 腫瘍ウイルス（HTLV，HPV，EBVなど） 47

4 ヘリコバクター・ピロリ 55

5 ホルモン 67

6 放射線 76

Chapter 1

1 がんの原因としての変異原物質

環境中には，ニトロソ化合物やヘテロサイクリックアミン，カビ毒の一種であるアフラトキシンB1，タバコ煙やディーゼル排気に含まれる多環芳香族炭化水素などのさまざまな変異原物質が存在している．これらの環境中変異原物質は，遺伝子（ゲノム）の構成成分である塩基と共有結合することにより，DNAの複製時に複製エラーを生じさせ変異が誘導される．活性酸素種や活性窒素種のように体内で生成され，変異原性を示すものもある．変異原物質への曝露を極力減らすことや，変異原活性を減弱させるような物質を積極的に摂取するなどの対策を講じることにより，がんの発生を効果的に予防することが可能となる．

概念図

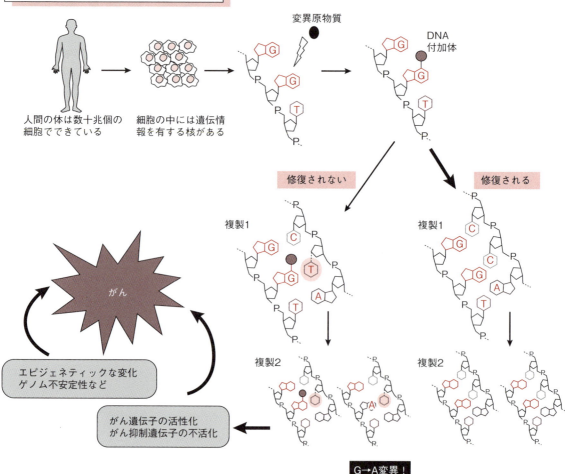

はじめに

　細胞のがん化には，さまざまながん化関連遺伝子への変異導入とその固定，および多段階的な変異の蓄積が重要な役割を果たしていることが明らかになっている．遺伝子変異を誘発する原因としてはさまざまな要因があり，その1つとして環境中に存在する化学物質が考えられている．環境中には，細胞および動物モデルでDNAに傷をつけることが確認されているさまざまな化学物質（ゲノムの変異を誘発する化学物質を総称して"変異原物質"とよんでいる）が存在することが知られており，これらの変異原物質がヒトの発がんの原因物質の候補として考えられている．

　変異原物質は遺伝子（ゲノム）の構成成分である塩基と共有結合することにより，DNAを修飾する．たいていの場合，これらのDNAの修飾体（DNA付加体）は，細胞のもつ損傷DNA修復機構を司るさまざまな酵素の働きにより修復され，元に戻る．しかしながら，一部，修復されずに残ったDNA付加体が，DNAが自己複製して自身のコピーである相補DNA鎖をつくる際に，本来のG（グアニン）：C（シトシン）あるいはA（アデニン）：T（チミン）以外のペアリングを起こすことにより読み違いが生じる．これらのミスペアリングを残したままDNA複製が完了し，細胞が分裂することで，1つの細胞のゲノム中に変異が固定されることになる．最近では，変異原物質により修飾されたヌクレオチドが細胞内のヌクレオチドプール中に存在することにより，ゲノム変異を誘発することも報告されている．

　変異原物質はタバコの煙や食品，日常生活用品などのわれわれを取り巻く環境中に無数に存在している．そればかりでなく，変異原性をもった物質がわれわれの生体内で生成される場合もある．環境中に存在する一般的な意味での変異原物質とは異なるが，"内的な変異原物質（発がん要因）"として考慮すべきものもある．例えば，肥満などの生活習慣病に伴う慢性炎症などは，DNAに傷をつける内的発がん要因の1つとして最近注目を浴びている（**第5章-4炎症とがん参照**）．われわれはさまざまな変異原物質に日常的に曝されているわけである．

1 直接変異原物質と間接変異原物質

　変異原物質のなかには，DNAとの反応性を獲得するために代謝活性化酵素による究極活性体への変換が必要な物質（間接変異原物質）とそうでない物質（直接変異原物質）が存在する（**図1**）．間接変異原物質の代謝活性化にかかわる酵素の多くは肝臓で発現あるいは活性が高く，間接変異原物質から究極活性体への変換は主に肝臓で行われていると考えられている．一方，肝臓以外の臓器にも活性化酵素の発現が確認されており，肝臓以外の組織でのDNA付加体の形成とそれによる臓器特異的な発がん性に寄与することが示唆されている．一方，直接変異原物質はそれ自身が化学的な反応性に富んだ特性をもっており，DNAを修飾する活性が高い．直接および間接変異原物質の多くは実験動物に投与するとがんを誘発し，それぞれの変異原物質は標的とする発がん臓器に関して固有のスペクトラムを有していることが知られている．しかしながら，発がん性を有する変異原物質によるDNAの修飾は，必ずしも発がん標的臓器にだけ起こるのではなく，多くの場合，体中のさまざまな臓器で観察される．各臓器におけるDNA付加体量の多寡とそれらの臓器の発がん性とは必ずしも一致しないことから，発がんの過程には，変異原物質によるDNAの修飾過程以外にもさまざまな要因が関与していることが示唆されている[1]．

　以下，代表的な変異原物質の発がん活性および臓器特異性について総括的に紹介させていただく．

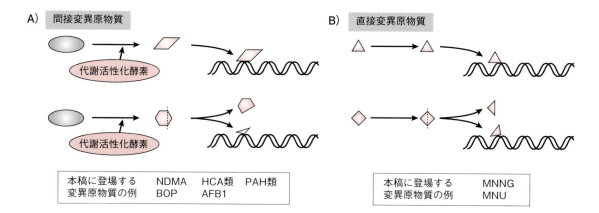

図1　間接変異原物質と直接変異原物質
A）間接変異原物質には，活性型になったそれ自身がDNA（核酸）に結合して修飾する場合と，変異原物質の構造の一部がDNA（核酸）を修飾する場合（アルキル化など）がある．　B）直接変異原物質でも同様に，それ自身が結合する場合と構造の一部が修飾する場合（アルキル化など）がある

1）ニトロソ化合物

　ニトロ化合物の一種であるNDMA（N-ニトロソジメチルアミン）は，自然的あるいは人為的に生成され，環境中に幅広く分布している．NDMAを実験動物に投与すると，肝臓，肺，腎臓などにがんを誘発することが報告されている．ニトロソ化合物が体内で代謝活性化されると，DNA鎖中の塩基を修飾（アルキル化）することが知られている．BOP〔N-ニトロソビス（2-オキソプロピル）アミン〕はハムスターに投与すると膵管がんを誘発する．動物実験モデルで膵がんを効率的に誘発する唯一のニトロソ化合物として知られている．NDMAおよびBOPは間接変異原物質であり，その代謝活性化にはCYP2E1が関与することがわかっている．一方，直接変異原物質であるMNNG（N-メチル-N'-ニトロ-N-ニトロソグアニジン）やMNU（メチルニトロソウレア）は，ラット，マウス，スナネズミなどのげっ歯類に投与すると腺胃（glandular stomach）に腺がんを誘発することが知られている．

　スナネズミはヘリコバクター・ピロリ菌による胃発がんモデル動物として汎用されているが，ニトロソ化合物の投与後にヘリコバクター・ピロリ菌を感染させると，スナネズミにおける胃発がん性が増強されることが報告されている．ニトロソ化合物の発がん機構の主要な原因としては，前述したように核酸に対する修飾が指摘されている．MNNG，MNUおよびNDMAなどのニトロソ化合物による変異の誘発には，グアニン塩基のO6位のメチル化体であるO^6-メチルグアニンが関与すると考えられている[2]．一方，これらの化合物は主にDNA中のグアニン塩基のN7位をメチル化することが報告されているが，N7-メチルグアニンは脱プリン化されるために変異の誘発にはほとんど寄与しないと考えられている．

　胃の中の酸性条件下において，食事などに由来する亜硝酸塩が2級アミンをニトロソ化する反応は生体内でも容易に起こると考えられている[3]．例えば，NIAN（ニトロソインドール-3-アセトニトリル）は，アブラナ科の植物に存在するインドール化合物（インドール-3-アセトニトリル）が酸性条件下で亜硝酸の作用によりニトロソ化された化合物である．最近，NIANをスナネズミの胃内に投与した後，ヘリコバクター・ピロリ菌を感染させると，スナネズミの腺胃に中〜高分化型の腺がんを誘発することが明らかにされている．

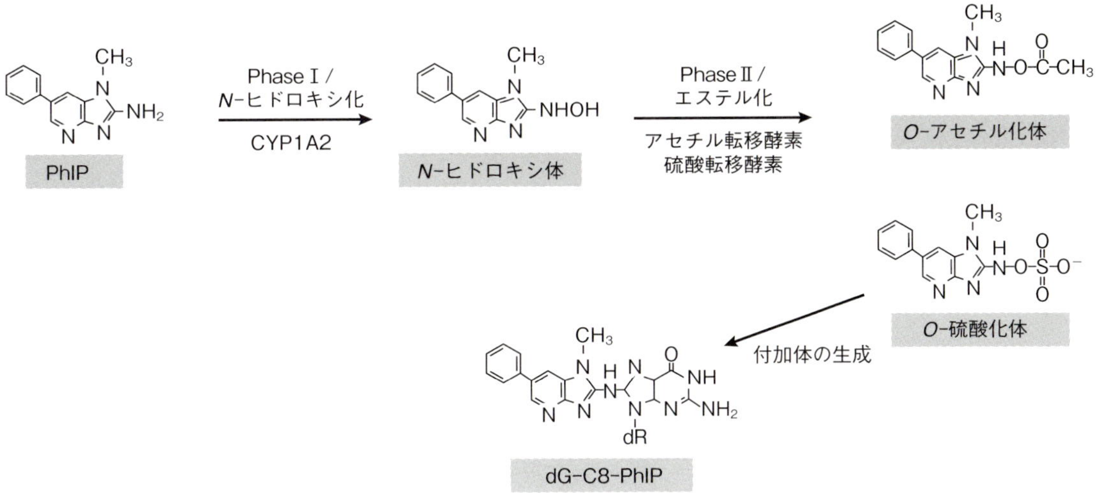

図2 ヘテロサイクリックアミン類（PhIP）の代謝活性化機構

2）ヘテロサイクリックアミン類（HCA類）

　HCA（heterocyclic amine）類は加熱した魚・肉食品中に含まれる変異原物質であり，グルコース，クレアチニンとアミノ酸のメイラード反応などにより生成することが知られている．これまでに約20数種類のHCAが同定されているが，そのうちの10種類がラットおよびマウスに対してさまざまな臓器に発がん性を示すことが明らかにされてきた[4)5)]．HCA類のほとんどが，マウス・ラットに肝臓がんを誘発するが，PhIP（2-アミノ-1-メチル-6-フェニルイミダゾ［4,5-*b*］ピリジン），MeIQ（2-アミノ-3,4-ジメチルイミダゾ［4,5-*f*］キノリン），IQ（2-アミノ-3-メチルイミダゾ［4,5-*f*］キノリン）などは，ラットに混餌投与すると大腸がんを誘発する．さらに，PhIPをラットに投与すると，大腸発がんの他に，メスでは乳がんを，オスでは前立腺がんを誘発することも報告されている．日本人の食生活の欧米化に伴って増加しているがん種とも一致することから，PhIPが高脂肪・高カロリー摂取などによる生活習慣病と関連したこれらのがんの発生に関与することを示唆するものである．

　HCA類はCYP1A2およびアセチル転移酵素（NAT1，NAT2）また，硫酸転移酵素（SULT1）などの作用により究極活性体である*O*-アセチル化体，*O*-硫酸化体に変換され，主としてデオキシグアノシンのC8位と結合することによりdG-C8-HCAを形成する（図2）[4)5)]．これら付加体が，大腸・乳腺・前立腺などの標的臓器において遺伝子変異を引き起こすことにより，がんを発生させているものと考えられている．実際，PhIPで誘発されるラット大腸がんでは*Apc*遺伝子や*β*-カテニン遺伝子などのWntシグナルの活性化にかかわる遺伝子の特定の部位のG：C塩基対に高頻度に変異が誘発されることから，PhIP-DNA付加体（dG-C8-PhIP）が，これらのがん関連遺伝子への変異導入を介して大腸発がんを誘発することが示唆される．DSS（デキストラン硫酸ナトリウム）による大腸炎モデルを組み合わせると，PhIPによる大腸発がん性が有意に増強されることもわかり，クローン病や潰瘍性大腸炎などの慢性腸炎に関連した大腸がんの発生にもHCA類が関与している可能性が示唆される．

　一方，新しいタイプの発がん性HCAとして，われわれは，APNH（アミノフェニルノルハルマン）を同定し報告した[6)]．APNHは，いずれも単独では非変異原物質であるノルハルマンとアニ

1　がんの原因としての変異原物質　**27**

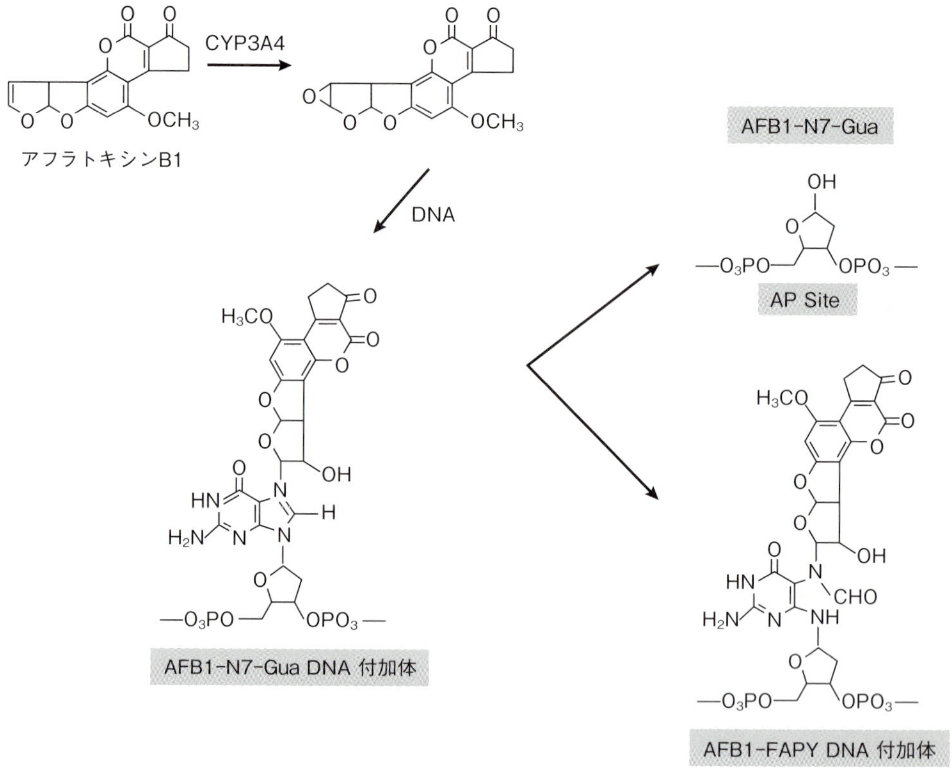

図3　アフラトキシンB1によるDNA修飾

アフラトキシンB1はチトクロームP450（CYP3A4）により活性化体であるエポキシ体となり，DNA中のグアニン塩基のN7位に結合してAFB1-N7-Gua DNA付加体となる．この付加体は化学的に不安定であることから，脱プリン化してアベーシックサイト（AP Site）となるか，あるいは，自身のイミダゾール環を解裂してより安定なホルムアミドピリミジン付加体であるAFB1-FAPY DNA付加体となる

リンが，CYP1A2，CYP3A4の存在下で反応することにより生成する．食事由来または生体内にあるノルハルマンとアニリンが酵素的に反応することで，ヒト生体内で容易に生成される内因性の変異原・がん原物質であることがわかった．APNHはPhIPやMeIQxなどの加熱食品に生成される従来のHCA類と比較しても，より少ない投与量でラットおよびマウスの肝臓および大腸にがんを誘発することから，ヒトのこれらのがんの発生における意義を明らかにする必要がある．APNHの発がん機構は，PhIPなどの従来のHCA類と同様に，DNA付加体の生成を介して変異を誘発することが示唆されている．

3）アフラトキシン類

　アフラトキシンはカビ毒の一種であり，豆類のカビである*Aspergillus flavus*により産生される．なかでもアフラトキシンB1（AFB1）はさまざまな動物種に高率に肝がんを誘発することが報告されている[7]．アフラトキシンB1の曝露が高い中国，アフリカなどの一部地域において肝がんの発生が高頻度に認められることから，ヒト肝臓がんの原因の1つとして考えられている．アフラトキシンB1は，肝臓の代謝酵素であるチトクロームP450で代謝され，エキソ-8,9-エポキシド体に変換された後に，DNA中のグアニンのN7位と結合し付加体を形成する（図3）．アフラト

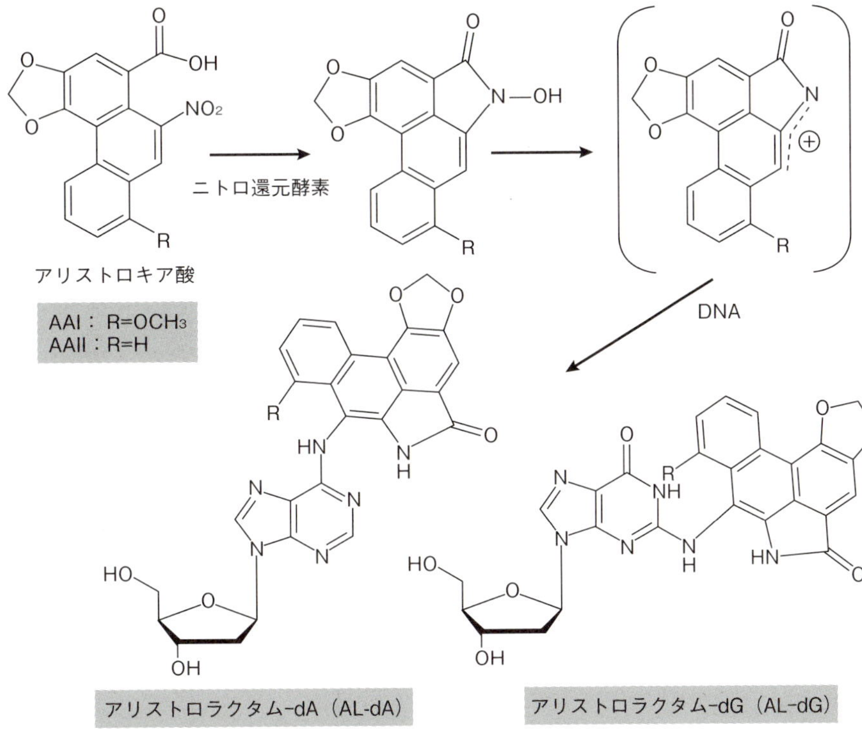

図4　アリストロキア酸によるDNA修飾

アリストロキア酸はニトロ還元酵素により究極活性体に変換され，デオキシアデノシンおよびデオキシグアノシンの環外のアミノ基と結合してアリストロラクタム-DNA（AL-dA/AL-dG）を形成する．文献9より引用

キシンB1には，変異のフィンガープリントとよばれる特異的な変異の部位とスペクトラム（*p53*遺伝子のコドン249，AGG→AGT変異）[8]が存在することが知られている．この特異的な*p53*遺伝子コドン249のG→Tの変異は，アフラトキシンB1の曝露が高い前述の地域に発生する肝臓がんから高頻度に検出されることからも，ヒトの肝発がん物質として認められている．

4）アリストロキア酸

　アリストロキア酸はウマノスズクサ属に含まれる物質で，1950年代後半にドナウ川流域の風土病とされていた腎障害（バルカン腎症）の原因物質である．このバルカン腎症は腎臓がんのなかでも稀な上部尿路上皮がんの発症にも密接に関与していることが示唆されている．その後，アリストロキア酸に関するさまざまな研究が行われた結果，アリストロキア酸はニトロ還元酵素により究極活性体に変換され，デオキシアデノシンおよびデオキシグアノシンの環外のアミノ基と結合してアリストロラクタム–DNA（AL-dA/AL-dG）を形成することがわかった（図4）．また，アリストロキア酸はA：T→T：Aトランスバージョン変異を優位に誘発し，この変異原性発生にはAL-dAが関与することが明らかとなった．さらに，バルカン地方で発生した上部尿路上皮がんの*p53*遺伝子変異を解析した結果，A：T→T：Aトランスバージョン変異が非常に多く検出され，かつ，それら変異はコドン131，179およびイントロン6のスプライス部位に集中していた．これらの部位のA：T→T：Aトランスバージョン変異はこれまでに報告がなく，アリストロキア酸の曝露に特徴的な変異であると考えられた．また，*p53*遺伝子におけるA：T→T：Aトランスバー

ジョン変異自身も非常に稀な変異であることから，バルカン地方における上部尿路上皮がんの発生にはアリストロキア酸の曝露が大きく関与することが示された．これを裏付けるように，p53遺伝子にA：T→T：Aトランスバージョン変異をもつ症例ほぼすべて（16症例中15症例）でAL-dA付加体が検出された．同様の変異を多くもつ上部尿路上皮がんが台湾でも観察され，アリストロキア酸の関与が示唆されている[9]．

5）多環芳香族炭化水素（PAH）

多環芳香族炭化水素（PAH）は2つ以上のベンゼン環をもつ化合物の総称であり，有機物の不完全燃焼により生成される変異原物質として知られている．タバコ煙やディーゼル排気，食品の調理などによって生成し，エアロゾル粒子として大気中に排出される．環境中にはさまざまなPAH類が存在するが，発がん性が知られているPAHは，ベンゾ[a]ピレン，ベンズ[a]アントラセンなどの一部の化合物である（図5）[10]．PAH類は，CYP1AおよびCYP1Bなどの働きにより活性体であるエポキシ体に変換され，DNA中のグアニンと結合し付加体を形成する．PAHを投与したラットおよびマウスでは，肺がんが誘発されることが報告されている．

6）ニトロアレーン

ニトロアレーンとはニトロ化PAH（ニトロ化多環芳香族炭化水素：NPAH）のことであり，主な発生源はディーゼル排ガスである．ニトロアレーンはPAHと比べ強い変異原性をもち，1,6-ジニトロピレン，1,8-ジニトロピレン，2-ニトロフルオレンなどが発がん性をもつニトロアレーンとして知られている（図5）．ニトロアレーンの発がんメカニズムとしては，生体内でニトロ基が還元されN-ヒドロキシアミノ体となり，さらにアセチル転移酵素または硫酸転移酵素によりO-アセチル化あるいはO-硫酸化されてDNAと反応し，付加体を形成することが報告されている．これら化合物は，マウス，ラット，ハムスターなどに肺がん，乳がん，肝がんなどを誘発することが報告されている．

2 活性酸素・窒素種による酸化的DNA損傷

炎症を背景とした発がんには，ヘリコバクター・ピロリ菌による胃発がん，炎症性腸疾患として知られる潰瘍性大腸炎・クローン病による大腸発がん，肝炎ウイルスによる肝発がん，パピローマウイルスによる子宮頸がんなどがある．また，アスベストの吸入による肺がんや中皮腫の発生においても慢性炎症がかかわることが報告されている[11]．炎症時にかかわる酸化ストレスであるROS（活性酸素種）やRNS（活性窒素種）は，内的な変異原性・がん原性物質として捉えることができる（図6）．ROSやRNSは，好中球を主体とする炎症局所への浸出細胞，血管内皮細胞のキサンチンオキシダーゼ，アラキドン酸代謝カスケード，ミトコンドリアを介して生成される．これらは，DNA単鎖や二重鎖切断，DNA同士やDNAとタンパク質のクロスリンク，核酸塩基に対するさまざまな修飾を惹き起こすことにより，遺伝子変異を惹起する[12]．炎症時におけるゲノムの変異はランダムな部位で起こると考えられていたが，最近の研究により特定のがん抑制遺伝子において，酸化ストレスのマーカーである8-オキソグアニンのような修飾塩基や4-ヒドロキシ-2-ノネナールのようなアルデヒドが増加することが明らかとなった．これらの事実より，酸化ストレスは発がんにおいて重要な役割を果たしていると考えられる．

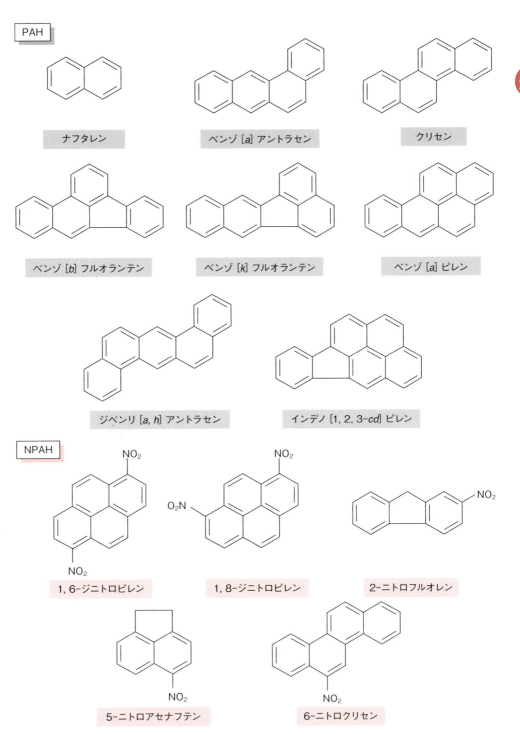

図5 発がん性の報告されているPAHおよびNPAH

1 がんの原因としての変異原物質

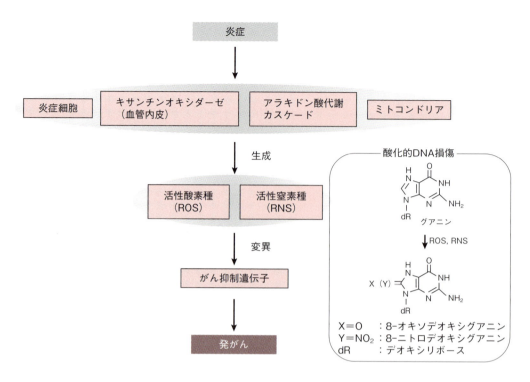

図6　活性酸素・窒素種による酸化的DNA損傷

おわりに

　ヒトはさまざまな外的および内的な変異原物質に曝露されており，これらの変異原物質がヒトがん発生の要因となっている．がんの発生を抑えるには，変異原物質とその曝露量およびがん発生への寄与率を掌握する必要がある．ヒトの発がんに重要な役割を果たしている変異原物質に関して，それらへの曝露を極力減らすとか，変異原活性を減弱させるような物質を積極的に摂取するなどの対策を講じることにより，より効果的にがんの発生を予防することが可能となる．酸化ストレスなどの内的な発がん要因に関しても，体内での産生量を減らすことによりがん発生の低減化を図ることができる．発がん要因の解明は，より効果的ながん予防法を構築するために喫緊かつ重要な課題である．

（戸塚ゆ加里，中釜斉）

参考文献

1) Vineis P, et al：Models of carcinogenesis：an overview. Carcinogenesis, 31：1703-1709, 2010
2) Beranek DT：Distribution of methyl and ethyl adducts following alkylation with monofunctional alkylating agents. Mutat Res, 231：11-30, 1990
3) Yang D, et al：4-Chloro-6-methoxyindole is the precursor of a potent mutagen（4-chloro-6-methoxy-2-hydroxy-1-nitroso-indolin-3-one oxime）that forms during nitrosation of the fava bean（Vicia faba）. Carcinogenesis, 5：1219-1224, 1984

4) Sugimura T, et al：Heterocyclic amines：Mutagens/carcinogens produced during cooking of meat and fish. Cancer Sci, 95：290-299, 2004

5) Nakagama H, et al：Modeling human colon cancer in rodents using a food-borne carcinogen, PhIP. Cancer Sci, 96：627-636, 2005

6) Totsuka Y, et al：Structural determination of a mutagenic aminophenylnorharman produced by the co-mutagen norharman with aniline. Carcinogenesis, 19：1995-2000, 1998

7) IARC（International Agency for Research on Cancer）：Monographs on the Evaluation of Carcinogenic Risks of Chemicals to Humans, Vol.56, p245, IARC, Lyon, 1993

8) Shen HM & Ong CN：Mutations of the p53 tumor suppressor gene and ras oncogenes in aflatoxin hepatocarcinogenesis. Mutat Res, 366：23-44, 1996

9) Grollman AP：Aristolochic acid nephropathy：Harbinger of a global iatrogenic disease. Environ Mol Mutagen, 54：1-7, 2013

10) IARC（International Agency for Research on Cancer）：Monographs on the Evaluation of Carcinogenic Risks of Chemicals to Humans, Vol.3, p45, IARC, Lyon, 1973

11) 豊國伸哉, 他：アスベスト誘発中皮腫発がん機構の解明. 日衛誌, 66：562-567, 2011

12) Ferguson LR：Chronic inflammation and mutagenesis. Mutat Res, 690：3-11, 2010

Chapter 1

2 腫瘍ウイルス（肝炎ウイルス）

ヒト肝臓に感染して肝疾患を引き起こすウイルスのなかで，B型肝炎ウイルス（HBV），C型肝炎ウイルス（HCV）は肝細胞がん（肝がん）を引き起こす．いずれも持続感染しやすく慢性肝炎を発症し，肝硬変を経て肝がんを発症する場合が多い．HBVの場合は肝疾患の増悪化を経ずに突然がんを発症する場合もある．HBV，HCVともに肝がんの原因であるが，腫瘍化した細胞の維持に対する役割も両者では異なると考えられる．

概念図

A) HBV の場合

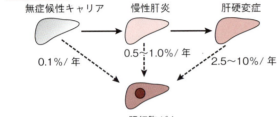

B) HCV の場合

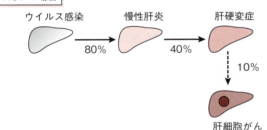

C)

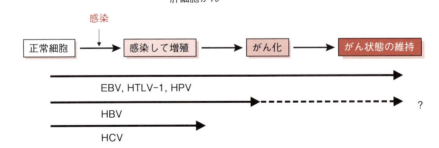

HBV，HCV 感染者からの発がん

A) B型肝炎ウイルス（HBV）感染して慢性肝炎を発症したグループ，あるいは無症候性キャリアの状態を維持しているグループのなかからも突然肝がんを発症する．その発症割合は，年あたり無症候性キャリアからは 0.1 %，慢性肝炎からは 0.5〜1.0 %，肝硬変症患者からは 2.5〜10 % と推定される．B) HCV 感染者の約 80 % は慢性感染する．そのなかから肝の線維化，肝硬変を経て肝がんを発症する．HBV 感染の場合のように慢性肝炎あるいは無症候性キャリアから突然肝がんを発症することはきわめて稀であるとされている．図の数値はそれぞれの肝病変に移行する割合を示す

がん状態の維持

がんウイルス感染により発症したがん組織内にウイルス遺伝子が存在する場合，それらの遺伝子が腫瘍化状態の維持にも関係していると推定することができる．EBV, HTLV-1, HPV, HBV などの感染によりできたがんでは，それぞれのウイルス遺伝子の一部が宿主染色体に組み込まれたり，エピソーム状態になって維持されている．ただし，HBV の場合には X 遺伝子が組み込まれる共通の遺伝子と考えられているが，タンパク質の産生がきわめて低いこと，変異が入っている場合があること，不完全長の X 遺伝子が宿主遺伝子と融合した状態で発現する構造をとることなどから X 本来の機能が腫瘍化の維持に働いているかについて確かではない．HCV によるがん組織からは HCV 遺伝子が存在していない部分も多くみられるために，腫瘍状態の維持には機能していない可能性が考えられる

1 ヒト肝細胞に感染するウイルス

　ヒトに感染して肝障害を引き起こす肝炎ウイルスは6種類知られている．そのうち肝がん発症と関連するウイルスは3種類である．これらのウイルスはB型肝炎ウイルス（hepatitis B virus：HBV），C型肝炎ウイルス（hepatitis C virus：HCV）およびデルタ型肝炎ウイルス（hepatitis Delta virus：HDV）である．HDVはそれ自身では増殖できず，HBVと共存したときにのみ増殖可能なので，HDVの感染増殖が肝がん発症の直接のウイルス性因子かは明らかではない．しかし，HBV感染者よりもHDVと重複感染した場合に，より重篤な肝障害を引き起こすといわれているので，肝がんと関連する因子の1つと考えられる．

　HBV感染者が世界人口の約5％を占め，HCVは約3％を占める．共感染がないとすると，世界人口の約8％がいずれかのウイルスに感染していることになる．世界中の肝がんの3/4はHBVあるいはHCV感染（共感染も含む）による．日本では肝がんの80％がHCV，15％がHBVの持続感染に起因すると推定される．これらのウイルスに対する感染率の高い国，例えばアジア，アフリカ地域では肝がんの発生率が非常に高く，それに比べ欧米などでは低い．

　一般に肝炎ウイルスに感染してからがんを発症するまでには長い日数が必要とされる．HCVの場合には感染後20～30年を経て肝がんを発症するが，その過程で慢性肝炎，肝硬変という肝疾患の増悪化がみられる．HBVでは肝疾患の増悪と関係なく突然肝がんと診断される場合もある（概念図A，B）．HCVに感染すると最初に急性肝炎を発症するが，そのうちの約1～2割がウイルスを排除して回復するものの，残りはウイルスが持続感染し，一部は慢性肝炎状態になる．慢性肝炎患者の約1/4が肝硬変へと病態が進み，その半数が肝がんを発症する．HCV感染により肝硬変を患う患者の約1/4が本疾患のために命を落とすので，全体ではHCV感染者の15～20％が肝硬変や肝がんの犠牲になると推定され，HBVの場合は数％と推定されている．

2 肝炎ウイルスの持続感染性

　宿主のもつ免疫機構によりウイルス感染後の命運が決まる．HBVの場合，産生されるウイルスタンパク質，HBs，HBeの量がウイルス複製の目安になる．これらのなかでHBsに対する抗体はその中和活性によりウイルス複製を抑制するので，血液中の抗原と抗体産生を調べることにより，HBV増殖の活動性を予測可能にする．ウイルスタンパク質に対する抗体（HBcAbなど）が検出され，血流あるいは肝組織内にウイルス抗原が検出されなくなった場合でも，ウイルスゲノムが肝組織内にエピソーム状態で存在している（図1）．この状態の肝臓移植を受けた患者肝臓では免疫抑制剤投与の結果，ウイルス増殖がみられるようになる[1]．HCV感染した慢性肝炎患者ではウイルスタンパク質に対する抗体が常時存在し，かつウイルスRNAも検出される．患者血液に存在する抗体はウイルスを中和して排除する能力に欠けているために，このような状況でもウイルスは増え続けることができる．HCVは宿主の自然免疫を回避して増殖する能力も獲得していると考えられる．その一例としてインターフェロン産生に重要な働きをするRIG- I（retinoic acid–inducible gene- I）下流に存在する因子，IPS–1の機能を抑制することが知られている[2]．

3 HBVとHCVのゲノムおよび産生されるタンパク質

1）HBV ゲノムの構造とウイルスタンパク質

　HBVはヘパドナウイルス（*Hepadnaviridae*）科に属する全長約3.2 kbの不完全環状二本鎖DNA

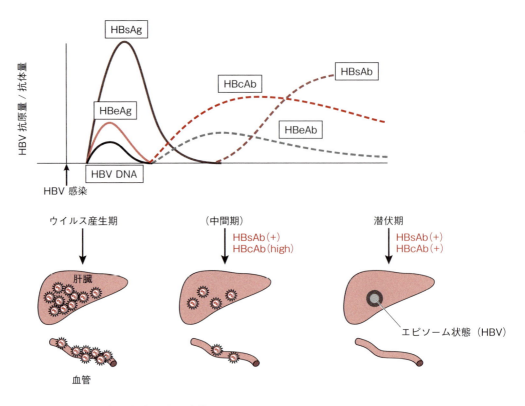

図1　HBVマーカーとウイルス産生
宿主免疫によりウイルスタンパク質の抗体が徐々に出現しそれらの一部が中和活性を示してウイルス複製が抑えられるようになる．ウイルス抗原が検出されなくなった状態でも，抗体が存在する場合では肝臓組織内にウイルスDNAがエピソーム状態で存在している

ウイルスで，1970年Australia抗原の発見を契機にウイルス粒子が発見された[3]．完全なウイルス粒子はDane粒子とよばれ大きさが約42nmで，最外層に3種類のSタンパク質（large, middle, major；それぞれL，M，Sと略すこともある）と脂質二重膜からなるエンベロープを有している．その内部にはコアタンパク質にパッケージされたゲノムDNAが存在する（図2）．マイナス鎖DNAは5'末端にはPタンパク質のN端側ドメインが結合している．一方，プラス鎖は，5'末端にプレゲノムRNAの5'末端側に由来するRNAを有し，一周することなく途中で切れた構造をしている．

HBV遺伝子上には4種類のORF（open reading frame）が存在し，Sタンパク質，コアタンパク質，DNAポリメラーゼ，Xタンパク質がコードされている．major S（S）タンパク質をコードするS遺伝子の上流にはさらに2種類の開始コドンが存在し，プレS1，プレS2領域が加わりそれぞれ，large S（L），middle S（M）タンパク質が翻訳される．C遺伝子はコアタンパク質をコードしている．さらに，プレCを含むC遺伝子の産物は，プロセスされるとe抗原として細胞外へ分泌される．これらの領域の変異は肝炎の重症度，劇症化に関与している．また，P遺伝子は逆転写活性およびRNase活性を有するタンパク質をコードし，プレゲノムRNAを鋳型としてヘパドナウイルスに特徴的なゲノム複製を行う．Xタンパク質には転写活性化能などがあり，ウイルス遺伝子の転写調節を行うとともに[4]，後述するように発がんにも関与すると考えられている．また，HBVには8種類のgenotype（A，B，C，D，E，F，G，H）が存在する．わが国ではgenotype CがB型肝炎の主因であるが，近年genotype Aの検出率が高くなっている．

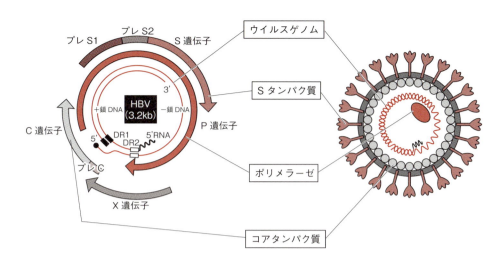

図2 HBVのゲノム構造とウイルスタンパク質
HBVゲノムは不完全環状二重鎖DNAである．C遺伝子（プレC），S遺伝子（プレS1，S2），P遺伝子およびX遺伝子がコードされている．プレS1，プレS2，S遺伝子からはそれぞれL，M，Sのエンベロープタンパク質ができウイルス最外層を形成する．C遺伝子からはウイルスゲノムを内包するコアタンパク質ができる．P遺伝子からはウイルスゲノム複製に働くポリメラーゼができる

2）HCVゲノムの構造とウイルスタンパク質

HCVはフラビウイルス科の*Hepacivirus*属に分類されるプラス一本鎖RNAウイルスである．ウイルスゲノムの長さは約9.6kbでゲノムの約90％を占めるタンパク質をコードする読み枠（ORF）と，その両端の5' および3' 非翻訳領域（non-translational region：UTR）からなる．ORFは約3,000アミノ酸からなるポリプロテインをコードしている．そこからウイルス粒子の構成成分である構造タンパク質（structural proteins）とウイルス複製に関与する非構造タンパク質（non-structural proteins：NS）が産生される（図3）[5]．以下に，個々のウイルスゲノムの非翻訳領域および産生されるタンパク質の働きを示す．

ⅰ）5' 非翻訳領域

5' 非翻訳領域は3' 非翻訳領域と同様にゲノムのなかで塩基配列が最も保存された領域である．さらにこの領域には，miR-122と結合する領域が存在し，HCVゲノムRNAの安定化に重要な役割をしていることが明らかにされている[6]．

ⅱ）構造タンパク質

構造タンパク質〔コアタンパク質，エンベロープタンパク質（E1，E2）〕はポリプロテインのN末側から産生される．コアタンパク質は21kDaの塩基性タンパク質で，ゲノムRNAを包むカプシドを形成し，ウイルス粒子形成に働く．コアタンパク質の他の機能として，シグナル伝達，酸化ストレス，アポトーシス制御などがあり，発がんへの関与が示唆されている．その詳細は**6**で述べる．

E1，E2は糖鎖タンパク質であり，ヘテロ二量体を形成してウイルス粒子外層を形成する外膜（エンベロープ）分子である．

ⅲ）非構造タンパク質領域

非構造タンパク質として7種類のタンパク質（p7, NS2, NS3, NS4A, NS4B, NS5A, NS5B）が産生される．p7はイオンチャンネル様の働きをもつ．NS2はNS2-3プロテアーゼによるNS2-NS3

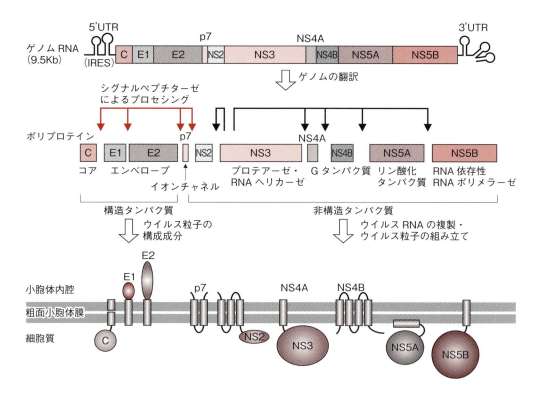

図3　HCVのゲノム構造とウイルスタンパク質
HCVゲノムはプラス一本鎖RNAで，1つの長い読み枠をコードしている．5'および3'両端の非翻訳領域（5'UTR，3'UTR）からは翻訳や複製に必要なRNA構造が形成される．読み枠からは約3,000アミノ酸からなる大きなポリプロテインが翻訳される．宿主細胞のシグナルペプチダーゼとウイルス自身のプロテアーゼによってプロセッシングをうけ，そのN末1/3からはウイルス粒子の構成成分である構造領域タンパク質が，残り2/3からはウイルス複製，粒子組み立てに必要な非構造領域タンパク質が産生される

間の自己切断の結果生ずる．p7，NS2ともにゲノムRNAの複製には必要でないが，ウイルス粒子形成に重要である．

　NS3は70kDaのタンパク質で，N末側にはプロテアーゼドメイン，C末側はヘリカーゼドメインが存在する．プロテアーゼは，ポリプロテインの切断に働き，ヘリカーゼはゲノムRNAの複製に働く．NS4AはNS3のプロテアーゼ活性を促進するコファクターとして働く．NS4Bは27kDaの4回膜貫通タンパク質で，GTP結合部位がありGタンパク質として機能している可能性がある．また，NS4Bは小胞体膜構造を変化させる働きをもつ．NS5Aはリン酸化タンパク質であるがウイルスゲノム複製における働きは不明である．NS5BはRNAポリメラーゼ活性をもつ．これらのなかでNS3, NS4A, NS4B, NS5A, NS5Bの5種類のタンパク質が集まって構築される複製複合体によってウイルスゲノムの複製が行われる[7]．

iv）3'非翻訳領域

　3'非翻訳領域は可変領域，poly（U/UC）領域および3'X領域の3つからなる．3'X領域はHCVゲノムの最末端に位置し，stem-loop構造を形成し，ウイルスゲノムの他の領域と相互作用してゲノムの高次構造の維持に働く．

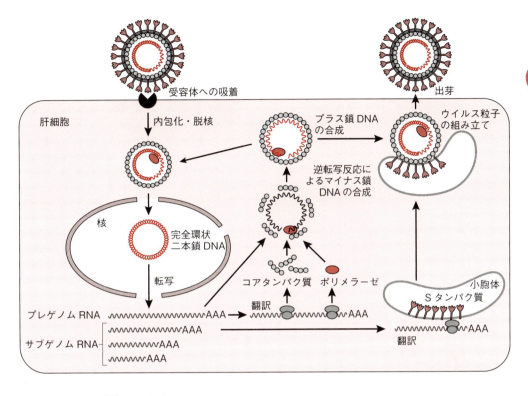

図4　HBVの感染サイクル

HBVウイルス粒子は肝細胞表面の受容体（未同定）へ吸着したのち，内部へ取り込まれエンベロープ部分が分解（脱核）される．ウイルスゲノムは核内へ移動し完全な環状二本鎖DNAとなる．このDNAからプレゲノムRNAと，よりサイズの小さいサブゲノムRNAが転写され，さらに各ウイルスタンパク質へと翻訳される．ウイルスポリメラーゼは逆転写活性を有し，プレゲノムRNAを鋳型としてマイナス鎖DNAを，さらに，プラス鎖DNAを合成する．その過程でコアタンパク質がウイルスゲノムを取り囲みヌクレオカプシドを形成する．ヌクレオカプシドはさらに，小胞体で形成されたSタンパク質に取り囲まれ，成熟ウイルス粒子として細胞外へ出芽する

4　感染サイクル

1）HBVの感染サイクル（図4）

　　S領域のAntigenic loop（AGL）が，標的細胞のヘパラン硫酸プロテオグリカン（Heparan sulfate proteoglycans：HSPGs）と相互作用し，標的細胞に吸着する．さらに組織特異性を決めるプレS1領域が，レセプターであるNa^+-taurocholate cotransporting polypeptide（NTCP）と結合することにより，肝細胞へ侵入する[8]．

　　感染細胞内でHBV DNAは完全二本鎖DNAに変換される．完全二本鎖DNAからウイルスゲノム複製に必要なプレゲノムRNAと短いサブゲノムRNAが転写され，それらからウイルスタンパク質が翻訳される．P遺伝子由来のウイルスポリメラーゼはプレゲノムRNAを鋳型とした逆転写反応により，マイナス鎖DNAを合成する．このときに，同時にコアタンパク質によるウイルスゲノムのパッケージングが進行する．さらに，分解されずに残った5'末端のプレゲノムRNAを鋳型にプラス鎖の合成がはじまる．プラス鎖の合成は途中で終わってしまうため不完全な環状二本鎖DNAとなる．一方，Sタンパク質は小胞体上で産生され，ヌクレオカプシドを取り囲みながら分泌経路に入り，成熟した感染性ウイルス粒子を形成する．

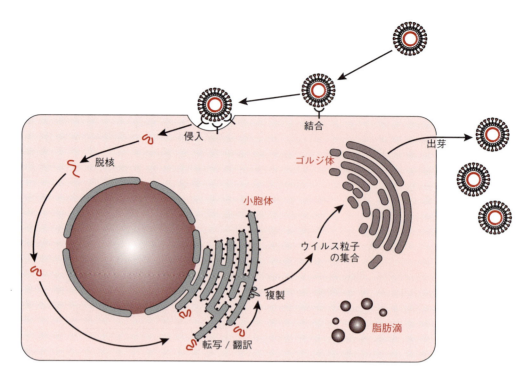

図5 HCVの感染サイクル
HCVは細胞表面に存在するリポタンパク質受容体（LDLR, SR-BP1）などを介して吸着し，さらにCD81, claudinなどを介して細胞内に侵入する．ウイルスゲノムの複製は細胞質内で行われる．小胞体膜状に局在するウイルスタンパク質が複製複合体を形成し，そのなかでウイルスゲノムが合成される．ウイルス粒子は感染により産生される脂肪滴周辺で行われ，リポタンパク質合成，輸送経路を利用して細胞の外に放出される．放出された粒子はリポタンパク質複合体を形成しておりアポリポタンパク質も粒子に会合している．感染にはこれらのアポリポタンパク質が細胞表面に存在するリポタンパク質受容体のリガンドになると考えられる

　感染してゲノム複製が行われるとともに，ゲノムの一部は宿主染色体に組み込まれる．組み込まれたゲノムは不完全の形をしている．なぜ不完全ゲノムになっているかは不明であるが，最初に完全なゲノムが組み込まれ，その後組換えなどにより不完全ゲノムになった可能性は否定できない．組み込まれたHBV不完全ゲノムには多くの場合，X遺伝子をコードしている領域が存在している場合が多い．X遺伝子の近くに存在するDRとよばれる配列が組み込みのウイルス側ホットスポットとなっている可能性が考えられる．HBV DNAの宿主染色体への組み込み部位は一定でない．HBVと類縁のウイルスでウドチャック（マーモセットの一種）に感染して肝細胞がんを引き起こすウドチャック肝炎ウイルス（woodchuck hepatitis virus：WHV）の場合には，宿主のN-*MYC*遺伝子の近傍に組み込まれる場合が多く，それが効率に肝がんを発症する原因と考えられているが，HBVの場合には組み込み部位が不規則なので，組み込みにより特定の宿主遺伝子が変化を受けてそれが肝がん発症の原因であるとする証拠は得られていない．

2）HCVの感染サイクル（図5）

　HCVは細胞質で複製のほぼ全行程が行われる．感染細胞で図3に示したウイルスタンパク質が産生され，これらのタンパク質のうち非構造タンパク質が小胞体膜上で会合して複製複合体とよばれる微小環境を構築する．ウイルスRNA合成はこの環境内で行われ，新たに合成されたプラス

鎖のウイルスRNAは複製複合体の外に放出され，mRNAあるいはゲノムRNAとして機能する．ウイルス粒子の集合は細胞質に存在する脂肪滴周辺で行われ，それが小胞体内に出芽する際にアポリポタンパク質との会合が起こり，感染性粒子として細胞外に放出される．細胞の外に放出されたウイルス粒子は，リポタンパク質の構成成分の1つであるアポリポタンパク質の受容体を介して，新たな細胞に吸着する．その後CD81やclaudinなどの細胞膜タンパク質により，細胞内に進入すると考えられる経路[9]とvery low density lipoprotein receptor（VLDLR）を介して，CD81，claudinとは関係しない経路が存在する[10]．

5 肝炎ウイルスによる細胞のがん化と腫瘍化の維持

1）HBV X遺伝子の機能

　HBVのX遺伝子産物は，標的細胞を不死化する働きをもたない．しかし，がん化との関連で重要であると考えられている．この遺伝子を発現するトランスジェニックマウスでは肝がんを発症する．X遺伝子がp53と会合してp53の機能を抑制すること，細胞増殖シグナルが活性化されること，アポトーシスを抑制することなどの報告は多数存在する．また，HBVに感染した細胞の染色体には，X遺伝子領域が高頻度に組み込まれている場合が多い．HBV感染による肝細胞がんの23.3％はX遺伝子がLINE1の上流に組込まれており，HBx–LINE1のキメラRNAがWnt/β–カテニンシグナルを活性化することが，がん化のリスク因子であることが報告されている[11]．また，宿主染色体に組込まれたX遺伝子は隣接する宿主配列とインフレーム（in–frame）につながっている場合がみられ，その結果X遺伝子の機能が変化する可能性が示唆されている．

　HBV感染者のなかから慢性肝炎を経ずに突然がんを発症する場合があることは前に述べた．これらの理由は明らかでないが，HBVの宿主への組み込み部位に細胞のがん化を抑える遺伝子（あるいはnon–coding RNAなど）があり，それが変化を受けがんを引き起こしやすくしている可能性や，X遺伝子産物自身による可能性が考えられる．

　がんウイルスのなかには腫瘍化した細胞の維持にも機能している可能性が考えられる．ヒトパピローマウイルス（Human papilloma virus：HPV）感染によって腫瘍化した細胞のE6あるいはE7の機能を抑制すると，細胞の腫瘍化能が低下するといわれているので，HPVのE6，E7は腫瘍状態の維持にも働いていると考えられる．HBVの場合はどうであろうか？ 腫瘍細胞染色体にHBVのX遺伝子をコードする領域が組み込まれており，わずかであるがXのmRNAも産生されている．Xタンパク質の産生はわずかしか確認されていないが，その程度の量でも宿主細胞の増殖を制御している可能性が考えられる．一方，HCVによるがん組織では多くの場合HCVが消失しており，腫瘍状態の維持にHCVは関係していないと考えられる．

2）典型的ながん遺伝子をコードしていないがんウイルスからのがんの発症

　細胞ががん化するには初期に細胞分裂を盛んにして増える必要がある．ウイルスがん遺伝子は標的細胞を試験管内で不死化し細胞分裂を活性化させる．一方，HBV，HCVがコードするタンパク質のなかに肝臓細胞を不死化させる典型的な特徴を有するものはない．一方，これらのウイルスに感染した肝臓は肝炎を持続させる．肝炎の持続は組織レベルで考えれば，細胞の傷害と再生の繰り返しなので，時間軸でみれば細胞分裂が長期間活性化された状態を意味する．おそらくこれらのウイルスは肝臓細胞を不死化しなくても，持続的な炎症反応の結果，細胞集団を増やしていると考えられる．このような環境下でもがんを発症する効率は，がん遺伝子をもつウイルスに劣らずに高い．例えばヒトT細胞白血病ウイルス（Human T-lymphotropic virus-1：HTLV-1）

感染者の生涯がん発症率は5％程度であるが，肝炎ウイルス感染者の場合には15〜20％に及ぶと推定される．感染により増えた細胞の中で染色体に変異を導入する要因としては，ある種の遺伝子編集酵素（activation-induced cytidine deaminase：AIDなど）の誘導[12]，ROS（reactive oxygen species）などが考えられる．HCVタンパク質の1つであるコアタンパク質はこれらの因子を誘導したり，産生したりする働きをもつ．一方，コアタンパク質を発現するトランスジェニックマウスは脂肪症を経て肝がんを発症するので，脂肪代謝異常が肝発がんの誘引の1つになっている可能性も考えられる[13]．HCVコアタンパク質による脂肪代謝制御，およびROS産生については以下に述べる．

6 脂肪代謝異常と肝疾患および肝発がん

ウイルス感染にかかわらず，特に脂肪代謝異常ががんの発症と関係しているという疫学調査結果がある．脂肪症と肝発がんを結ぶ分子機構の詳細は不明であり今後の課題であるが，本項ではHCVコアタンパク質が細胞の中でどのような働きをしているかについて概説する．

まず，HCVコアタンパク質は，脂質代謝異常，ROSの産生などを通して脂肪症や肝発がんに関連すると考えられる．

HCVコアタンパク質を発現するトランスジェニックマウスでは，コアタンパク質と相互作用する宿主プロテアソーム活性化因子（proteasome activator 11S：PA28γ）依存的に脂肪酸や中性脂肪の生合成を制御するステロール調節エレメント結合タンパク質1c（steroid regulatory element-binding protein-1c：SREBP-1c）が誘導される（図6）[14]．また，培養細胞を用いた実験において，コアタンパク質を欠損させたHCVレプリコン細胞にコアタンパク質を単独で発現させると，ウイルス粒子形成に重要である脂肪滴の量が増加する[15]．これらのことは，コアタンパク質が細胞内の脂質代謝異常を引き起こす原因の1つであると考えられる．

一方，コアタンパク質はミトコンドリアに会合し，その機能阻害やROS産生を誘導する（図7）[16]．コアタンパク質によりミトコンドリアの機能障害が起こると，アポトーシスの誘導や産生されたROSによるDNA損傷・細胞への炎症を引き起こされると考えられており，これらのDNA損傷や炎症が肝がんの発症に関与している可能性がある．さらに，コアタンパク質はミトコンドリア以外でも炎症やアポトーシスにかかわる核内因子κB（nuclear factor-kappa B：NF-κB）やアクチベータータンパク質1（activator protein-1：AP-1）経路を介し炎症性サイトカインであるインターロイキン8（interleukin-8：IL-8）の産生を誘導することや，コアタンパク質により活性化されたNF-κBがAIDを誘導すると考えられており，これらの炎症因子が肝がん発症に関与している可能性も考えられる[17]．また，HCVはアポリポタンパク質E（ApoE）を含むリポタンパク質と会合して細胞から放出される．このようなHCV増殖の特性も脂肪代謝異常を引き起こしている要因の1つと考えられる．

HCVの場合，高い炎症状態が持続すると発がん率が高くなるといわれている．HCV感染により惹起される免疫応答をウイルス，あるいは他の要因が増強させ，それが結果的にがんの発症を促進している可能性が考えられる．そのような要因として，各種サイトカインの産生，ROSの産生，AIDの誘導などが考えられる．

7 肝発がんとSNPsとの関連

近年，次世代シーケンサーによってヒトの全ゲノム配列が迅速に取得できるようになり，ヒト

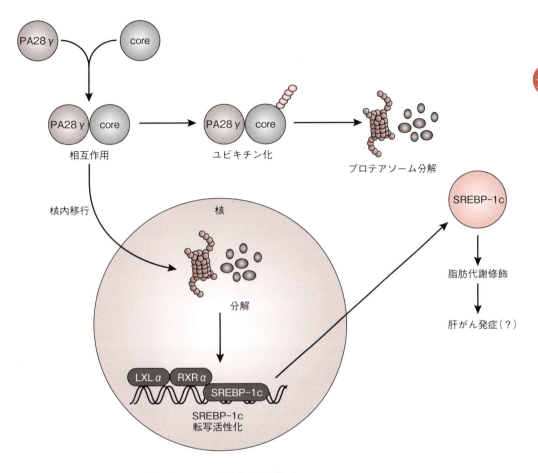

図6　HCVコアタンパク質による脂質代謝異常[14]

コアタンパク質は，シグナルペプチダーゼ（signal peptidase：SP）とシグナルペプチドペプチダーゼ（signal peptide peptidase：SPP）によってプロセッシングされ成熟する．この成熟したコアタンパク質の一部は，PA28γと結合しコアタンパク質は核内と細胞質でプロテアソームによって分解される．その後，核内では，分解されたコアタンパク質により核内受容体肝臓X受容体（liver X receptor：LXR）およびレチノイドX受容体（retinoid X receptor：RXR）の転写活性が亢進しSREBP-1cなどのタンパク質発現が上昇する．その結果，PA28γ依存的に肝脂肪化が引き起こされ，肝臓への炎症および肝線維化を経て最終的に肝がんを発症すると考えられている．

ゲノムと疾患との関連を大規模に調査することが可能となった．なかでもGWAS（genome wide association study：ゲノムワイド関連解析）は，疾患群と対照群のSNP（single nucleotide polymorphism：一塩基多型）をジェノタイピングし，疾患群と対照群のSNPの頻度に差のある領域を検索することで，疾患に関連した遺伝子領域を特定する手法である．

　HBV慢性化群と健常者群のSNPをジェノタイピングした結果，HLA-DPに存在するSNPが，HBV慢性化に関連することが示唆されている[18]．HBV感染肝がん患者と肝がんではないHBV感染者を対象としたGWASでは，STAT4とHLA-DQのSNPが，肝発がんと関連していることが示唆されている[19]．クラスⅡ HLAとして知られるHLA-DPおよびHLA-DQは，HBV感染に対するT細胞応答に重要な役割を示すことが以前から知られており，これらの知見は，今後の，予防・診断・治療に大きな役割を果たすことが期待されている．

　HCV感染肝がんに対するGWASでは，HBV患者ほどではないが，HLA-DQ周辺のSNPが肝発

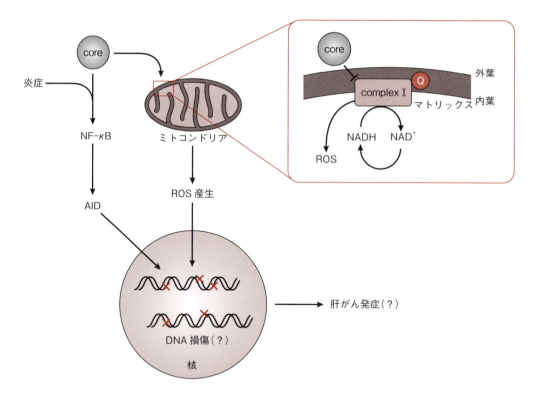

図7 HCVコアタンパク質によるDNA損傷因子の産生とがん化[16]

コアタンパク質は主に細胞質の小胞体や脂肪滴に存在するが，一部ミトコンドリアに局在する．このミトコンドリアに局在するコアタンパク質は，ミトコンドリアの外膜（outer mitochondria membrane：OMM）に局在し呼吸鎖複合体Ⅰ（Complex Ⅰ）の機能阻害することで，ROSを産生させる．また，コアおよび炎症によりAIDが誘導される．これらによりDNA損傷が引き起こされ，細胞が増殖するうちに発がんへとつながる可能性が考えられる．

がんと適度な関連が示唆されていた．さらに，MICA（MHC class I polypeptide-related sequence A）のSNPが肝がん発症に関連することが示唆されている．MICAは，NK細胞によるがん細胞の認識において重要な役割を担う分子であり，NK細胞が発現する活性化レセプターであるNKG2Dを認識し，活性化させる．実際に，リスクジェノタイプAAをもつ患者は，抵抗性ジェノタイプGGをもつ患者と比べて，可溶型MICAの血中濃度が低いため，MICAが肝発がんの抑制を行っていることが予想でき，MICAが治療標的の1つに成り得る．MICA以外にも，DEPDC5，HCP5，PNPLA-3のSNPが肝発がんと強い関連が報告されている．

8 肝炎ウイルス研究の急速な展開

1）HCVに直接作用する薬剤の開発

2000年代までは慢性C型肝炎を治療する薬剤として，インターフェロンを中心に，それにリバビリンを加えた併用療法が主流であった．インターフェロンをPEG化するといった薬剤作用の効果を上げる工夫などがされた結果，治療を受けた約半数にウイルス排除がみられるなどの成績を示した．しかし，両薬剤の副作用の結果，治療が受けられない患者も多く，また副作用の結果，治療を中断せざるを得ない場合も多くあった．しかし，HCVのプロテアーゼ，ポリメラーゼ，ある

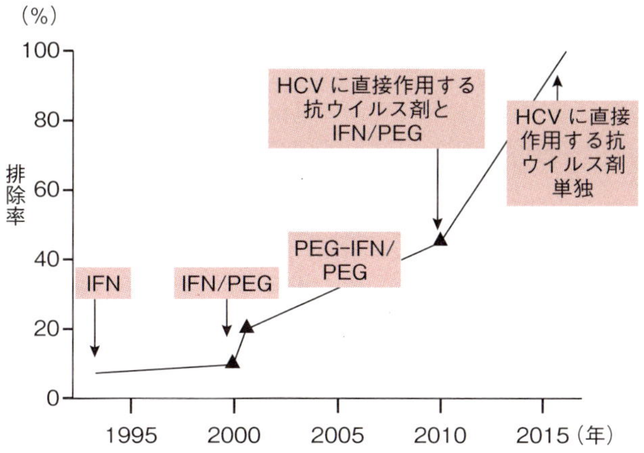

図8　C型肝炎ウイルス排除率の推移

いは粒子集合阻害薬が次々に上市されるようになると，ウイルス排除率が格段と上がった．さらにインターフェロンを必要としない治療により，副作用も少なく，かつ治癒率が95％を超えるようになった．今やC型慢性肝炎は不治の病から治癒できる病になった（図8）．

2）培養細胞を用いたHBV複製系の進歩

　一般に，抗ウイルス阻害薬の開発にはウイルスが培養細胞で増え，さらにウイルス増殖を簡便に評価できることが重要になる．しかし，長い間HBVを培養細胞に効率よく感染させ，評価することが困難であった．前述したように，2012年にNTCPが受容体の1つであることが明らかにされた結果，これまでに感染しなかった，ある種のヒト培養肝細胞（例えばHepG2，HuH7など）に本遺伝子を発現させると，HBVが効率よく感染するようになった．これにより，HBV感染培養細胞を用いた抗ウイルス剤のスクリーニングの進展と同時に，HBVの複製機構の詳細な解明も進むことが期待される．

（西辻裕紀，下遠野邦忠）

参考文献

1）Uemoto S, et al：Transmission of hepatitis B virus from hepatitis B core antibody-positive donors in living related liver transplants. Transplantation, 65：494-499, 1998

2）Johnson CL & Gale M Jr：CARD games between virus and host get a new player. Trends Immunol, 27：1-4, 2006

3）BLUMBERG BS, et al：A "NEW" ANTIGEN IN LEUKEMIA SERA. JAMA, 191：541-546, 1965

4）Haruna Y, et al：Expression of X protein and hepatitis B virus replication in chronic hepatitis. Hepatology, 13：417-421, 1991

5）Kato N：Molecular virology of hepatitis C virus. Acta Med Okayama, 55：133-159, 2001

6）Shimakami T, et al：Stabilization of hepatitis C virus RNA by an Ago2-miR-122 complex. Proc Natl Acad Sci U S A, 109：941-946, 2012

7）Miyanari Y, et al：Hepatitis C virus non-structural proteins in the probable membranous compartment function in viral genome replication. J Biol Chem, 278：50301-50308, 2003

8）Yan H, et al：Sodium taurocholate cotransporting polypeptide is a functional receptor for human hepatitis B and D virus. Elife, 1：e00049, 2012

9）Ploss A & Rice CM：Towards a small animal model for hepatitis C. EMBO Rep, 10：1220-1227, 2009

10）Ujino S, et al：Hepatitis C virus utilizes VLDLR as a novel entry pathway. Proc Natl Acad Sci U S A, 113：

188-193, 2016

11) Lau CC, et al : Viral-human chimeric transcript pre disposes risk to liver cancer development and progression. Cancer Cell, 25 : 335-349, 2014

12) Endo Y, et al : Expression of activation-induced cytidine deaminase in human hepatocytes via NF-kappaB signaling. Oncogene, 26 : 5587-5595, 2007

13) Moriya K, et al : The core protein of hepatitis C virus induces hepatocellular carcinoma in transgenic mice. Nat Med, 4 : 1065-1067, 1998

14) Moriishi K, et al : Critical role of PA28gamma in hepatitis C virus-associated steatogenesis and hepatocarcinogenesis. Proc Natl Acad Sci U S A, 104 : 1661-1666, 2007

15) Miyanari Y, et al : The lipid droplet is an important organelle for hepatitis C virus production. Nat Cell Biol, 9 : 1089-1097, 2007

16) Korenaga M, et al : Hepatitis C virus core protein inhibits mitochondrial electron transport and increases reactive oxygen species (ROS) production. J Biol Chem, 280 : 37481-37488, 2005

17) Kato N, et al : Activation of intracellular signaling by hepatitis B and C viruses : C-viral core is the most potent signal inducer. Hepatology, 32 : 405-412, 2000

18) Kamatani Y, et al : A genome-wide association study identifies variants in the HLA-DP locus associated with chronic hepatitis B in Asians. Nat Genet, 41 : 591-595, 2009

19) Jiang DK, et al : Genetic variants in STAT 4 and HLA-DQ genes confer risk of hepatitis B virus-related hepatocellular carcinoma. Nat Genet, 45 : 72-75, 2013

3 腫瘍ウイルス（HTLV，HPV，EBVなど）

腫瘍ウイルスは自然または実験的に動物に腫瘍をつくるウイルスである．多くのDNAウイルスが含まれるが，RNAウイルスではレトロウイルスのみである．肝炎ウイルスを除き，明らかにヒトでがんの原因となっているウイルスには，HTLV-1，HPV，EBV，KSHVなどがある．これらのウイルスには腫瘍化にかかわるさまざまな遺伝子産物が知られている．いずれも，細胞増殖，ゲノムの安定性，エピジェネティクス制御，アポトーシス制御，免疫制御などの機構を撹乱し，最終的に細胞の腫瘍化を促進する作用をもつ．

概念図

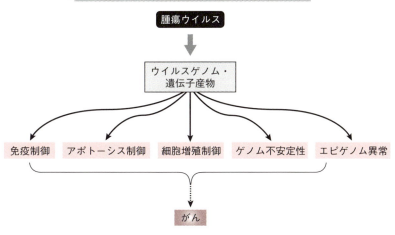

感染細胞で発現するウイルス遺伝子産物が，免疫制御，アポトーシス制御，細胞増殖およびゲノム不安定性エピゲノム異常の誘導などの作用を示し，一定時間の後に感染細胞をがん化させる．これらの機能を限られたウイルスタンパク質が担う場合と，多数のタンパク質の機能の総合として効果を示す場合がある

■ はじめに

　ヒトの腫瘍ウイルスは，ウイルス自身の複製に重要な機能をもつウイルスタンパク質ががん遺伝子として機能する．ヒトで唯一の造腫瘍性レトロウイルスであるHTLV-1は，動物の造腫瘍性レトロウイルスと異なり，ウイルスがん遺伝子（v-onc）をもたず，がん遺伝子である*Tax*は他のDNA腫瘍ウイルスのがん遺伝子の機能に対応するほとんどの性質を備えている．アンチセンスの転写産物であるHBZはタンパク質およびRNAとして種々の機能を示し，感染細胞の腫瘍化および慢性感染に寄与している．宿主細胞の増殖制御，アポトーシス制御，ゲノム不安定性およびエピジェネティクス制御異常の誘導に加えて，宿主の免疫反応に対する制御作用を示す．これらの作用が一定時間の後に感染細胞を腫瘍化し発がんに導くと考えられる．

表1　ヒト腫瘍ウイルスの特徴

ウイルス	ウイルスの分類	ゲノム	細胞指向性	がん
HTLV-1	レトロウイルス科	dsRNA 9.0kb, 6 ORFs	T-細胞	成人T細胞白血病（ATL）
EBV	ヘルペスウイルス科	dsDNA 172kb, 90 ORFs	B-細胞, 口腔咽頭上皮	バーキットリンパ腫, 鼻咽頭がん, リンパ腫
KSHV	ヘルペスウイルス科	dsDNA 165kb, 90 ORFs	B-細胞	カポジ肉腫, 原発性体液性リンパ腫
HPV	パピローマウイルス科	dsDNA 8kb, 8〜10 ORFs	扁平上皮	子宮頸がん, 中咽頭がん, 肛門外陰部がん

肝炎ウイルスを除くヒトの腫瘍ウイルスの特徴をまとめた

1 腫瘍ウイルス総論

　ウイルスによる発がんを理解するには，ウイルス感染と宿主応答の詳細な解析が必須である．腫瘍ウイルスの研究は，一方で増殖，分化および細胞の形質転換全体にかかわる細胞側の経路の理解を推進した．種々の腫瘍ウイルスが多様な戦略でがんの発生に関与しているが，よく検討すると一方では多くの共通する側面を有している．なかでも重要な特徴は，腫瘍ウイルスは感染によって宿主細胞を殺さないということである．他の多くの病原性ウイルスとは異なり，腫瘍ウイルスは宿主細胞の腫瘍化までに長期の持続感染を前提とすることから，宿主の免疫監視機構を回避する必要があり，これらのウイルスはその機構を備えることになった．一方，腫瘍ウイルスの遺伝子産物は発がんに寄与はするが，それだけでは細胞のがん化までは至らないと考えられる．実際，腫瘍ウイルスに感染したすべての細胞ががん化するわけではなく，宿主個体レベルでも大多数ではがんを発症しない．また，がんを発症した患者でも感染からがんの発症までには長い時間を要する．したがって，宿主の免疫や慢性炎症などに加えて，宿主細胞遺伝子の変異などの付加的な要因が腫瘍化過程に関与していると考えられる[1]〜[3]．**表1**に，肝炎ウイルスを除くヒトの代表的な腫瘍ウイルスの一覧を示し，以下にそれぞれの特徴を概説する．

2 HTLV-1

　HTLV-1（human T-cell leukemia virus Type I）はヒトで最初に発見されたレトロウイルスであり成人T細胞白血病（Adult T-cell leukemia：ATL），慢性神経疾患HAM（HTLV-1-associated myelopathy）およびぶどう膜炎（HTLV-1 uveitis：HU）の原因ウイルスである．HTLV-1はδ型のレトロウイルスに属する．HTLV-1の濃厚感染地域は日本，南アメリカ，アフリカおよびカリブ海地方である．世界では約2,000万人，わが国では約110万人が感染していると考えられる．最近，オーストラリアの原住民（アボリジニー）の間で70％にも上る高い感染率を示すこと，高頻度で気管支拡張症の原因となっていることが報告され，注目されている[4]．キャリアが一生のうちでATLを発症する確率は5％前後と考えられている．

　ATLの発症は，5つ以上の遺伝子変異を要する多段階発がん機構に基づく（**第4章-6多段階発がん**参照）．Taxに加えて，3'-LTRから転写されるアンチセンス遺伝子産物HBZは，RNAおよびタンパク質の両方で機能を示し，その多くがTaxの作用に拮抗的に作用することが示されている．トランスジェニックマウスモデルでは造腫瘍性を示しT細胞のリンパ腫を引き起こすことが報告されているが，腫瘍化機構の詳細はいまだ不明である[5]．TaxはCREBと相互作用してウイルス遺伝子の発現を活性化するほか，NF-κB，AP-1およびSRFなどの転写因子の活性化を介して多

48　がん生物学イラストレイテッド　第2版

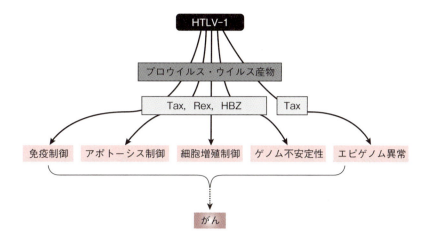

図1　HTLV-1の細胞腫瘍化機構
HTLV-1感染で発症するATLは多段階発がん機構によって発症する．ウイルスのがん遺伝子 *Tax* は強力かつ多彩な機能をもち，免疫制御，アポトーシス制御，細胞増殖，ゲノム不安定性のすべてに関与するが，ATL細胞ではウイルスゲノムが欠損・変異したり，エピジェネティックに抑制されており，発現はほとんど認められない．したがって，イニシエーションとプログレッションに関与すると考えられている

数の細胞遺伝子の発現を亢進，あるいは抑制する形で制御する．Taxは，p53，p16^{INK4A} およびMAD1の機能を抑制する．しかし，大多数のATL患者のATL細胞ではTaxの発現は認められない．したがって，Taxは感染細胞の腫瘍化のイニシエーションとプログレッションにかかわると考えられている．Taxは種々の細胞性タンパク質との相互作用を通じて，増殖制御，アポトーシス制御，ゲノム安定性，エピジェネティクス制御異常および宿主免疫の制御など多彩な機能を示す（図1）．Taxのこれらの機能は，動物レトロウイルスで知られるv-oncとは異なり，むしろDNA腫瘍ウイルスのがん遺伝子の機能に類似している．

近年，HTLV-1のプロウイルスの染色体への組み込み自体が，宿主の遺伝子発現制御を撹乱することが報告され，発がんにおける意義が注目されている[6)7)]．

> **Memo**
> 《HTLV-1キャリアのATL発症リスク評価》
> HTLV-1キャリアの一部にATLが発症するが，ATL発症のリスクを評価する指標が不明であった．最近，日本におけるキャリアのコホート研究から，大部分のATLは，末梢血中のウイルス感染細胞の数（プロウイルスロード，PVL）が増加している（＞4％）キャリアから発症することが示された[8)]．マルチカラーFACSにより感染細胞と腫瘍細胞を同定し，CD4$^+$CD7$^-$CADM1$^+$分画の増加が発症と関係すること[9)]，また，感染細胞のクローン性増殖がリスクの1つであることなどが示されている[10)]．

3　EBV

　EBV（Epstein Barr virus）はγヘルペスウイルスに属する二本鎖DNAウイルスであり，全世界の95％のヒトがこのウイルスに感染している．小児期までに感染した場合は無症候であるが，思春期以降に感染するとしばしば伝染性単核症を発症する．EBVは口腔上皮細胞と静止期のBリンパ球に感染する．感染Bリンパ球は抗原刺激を受けたBリンパ球に類似した性質を示す．感染

初期のウイルス遺伝子発現は潜伏感染のLatency IIIに対応し，LMP1，LMP2a/b，EBNAs（–1，–2，–3a，–3b，–3c，–LP），miRNAs，BARTs，およびEBERが発現している．このような細胞はEBNA–3タンパク質に対する強い免疫反応によって排除され，静止メモリーBリンパ球でEBNA–1とLMP2のみを発現する潜伏感染状態（Latency I）からなるレザーバーが形成される．メモリーBリンパ球が分化して形質細胞になると，ウイルスのライフサイクルでは複製期を誘導しLatency IIIの遺伝子が発現する．免疫不全状態の宿主では，感染細胞の数が増加しBリンパ球の増殖制御経路が活性化されることを介して腫瘍化を誘導し，NPC（nasopharyngeal carcinoma），BL（Burkitt's lymphoma），移植後リンパ腫や胃がんの発症に至る．EBウイルス関連悪性腫瘍は特有の地理的および人種的偏りを示すことから，宿主の遺伝的背景が関与していると考えられている．

　LMP1およびLMP2，EBNA–2およびEBNA–3などのEBVタンパク質は細胞の形質転換能をもつ．LMP1はネズミの繊維芽細胞など種々の細胞を形質転換し，Bリンパ球の不死化に必須である．LMP1はいくつかのTRAFタンパク質と相互作用して，NF–κB，Jun，およびp38の強い活性化をもたらす．NF–κBの活性化はBcl–2ファミリーのc–FLIPとc–IAPs，および接着分子の発現を誘導し，生存シグナルを活性化する．さらに，LMP1は多数の抗アポトーシス分子やIRF–7，MMP–9，およびFGF–2の発現を誘導する．LMP2はLynおよびSykと相互作用してBリンパ球の抗原受容体（BCR）刺激伝達経路の活性化をもたらしてpost–germinal center Bリンパ球の腫瘍化に関与する．

　腫瘍化に関与する他の遺伝子にはEBNA–2とEBNA–3がある．EBNA–2は多彩な機能を有する転写因子でありBリンパ球の腫瘍化に必須である．EBNA–3は疎水性の核内転写因子であり，–3A，–3B，および–3Cがある．EBNA–3AとEBNA–3Cはin vitroでのB細胞腫瘍化には必須である．EBVによりin vitroで不死化したLCLs（lymphoblastoid cell lines）は，腫瘍化機構の解析のモデルである．これらの細胞株はLatency IIIの遺伝子を発現する．

　LMP1はCD40のシグナルを模倣し，NF–κBを活性化する．一方，LMP2はBCRを，また，EBNA–2，–LP，–3A，–3B，および–3Cは活性化Notchを模倣する．これらの経路は恒常的に活性化し正常の細胞周期制御を介して細胞増殖を促進する．さらに，これらの細胞株ではRBあるいはp53経路には核酸の変異はなく，EBVのシグナルがなくなると細胞増殖が止まり，LMP1あるいはEBNA–2を再度発現させると細胞増殖が再開される[3]．また，ウイルスが宿主細胞のエピジェネティック制御機構を撹乱することも示されている（図2）[11]．

> **Memo**
>
> 《エイズ合併リンパ腫とEBV》
> HIV–1感染によって発症するエイズは強力な化学療法（HAART）の導入により，著しくその予後が改善された．しかし，エイズ患者に合併するリンパ腫はその生命予後に大きな影響を与える．原因としてEBVに関連したリンパ腫が注目されている．HAART導入以前はEBVによって不死化したLCL様のB細胞の増殖を示すリンパ腫が中心であったが，最近はEBVの関与しないびまん性大細胞型B細胞リンパ腫の割合が増えている．

4 KSHV（HHV8）

　KSHV（Kaposi sarcoma-associated herpesvirus，別名HHV8：human herpesvirus 8）はヒトの腫瘍ウイルスで最も新しく発見されたものである．EBVとは異なり，KSHVの感染はアフリ

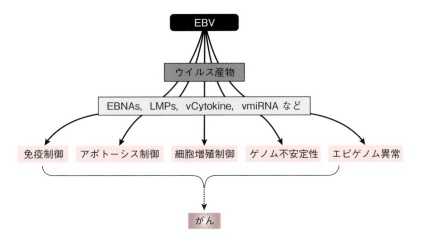

図2　EBVの遺伝子産物による細胞の腫瘍化機構
種々のウイルス遺伝子産物の機能が細胞の腫瘍化に関与しているが，細胞増殖制御にかかわる遺伝子産物が多い

カなど一部の地域に限られている．健常人でのKSHV感染は無症候性であり，免疫不全状態の患者にみられるカポジ肉腫（Kaposi sarcoma：KS）に加え，原発性体液性B細胞リンパ腫（primary effusion lymphoma：PEL）と多クローン性のB細胞リンパ増殖性疾患である多巣性キャッスルマン病（multicentric Castleman's disease：MCD）の原因ウイルスである．腫瘍化にはウイルス遺伝子の作用に加え，感染細胞が産生するウイルス性サイトカインによる細胞増殖促進が関与していると考えられている．

　KSHVのゲノムは約170 kbpで，両側の繰り返し配列（terminal repeat：TR）の間に約90個のORF（open reading frame）を有する．これらのORF（ORF4–75）はK1–K15と名付けられ，DNA合成・複製や構造遺伝子などのウイルス複製に関与する遺伝子の他に，細胞増殖，アポトーシス阻害，ウイルス性サイトカインなどの発がんに関与するものが多数含まれている．

　KSHVは健常者に潜伏感染する．その際，*KSHV*遺伝子は両側のTRがつながった環状二本鎖DNA（エピゾーム）として存在する．ウイルスの再活性化により溶解感染（lytic infection）に移行してウイルスの複製を開始する．KSHVのORFのほとんどが溶解感染時に発現する遺伝子であり，潜伏感染関連遺伝子は数個にすぎない．潜伏感染関連核抗原（LANA）はKSHV関連腫瘍細胞で高い発現を示し，KSHVのエピゾーム維持（EBVのEBNA-1の機能的ホモログとして機能する）と，アポトーシス阻害や細胞増殖促進などの発がんにかかわる機能をもつ．

　カポジ肉腫は血管内皮細胞の腫瘍であり，腫瘍化にはvIL-6, vCCL-1, -2, -3, およびvGPCR（viral G-protein-coupled receptor）などの，多数の血管増殖因子，内皮細胞増殖因子および炎症性サイトカインが関与する．vIL-6によるVEGFの発現誘導により血管増殖がもたらされる．v-ケモカインは血管増殖作用を有し，vGPCRは細胞増殖を維持する形で腫瘍化に関与する．このように，細胞増殖を促進して腫瘍化に関与する潜伏感染タンパク質はORF73–71にコードされるLANA（ORF73），vCyclin（ORF72），vFLIP（ORF71），vIRF-1，および*Kaposin/K12*遺伝子がある．LANAは細胞増殖と生存を誘導し，vCyclinは細胞周期進行の促進，vFLIPとvIRF-3は生存シグナルを活性化する，*kaposin/K12*はサイトカインの発現と細胞増殖を誘導する．LAMPはK15 ORFにコードされるが，SrcファミリーキナーゼとNF-κBの活性化を介して細胞増殖と生存シグナルを活性化する．

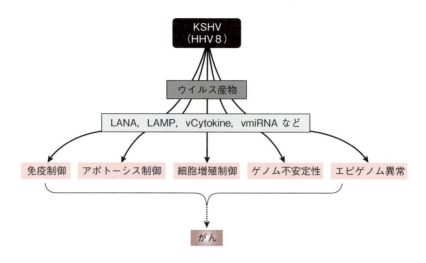

図3　KSHVのウイルス遺伝子産物による細胞の腫瘍化機構
細胞増殖とアポトーシス制御にかかわる遺伝子産物が多いが，免疫系に作用する分子が多彩であることが特徴である

　免疫回避にかかわる遺伝子としては，*MIR1*，*MIR2*，*vIRFs*，*Orf45*，および*CCPH*などがある．*MIR1* と *MIR2* は MHC I の発現抑制を介してウイルス抗原の提示を阻害する．*vIRFs* と *Orf45* は宿主のインターフェロン反応を抑制し，*CCPH* は補体を介する感染細胞の溶解を阻害する[11]．さらに，LANA，vFLIPなどのウイルス遺伝子産物が宿主のクロマチン構造を修飾する，つまりエピジェネティックな制御を撹乱することが示されている（図3）[12)13)]．

5 HPV

　ヒトパピローマウイルス（human papillomavirus：HPV）は約8 kbpの環状構造の二本鎖DNAウイルスである．現在では約130種類の型が報告されており，子宮頸がんの発症を誘導する危険を基準にハイリスクグループとローリスクグループに分類されている．子宮頸がんのうち約70％はハイリスクHPV16型か18型と関連している．HPVは初期遺伝子（E1，E2，E4，E5，E6，E7）と後期遺伝子（L1とL2）のORFをもっている．HPVによる子宮頸がんなどの発がんには通常15年〜20年の時間を要し，宿主免疫機構との複雑な相互作用，E6とE7の2つのウイルスがん遺伝子の発現，ウイルス遺伝子の宿主ゲノムへの組み込み，さらに異形成病変における一連のエピジェネティックな変化などの組み合わせからなっている[12)13)]．

　E6は100kDaのE3ユビキチンリガーゼ活性をもつE6-APと相互作用してがん抑制遺伝子であるp53と結合し分解する．それ以外にもhTERTの再活性化やPDZドメインをもつタンパク質を分解することで発がんに寄与している．E7は転写因子E2Fとがん抑制遺伝子であるRbタンパク質との結合を競合的に結合して，pRbと結合している転写因子であるE2Fを遊離して活性化し，細胞周期の促進を介して発がんに寄与している．E1とE2は，ウイルスゲノムの複製に関与するが，ゲノム不安定性の原因の1つであることが示されている（図4）[14)15)]．

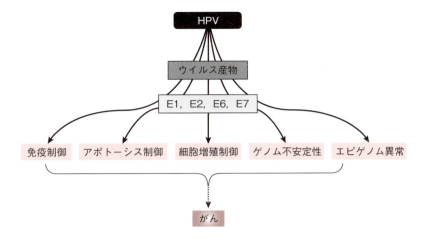

図4　HPV16/18の遺伝子産物による細胞の腫瘍化機構
E6とE7が，免疫制御，アポトーシス制御，細胞増殖およびゲノム不安定性のすべてに関与する．最近ウイルスDNA複製の制御にかかわるE1とE2の作用がゲノム不安定性に寄与することが報告された

> **Memo**
>
> 《HPVワクチン》
> 子宮頸がんの予防のためにわが国では2009年よりHPV-16/18に対するワクチンプログラムがスタートした．11〜14歳の女子を対象として接種することが推奨されている．このワクチンは，ほぼ100％子宮頸がんの発症を予防するとされており，効果が期待される．

（渡邉俊樹）

参考文献

1) Martin D & Gutkind JS：Human tumor-associated viruses and new insights into the molecular mechanisms of cancer. Oncogene, 27 Suppl 2：S31-S42, 2008
2) Mui UN, et al：Viral Oncology：Molecular Biology and Pathogenesis. J Clin Med, 6：doi：10.3390/jcm6120111, 2017
3) El-Sharkawy A, et al：Epstein-Barr Virus-Associated Malignancies：Roles of Viral Oncoproteins in Carcinogenesis. Front Oncol, 8：265, 2018
4) Einsiedel L, et al：Human T-Lymphotropic Virus type 1c subtype proviral loads, chronic lung disease and survival in a prospective cohort of Indigenous Australians. PLoS Negl Trop Dis, 12：e0006281, 2018
5) Giam CZ & Semmes OJ：HTLV-1 Infection and Adult T-Cell Leukemia/Lymphoma-A Tale of Two Proteins：Tax and HBZ. Viruses, 8：doi：10.3390/v8060161, 2016
6) Rosewick N, et al：Cis-perturbation of cancer drivers by the HTLV-1/BLV proviruses is an early determinant of leukemogenesis. Nat Commun, 8：15264, 2017
7) Satou Y, et al：The retrovirus HTLV-1 inserts an ectopic CTCF-binding site into the human genome. Proc Natl Acad Sci U S A, 113：3054-3059, 2016
8) Iwanaga M, et al：Human T-cell leukemia virus type I（HTLV-1）proviral load and disease progression in asymptomatic HTLV-1 carriers：a nationwide prospective study in Japan. Blood, 116：1211-1219, 2010
9) Kobayashi S, et al：CADM1 expression and stepwise downregulation of CD7 are closely associated with clonal expansion of HTLV-I-infected cells in adult T-cell leukemia/lymphoma. Clin Cancer Res, 20：2851-2861, 2014
10) Firouzi S, et al：Clonality of HTLV-1-infected T cells as a risk indicator for development and pro-

gression of adult T-cell leukemia. Blood Adv, 1 : 1195-1205, 2017

11) Scott RS : Epstein-Barr virus : a master epigenetic manipulator. Curr Opin Virol, 26 : 74-80, 2017

12) Schulz TF & Cesarman E : Kaposi Sarcoma-associated Herpesvirus : mechanisms of oncogenesis. Curr Opin Virol, 14 : 116-128, 2015

13) Günther T & Grundhoff A : Epigenetic manipulation of host chromatin by Kaposi sarcoma-associated herpesvirus : a tumor-promoting factor? Curr Opin Virol, 26 : 104-111, 2017

14) Wang X, et al : Involvement of Human Papillomaviruses in Cervical Cancer. Front Microbiol, 9 : 2896, 2018

15) Durzynska J, et al : Human papillomaviruses in epigenetic regulations. Mutat Res Rev Mutat Res, 772 : 36-50, 2017

Chapter 1

4 ヘリコバクター・ピロリ

胃がんは全世界がん死亡の第2位を占め，毎年約70万人がこの悪性腫瘍で命を落としている．近年の研究から，大多数の胃がん発症にヘリコバクター・ピロリ（ピロリ菌）感染が必須の役割を担っていることが明らかとなってきた．ピロリ菌による胃がん発症の鍵を握る分子が，ピロリ菌CagAタンパク質である．

CagAは菌体内で産生された後，菌が保有するミクロの注射針を通して胃上皮細胞内に直接注入される．細胞内に侵入したCagAはSHP2がんタンパク質や極性制御キナーゼPAR1に代表される複数の標的分子と相互作用しそれらの機能を障害することにより，胃がんにつながる細胞機能異常を引き起こす．

概念図

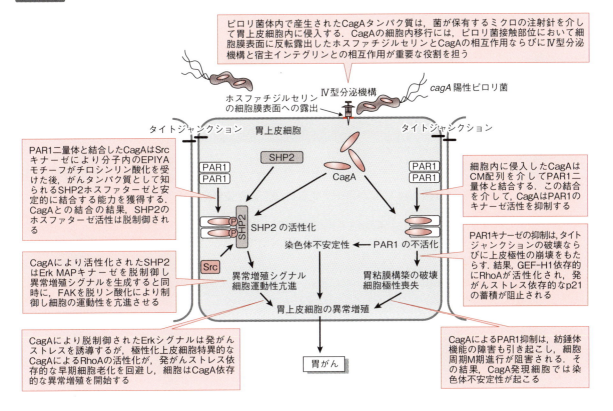

1 ピロリ菌CagA

　ピロリ菌（*Helicobacter pylori*）は，1983年B. J. Marshall と J. R. Warrenによりヒト胃粘膜から単離されたらせん状グラム陰性桿菌であり，全世界人口の約半数に感染していると考えられている（日本人感染者は約6,000万人と推定されている）．ピロリ菌CagA（Cytotoxin-associated gene A antigen）タンパク質は，当初，胃上皮細胞に対して急性毒性を発揮するピロリ菌病原因子として同定されたが，後にこの活性は別の病原因子VacAにより担われることが判明した．CagA

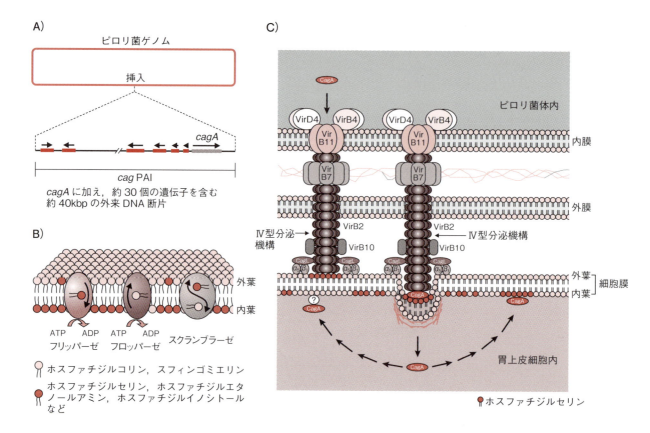

図1 ピロリ菌 cag PAI がコードする CagA と IV 型分泌機構

A) cag PAI は水平伝播によりピロリ菌ゲノム内にもち込まれたと考えられる約40kbpのDNA領域である. cag PAI 内には cagA に加え, 約30個の遺伝子が存在する. B) 細胞膜脂質二重層の構造. 脂質二重層を構成する外葉 (outer leaflet) と内葉 (inner leaflet) は, 異なるリン脂質成分が非対称的に分布することで特徴づけられる. C) cag PAI に存在する遺伝子群からは, IV 型分泌機構とよばれるミクロの注射針様装置を構成する一群のタンパク質が産生される. CagA タンパク質は, IV 型分泌機構を通して胃上皮細胞内に直接送り込まれる. この過程において, まずピロリ菌と直接接触した細胞表面にホスファチジルセリン (PS, ●) が反転する. 次に, IV 型分泌装置の先端に送りだされたCagAと細胞表面に露出したホスファチジルセリンが結合 (CagA-PS 相互作用) し, 標的細胞内への CagA 移行が開始される

をコードする cagA 遺伝子は, cag PAI (cag pathogenicity island) とよばれる約 40 kbp のピロリ菌ゲノム内DNA領域に存在する (図1). cag PAI DNA 領域内には cagA の他に約30個の遺伝子が存在し, その多くはIV型分泌機構とよばれるミクロの注射針様装置を構成するタンパク質群をコードする. ピロリ菌には cag PAI を保有するものとしないものが存在し, 前者は cagA 陽性株, 後者は cagA 陰性株とよばれる. cagA 陽性株は陰性株に比べはるかに激しい胃粘膜病変を惹起し, 胃がん発症において中心的な役割を担うと考えられている.

> **Memo**
>
> 《PAI : pathogenicity island》
> さまざまな病原細菌において病原性に関与する遺伝子群がゲノム上のある特定の部位に1つの塊として存在することが知られており, このようなゲノム領域は PAI (pathogenicity island) とよばれる. PAIは他の生物種から水平伝播により伝達された可動性遺伝因子と考えられ, 病原性大腸菌など, PAIの獲得によって弱毒菌株が突如として強毒株に変異することがある.

2 ピロリ菌CagAの胃上皮細胞内移行

胃上皮細胞に接触したピロリ菌は，*cag* PAIがつくり出すIV型分泌機構を用いて，CagAを胃上皮細胞の細胞質内に注入する．

> **Memo**
>
> 《細菌分泌装置》
> 内膜と外膜という2つの膜構造を有するグラム陰性菌では，タンパク質や核酸などの生体高分子を菌体内から菌体外に移送するために使われる特殊な分泌装置が存在する．特に細菌のエフェクタータンパク質を分泌する装置にはべん毛を起源とすると考えられるIII型分泌機構とDNAの接合装置を起源にすると考えられるIV型分泌機構がある．これら分泌装置は筒状の構造をしており，エフェクター分子はその内部を通って細菌膜を通過すると考えられている．

1）CagAの細胞内侵入プロセス

哺乳動物の細胞膜はリン脂質二重層により構成される（図1B）．細胞膜構成リン脂質の1つホスファチジルセリン（PS）は通常細胞膜内葉にのみ存在するが，ピロリ菌が直接接触した上皮細胞では，接触部位に一致して細胞膜表面（外葉側）にPSが反転する．一方，ピロリ菌体内で産生されたCagAはIV型分泌機構の先端に送達された後，標的細胞膜表面に反転露出したPSと特異的に結合し，CagAの上皮細胞内移行が開始する（図1C）[1]．このCagA–PS相互作用には，CagAの中央部に存在するアルギニン–X–アルギニンモチーフが関与する．CagA–PS相互作用に続き，IV型分泌機構を構成するCagLなどのピロリ菌分子群と宿主細胞膜表面上に存在するインテグリンが相互作用することによりCagAの細胞内移行プロセスが進行する[2]．

2）CagAの細胞内修飾

胃上皮細胞内に侵入したCagAは細胞膜内面に局在し，そこでSrcファミリーキナーゼあるいはAblキナーゼによりチロシンリン酸化される．CagAのC末側領域は，単離されるCagA分子種間で配列多型を示す．この多型を示すCagA領域内にはGlu-Pro-Ile-Tyr-Ala（EPIYA）モチーフとよばれる特徴的な配列が複数回出現し，EPIYAモチーフ内のチロシン残基がCagAのリン酸化部位となる．おのおののEPIYAモチーフの周辺を構成するアミノ酸配列の違いから，CagAのC末側領域を構成する4つの異なるEPIYA含有アミノ酸セグメント（EPIYAセグメントA〜D）が同定される（図2A）[3]．胃がんの比較的少ない欧米諸国で単離されるピロリ菌が保有するCagA（欧米型CagA）のC末側領域は，EPIYA–Aセグメント，EPIYA–Bセグメントならびに欧米型CagA特異的なEPIYA–Cセグメントから構成される．さらに，EPIYA–Cセグメントは単離される欧米型CagA分子種間でその数が1〜4個と変動する（図2B）．これは，EPIYA–Cセグメントをコードする102bpからなる*cagA*遺伝子領域が相同組換えにより容易に重複あるいは欠失を起こすためと考えられる．一方，日本，中国，韓国など胃がんが多発する東アジア諸国で単離されるピロリ菌CagA（東アジア型CagA）のC末側領域は，EPIYA–Aセグメント，EPIYA–Bならびに東アジア型CagA特異的なEPIYA–Dセグメントから構成される．

4　ヘリコバクター・ピロリ

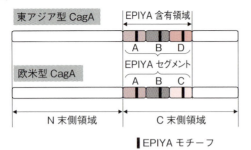
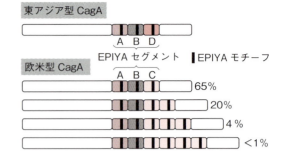

EPIYA セグメントを構成するアミノ酸配列

- EPIYA-A：KKELNEKFKNFNNNNNNGLENEPIYAKVNKKK（32 アミノ酸）
- EPIYA-B：TGQVASPEEPIYAQVAKKVNAKIDRLNQAASGLGGVGQAG（40 アミノ酸）
- EPIYA-C：FPLKRHDKVDDLSKVGRSVSPEPIYATIDDLGGP（34 アミノ酸）
- EPIYA-D：AINRKIDRINKIASAGKGVGGFSGAGRSASPEPIYATIDFDEANQAG（47 アミノ酸）

図2 ピロリ菌CagAの分子構造とC末側領域にみられる分子多型
A）CagAのC末側に存在するEPIYA含有領域は，4種類の異なるアミノ酸セグメント（EPIYA-A, -B, -C, -D）が組み合わされて構成される．おのおののEPIYAセグメント内にはチロシンリン酸化部位となるEPIYAモチーフが1個ずつ存在する．欧米型CagAはEPIYA-Cセグメントの存在で，また東アジア型CagAはEPIYA-Dセグメントの存在で特徴づけられる．B）大多数の東アジア型CagAは単一のEPIYA-Dセグメントを保有する．これに対し，欧米型CagAのEPIYA-Cセグメント数は1～4個と変動する．欧米で単離されるピロリ菌CagAのおよそ65％はEPIYA-Cセグメントを1つ保有するが，EPIYA-Cセグメントを2個重複してもつものが20％，3個重複してもつものが4％程度存在する

3 ピロリ菌CagAによるSHP2の脱制御

　細胞内に侵入したCagAは，チロシンリン酸化特異的にSH2ドメインを2つ保有するチロシンホスファターゼSHP2と結合する（図3A）[4]．

> **Memo**
> 《SH2ドメイン》
> SH2ドメインは100個前後の保存されたアミノ酸残基から構成されるタンパク質モジュールであり，リン酸化されたチロシンとその周辺数アミノ酸残基からなる構造を特異的に認識して結合する．高等真核細胞において，SH2ドメインはシグナル伝達に関わる多くのタンパク質に存在し，チロシンリン酸化依存的なタンパク質-タンパク質相互作用を担うことにより，細胞機能の制御に深く関与する．

1）CagA-SHP2複合体形成機構

　SHP2はSH2ドメインを介してチロシンリン酸化されたCagAのEPIYA-Cセグメント（欧米型CagAの場合）あるいはEPIYA-Dセグメント（東アジア型CagAの場合）と結合する．SHP2は単独で存在する場合，N末側のSH2ドメインがホスファターゼドメインと分子内相互作用するため，ホスファターゼ活性は抑制された状態で維持される．この不活化型SHP2のSH2ドメインにチロシンリン酸化されたCagAが結合することにより，抑制性の分子内相互作用が解除されSHP2のチロシンホスファターゼドメインが脱制御された形で異常活性化される（図3A）．
　CagAが注入された胃上皮細胞は運動性の亢進と著しい細胞質の伸長で特徴づけられるユニーク

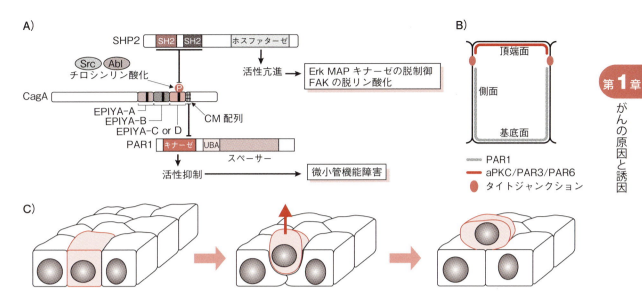

図3 ピロリ菌CagAとSHP2, PAR1の分子間相互作用様式

A) CagAはチロシンリン酸化依存的にSHP2が保有するSH2ドメインに結合する．この複合体形成において，チロシンリン酸化されたCagA EPIYA-Cセグメントは低親和性SHP2結合能部位として機能する一方，チロシンリン酸化されたCagA EPIYA-Dセグメントは高親和性SHP2結合部位として機能する．EPIYA含有領域のすぐ下流には，CagAのホモ二量体化に関与する16アミノ酸の配列（CM配列）が存在する．このCM配列を介してCagAはPAR1のキナーゼドメインに結合する．CagAへのSHP2ならびにPAR1の結合は競合的ではなく，細胞内ではCagA，PAR1ならびにSHP2からなる分子複合体が形成される．B) 極性化上皮細胞の細胞膜はタイトジャンクションを境に頂端（apical）面と側基底（baso-lateral）面に分けられる．この上皮極性は，PAR1が側基底面に，また非定型タンパク質キナーゼC（aPKC）/PAR3/PAR6複合体が頂端面に非対称分布する結果，形成・維持される．C) 極性化した単層の上皮細胞層にCagAを発現させると（赤い細胞），CagA陽性細胞はタイトジャンクションを失うとともに極性化細胞層から離脱する

な細胞形態変化を引き起こす．ハチドリのくちばしに似たこの形態変化はハミングバード（hummingbird）表現型とよばれる[4]．CagAにより脱制御されたSHP2はチロシン脱リン酸化を介してFAKのキナーゼ活性を抑制し，細胞接着斑の生成を阻害することにより細胞-基質相互作用を低下させる．このCagA-SHP2-FAK経路活性化がハミングバード表現型の誘導ならびに細胞運動性亢進に重要な役割を担うと考えられている．興味深いことに，東アジア型CagAは欧米型CagAに比べてより強くSHP2と結合し，より強力にハミングバード表現型を誘導する．この生物活性の違いはEPIYA-CならびにEPIYA-Dセグメント間のpY＋5位の1アミノ酸の違いに起因する[3]．また，EPIYA-Cセグメントの数が変動する欧米型CagAでは，その数に比例してSHP2結合能ならびにハミングバード細胞誘導活性が増大する．

2) がんタンパク質としてのSHP2

SHP2は消化管上皮細胞を含む多くの体細胞に構成的に発現するチロシンホスファターゼである．ホスファターゼは一般にシグナル系の抑制分子として働くことが多いが，例外的にSHP2は増殖因子受容体とRas-MAPキナーゼ経路をつなぐ正のシグナル伝達分子として機能する．この事実を反映し，CagA発現細胞ではErk MAPキナーゼ活性が異常に亢進する．SHP2をコードする*PTPN11*遺伝子の生殖系細胞における機能獲得型突然変異は，低伸長・特徴的顔貌・先天性心疾患・精神発育遅滞で特徴づけられるNoonan症候群を引き起こす[5]．Noonan症候群患者では白血病や神経芽細胞腫といった悪性腫瘍の発症リスクが増大する．さらに，散発性の小児骨髄単球系

白血病（juvenile myelomonocytic leukemia），骨髄異形成症候群，B細胞急性リンパ性白血病，急性骨髄性白血病ならびに神経芽細胞腫においても*PTPN11*の機能獲得型変異が見出され，SHP2はRasと同様その脱制御がヒトがんの発症に直接関与するがんタンパク質として機能することが明らかにされた．この事実は，胃がん発症におけるCagA依存的なSHP2脱制御の重要性を強く支持する．

4 ピロリ菌CagAによる細胞極性破壊

　胃粘膜を構成する上皮細胞は，タイトジャンクション（tight junction）とよばれる特異的なベルト状の細胞間接着構造を介して隣接の細胞と緊密につながり合い，単層の敷石状構造を形成する．おのおのの上皮細胞の細胞膜面は，タイトジャンクションを境界に頂端側面（apical membrane side）と基底側面（basal membrane side）に分割される．頂端側は食物などが通過する管腔に向き，一方基底側は生体内部の血管や結合組織・筋肉に接することから，各細胞膜面の機能的役割は必然的に異なる．上皮極性化とよばれる細胞膜各面の機能的非対称化はタイトジャンクションにより形成・維持される（図3B）．

> ◖Memo◗ ┄┄┄┄┄┄┄┄┄┄┄┄┄┄┄┄┄┄┄┄┄┄┄┄┄┄┄┄┄┄┄┄┄┄┄
> 《細胞極性》
> 単一細胞の細胞の形態や機能あるいは細胞集団の振る舞いが一様ではなく非対称性を獲得している場合，細胞は極性（polarity）を有しているという．こうした細胞極性は細胞骨格や細胞内輸送系を制御するタンパク質群が非対称性に分布し，時空間的に異なった順序で活性化される結果としてつくり出されると考えられる．受精卵の前後極性，上皮細胞の頂端-基底極性，神経幹細胞の非対称分裂と分化などに伴う細胞極性の形成制御にはPARとよばれる高度に保存された一群のタンパク質と非定型PKC（aPKC）の相互作用が重要な役割を担う．

1）CagA-PAR1相互作用

　単層の極性化上皮細胞内に侵入したCagAは，タイトジャンクションを破壊し頂端側-基底側極性を崩壊させる．結果，CagA陽性細胞は極性化細胞層から離脱する（図3C）．CagAによる上皮細胞極性の破壊は胃炎・消化性潰瘍さらには胃がんを引き起こす重要なメカニズムの1つと考えられる．この病原活性はCagAがチロシンリン酸化非依存的にPAR1と結合する結果引き起こされる[6]．PAR1は進化的に高度に保存されたセリン/スレオニンキナーゼであり，細胞の極性形成・維持をつかさどるマスターレギュレーターとして知られている．CagAはPAR1のキナーゼドメインに直接結合することによりキナーゼ活性を抑制し，タイトジャンクションならびに細胞極性破壊を引き起こす．PAR1は微小管を束ねる微小管結合タンパク質（microtubule-associated proteins：MAPs）をリン酸化し微小管の安定性を制御する．細胞極性制御にかかわる分子群は微小管上を非対称的に輸送されることにより細胞極性が形成・維持されると考えられている．微小管は細胞極性制御のみならず細胞分裂時の紡錘体としても機能することから，CagA発現細胞では細胞周期分裂期（M期）の前期（prophase）から後期（anaphase）への遷移過程が有意に遅延する[7]．CagAによる紡錘体の機能不全は，異常な細胞分裂軸形成による紡錘体形成チェックポイントを作動させる結果，分裂遅延につながる．こうした状況が続くことにより，異常な染色体数をもった細胞が出現する[7]．染色体不安定性の誘導は，細胞がん化に必要な遺伝子変異蓄積を促す大きな要因となると考えられる．

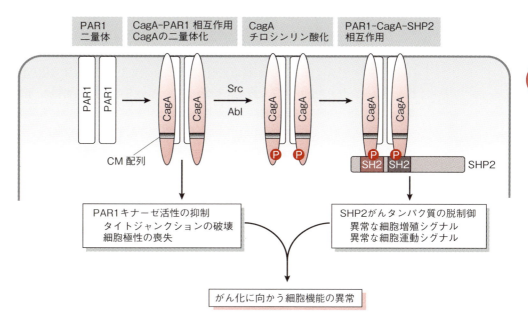

図4 ピロリ菌CagAによる胃上皮細胞内シグナルの撹乱
細胞内に侵入したピロリ菌CagAは極性制御のマスター分子であるPAR1と結合し，そのキナーゼ活性を抑制する結果，タイトジャンクションが破壊され，上皮極性が失われる．CagAはさらにヒトがんタンパク質として知られるSHP2と結合し，そのホスファターゼ活性を異常に活性化することによりがん化に向かう細胞の増殖異常・運動異常を引き起こす

2）CagA-PAR1-SHP2複合体形成とその意義

　PAR1との結合には，CagAのC末側領域に存在する16個のアミノ酸からなる配列が使われる（図3A）[6]．この配列はCagAが細胞内で多量体（二量体）を形成するために必要な領域として同定されていたCM（CagA-Multimerization）配列と完全に一致する[8]．PAR1は細胞内でホモ二量体として存在することから，2分子のCagAがCM配列を介してPAR1二量体に結合する結果，CagAは受動的に二量体化すると考えられる．PAR1を介したCagAの二量体化は，その後のチロシンリン酸化依存的なCagA-SHP2複合体形成に重要な役割を担う（図4）．さらに，CagA-SHP2複合体形成を介するハミングバード表現型の誘導は，CagAによるPAR1キナーゼ活性の抑制により強く促進される．したがって，CagA-PAR1複合体は上皮細胞の極性破壊のみならず，その後のCagA-PAR1-SHP2複合体形成によるチロシンリン酸化依存的なCagA活性にも重要な役割を担うと考えられる．同様に，CM配列はチロシンリン酸化依存的ならびに非依存的なCagA活性のどちらにも重要な役割を担う配列と結論づけられる．

5 CagAの構造生物学的解析

　X線結晶構造解析ならびに核磁気共鳴（NMR）法を用いた構造解析から，CMモチーフやEPIYAモチーフを含むCagA分子のC末端側約30％に相当する領域は，定まった高次構造を形成しない「天然変性（intrinsically disordered）状態」にあることが明らかとなった[9]．天然変性は，さまざまな他のタンパク質に合わせて自己の形状を自在に変化させながら結合する構造として近年注目を浴びている．この天然変性構造を介することで，CagAはPAR1やSHP2その他多くの標的分子との相互作用を可能にしていることが判明した．

一方，CagA分子のN末端側約70％を構成する領域は3つのドメイン（ドメインⅠ，Ⅱ，Ⅲ）からなり，他の既知のタンパク質構造と類似しない全く新しい立体構造を形成していた．加えて，CagAとPSの結合には，CagAの構造表面において多数集中して存在する塩基性アミノ酸で構成された「塩基性パッチ」が重要であることがわかり，CagAの細胞膜局在は，PSとの間で形成されるマジックテープ様の結合様式によると推察された．さらに，CagAのC末端側天然変性領域ドメイン-Ⅲと可逆的に分子内相互作用することで構造が変化することが判明し，この分子内相互作用によりCagAのPAR1結合能，SHP2結合能が上昇し，がん化関連シグナル生成が増強することが明らかとなった（図5A）[9]．

表面プラズモン共鳴分析法を用いて東アジア型CagAならびに欧米型CagAとSHP2間の結合の強さ（結合親和性）が定量的に測定された結果，欧米型CagAと比較し東アジア型CagAはSHP2に対して100倍を超える高い結合活性を示すことが明らかとなった．この結合の強さを反映し，東アジア型CagAは欧米型CagAに比べてSHP2の脱リン酸化酵素活性を著しく増強することが示された[10]．さらに，X線共結晶構造解析から東アジア型CagAならびに欧米型CagAとSHP2間の複合体形成を担う構造基盤が三次元的に決定された[10]．東アジア型CagAはリン酸化チロシン残基から5残基下流の位置にフェニルアラニン（Phe）を有する一方，欧米型CagAは同位置にアスパラギン酸（Asp）残基を保有する．共結晶構造から，東アジア型CagAはこのPheが保有するフェニル基がSHP2分子表面のくぼみにはまり込むことによりリン酸化チロシン依存的なCagA-SHP2結合を強く安定化するのに対し，欧米型CagAのAsp残基はSHP2との結合安定化には全く寄与しないことが判明した．さらにPhe残基による結合の安定化がピロリ菌CagAの発がん関連生物活性発揮に重要か否かを検討するため，東アジア型CagAのPhe残基を欧米型CagAが同部位に保有するAsp残基に置換した変異体を作製したところ，このCagA変異体は著しいSHP2結合能の低下を示し，発がん関連生物活性も欧米型CagAと同等レベルにまで減弱していた．逆に，欧米型CagAのAsp残基を東アジアCagA型のPhe残基へと置換すると，SHP2結合能の増大とともに，CagAの発がん関連生物活性が顕著に増強された．以上の結果から，ピロリ菌CagAがんタンパク質のある特定の1カ所のアミノ酸残基の違いによりCagA-SHP2結合の強弱が決定され，東アジア型CagAに強い発がん生物活性が付与される構造生物学的仕組みが判明した（図5B）．

6 個体レベルにおけるピロリ菌CagAの発がん活性

分子・細胞レベルの研究から明らかにされてきた一連のCagA活性は，このピロリ菌病原因子が細胞がん化を強く促すポテンシャルを有することを示している（図6A）．そこで，CagAの発がん活性を直接検証することを目的に，CagAタンパク質を全身性に発現するトランスジェニックマウスが作製された（図6B）[11]．得られたCagAトランスジェニックマウスからは，低頻度ながら胃がん，小腸がんといった消化器がんや骨髄性白血病，リンパ性白血病といった血液がんが自然発症した．この結果から，CagAは単独で個体にがんを誘導する能力をもつ初の細菌タンパク質（細菌性がんタンパク質）であることが証明された．一方，チロシンリン酸化されない変異型CagAを発現するトランスジェニックマウスからは腫瘍の発症は全く認められず，個体レベルでの発がんにおいて，SHP2の脱制御に代表されるチロシンリン酸化依存的なCagA生物活性の重要性が強く示唆される．さらに，東アジア型CagAを発現するトランスジェニックマウスは欧米型CagAを発現するトランスジェニックマウスに比べてがんの発症率が高いことが明らかとなった[12]．発がん関連生物活性のより強い東アジア型CagAを保有する*H. pylori*の蔓延が，東アジア諸国（日本，韓国，中国）における胃がんの際立った多発の要因の1つと推察される．

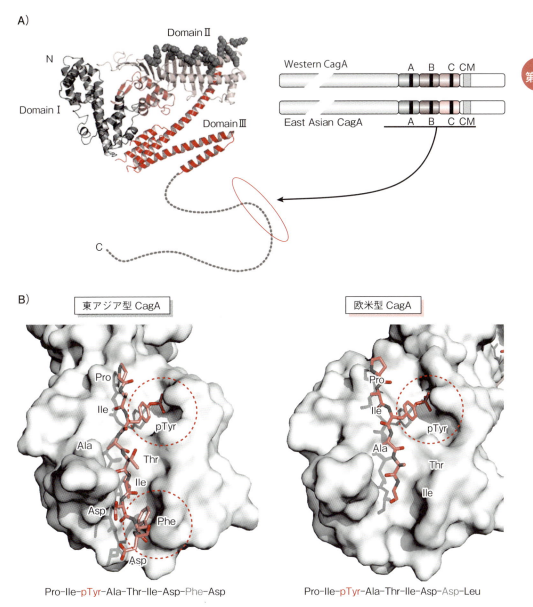

図5 CagAタンパク質の構造生物学的解析

A) ピロリ菌CagAタンパク質の三次元立体構造. CagAタンパク質のN末端側70%) は3つの構造ドメイン（ドメインⅠ〜Ⅲ）からなる新規の折り畳み構造を形成する. 図はαヘリックスをらせんリボン状で, βストランドを平板矢印状で示している. CagAのC末端側30%を構成する尾部領域は定まった高次構造をもたないフレキシブルな天然変性構造をとる. CagAのドメイン-Ⅱ表面には正電荷をもつ塩基性アミノ酸が集中する「塩基性パッチ」が存在し, この部分が負電荷に帯電している細胞膜成分のホスファチジルセリン（PS）と相互作用すると考えられる. 天然変性を示すC末側CagA領域はドメイン-Ⅲと可逆的な分子内相互作用をすることでラリアート構造を形成する結果PAR1やSHP2との複合体形成が安定化し, CagAの発がん関連生物活性が増大する. 文献9より改変して転載.
B) 東アジア型CagAならびに欧米型CagAとSHP2との複合体の共結晶構造. SHP2のN-SH2ドメイン（うしろ側の分子表面描画モデル）に結合した東アジア型CagAペプチド配列（左）ならびに欧米型CagAペプチド配列（右）の立体構造を示す. 点線の丸で囲った部位において, 東アジア型CagAではリン酸化チロシン残基から5残基下流に位置するフェニルアラニンのフェニル基がSHP2のN-SH2ドメインの表面に存在するくぼみにはまり込み, CagA-SHP2複合体を強力に安定化する. これに対し同位置にアスパラギン酸を有する欧米型CagAには安定化にかかわる同様の相互作用が存在しない. 文献10をもとに作成

4 ヘリコバクター・ピロリ

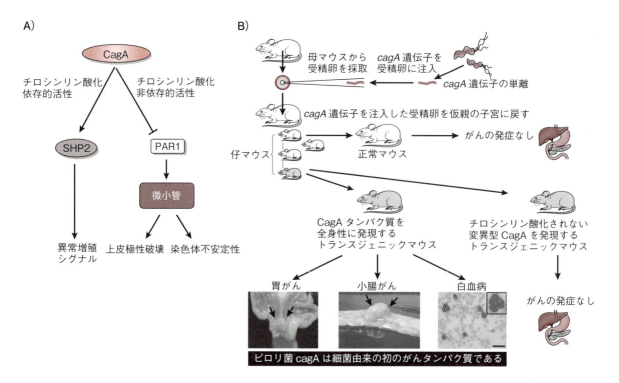

図6 ピロリ菌CagAの発がん活性

A) 多機能性がんタンパク質としてのCagA. CagAはチロシンリン酸化依存的にSHP2を脱制御し, Erk MAPキナーゼの活性化を介する異常細胞増殖シグナルを生成する. 一方, CagAはチロシンリン酸化非依存的にPAR1と結合し, そのキナーゼ活性を抑制することにより微小管機能を障害し, 細胞がん化につながる上皮極性破壊ならびに染色体不安定性を引き起こす. B) アクチンプロモーターの支配下にcagA遺伝子を全身発現するトランスジェニックマウスの一部から, 胃がん・小腸がんといった消化器がんに加え, 血液がんが発症した. これに対し, チロシンリン酸化抵抗性のCagAを発現するトランスジェニックマウスからは腫瘍発生は認められなかった. 画像は文献11より転載

　トランスジェニックマウスの表現型からCagAは生体内でがんタンパク質として機能することが示される一方, 対数増殖期にある培養細胞にCagAを強制発現させると往々にして細胞増殖が抑制されるというparadoxが観察される. 生体内における胃上皮細胞と通常の培養上皮細胞間に存在する決定的な相違点として, 上皮細胞極性形成の有無があげられる. 対数増殖期にある非極性化上皮細胞にCagAを発現させると, Erkシグナル依存的なp21$^{Waf1/Cip1}$ (p21) の蓄積ならびにそれに引き続く早期細胞老化が誘導され細胞増殖は停止する. これは, CagAにより脱制御された異常なErkシグナルが発がんストレスを誘導する結果と考えられる. これに対し, 頂端-基底側極性を形成させた極性化上皮細胞にCagAを発現させた場合, p21は蓄積せず, 細胞はErk依存的に細胞増殖を開始する. この結果から, CagAにより脱制御されたErkシグナルが「早期細胞老化」と「異常細胞増殖」という相反する細胞応答のどちらを引き起こすかは, 上皮細胞極性と連動したp21蓄積に依存すると考えられる. この上皮細胞極性とp21発現をつなぐ分子がRhoAであることが示唆されている[13]. CagAは上皮細胞極性を破壊する過程でRhoA特異的なGDP/GTP交換因子であるGEF-H1を活性化し, 活性化GEF-H1はCagA-PAR1複合体と相互作用することで細胞膜に固定されRhoAを持続的に活性化する. 活性化されたRhoAはROCK/c-Myc経路を介してp21 mRNAの翻訳を抑制するmicroRNAを転写誘導する. 結果, ピロリ菌CagAは極性化上皮細胞特異的にp21蓄積を回避し, がん化につながる異常細胞増殖を誘導する（図7A）. ショウジョウバ

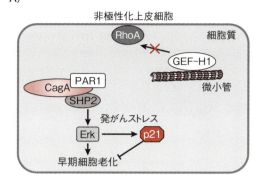
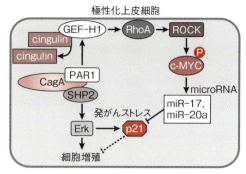
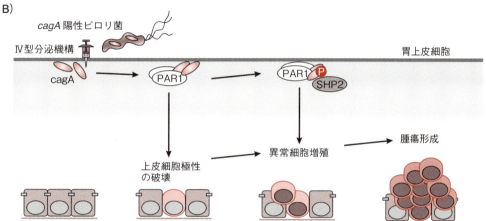

図7　CagA依存的な細胞がん化における上皮極性破壊の意義

A) 非極性化上皮細胞に侵入したCagAは，SHP2の活性化を介してErk MAPキナーゼシグナルを脱制御する．この異常なErkシグナルは発がんストレスとなり，細胞はp21の蓄積とそれに続く細胞増殖停止・早期細胞老化を引き起こす．これに対し，極性化上皮細胞に侵入したCagAはタイトジャンクションに集積するRhoA特異的活性化因子GEF-H1と結合することにより，RhoAを刺激しその下流にあるROCKさらにはc-MYCを活性化する．活性化されたc-MYCはp21特異的なmicroRNA（miR-17, miR-20a）を転写誘導し，p21の蓄積を阻止する．結果，CagAにより脱制御されたErkシグナルは異常な細胞増殖を誘導する．**B)** 胃上皮細胞内に侵入したピロリ菌CagAはPAR1を不活化することにより極性化上皮の細胞間接着を破壊する．CagAはさらにSHP2がんタンパク質を活性化することにより，発がんの母地となる極性を失った上皮細胞の異常増殖を誘導する

エなどの研究からがん化における上皮極性破壊の重要性は指摘されてきたが，ヒトがんの発症に上皮極性がいかに関与しうるかが不明のままであった．ピロリ菌CagAは上皮極性の制御機構を巧妙に利用することにより，胃上皮細胞のがん化を促進していると考えられる（図7B）．

> **Memo**
>
> 《早期細胞老化》
> 正常細胞は通常限られた数の細胞分裂を行った後，分裂能を失い不可逆的に増殖を停止する．これを複製細胞老化（replicative senescence）とよぶ．これに対し，細胞に強いストレスが負荷された場合，細胞は強制的に老化のプログラムを作動し増殖を停止する．これを早期細胞老化（premature cell senescence）とよぶ．正常細胞における *RAS* や *MYC* といったがん遺伝子の突然の活性化は「発がんストレス」を誘起し早期細胞老化を引き起こす．早期細胞老化は，細胞が内在する自律的ながん抑制機構の1つと考えられている．

（畠山昌則）

参考文献

1) Murata-Kamiya N, et al : Helicobacter pylori exploits host membrane phosphatidylserine for delivery, localization, and pathophysiological action of the CagA oncoprotein. Cell Host Microbe, 7 : 399-411, 2010

2) Kwok T, et al : Helicobacter exploits integrin for type IV secretion and kinase activation. Nature, 449 : 862-866, 2007

3) Hatakeyama M : Oncogenic mechanisms of the Helicobacter pylori CagA protein. Nat Rev Cancer, 4 : 688-694, 2004

4) Higashi H, et al : SHP-2 tyrosine phosphatase as an intracellular target of Helicobacter pylori CagA protein. Science, 295 : 683-686, 2002

5) Tartaglia M & Gelb BD : Noonan syndrome and related disorders : genetics and pathogenesis. Annu Rev Genomics Hum Genet, 6 : 45-68, 2005

6) Saadat I, et al : Helicobacter pylori CagA targets PAR1/MARK kinase to disrupt epithelial cell polarity. Nature, 447 : 330-333, 2007

7) Umeda M, et al : Helicobacter pylori CagA causes mitotic impairment and induces chromosomal instability. J Biol Chem, 284 : 22166-22172, 2009

8) Ren S, et al : Structural basis and functional consequence of Helicobacter pylori CagA multimerization in cells. J Biol Chem, 281 : 32344-32352, 2006

9) Hayashi T, et al : Tertiary structure-function analysis reveals the pathogenic signaling potentiation mechanism of Helicobacter pylori oncogenic effector CagA. Cell Host Microbe, 12 : 20-33, 2012

10) Hayashi T, et al : Differential Mechanisms for SHP2 Binding and Activation Are Exploited by Geographically Distinct Helicobacter pylori CagA Oncoproteins. Cell Rep, 20 : 2876-2890, 2017

11) Ohnishi N, et al : Transgenic expression of Helicobacter pylori CagA induces gastrointestinal and hematopoietic neoplasms in mouse. Proc Natl Acad Sci U S A, 105 : 1003-1008, 2008

12) Miura M, et al : Differential oncogenic potential of geographically distinct Helicobacter pylori CagA isoforms in mice. Int J Cancer, 125 : 2497-2504, 2009

13) Saito Y, et al : Conversion of Helicobacter pylori CagA from senescence inducer to oncogenic driver through polarity-dependent regulation of p21. J Exp Med, 207 : 2157-2174, 2010

Chapter 1
5 ホルモン

内分泌におけるシグナル伝達物質であるホルモンは，生体内において生理的に重要な機能を制御しているが，がんの発生・進展にも深く関係している．特に性ステロイドホルモンは乳がん，子宮内膜がん，前立腺がんなどにおいて重要な役割を果たしている．これらは，ホルモン依存性腫瘍とよばれ，エストロゲンやアンドロゲンなどのホルモンやその受容体を標的としたホルモン療法（または内分泌療法）と称される各種の治療が行われる．ステロイドホルモンとその受容体に関する基礎研究は，これらのがんの診断と治療の進歩に大きく貢献してきた．しかし，いまだそのメカニズムについては不明な点も多く，また臨床的にも，高精度なホルモン療法感受性診断の必要性やホルモン療法に対する耐性獲得の問題，新規分子標的治療との関係など今後の課題も多い．

概念図

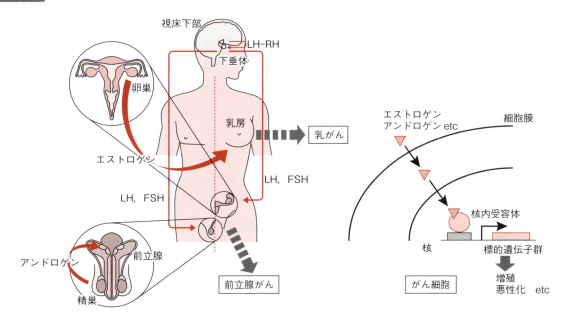

LH-RH：性腺刺激ホルモン放出ホルモン，LH：黄体形成ホルモン，FSH：卵胞刺激ホルモン

1 ホルモン依存性腫瘍

その増殖と進展がホルモンに依存しているがんはホルモン依存性腫瘍とよばれる．内分泌学においてホルモンと称するものにはステロイドホルモン，タンパク質・ペプチドホルモン，チロシン誘導体ホルモンの3種があるが，特にがんと関係が深いのは性ステロイドホルモンである．代表例はその増殖がエストロゲンに依存している乳がんや子宮内膜がん，アンドロゲンに依存している前立腺がんなどである．一方，他の臓器のがんにおいても，例えば女性に多い肺腺がんやスキルス胃がんなど，詳細は不明だが性ホルモンの関与が疑われるものが多数ある．

乳がんや前立腺がんにおいてはホルモン依存性を標的とした治療であるホルモン療法（内分泌

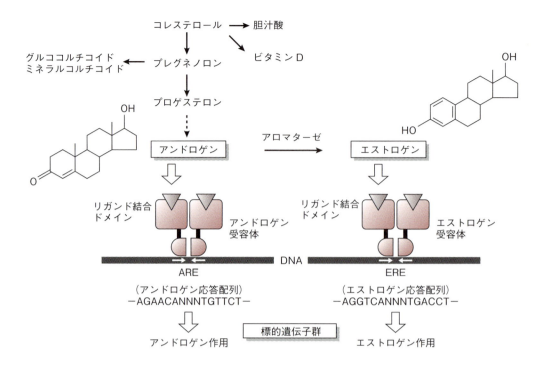

図1　ステロイドホルモン生合成とその作用発現
ステロイドホルモンはコレステロールから生合成され，それぞれの特異的な受容体に結合する．受容体がそれぞれの特異的結合配列を認識してDNAに結合し，標的遺伝子の発現を調節することによってその生理作用を発揮する．乳がんにとって重要なエストロゲンは必ずアンドロゲンから合成され，その反応をアロマターゼという酵素が触媒している

療法）が薬物治療の重要な柱となっている．これは分子標的治療のさきがけと言え，各ホルモン受容体を阻害薬でブロックする，あるいはホルモンの供給を遮断するという戦略を特徴としている．これらのホルモン療法は化学療法に比較して有害事象が少なく特定の患者に対してきわめて効果的であるため，進行がんの薬物治療や原発腫瘍の手術後の再発予防のために，それぞれの受容体を発現している症例を中心に広範に施行されている．

2　性ステロイドホルモン生合成とその作用発現

　各種ステロイドホルモンはコレステロールからプレグネノロン，プロゲステロンを経由してホルモン産生臓器において生合成される．エストロゲンは閉経前では主に卵巣で，閉経後は局所の脂肪間質において，またアンドロゲンは副腎と精巣において主に生合成されている．生合成されたホルモンは全身の各標的臓器に対して，その特異的受容体を介して生理作用を発揮する（図1）．乳がんにとって重要なエストロゲンは，アンドロゲンを基質として，チトクロームP450の一種である芳香化酵素（アロマターゼ）によってのみ生合成されるという特徴をもつ．このアロマターゼの働きを阻害することによって，がん細胞へのエストロゲンの供給を遮断してがん細胞の増殖を阻害する治療が，現在乳がんの治療に広範に用いられている．
　また，ホルモン依存性腫瘍において治療や診断の標的ともなっているエストロゲン受容体やアンドロゲン受容体は，核内受容体スーパーファミリーとよばれる一群の遺伝子ファミリーに属する．これらは脂溶性低分子物質をシグナルとして認識する受容体であるとともに，それ自身が転

写制御因子として機能し，標的遺伝子の発現を制御している[1]．共通のドメイン構造としてリガンド結合ドメイン，DNA結合ドメイン，転写活性化ドメインなどを有する．いずれもDNA結合ドメインにZnフィンガー構造を有する特徴をもつ核内転写因子群である．これらの受容体はそれぞれの特異的結合配列（ARE，ERE）を認識してDNAに結合し，エンハンサーとしてエストロゲンやアンドロゲンなどのリガンド依存性に標的遺伝子の発現を調節することによってその生理作用を発揮する．

　近年，真核細胞の転写調節機構に関する基礎研究の著しい進歩とともに，核内受容体を含めた転写複合体の機能，クロマチンの化学修飾によるダイナミックな構造変化，その制御機構などが明らかになりつつある．今後このような状況のなかからホルモン依存性腫瘍の新たな治療標的が見出されてくる可能性がある．

》Memo

《Znフィンガー構造》
Znフィンガー構造は，システイン残基もしくはヒスチジン残基に亜鉛が配位することによってアミノ酸配列がフィンガー構造を形成し，その部分がDNAの溝に結合する．そのアミノ酸配列の一部が結合する相手のDNAの配列の特異性を決定している．

3 がん細胞のステロイドホルモン受容体の標的遺伝子

　正常細胞においてエストロゲン受容体やアンドロゲン受容体はさまざまな標的遺伝子の発現を調節することでその多彩な生理作用を発揮している．がん細胞においても同様と思われ，例えばエストロゲン受容体は，EGR3などの他の転写因子やcyclin Dやefpなどの細胞周期制御因子，カテプシンDなどの各種酵素，IGFなどの増殖因子などの発現を誘導し，その結果，細胞増殖促進のみならず，アポトーシスを回避したり，浸潤能を獲得したり，生存に有利な環境を誘導してがんの増殖進展に関与していると考えられる．このような標的遺伝子は多数報告されているが，現在までのところ，いずれも単独でがん細胞のホルモン依存性の細胞増殖や悪性化の作用のすべてを説明できる標的遺伝子はない．すなわち，これらの多様な作用の総合的な結果としてがん細胞の生存が支えられていると思われる（図2）．

　また，これらの標的遺伝子の多くは典型的なホルモン応答配列を有しているわけではなく，それに類似の配列や応答配列の一部分を認識して機能するか，もしくはGC boxやAP-1配列を介してSP-1やJun/Fosなどの他の転写因子と共役的に作用してその転写を制御していると考えられている．

　さらに近年の網羅的遺伝子解析法の進歩によって全ゲノムレベルでエストロゲン受容体が結合する可能性のある配列が提唱されているが，実際にエストロゲン反応性に機能しているのかは明らかでない[2]．また最近，機能している標的遺伝子の転写活性化にはforkheadファミリー遺伝子などの協調作用が必要であることが示唆されている[3]．

4 ホルモン療法

　ホルモン依存性腫瘍に対してはQOL（quality of life）のよい，きわめて有効な治療法としてホルモン療法が広く施行されている．ホルモン療法はがん細胞のホルモン依存性という生物学的特性を利用したものであるため，正常細胞や他臓器に与える影響が比較的少ない．近年，より特異

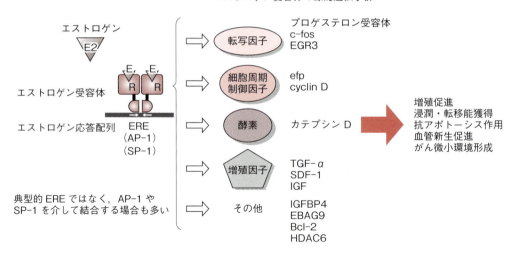

図2 乳がん細胞におけるエストロゲン受容体の作用
エストロゲン受容体は多くの遺伝子の転写を調節することによって多彩な生理作用を有する．乳がん細胞においても同様と思われ，その結果，細胞増殖促進のみならず，アポトーシスを回避したり，浸潤能を獲得したり，生存に有利な環境を誘発して乳がんの増殖進展に関与している

性と治療効果の高い新しいホルモン療法薬が臨床に相次いで導入された[4]．

現在のホルモン療法は大きく2つの治療戦略によって行われている．1つはがん細胞へのホルモンそのものの供給を断つ戦略であり，もう1つはホルモン受容体の機能を阻害することによってホルモンの作用を遮断するという方法である．前者の戦略においては，古くは主要な性ホルモン産生臓器である精巣や卵巣の摘除が行われたが，現在では脳下垂体から分泌される性腺刺激ホルモン，LH，FSHの分泌を抑制するLH-RHアゴニストが，前立腺がんと閉経前の乳がんに対して用いられ，精巣や卵巣摘除と同様の効果をもたらしている．実臨床ではゴセレリン（Goserelin）やリュープロレリン（Leuprorelin）などが使われている．また，閉経後の乳がんにおいては卵巣機能は退縮しているが，がん組織局所で亢進しているエストロゲン生合成を遮断するため，アロマターゼ阻害薬が用いられる．現在は第三世代のアロマターゼ阻害薬である，アナストロゾール（Anastrozole），レトロゾール（Letrozole），エキセメスタン（Exemestane）が用いられている（図3）．

もう1つの戦略である受容体の阻害には，抗エストロゲン薬として乳がんの治療には30年近くにわたってタモキシフェン（Tamoxifen）が用いられてきた．他にも類似の構図をもったトレミフェン（Toremifene）も用いられている．これらの薬剤はSERM（selective estrogen receptor modulator）とよばれ，臓器選択的に抗エストロゲン作用とエストロゲン様作用の両方を示すことが知られており，乳がん細胞に対しては抑制的であるが骨や子宮に対してはエストロゲン様作用を示すことが示唆されている．

また，アゴニスト効果をもたない抗エストロゲン薬としてフルベストラント（Fulvestrant）がある．抗アンドロゲン薬としてはフルタミド（Flutamide）やビカルタミド（Bicalutamide）が前立腺がん治療に用いられている．

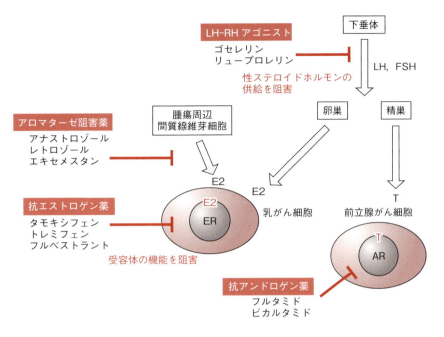

図3　ホルモン依存性がんのホルモン療法
エストロゲンに依存して増殖する乳がんに対しての治療としては，エストロゲンの供給を遮断してリガンド枯渇状態にする戦略とエストロゲンに拮抗する抗エストロゲン薬を用いてERの機能を阻害するやり方の2つの戦略が取られる．閉経前はエストロゲンを全身に供給している卵巣機能をブロックするためにLH-RHアゴニストが用いられ，閉経後は局所のエストロゲン合成を阻害するためにアロマターゼ阻害薬が用いられる．前立腺がんに対しては同様にLH-RHアゴニストと抗アンドロゲン薬が用いられる．E2：エストラジオール，T：テストステロン

> **Memo**
> 《ホルモン療法の適応》
> ホルモン療法は乳がん，前立腺がんともに広く行われているが，特に乳がんでは，進行がんのみならず，手術後の再発予防のために数年にわたる長期投与が行われる．また近年，手術前に投与する術前治療も行われている．ホルモン療法を適応するかどうかはさまざまな臨床病理学的視点から判断されるが，主にホルモン受容体を発現しているかどうかが重要な基準となっている．

5 ホルモンと細胞内リン酸化シグナル経路

　エストロゲン受容体やアンドロゲン受容体は単純にリガンドであるエストロゲンやアンドロゲンによって活性化されるのみでなく，受容体のリン酸化などのタンパク質修飾によっても活性化もしくは活性増強されることが明らかとなってきた[5]．そのため各種増殖因子やサイトカインによる刺激とその下流の細胞内リン酸化シグナル経路，特にMAPK経路やPI3K-AKT経路を介した活性化の影響も考慮しなければならない．また，ステロイドホルモン受容体が細胞膜近傍に存在し，リガンド依存性にアダプタータンパク質を介して細胞内リン酸化経路を活性化する可能性も示唆されている[6]．これらのシグナル経路はリガンド非依存性の活性化のメカニズム，すなわち抗ホルモン剤やエストロゲン遮断などのホルモン療法を行った場合に散見される不応症例や治療

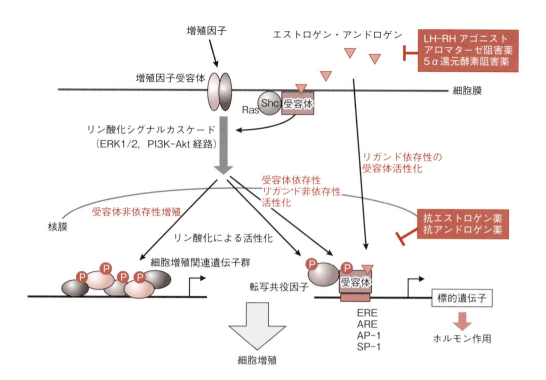

図4　細胞内エストロゲンまたはアンドロゲンシグナル経路とリン酸化シグナル経路
エストロゲン受容体やアンドロゲン受容体は単純にリガンドであるエストロゲンやアンドロゲンによって活性化されるのみでなく，リン酸化などのタンパク質修飾によっても活性化もしくは活性増強される．そのため細胞内リン酸化シグナル経路の影響も考慮しなければならない．特に治療などによりリガンドの供給を断たれた場合などにこれらの経路が重要な意味をもってくると思われる

後の耐性獲得と深く関係すると考えられており，臨床的にもきわめて重要な問題である（図4）．しかしながら，これまでの研究結果の多くは*in vitro*の系やマウス移植モデルを用いたものであり，実際のがんにおけるこれらのリン酸化シグナル経路の関与については確定しておらずまだ不明な点も多い．

> **Memo**
> 《新規分子標的治療》
> 近年，リン酸化シグナル経路を標的とした多くの分子標的薬が開発され，臨床に導入されてきており，これらがステロイドホルモンのシグナル経路にどのような影響を与えるのかは重要な問題である．基礎研究のみならず，ホルモン療法との併用の検討などの臨床研究の結果が興味深い．
> また最近，細胞周期制御因子であるCDK4/6の阻害薬もER陽性乳がんを対象に認可され，新たな治療戦略として注目されている．

6　ホルモンとがん幹細胞説

腫瘍を形成する元となる細胞，いわゆるがん幹細胞（cancer stem cell：CSC）の存在が造血系のがんにおいて以前から提唱されていた．固形がんでは乳がんにおいて初めて同様の報告がなされ[7]，以後他の固形がんでもがん幹細胞の存在が示唆されるようになってきた（**第4章-5がん幹**

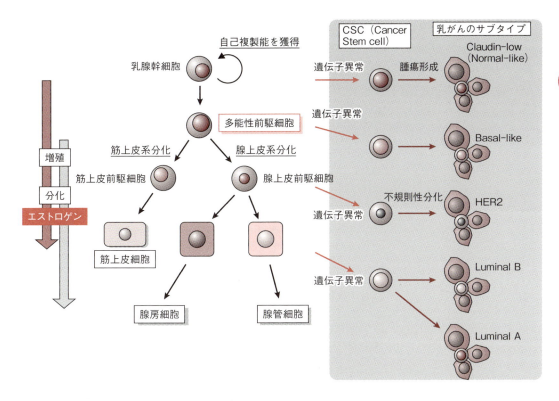

図5　乳腺細胞分化と乳がんサブタイプ別CIC説
乳腺の分化系統樹と乳がんのサブタイプ分類との関係を図示するとこのような関係が推定される．乳がん幹細胞に関しては研究途上であり，その定義も含め，まだ詳細は明らかではないが，診断や治療にとってもきわめて重要な概念であり，今後の研究の進展が期待される

細胞参照）．幹細胞という名称がその理解に混乱をきたしているように思われるが，がん細胞集団が遺伝的にモノクローナルであっても，ヘテロの表現型をもつ細胞の集まりであり，そのなかにがん細胞集団の種となりうる性質をもった細胞があることは確認されつつある．このような細胞の存在はホルモン依存性腫瘍の発生・進展の機構の理解や，診断，治療の戦略に大きな影響を与えると思われる．

例えばマウスにおいては単一細胞から乳腺組織全体を形成できる多能性を有する乳腺組織幹細胞が存在することが明らかとなっている[8]．その分化の系統樹とヒトの乳がんのintrinsic subtype分類について，がん幹細胞説を考え合わせると図5のような乳腺細胞分化と腫瘍形成のヒエラルキーの相関図が描ける．腺上皮前駆細胞以降において特にホルモンの影響を受けて乳腺細胞の増殖・分化が制御されていると想像される．ホルモン受容体陽性がん細胞が，分化した受容体陽性細胞からがん化したものか，前駆細胞からがん化した細胞が疑似分化によってホルモン感受性になったのかはまだ明らかになっていない．ただし，がん細胞における分化状態は固定されたものではなく可塑性をもっており，状況によって他のサブタイプに変化していくこともあると考えられる．

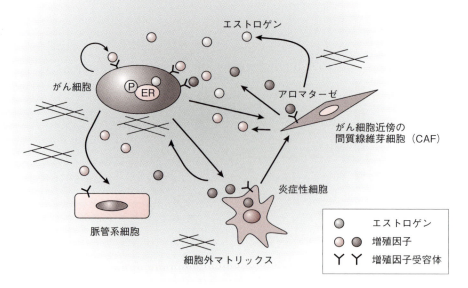

図6 乳がんの微小環境
がん細胞は単独で生存できるわけではなく，周囲の微小環境に依存して増殖・進展していく．特に周辺の間質線維芽細胞や血管内皮細胞，炎症性細胞などからのサイトカインや増殖因子の影響を強く受けていることが知られている．がん細胞近傍の間質細胞はCAFとよばれ，通常の間質線維芽細胞とは異なった性質をもつことが報告されている．特に乳がんにおいては間質細胞のアロマターゼにより生合成されるエストロゲンが重要な役割を果たしている

> **Memo**
> 《遺伝子発現による分類》
> 近年，DNAマイクロアレイを用いて網羅的遺伝子発現解析を行い，そのプロファイルに基づいて，乳がんのintrinsic subtype分類のように，がんのタイプを細分類することが行われるようになってきた．これはがんの生物学的特性を反映した分類であるため，臨床的にも有用な分類であることが示されている[9]．

7 ホルモン依存性腫瘍の微小環境

　がん細胞は単独で生存できるわけではなく，周囲の微小環境に依存して増殖・進展していく．特に周辺の間質細胞や血管内皮細胞，炎症性細胞などからのサイトカインや増殖因子の影響を強く受けていることが知られている．がん細胞近傍の間質線維芽細胞はCAF (carcinoma-associated fibroblast) とよばれ，通常の間質線維芽細胞とは異なった性質をもつことが報告されている[10]．特に乳がんにおいては間質線維芽細胞に存在するアロマターゼにより生合成されるエストロゲンが重要な役割を果たしている．乳がんのCAFにおいてはアロマターゼの発現が増強していることが示唆されている．またエストロゲン以外にも受容体活性を促進する因子がCAFから供給されてがん細胞の生存を支持している可能性も示されている（図6）．
　がん細胞およびその近傍の局所ではアロマターゼだけでなく，他のステロイドホルモン代謝に関与する酵素の存在も変化している可能性が示唆されている．例えばエストロンをよりエストロゲン活性の強いエストラジオールに変換する酵素HSD1 (hydroxy-steroid dehydrogenase 1) やその逆反応を行うHSD2，あるいは硫酸抱合型エストロゲンを遊離型に変換するSTS (steroid

sulfatase）などの発現の変化が報告されている．このようにがん細胞，間質細胞などを含めたがん局所におけるエストロゲンやアンドロゲンの生合成，代謝能の変化は，がん細胞の生存にとって有利な微小環境を形成している可能性がある．すなわちこの組織中内分泌環境もホルモン療法に対するがん細胞の反応性を左右する重要な要素である．

（林慎一）

参考文献

1 ）加藤茂明：脂溶性リガンドによる転写制御の分子メカニズム．実験医学増刊，18：122-128，2000

2 ）Bourdeau V, et al：Genome-wide identification of high-affinity estrogen response elements in human and mouse. Mol Endocrinol, 18：1411-1427, 2004

3 ）Carroll JS, et al：Chromosome-wide mapping of estrogen receptor binding reveals long-range regulation requiring the forkhead protein FoxA1. Cell, 122：33-43, 2005

4 ）林 慎一，吉田敦行：ホルモン療法．臨床腫瘍学，272-278，2003

5 ）Kato S, et al：Activation of the estrogen receptor through phosphorylation by mitogen-activated protein kinase. Science, 270：1491-1494, 1995

6 ）Norman AW, et al：Steroid-hormone rapid actions, membrane receptors and a conformational ensemble

model. Nat Rev Drug Discov, 3：27-41, 2004

7 ）Al-Hajj M, et al：Prospective identification of tumorigenic breast cancer cells. Proc Natl Acad Sci U S A, 100：3983-3988, 2003

8 ）Shackleton M, et al：Generation of a functional mammary gland from a single stem cell. Nature, 439：84-88, 2006

9 ）Sørlie T, et al：Gene expression patterns of breast carcinomas distinguish tumor subclasses with clinical implications. Proc Natl Acad Sci U S A, 98：10869-10874, 2001

10）Orimo A, et al：Stromal fibroblasts present in invasive human breast carcinomas promote tumor growth and angiogenesis through elevated SDF-1/CXCL12 secretion. Cell, 121：335-348, 2005

Chapter 1

6 放射線

放射線とは，高いエネルギーをもった，短い波長の電磁波および高速で運動する粒子のことで，これらは，電磁放射線および粒子放射線とよばれる．放射線のエネルギーが物質に吸収されると，原子あるいは分子が電離，あるいは励起され，結果として細胞内の生体高分子物質に変化が起こる．DNAに起きた変化はDNA損傷とよばれ，その誘発の程度（被ばく線量に依存する）によっては損傷修復機構も破綻し細胞死の原因となるが，一方で，がんの原因にもなると考えられている．放射線ががんを誘発する要因であることは，原爆被爆者などの被ばく者集団における疫学調査により明らかにされている．しかし，低線量被ばくによる確率論的発がん分子基盤の詳細は不明である．あるいは発生したがんが，放射線被ばくに起因すると証明する細胞（あるいは遺伝子）刻印は発見されていない．

概念図

電磁放射線

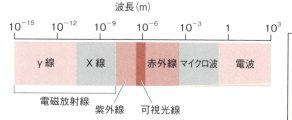

電磁波のなかで，紫外線よりも短い波長をもつのがX線およびγ線である．X線と比べて，γ線の方が波長が短いが両者は波長ではなくその発生起源により区別されている．同じ線量であれば，生体への影響は両者に差がないといわれている．γ線は自然に存在する放射線であるが，X線は一般的には放射線発生装置などで人為的につくり出される（ただし宇宙空間には天体から放出されたX線が存在する）

粒子放射線

α線（陽子2個と中性子2個）

β線（電子）
・

陽子線
・

重粒子線

中性子線
・

粒子放射線は高速で運動する質量をもつ粒子である．α線の本体は陽子2個と中性子2個からなる質量数4の粒子で，ヘリウムの原子核に相当する．β線の本体は電子で，一般的には高速で運動する陰電子をβ線というが，陽電子が高速で運動した$β^+$線（ポジトロン）と区別して，$β^-$線とよぶこともある．また，陽子（プロトン）あるいは中性子（ニュートロン）が高速で運動したものも粒子放射線である．さらに，炭素の原子核など，大きな質量数をもつ粒子を高速で加速した重粒子線もある

> **Memo**
>
> 《放射能》
> 放射能とは，放射性元素や放射性物質が放射線を放出する能力のことで，放射線と混同されて用いられることがある．
> 《紫外線》
> 紫外線も電磁波の一種であるが，一般的には放射線と区別して扱われる．
> 《放射線影響の分類》
> 被ばく線量の量依存的に疾患頻度が増加する発がんなどは確率的影響に分類され，ある一定の被ばく線量（しきい値あるいはしきい線量）以上の被ばくにより生じる臓器不全などは確定的影響（組織反応ともよばれる）である．

1 放射線の種類

電磁放射線には，X線およびγ線が含まれる．ともに紫外線よりも短い波長をもつ電磁波で，γ線の方が波長が短く，両者は，その発生起源によって区別されている．γ線が放射性崩壊に伴い原子核から自然に放出されるのに対し，X線は主に放射線発生装置などによってつくり出される．一方，粒子放射線は，高速で運動する粒子のことで，粒子の種類により，α線（ヘリウムの原子核），β線（電子），陽子線，中性子線，重粒子線などに分類される．α線やβ線などのように，放射性物質から放出される粒子放射線もあるが，大型の加速器によって高速に加速されてつくり出される粒子放射線もある．

身の回りに存在する放射線としては，銀河や太陽活動などに起因する宇宙放射線，食べ物や土壌に含まれている天然の放射性同位元素から放出されるもののほか，天然の放射性同位元素由来で空気中に放出されるラドンに由来するものがある．これら自然放射線の量は，日本国内では，宇宙から0.3 mSv，食物から0.99 mSv，土壌から0.33 mSv，空気中のラドンなどから0.48 mSvといわれ，年間1人あたり合計で平均2.1 mSv程度の放射線を受けているといわれている．

> **Memo**
>
> 《放射線崩壊》
> 放射性崩壊とは，放射能をもつ放射性同位元素が一定の確率で起こす物理現象で，α崩壊，β崩壊およびγ崩壊などが存在する．α崩壊（ヘリウムの原子核である陽子2個と中性子2個が原子核から飛び出る）およびβ崩壊（原子核内で中性子が陽子と電子に変わる）に伴い原子核から放出されるのがα線およびβ線である．この結果，不安定になった原子核が放出する過剰なエネルギーがγ線である．β崩壊には，原子核内で陽子が中性子と陽電子（ポジトロン）に変わるβ^+崩壊もあり，これと区別して，前者はβ^-崩壊とよばれることもある．
> 《放射線の単位》
> 放射能の強さを表す単位としてベクレル（Bq）がある．被ばく線量を表す単位としてグレイ（Gy：物理的線量）が，健康影響の大きさを表す単位としてはシーベルト（Sv）が定義されている．

2 放射線によるDNA損傷の誘発

放射線が生体に作用したときには，そのエネルギーが生体高分子物質に吸収され，物質を構成している原子あるいは分子が電離，あるいは励起され，結果としてDNAやタンパク質，脂質などに変化（損傷）が起こる．とりわけDNA損傷は，細胞死の原因となる一方で，生存細胞では，ゲノムの改変を介して長期的な影響を細胞に及ぼす．放射線によって誘発されるDNA損傷には，図1に示すようなさまざまなタイプがあり，1 Gy（X線やγ線の全身照射では1 Svと換算できる）あたり誘発されるDNA損傷の数は，表1のように推定されている．

DNA損傷のなかで，塩基損傷や脱塩基部位は，DNA複製の際にミスマッチを生じたり，あるいはミスを起こしやすいDNA複製酵素による損傷乗り越えを介して遺伝子の点突然変異の原因となりうる[1]．また，DNA複製が途中で阻害された場合には，DNA一本鎖切断を誘発する．これらのDNA損傷は，塩基除去修復機構によって修復される[2]．また，損傷塩基をもつヌクレオチドの一部を加水分解により変化させ，DNAに取り込まれない形に変換する機構も知られている[3]．一方で，DNAの二本鎖切断は，細胞死の原因になると同時に，ゲノム欠失や染色体転座などの大規模なゲノム再構成を誘起する原因にもなる．DNA二本鎖切断の修復には，非相同末端結合修復や

6 放射線

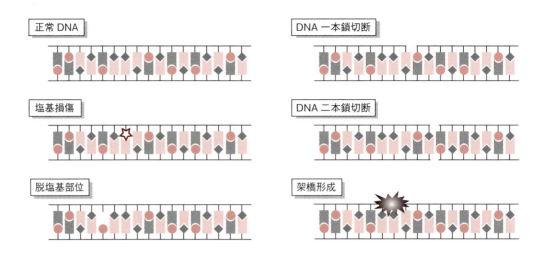

図1 DNA損傷

放射線のエネルギーがDNAに直接吸収されると，さまざまなDNA損傷が誘発されるが，細胞のなかに豊富に存在する水に吸収された場合にも，ラジカルなどの生成を通じて間接的にDNA損傷が誘発される．代表的な塩基損傷として8-オキソグアニンやチミングリコールが知られている．塩基損傷や脱塩基部位は，DNA複製を阻害してDNA一本鎖切断を誘発したり，近接したDNA一本鎖切断がDNA二本鎖切断に変換されることもある．架橋形成には，DNA-タンパク質間の共有結合形成やDNA鎖同士の共有結合形成などがある．粒子放射線では，集中的にエネルギーを与えることがあるため，クラスター損傷とよばれる局所的に集積したDNA損傷の誘発が知られている

表1 1 GyあたりのDNA損傷の生成数

塩基損傷	1,000〜2,000
脱塩基部位	300〜500
一本鎖切断	約1,000
二本鎖切断	約40
架橋形成（DNA-タンパク質架橋）	約150

X（γ）線を受けた細胞1個あたり，1 GyあたりのDNA損傷生成数の推定値

組換え修復が関与する．

　放射線が生体に作用したときの透過性と組織に与えるエネルギーの分布は，電磁放射線と粒子放射線とで異なることが知られている．例えば，X線の場合，透過性が高いために組織を通り越すこともある．これに対し，粒子放射線は，相対的に透過性が低く，α線のように紙一枚でも透過できないものもある．このため，放射線治療で使われる電子，重粒子や陽子は，加速器などで高速に加速して高エネルギー粒子として用いられている．粒子放射線によって与えられるエネルギーの分布は特徴的で，表面から内部に進んだ粒子の運動が停止する付近で集中的にエネルギーが放出される．

> **Memo**
>
> 《放射線とROS生成》
> 放射線のエネルギーは，生体高分子物質だけでなく，生体を構成する水分子にも吸収される．その結果生成したラジカルなどがさらに変化して，多種多様な反応生成物を生み，これらが生体高分子物質と相互作用して，間接的にDNA損傷などの障害を誘導する．このような反応生成物のなかに含まれる活性酸素種（reactive oxygen species：ROS）には，ミトコンドリアにおけるエネルギー産生過程の副産物としてもできるスーパーオキシドアニオンなどが含まれる．すなわち放射線により誘発されるDNA損傷と同じものは，低レベルながら，ふだんの生命活動の副産物としても生成しているといえる[4]．

3 放射線と発がん

1）放射線によるがん誘発のメカニズム

　放射線ががんを誘発する原因になることは，原爆被爆者などの放射線被ばく者集団の疫学調査により示されている．しかしながら，放射線によりどのようなメカニズムでがんが誘発されるのか，いまだに不明な点が多い．例えば，原爆被爆後10年以内にピークを迎えた白血病の発症は，放射線が直接的に関与したと考えられる．たしかに，これらがん細胞では白血病発症にかかわる典型的な染色体転座が観察され，放射線によるDNA損傷の誘発が，その後の誤修復を引き起こして染色体転座を引き起こしたと考えられてきた．しかしながら，これら染色体転座は，健常人由来の標本でもごく低頻度ながら観察されることが明らかになり，放射線の役割は，すでに存在する染色体転座をもつ細胞の増殖促進であったとする仮説が提唱された[5]．同様の結果は，マウスを用いた実験発がん（胸腺リンパ腫）でも確認され，放射線は，正常細胞の増殖分化の母地である微小環境を撹乱する間接的な役割を果たしている可能性が議論されている[6]．

　原爆被爆者における固形腫瘍発症の線量依存性の解析からも，放射線が直接発がんにかかわる突然変異を誘発したのではなく，間接的にゲノムの不安定性を高め，自然突然変異の頻度を底上げしている可能性が推定できる．チェルノブイリ原子力発電所事故後から増加している小児甲状腺がんも，放射線被ばくとがん発症との関連が明確にされているが，発症した甲状腺がんの遺伝子変異を解析すると，自然発症の甲状腺がんで年齢依存的に検出される特徴的な融合遺伝子が観察され，放射線が自然発症の甲状腺がんの頻度を上げている可能性が考えられる[7]．

2）発がんリスクの評価

　放射線被ばくによる発がんのリスクは生涯続くと考えられているが，被ばく時年齢が若いほどそのリスクは高い[8]．晩発性放射線誘発がんの一因として，DNA損傷修復機構に破綻が生じ，細胞死を逃れた細胞がその後の度重なる細胞分裂に伴い変異が蓄積されるというメカニズムがあげられる．この遺伝的不安定性や染色体不安定性が，組織特異的な幹細胞や前駆細胞レベルに存在することが，多段階発がんの分子基盤となると推測されている[9]．この標的細胞レベルにおける放射線発がん刻印の存在証明に向けて努力が続けられているが，一方ではチェルノブイリにおける甲状腺がんでは，関連遺伝子多型の存在が，散発性甲状腺がんと同様に放射線発がんでも体細胞レベルで証明され[10]，新たな機能解析が期待されている．すなわち放射線被ばく影響の疫学調査による集団リスク評価のみならず，分子疫学研究による放射線発がんの個人リスク評価の解明である．

> **Memo**
>
> 《放射線発がんと分子痕跡》
> 放射線発がんの分子基盤に染色体再配列異常や点突然変異の誘発が考えられているが，線量依存的に起こる確率論的発がんリスクは集団レベルでは評価が確立されても，個々のがん患者において放射線起因性を証明することが可能な生物学的指標はいまだ確立されていない．

（鈴木啓司，山下俊一）

参考文献

1 ）De Bont R & van Larebeke N : Endogenous DNA damage in humans : a review of quantitative data. Mutagenesis, 19 : 169-185, 2004

2 ）Maynard S, et al : Base excision repair of oxidative DNA damage and association with cancer and aging. Carcinogenesis, 30 : 2-10, 2009

3 ）Tsuzuki T, et al : Significance of error-avoiding mechanisms for oxidative DNA damage in carcinogenesis. Cancer Sci, 98 : 465-470, 2007

4 ）Pluskota-Karwatka D : Modifications of nucleosides by endogenous mutagens-DNA adducts arising from cellular processes. Bioorg Chem, 36 : 198-213, 2008

5 ）Nakamura N : A hypothesis : radiation-related leukemia is mainly attributable to the small number of people who carry pre-existing clonally expanded preleukemic cells. Radiat Res, 163 : 258-265, 2005

6 ）Kominami R & Niwa O : Radiation carcinogenesis in mouse thymic lymphomas. Cancer Sci, 97 : 575-581, 2006

7 ）Yamashita S & Saenko V : Mechanisms of Disease : molecular genetics of childhood thyroid cancers. Nat Clin Pract Endocrinol Metab, 3 : 422-429, 2007

8 ）Sinnott B, et al : Exposing the thyroid to radiation : a review of its current extent, risks, and implications. Endocr Rev, 31 : 756-773, 2010

9 ）Wright EG : Manifestations and mechanisms of non-targeted effects of ionizing radiation. Mutat Res, 687 : 28-33, 2010

10）Takahashi M, et al : The FOXE 1 locus is a major genetic determinant for radiation-related thyroid carcinoma in Chernobyl. Hum Mol Genet, 19 : 2516-2523, 2010

第2章
がん遺伝子とがん抑制遺伝子

1	チロシンキナーゼとRas	82
2	白血病がん遺伝子	95
3	N-*MYC*	104
4	Wntシグナル	112
5	細胞周期，細胞接着にかかわるがん抑制遺伝子	123
6	p53	132
7	TGF-*β*	142

Chapter 2

1 チロシンキナーゼとRas

チロシンキナーゼは，細胞レベルでは増殖・生存，骨格制御，DNA修復，個体レベルでは血管新生，神経構築，免疫応答など多彩な生物学に関与する．リン酸化という酵素学的反応は，相互作用する分子によって細胞内で精緻に制御されている．基質となる分子は連鎖的分子間相互作用を引き起こし，目的とするシグナルを伝達する．その経路の一部にRasは存在する．チロシンキナーゼおよびRasは，ヒトのがん細胞で遺伝子変異や活性の変化が多く見出されており，最近では変異とシグナル経路の統合的解析までなされている．相互作用する分子を含めて治療のよき標的分子として成功をおさめている．

概念図

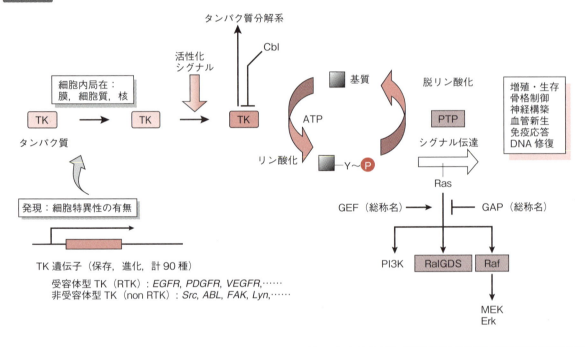

はじめに

チロシンキナーゼ (tyrosin kinase：TK) を複数の重要な視点から順次述べるなかで，Rasはそのシグナル伝達分子の1つとして特記する（概念図）．ヒトで90種類（遺伝子90，うち58が受容体型TK，非受容体型32，偽遺伝子をもつものが5）存在する活性あるTKのすべてが「がん生物学」に関連する．ABLのようにヒト慢性骨髄性白血病における標的分子としての地位を獲得したものから，注目はされているもののいまだ正確な機能が解明されいないものまで多彩である．例えば，筆者が1987年に同定したEphは，受容体型TKのなかで16遺伝子からなる最大のファミリーを形成するが，いまだに治療標的として成功していない[1]．EphA4は筋萎縮性側索硬化症 (ALS) の進行に重要な役割を果たしており，そのリガンド結合ドメインに高親和性に結合するアゴニスト化合物の有用性がモデル動物で示されている[2]．EphA1は，大規模なゲノム解析によっ

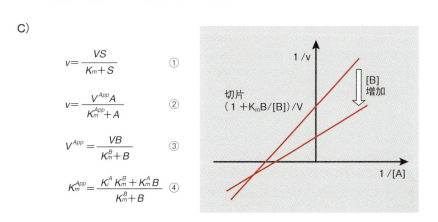

図1 生化学的視点[5)6)]

アダプタータンパク質Shcの317番目のチロシン（Y）のリン酸化を例示する．**A)** ShcとMgに結合したATPの2つの基質はTKの活性中心KD（ボックス内）に位置し，三位一体の複合体を形成することで，ATP末端のリン酸がチロシンの水酸基と反応してリン酸化が起こる．**B)** このような2基質（A, Bとする）反応の逐次機構モデルにおける方程式を示す（E：酵素TK）．**C)** K_m^A 最初にTKに結合する基質の解離定数である．各定数を求めるためには1/vと1/[A]の2重逆プロットがなされる．K_m^{app}〔見かけ上（apparent）のK_m値〕などを用いて式を書き直すと（②-④），1基質反応の基本的なMichaelis-Menten方程式（①，S：1基質）の様式と同じである．Bを異なる一定の濃度に固定する．例えば，大腸菌で発現させ精製したTK v-ABLは，ATP 100 μM下で人工的基質angiotensin（AT）IIに対するKm値3.7 mM，ATPに対するKm値はAT II 0.95 mM下で39 μMと報告されている

て，数少ないアルツハイマー病リスク遺伝子の1つとなっているにとどまっている[3)]．読者自身が問題とする特定のTKに関して，ここで述べた視点を念頭におきながら学術論文を読む契機となれば幸いである．TKはその発見に日本人が多く貢献してきた分野である．

1 TKとは：酵素学的視点

　　セルロース薄層電気泳動（pH1.9）を用いたリン酸化チロシンの生化学的発見（1979年），その基質をリン酸化するTK酵素であるv-Srcの分子生物学的存在証明の経緯は，文献4に詳細に記されているのでぜひ一読いただきたい．

　　TKはATPの末端リン酸基を基質たんぱく質の特定チロシン残基に付加する触媒反応を行う酵素でIUBMBの命名委員会のもとEC2.7.10と称される．共因子（Cofactor）に2価の金属イオン（Mg, Mn）をとり，これが末端リン酸基のP＝O結合に極性を与え，この転移反応が起こりやすくする基質架橋型複合体（図1）を形成する．Mg-ATPも基質のため2基質反応であり，リン酸化され

る基質タンパク質との両方にK_m値が存在する[7]．TKの場合，基質がTK酵素自身であることが多く観察され，自己リン酸化とよばれる．プロテインキナーゼ（protein kinase）はチロシンのほか，セリン・スレオニン（EC2.7.11），ヒスチジン（EC2.7.13）などをリン酸化する．またセリン・スレオニンとチロシンの両方をリン酸化するキナーゼ（Dual specificity kinase：DSK）（EC2.7.12）が知られている．増殖を促進するErkをリン酸化するMEK1やM期を制御するWee1などがこれに属し，がん生物学においても重要である．

[2] 遺伝子進化とグループ化

　TKはすべての後生動物（Metazoan，海綿動物から実験に頻用される昆虫，魚類，線虫を含むが酵母は属さない）に存在する．ヒトのTKはすべてマウスに存在するため，遺伝子改変マウスによって多くの機能が解明された．TKはお互いに相同性に富むアミノ酸配列（TKドメイン：KDと略す，[4]参照）をもち，それから計算した系統樹（phylogram）は，スプライシングサイト（splicing site）などエクソン–イントロン構造の解析結果とよく見合う．これによってRTKは20，non RTKは10のグループに分類される．したがって進化は竹のように直線的ではなく分岐した枝葉の多い樹木のごときイメージである[8]．しかし，TKに限らず，プロテインキナーゼの触媒ドメインすなわちKDはすべて類似した立体構造をもっている．

[3] 発現細胞とノックアウト(KO)マウスによる個体生物学的機能の予測

　EGFR1は大腸粘膜や肺気管支などの上皮細胞に存在し，該当する細胞から発生したがん細胞は同様にEGFR1を発現している．VEGFR2は臓器を横断して存在する血管内皮細胞に特異的発現を認めることが基本であり，したがって増殖促進への作用点はがん細胞自身ではなく，それに栄養を与える血管である．これに対して，VEGFR1は血管内皮細胞に発現してその増殖制御に寄与する以外に，骨髄球系細胞にも発現し，がんの微小環境形成に重要な役割を果たしている．このような細胞特異性の高い発現をもつVEGFR2でも，がん細胞での異所性発現が知られている．ABLはほとんどすべての細胞に発現しているが，それに由来するがん遺伝子*BCR–ABL*は慢性骨髄性白血病（CML）細胞のみで発現している．

　*EGFR1*のKOマウスは胎生致死であるため，生存している成体でどのような役割をはたしているのかは観察できない．EGFR1のリガンドは基本的なEGFを含めて合計6個存在する．それらを個別に，また同時にKOすることでEGFR1を介した機能を予測できる．例えば，EGF，amphiregulin，TGF-αの3つをKOすると乳腺の発育障害，眼球障害，加齢に伴う皮膚炎などを起こす[9]．残りの3つのリガンド，HB-EGF，betacellulin，epiregulinは上記3つとともにすべて乳腺で発現しており，重複機能の部分的障害を観察しているのである．

　4つ存在する*EGFR*ファミリー遺伝子も乳腺で発現している．乳がんにおける高発現と悪性度との相関がみられるEGFR2はそのなかの1つである．その生理的機能をみようとすると，KOは心不全で胎生期に死亡し，乳腺発達における機能を観察できない．心筋特異的にEGFR2を発現させ救済したEGFR2–KOの乳腺を野生型の乳腺に移植してもその発育は障害される．したがって，EGFR1，EGFR2ともに乳腺発育に重要であるが，乳がんでは前者でなく後者に対する阻害薬が使用されている．EGFR2のKOにおける心不全は，そのときの副作用である心機能障害を説明する．

　FAKは多彩な細胞で発現している．血管内皮細胞（EC）特異的なconditional FAK KO（CFKO）やFAKキナーゼ不活性化変異体のconditional FAK knock inマウス（CFKI）を作製しても，血

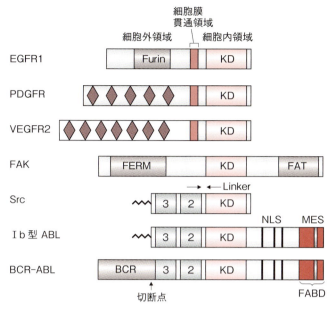
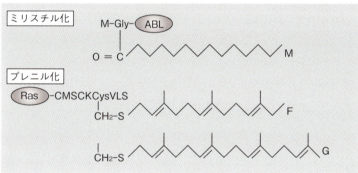

図2 ドメインとモチーフ[12)〜14)]

代表的TKの主要な機能的シークエンスを示す．TK全般の相同性領域はKDであるが，他のドメイン間にも保存や遺伝子進化をみることができる．例えば，VEGFR2（class Vサブファミリーに属する）の細胞外領域はPDGFR（class III）と同様に免疫グロブリン様ドメイン（図中の◇）をもち，両者は海綿動物などに存在する同一の祖先から分岐したとされる．図には示さないが，PDGFRとVEGFRのKDは約70アミノ酸からなるkinase insertによって二分されている．K-RasとIb型ABL〔ABLには選択的スプライシング（alternative splicing）によって第1エクソンが異なるIaおよびIbの2種が存在する〕は，プレニル化（prenylation；ファルネシル化（farnesylation：F），ゲラニルゲラニル化（geranylgeranylation：G），ミリスチル化（myristylation：M）に関与するそれぞれC端のCysとN端のGlyをもつ．Srcファミリー分子（Src，Lyn，Hckなど9種類）はすべてミリスチル化される．結晶構造解析上，ABLのNESは，FABD（F actin結合ドメイン）内に埋没し，したがって機能しないと主張されている．これを開放するメカニズムの有無は今後の課題であろう．2（SH2）はリン酸化チロシンに，3（SH3）はPro-rich領域（PRR）に結合する．リンカー領域の重要性は図4参照．TM（膜貫通ドメイン），Furin（Furin様Cys-rich領域），FERM（band 4.1, ezrin, radixin, moesin homology）はβインテグリンサブユニットやEGFRなどのRTKとの作用点，FAT（focal adhesion targeting）はパキシリン（paxillin）結合を介してFAKを接着斑に局在させる

管新生が障害され成体とならない．これらマウス由来のECにCre発現アデノウイルスを感染させる実験などから，FAKキナーゼのECにおける機能はVE-カドヘリン（VE-cadherin）機能を介して血管構築の安定性・透過性を制御することと考えられている[10)]．FAKのように胎生致死で生命維持に本質的な臓器の機能障害が先行する場合，成体の発達に伴って変化する組織・臓器における意義は解明困難となる．またEGFR1の多リガンド系のような基本例が示すように，相互作用する分子のKOの表現型などと総合的に生理機能を想定すべきである．個々のTKのKOに関してはデータベースを参照していただきたい[11)]．

4 一次構造

TKやシグナル伝達分子はドメイン構造（それだけで一定の機能を果たす一部分）や他分子による認識や修飾を受ける小さなモチーフをもつ（図2）．KDのほかSH2，SH3，またSH3と結合するPro-rich領域（PRR），核移行シグナルNLS，核外移行シグナル（NES）など多数が知られている．これらはTKの酵素活性や特定の他分子への結合機能だけでなく，細胞内の特定の場所への分

子の移動をも制御する．例えば Ib型 ABL や Src は N端の Gly にミリスチン酸（炭素14飽和脂肪酸）が共有結合しており，細胞膜に弱い可逆結合を許す必要条件となる．また，これらの分子は NLS や NES によって核と細胞質との間をシャトルすることもできる．では複数のモチーフが同一分子に存在する場合どう考えるか．例えば Ib型 ABL ではミリスチル化は膜結合の十分条件ではなく，過剰発現させると NES がありながら NLS を使って核内に局在するが，部分的に細胞質内や膜にも存在する．優位性や動態的視点で考えると理解しやすい．

5 シグナル伝達

がん細胞の増殖シグナルの基本は EGF が EGFR1 に結合し二量体を形成して活性化することで開始される連鎖的分子間相互作用である．1つの分子（EGFR1 ＝ A2）の特定のドメイン（細胞外ドメイン）に他の分子（EGF ＝ A1）が結合すると，A2分子内の別のドメイン（細胞内 KD）の機能や構造が変化する，このようなアロステリック効果を介した現象の連鎖である（図3A，B）．EGF は細胞外ドメインを二量体形成可能な状態に誘導する．EGF の非存在下では，二量体形成に寄与するインターフェイスは細胞外ドメインのなかに埋もれている[16]．増殖因子リガンドの存在なしでも，このような状態を定常的にもっている EGFR2 が知られている．RTK の TM ドメイン（膜貫通部分）は，単独で2量体形成能を内因性にもっているとされるが，細胞外ドメインとの機能的関係の詳細は不明である．しかし，TM は二量体間でリン酸化反応が可能となる配置の構築やその安定化に寄与している．また FGFR，EGFR2 などで TM の遺伝子変異が見つかっている．

EGFR1 の場合，二量体形成は隣接する相手のリン酸化や自己リン酸化，また基質であるアダプター分子 Shc（A3）のリン酸化を引き起こす．そこへ Grb2（A4）の SH2 ドメインが結合すると，同じ Grb2 分子内の SH3 ドメインと SOS（A5）が結合できるようになる．すなわち，膜直下に GDP-GTP 交換分子（GEF）である SOS が会合することになる（図3B）．そこには膜に局在する Ras（A6）（図2）が存在し，Ras は GTP 結合型（活性化型）Ras となる．**7** で後述する Ras の負の制御因子 GAP（概念図）も正の制御因子 SOS 同様，膜移行が重要である．GTP-Ras はセリン / スレオニンキナーゼである Raf に結合し，これを活性化する（**7**，**8** 参照）．その後はセリン / スレオニンのリン酸化を介して増殖シグナルが MAPK カスケードに伝達されて，最終的に核内に存在する転写因子 AP-1 の活性化を引き起こす．細胞質内にシグナルの開始点をもち，恒常的に活性化されている BCR-ABL の場合は細胞質内に存在するその分子からシグナルが開始され，転写因子 STAT のリン酸化と同経路の活性化も起こす．

Ras-Raf-MAPK シグナル伝達路に関しては多くのことが明らかになってきた[17]．K-RasG12V 発現による腫瘍においては，c-Raf の欠損が MAPK シグナルに影響を与えずに，アポトーシス（apoptosis）によってがん細胞の消退を引き起こすこと，c-Raf 阻害薬に結合した c-Raf は，結合していない c-Raf に結合することによって c-Raf を逆説的に活性化するため，Ras が発がん過程に関与しているがん細胞には c-Raf 阻害薬が無効であるといった知見がある．K-Ras 活性化の下流では，B-Raf や A-Raf がキナーゼ活性依存性に MAPK シグナルに寄与している一方で，c-Raf は MEK 活性への寄与は少なく，キナーゼ非依存性に Bcl-2 などを介してアポトーシス抑制に寄与している．

6 自己抑制と脱抑制（再活性化）の考え方

RTK に増殖因子が結合して前述のしくみで活性化することは理解しやすい．増殖因子がそのスイッチの入力である．では細胞質に存在する TK（non RTK）の場合はどうであろうか．FAK, Src,

86　がん生物学イラストレイテッド　第2版

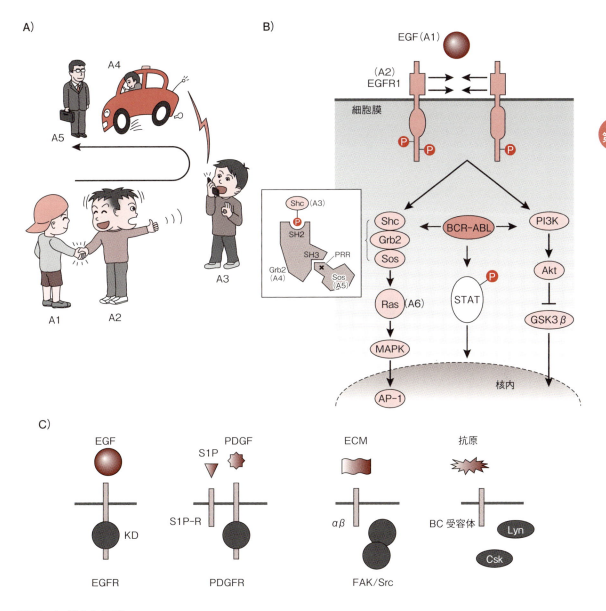

図3 シグナル伝達

A) 分子を人に喩えて示す．A2の右手がEGFR1の細胞外ドメイン，左手がKDと考える．文献15より引用．
B) EGFR1で代表される活性化カスケードを示す．EGFR1の自己リン酸化部位にGrb2やPI3Kp85，リン酸化したShcにGrb2が結合して，RasやPI3Kが活性化される．RasもPI3Kに結合してシグナルを伝える．詳細をボックス内に示す．MAPKカスケードはRaf（MAP3K）→MEK1/2（MAP2K）→Erk（MAPK）の順番に活性化される．
C) 細胞外刺激によってTKが活性化される多様なパターンを図示した．ECM：細胞外基質，αβ：インテグリンサブユニット，黒丸はTK活性を示す

ABLなどでは，通常は自己抑制がかかっていて，刺激の到来とともにその抑制が解除されて活性化する，という機序を呈する．

結晶構造が解明されているものを例にとる．不活性化SrcのY527（527番目のチロシン）はリン酸化されており（PY527），自己のSH2に結合することで，リンカー部分とSH3の分子内結合

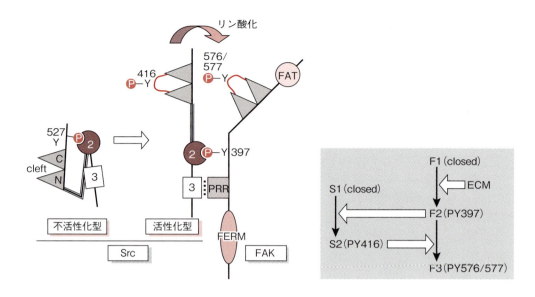

図4 三次構造的視点
KDはN lobeとC lobe（ヒトの臀部を想定すると理解しやすい），およびその間のcleftからなる．SrcのKDとSH2の間のリンカー領域はSH3と結合し，分子は折りたたまれている．これが開放されると，KDのA-loop内のY416がリン酸化され，FAKをリン酸化する（本文参照）．細胞外基質刺激でFAKが活性化されると（F1→F2），FAKのPY397やPRRと結合してSrcのPY527，SH2，リンカー，SH3の解離が起こる（S1→S2）．それによってSrc（S2）はFAKをリン酸化してさらに活性化（F2→F3）に導く

を促し，反対側にある活性中心のA-loopはcleft内に埋もれるなど，間接的に不活性化状態に固定する（図4）[18]．PY527の脱リン酸化（後述）やFAKのPY397とSrcのSH2の結合などによって，この固定化状態が解除されると，SrcのY416はリン酸化されて完全活性化型となる．その後FAKのY576/577をリン酸化して活性化に導く．不活性化FAKはFERMが直接KDに結合してこれを抑制しているが，β-インテグリンやEGFRの細胞内領域と結合すると，これが脱抑制され，すなわち酵素FAKは解放されて活性中心のY397がリン酸化され活性化型となる[19]．ABLにはSrcのY527に対応するものがないが，N端はミリスチル化され（図2），これがKDと結合してSrcと類似した固定状態を引き起こすとされている[20]．では，恒常的活性化型であるBCR-ABLではミリスチル化はないものの，病的な染色体相互転座で付加されたBCRがどのようにABLの構造を変化させているのであろうか．BCR-ABLの結晶構造はいまだ解けていないので不明といわざるをえない[21]．

　細胞内TKの分子動態の例として，B細胞の抗原受容体（通常BCRと表記するがBCR-ABLのBCRとの混乱をさけるため本稿ではBC受容体と記す）を例にとってみよう．リン酸化チロシンの脱リン酸化酵素（PTP）は活性をもつものが81種類（遺伝子としては107）知られている[22]．触媒ドメイン以外にSH2ドメインなど分子間相互作用のためのドメインをもつことはTK同様である．1つのTKに対して1つのPTPの機能的対応が可能なほど，TKの種類の数と見合うが，KOマウスの解析からPTPの機能は一般的にredundantである．膜に存在するBC受容体の場合，細胞質に局在するTKであるCskによってリン酸化されて不活性化状態にあるLynは，2つのPTP（SHP-1や膜型PTPのCD45）によって脱リン酸化され，活性化状態となる．そして，BC受容体のCD79サブユニットのITAM（immunoreceptor tyrosine-based activation motif）ドメインを

リン酸化してシグナルを伝える[23]. BC受容体非刺激の定常状態では，CD45とLynの双方が膜に局在することなどから（図2），Lynは軽度に活性化状態に準備されており，抗原刺激の到来とともに一挙に活性化される．Lyn自身がTK活性をもちながら同時に基質であり，リン酸化・脱リン酸化によって，その活性が制御されていることに注意していただきたい（図3C）.

このようにRTKの真正リガンドでない細胞外分子がその膜受容体を活性化して，non RTKを細胞内で活性化する場合のほかに，RTKの本来の生物学的活性にとって，それと会合した他の膜受容体システムが重要な役割をもつものがある．一例としてPDGFRとS1P–R（sphingosine–1–phosphate–R）をあげる（図3C）. 両者のそれぞれ単独のKOマウスは血管周囲の壁細胞（pericyte）が障害され，血管構築の脆弱性から出血を起こす．S1P–RはGタンパク質共役受容体（GPCR）でαi/β/γからなる三量体GTP結合タンパク質（Rasは同じGTP結合タンパク質であるが単体であって分子種が異なる）にシグナルを伝達する．PDGFRはこのαiをリン酸化する役目を果たしている[24]. 両膜受容体は会合しており，最終的により効果的なMAPK経路の活性化を起こすと考えられるが，上記KOマウスの結果は2つの受容体システムの会合による活性化が相互依存性の生物学的機能をもたらすことを強く示唆する．

7 Ras

低分子GTP結合タンパク質は6個のファミリーから構成される．Rasファミリーはその1つで，36遺伝子からなる．そのなかでN–Ras，H–Ras，K–Rasなどががん生物学における主要分子である．アミノ酸配列は高い相同性を示すが，K–RasのKOマウスが胎生致死であるのに対して，N–Rasのそれは表現型に乏しいなど，生物学的機能は異なるようである．RasのC端にはCaaX（Cはプレニル化されるCys，aは任意の脂肪族アミノ酸）というモチーフが存在し，Xの種類に応じてERでファルネシル化やゲラニルゲラニル化〔それぞれ炭素15，20のイソプレン（isoprene）〕を受けた後（図2），Rce1によってaaXは切断，Icmtでメチル化されて膜に結合する．

Ras自体に内因性GTPase活性があってGTP–RasからGDP–Rasとなる．この反応はきわめて速度が緩徐であるが，GAPによって高度に加速される[25] [26]. 逆方向の反応は置換反応である（図5A）. 刺激のない状態では，GDPは緩徐にRasから解離するため，GDP–Rasすなわち不活性化状態が遷延している．細胞内濃度はGTPの方がGDPより10倍程度高いので，RasはGDPと解離後にGTPと即座に結合する．RTKからの刺激によってGEFが活性化されると，このGDPからGTPへの交換反応が促進され，活性化型GTP–Rasが蓄積する．

Rasの遺伝子変異はヒトがんの約30％を占めるが，そのなかの84％が*KRAS*変異である[17]. ヒトがんでの突然変異頻度は，例えば膵がんで*KRAS* 60％，*NRAS* 2％，造血器腫瘍でそれぞれ5％，12％とRasの種類と臓器によって異なる[29]. 例えば，G12→V変異（12番目のグリシンがバリンに変異，G12Vとよぶ）をもつRasは，たとえGAPの存在下でもこの内因性GTPase活性が低下しているだけでなく，GAPによる加水分解速度の加速化に抵抗性となるが，その一方でc–Rafに対する親和性は低下するという[26]. したがって常にGTP結合型で安定化し，増殖シグナルがONとなっているのである．

Ras/MAPKシグナル経路の突然変異は神経線維腫症1型（Neurofibromatosis type 1：NF1）に代表され，Rasopathyとよばれる．NF1はGAP活性をもつneurofibrominの生殖細胞系突然変異で発症する．Rasopathy患者の行動科学的解析から，がんだけでなく自閉症に関与することも証明された[30].

A)

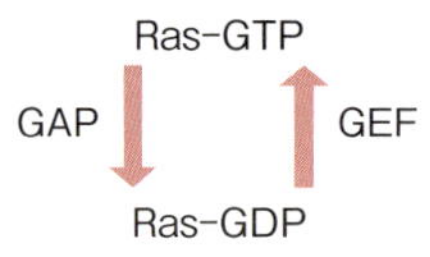

B)

$$[Ras]+[Raf] \underset{k_{off}}{\overset{k_{on}}{\rightleftarrows}} [Ras]\cdot[Raf]$$

$$結合速度 = \frac{d[Ras\cdot Raf]}{dt} = k_{on}\cdot[Ras]\cdot[Raf]$$

$$解離速度 = -\frac{d[Ras\cdot Raf]}{dt} = k_{off}\cdot[Ras\cdot Raf]$$

平衡状態では両者は等しく,

$$\frac{[Ras][Raf]}{[Ras\cdot Raf]} = \frac{k_{off}}{k_{on}} = K_d \quad 平衡解離定数$$

エフェクター	k_{on} ($\mu M^{-1}S^{-1}$)	k_{off} (S^{-1})	K_d (μM)
c-Raf	66.1	4.34	0.066
RalGDS	8.8	11.0	1.3
Nore1	8.9	0.18	0.020

図5　Rasの活性化調節とエフェクター結合 [26)~28)]

A) 低分子GTP結合タンパク質は, GTPまたはGDPの結合サイクルと, GAPやGEFなど作用するシグナル伝達分子の選択, によって活性が調節されている.

B) RasとRafその他のエフェクターとの結合に関する方程式とパラメータを示す. K_{on}:結合速度定数, k_{off}:解離速度定数, K_d:平衡解離定数, 表内の数字は文献27から引用したが, 文献26でも同様な数字が出ている. RalGDS (Ral guanine nucleotide dissociation stimulator, Ral＝Ras-like GTPaseでRasと相同性もつ) は最初に発見されたRal GEFである

8　増殖抑制・細胞死

　GTP-Rasには前述した増殖促進性のRafのほかRASSFファミリー分子も結合し, 後者のようにMst1などを介して細胞増殖抑制や細胞死へ導くシグナル伝達も存在する[31]. すなわち同一分子が機能的に正反対の結果をもたらす分子と結合するのである. Ras-GTPには, Raf, RalGDS, PI3K p110, NORE1A, PLCε, TIAM1など少なくとも9個のエフェクターが知られている[25]. 例えば, Ras-PI3K p110α結合欠損変異体のknock inマウスの実験から, この経路に組織指向性があり, 腫瘍血管新生に重要であることが明らかになった[32]. エフェクターはその一次構造は違っても内在するRas結合ドメイン〔RBD, 80~100アミノ酸残基 (aa) からなる〕は類似の様式でRasのswitchI領域 (aa 30~38) に結合する. H-Rasの場合, Ras-Raf複合体の平衡解離定数K_dはRas-RASSF5のそれと同程度である (図5B). RASSF5の結合速度定数k_{on}はRalGEFやPI3Kと同程度だが, 解離速度定数k_{off}は他のエフェクターと比較してきわめて緩徐で, その逆数である平均生存時間は反対に長い[27]. Switch II領域 (aa 60~67) の結合への関与によると推定されている (図5B).

　このような増殖抑制機能は他にも例をみる. 例えば, RTKであるHGFR (c-Met) はがん細胞や血管新生に増殖促進的に作用する. ところが, HGFRのconditional KOマウスにおける肝臓がんの化学発がんモデルでは, 化学発がんに使用した物質の肝代謝に依存せず, 発がんが促進される[33]. 逆に, HGFのトランスジェニックマウスは化学発がんに抵抗性である. 正常肝細胞と肝臓がん細胞はともにHGFRを発現するのだが, このような機能の差を生む機序は何であろうか.

90　がん生物学イラストレイテッド　第2版

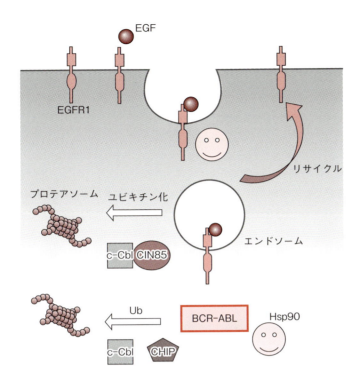

図6　活性化TKの処理機構
ユビキチン化などの修飾が分解標的タンパク質の目印となる．変異型EGFR1やBCR-ABLなど，もともと生理的には存在しない異常タンパク質はHsp90などの分子シャペロンで安定化される．その阻害薬は本来生体に具備されている処理機構によるタンパク質分解を促す．文献15, 37をもとに作成

9　TKによる骨格系制御

がん細胞の浸潤に本質的なことは細胞運動であり，Rasと同じ低分子GTP結合タンパク質であるRhoやRac，およびそれら専用のGAPとGEFによって制御されている．ヒトでは66種類のRho-GAPが存在し，共通するGAPドメイン以外の機能的構造によって基質特異性や機能場所が制御される[34]．増殖因子などによる「方向性をもつ運動」の先端部分（leading edge）の接着（focal adhesion）斑においては，先に詳述したFAK/Src複合体がp190Rho-GAPをリン酸化する．p120Ras-GAPは，リン酸化チロシンと自らのSH2ドメインの結合を介して，FAKとp190Rho-GAPの橋渡し機能をはたしている[35]．p190Rho-GAPは活性化され，したがってRhoは不活性化型となる．Rhoと活性が拮抗するRacは間接的に活性化され細胞は伸展する．その後FAKは接着斑においてp190Rho-GEFをリン酸化し，Rhoは活性化され，細胞は収縮して運動の先端は安定化する．つまりFAK/Srcによる周期的なRho活性の制御が重要なのである．

p190Rho-GAPは細胞増殖における接触阻害（contact inhibition, その欠失はがん細胞の特性である）を促進するため，p190Rho-GAPはがん抑制遺伝子として主張されている[36]．

10　酵素と基質の生体内利用率

EGFR1はEGFが結合して活性化された後，エンドサイトーシスによって細胞内に取り込まれ，一部はc-Cbl/CIN85複合体によってユビキチン化された後タンパク分解を受け，一部はリサイクルされて膜にもどる（図6）[38]．この分解過程にはEGFR1のY1045のリン酸化が必要であり，同部位を欠く変異体EGFR1がヒト膠芽種（glioblastoma）で見つかっている．リサイクルには，ユ

ビキチン化したEGFR1を認識し，かつ脱ユビキチン酵素を会合するESCRT1が関与する．EGFが低濃度の場合は，主にクラスリン依存性に後者が利用され，増殖シグナルは長く維持されるのに対して，高濃度では前者によってシグナルは早期に消失する．これも恒常性維持機構の1つであろう．EGFが細胞周囲に存在してもその受容体EGFR1の生体利用が十分でなければ生物学的機能は果たせないことはいうまでもない．c-Cbl（概念図）はTKだけでなく，シグナル伝達物質のPI3Kp85サブユニットをもユビキチン化して分解に導く．

これまでTKの活性化の様式を述べてきたが，少なくとも生理的条件下では，TKの細胞増殖制御に直結する作用は，時間的および空間的に規制されなければならない．規制が破綻し，恒常的活性化状態を維持したものがBCR-ABLなどであり，下流シグナルではG12V-Rasなどである．したがって，BCR-ABLでは活性化状態を維持させないように働く機構とともにこれに対峙するしくみが存在する．前者はEGFRのそれと同じタンパク質分解系であるが，BCR-ABLはもともと膜でなく細胞質に存在するのでエンドソームに入ることはない．BCR-ABLやDNA損傷によって活性化されたABLは，c-CblやCHIPのようなユビキチンリガーゼによってユビキチン化され，プロテアソームなどで分解を受ける[39]．しかし，翻訳直後の未熟構造から酵素活性を獲得して成熟したBCR-ABLまで，それぞれ熱ショックタンパク質に属するHsc70やHsp90が会合し，BCR-ABLタンパク質を安定化させている．Hsp90阻害薬は毒性が強く臨床使用が制約されているものの，これを細胞に使用するとBCR-ABLや先述のEGFR2は安定化が解除されてタンパク質分解を受ける．遺伝子変異を保有しているEGFR1は正常のそれよりもHsp90阻害薬に感受性が高い．

11 ゲノム解析とTK，Ras

ここ約40年間で分析的技術は，実験室の生化学的解析から，ヒト検体を用いたゲノム解析（遺伝子変異解析），発現レベル解析（transcriptome），リン酸化プロテオミックス解析〔phosphoproteomic（リン酸化アミノ酸解析）〕のセットでなされる統合的解析まで，大きく進歩した．このTieDIE（tied diffusion through interacting events）とよばれる方法論は[40]，統合ネットワーク（例えば，突然変異と転写標的遺伝子の発現レベルの因果関係など）を同定するアルゴリズムで，前立腺がん[41]や腎がん[42]などで応用され，患者ごとの発がんシグナル経路が存在することを示唆した．2018年には，2006年からアメリカで始動したTCGA（The Cancer Genome Atlas）における33のがん種からなる9,125検体の大規模な解析結果も公表されている[43]．

肺がん組織のリン酸化チロシン解析で明らかになったことは，複数の異なる活性化TKが同一のシグナル伝達上の階層的位置関係にある場合もあれば，独立・並行してシグナルを送っている場合もある，ということである[44]．そのようななかで生理的以上に活性化されているものとして，MET，ALK，DDR1，ROS，VEGFR2，IGF1R，PDGFRa，VEGFR1，EGFR，Axl，EphB2，EphA2，DDR2，FGFR1，EphB3，Mer，Tyro3がこの順番で上位を占めた．ALKやEGFRが肺がん細胞そのもののdriverであることはよく知られているが，VEGFR2やEphA2は血管新生に関与している．Tyro3，Axl，MerはTAM受容体と総称され，自然免疫反応の制御や死細胞処理，それぞれに重要な役割を果たしている一方[45]で，その過剰発現はTK阻害薬を含む抗がん剤に対する抵抗性に関与している[46]．

多発性骨髄腫におけるゲノム解析では，初期変異の染色体転座が二次的な遺伝子変異を特定するのでないかという議論もなされている[47]．例えば，本疾患でよく知られたt（4；14）はFGFR3の発現亢進と活性化を誘導し，逆にこの変化はt（4；14）をもつ多発性骨髄腫でのみ観察される．*NRAS*突然変異はほとんどt（11；14）で認める．

おわりに

　筆者がBCR-ABLの活性化機序を解明した28年前，互いに高い相同性をもつTKの標的薬などできないと考えていたが，慢性骨髄性白血病はTK阻害薬の大成功例である．一方，Ephを発見して32年になる．Eph発見30周年会議がイタリアで開催され出席したが，本領域の研究は依然として世界的に活発であり，新規分子標的薬への挑戦が続いている．後続する治療薬が期待される．実験技術の大きな進歩とともに，全ゲノム解析によって遺伝子変異が解明されるだけでなく，発現量やシグナル経路を統合的に解析することで，患者ごとの発がんシグナルが議論される時代となった．ある生物学的事象における特定のTKの重要性を発見すると，現在における創薬は加速化され，短期間で達成される可能性が大きい．TKは創薬標的として優れているが，Ephのようにヒト疾患における機能の解明が30年たった現在でも不完全なものもある．単にがん細胞増殖の視点にとどまらず，各TKの生体・組織（空間），発生・再構築（時間）に関する特性の解明も重要であると考える．炎症は両者に関与し，現在がん転移は炎症の概念で論じられている[48]．技術が進歩しても依然として地道な分子生物学的解析と理論構築がなければ医学は進歩しないと確信している．

（丸義朗）

参考文献

1）Hirai H, et al：A novel putative tyrosine kinase receptor encoded by the eph gene. Science, 238：1717-1720, 1987

2）Wu B, et al：Potent and Selective EphA4 Agonists for the Treatment of ALS. Cell Chem Biol, 24：293-305, 2017

3）Hollingworth P, et al：Common variants at ABCA7, MS4A6A/MS4A4E, EPHA1, CD33 and CD2AP are associated with Alzheimer's disease. Nat Genet, 43：429-435, 2011

4）Hunter T：Discovering the first tyrosine kinase. Proc Natl Acad Sci U S A, 112：7877-7882, 2015

5）「Textbook of Biochemistry with Clinical Correlations, 7th Edition」（Devlin TM, eds）, Wiley, 2010

6）Foulkes JG, et al：Purification and characterization of a protein-tyrosine kinase encoded by the Abelson murine leukemia virus. J Biol Chem, 260：8070-8077, 1985

7）「デブリン生化学 原書7版」（上代淑人，他/監訳），丸善出版，2012

8）Manning G, et al：The protein kinase complement of the human genome. Science, 298：1912-1934, 2002

9）Luetteke NC, et al：Targeted inactivation of the EGF and amphiregulin genes reveals distinct roles for EGF receptor ligands in mouse mammary gland development. Development, 126：2739-2750, 1999

10）Zhao X, et al：Role of kinase-independent and-

dependent functions of FAK in endothelial cell survival and barrier function during embryonic development. J Cell Biol, 189：955-965, 2010

11）I-DCC and the KOMP-DCC, International Knockout Mouse Consortium（http://www.mousephenotype.org/about-ikmc/）

12）Grassot J, et al：Origin and molecular evolution of receptor tyrosine kinases with immunoglobulin-like domains. Mol Biol Evol, 23：1232-1241, 2006

13）Leung KF, et al：Rab GTPases containing a CAAX motif are processed post-geranylgeranylation by proteolysis and methylation. J Biol Chem, 282：1487-1497, 2007

14）Hantschel O, et al：Structural basis for the cytoskeletal association of Bcr-Abl/c-Abl. Mol Cell, 19：461-473, 2005

15）丸 義朗：「がんをくすりで治す」とは？―役に立つ薬理学―，朝日新聞社，2007

16）Ferguson KM, et al：EGF activates its receptor by removing interactions that autoinhibit ectodomain dimerization. Mol Cell, 11：507-517, 2003

17）McCormick F：c-Raf in KRas Mutant Cancers：A Moving Target. Cancer Cell, 33：158-159, 2018

18）Xu W, et al：Crystal structures of c-Src reveal features of its autoinhibitory mechanism. Mol Cell, 3：629-638, 1999

19）Lietha D, et al：Structural basis for the autoinhibition of focal adhesion kinase. Cell, 129 : 1177-1187, 2007

20) Nagar B, et al : Structural basis for the autoinhibition of c-Abl tyrosine kinase. Cell, 112 : 859-871, 2003

21) Maru Y : Molecular biology of chronic myeloid leukemia. Cancer Sci, 103 : 1601-1610, 2012

22) Alonso A, et al : Protein tyrosine phosphatases in the human genome. Cell, 117 : 699-711, 2004

23) Rolli V, et al : Amplification of B cell antigen receptor signaling by a Syk/ITAM positive feedback loop. Mol Cell, 10 : 1057-1069, 2002

24) Lindahl P, et al : Pericyte loss and microaneurysm formation in PDGF-B-deficient mice. Science, 277 : 242-245, 1997

25) Simanshu DK, et al : RAS Proteins and Their Regulators in Human Disease. Cell, 170 : 17-33, 2017

26) Hunter JC, et al : Biochemical and Structural Analysis of Common Cancer-Associated KRAS Mutations. Mol Cancer Res, 13 : 1325-1335, 2015

27) Wohlgemuth S, et al : Recognizing and defining true Ras binding domains I : biochemical analysis. J Mol Biol, 348 : 741-758, 2005

28) Neel NF, et al : The RalGEF-Ral Effector Signaling Network : The Road Less Traveled for Anti-Ras Drug Discovery. Genes Cancer, 2 : 275-287, 2011

29) Karnoub AE & Weinberg RA : Ras oncogenes : split personalities. Nat Rev Mol Cell Biol, 9 : 517-531, 2008

30) Adviento B, et al : Autism traits in the RASopathies. J Med Genet, 51 : 10-20, 2014

31) Katagiri K, et al : Spatiotemporal regulation of the kinase Mst1 by binding protein RAPL is critical for lymphocyte polarity and adhesion. Nat Immunol, 7 : 919-928, 2006

32) Murillo MM, et al : RAS interaction with PI3K p110 α is required for tumor-induced angiogenesis. J Clin Invest, 124 : 3601-3611, 2014

33) Marx-Stoelting P, et al : Hepatocarcinogenesis in mice with a conditional knockout of the hepatocyte growth factor receptor c-Met. Int J Cancer, 124 : 1767-1772, 2009

34) Amin E, et al : Deciphering the Molecular and Functional Basis of RHOGAP Family Proteins : A SYSTEMATIC APPROACH TOWARD SELECTIVE INACTIVATION OF RHO FAMILY PROTEINS. J Biol Chem, 291 : 20353-20371, 2016

35) Tomar A, et al : A FAK-p120RasGAP-p190RhoGAP complex regulates polarity in migrating cells. J Cell Sci, 122 : 1852-1862, 2009

36) Frank SR, et al : p190 RhoGAP promotes contact inhibition in epithelial cells by repressing YAP activity. J Cell Biol, 217 : 3183-3201, 2018

37) Shimamura T, et al : Hsp90 inhibition suppresses mutant EGFR-T790M signaling and overcomes kinase inhibitor resistance. Cancer Res, 68 : 5827-5838, 2008

38) Sigismund S, et al : Clathrin-mediated internalization is essential for sustained EGFR signaling but dispensable for degradation. Dev Cell, 15 : 209-219, 2008

39) Tsukahara F & Maru Y : Bag1 directly routes immature BCR-ABL for proteasomal degradation. Blood, 116 : 3582-3592, 2010

40) Paull EO, et al : Discovering causal pathways linking genomic events to transcriptional states using Tied Diffusion Through Interacting Events (TieDIE). Bioinformatics, 29 : 2757-2764, 2013

41) Drake JM, et al : Phosphoproteome Integration Reveals Patient-Specific Networks in Prostate Cancer. Cell, 166 : 1041-1054, 2016

42) Cancer Genome Atlas Research Network. : Comprehensive molecular characterization of clear cell renal cell carcinoma. Nature, 499 : 43-49, 2013

43) Cancer Genome Atlas Research Network. : Oncogenic Signaling Pathways in The Cancer Genome Atlas. Cell, 173 : 321-337. e10, 2018

44) Rikova K, et al : Global survey of phosphotyrosine signaling identifies oncogenic kinases in lung cancer. Cell, 131 : 1190-1203, 2007

45) Lemke G : Biology of the TAM receptors. Cold Spring Harb Perspect Biol, 5 : a009076, 2013

46) Dufies M, et al : Mechanisms of AXL overexpression and function in Imatinib-resistant chronic myeloid leukemia cells. Oncotarget, 2 : 874-885, 2011

47) Walker BA, et al : Identification of novel mutational drivers reveals oncogene dependencies in multiple myeloma. Blood, 132 : 587-597, 2018

48)「Inflammation and metastasis」(Maru Y, eds), Springer, 2016.

Chapter 2

2 白血病がん遺伝子

白血病は造血細胞が無秩序に増殖する血液のがんであり，固形腫瘍と同様にがん遺伝子やがん抑制遺伝子の異常などにより生じる．これらは主に増殖を誘導するクラスⅠ変異と分化を阻害するクラスⅡ変異に分類され（表1），両者の変異が協調して白血病発症につながるという2段階（多段階）発症モデルが一般的に受け入れられている．またクラスⅠ変異とクラスⅡ変異とは別に，エピジェネティック制御機構に影響を与える遺伝子変異（クラスⅢ変異とよぶこともある）が白血病発症に深く関係していることがわかってきており，近年ますます注目されてきている（表1）．本稿では白血病にみられる代表的ながん遺伝子について概観したうえで，治療応用への可能性を考察する．

概念図

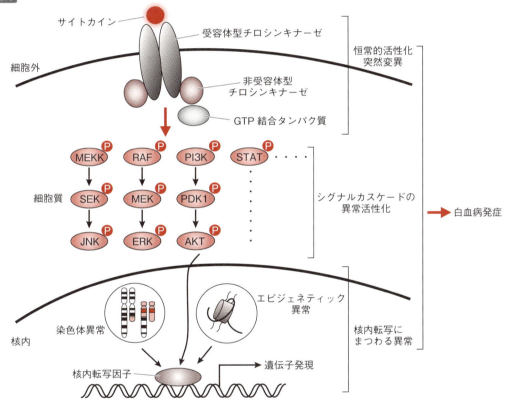

Memo

《白血病の分類》

白血病は古典的には腫瘍細胞が分化能をもつか否かで急性・慢性に分けられ，また腫瘍細胞の起源により骨髄性・リンパ性に分類される．血球減少と形態異常を伴う疾患を骨髄異形成症候群とよび，その一部は急性白血病に移行する．2008年に改訂されたWHO分類では，近年の研究成果が反映され，これらの疾患は腫瘍細胞の性質や染色体異常，遺伝子異常に基づき，表2のように細分類されている．

表1 造血器腫瘍におけるクラスⅠ，クラスⅡ，クラスⅢ遺伝子変異

クラスⅠ	クラスⅡ	クラスⅢ
FLT3/ITD	AML1-ETO	DNMT3A
FLT3/D835 変異	AML1 変異	IDH1　IDH2
RAS 変異	MLL 融合遺伝子	TET2
c-kit 変異	PML-RARα	ASXL1
JAK2 変異	CBFβ-MYH11	EZH2
	NPM1 変異	
	CEBPα変異	

表2 白血病および近縁疾患の分類（代表的なものを抜粋）

①急性骨髄性白血病（acute myeloid leukemia：AML）および関連前駆細胞腫瘍
  反復性遺伝子変異を伴う AML
  MDS 病変を伴う AML
  治療関連骨髄性腫瘍
②前駆型リンパ系腫瘍〔≒急性リンパ性白血病（acute lymphoblastic leukemia：ALL）〕
  B リンパ芽球性白血病／リンパ腫
  反復性遺伝子変異を伴う B 細胞性 ALL
  T リンパ芽球性白血病／リンパ腫
③骨髄増殖性腫瘍
  慢性骨髄性白血病（chronic myeloid leukemia：CML）
  （BCR-ABL1 陽性）
  真性多血症，原発性骨髄線維症，本態性血小板血症など
④骨髄異形成症候群／骨髄増殖性腫瘍
  慢性骨髄単球性白血病，非定型慢性骨髄性白血病
  （BCR-ABL1 陰性）など
⑤骨髄異形成症候群（myelodaysplatic syndromes：MDS）
⑥成熟 B 細胞腫瘍
  慢性リンパ性白血病（chronic lymphocytic leukemia：CLL）など
⑦その他
  成人 T 細胞白血病・リンパ腫，混合性白血病など

1 細胞増殖促進に関与する遺伝子異常

　チロシンキナーゼ（TK）遺伝子はヒトにおいてこれまでに100個近く同定され，それらは細胞の増殖や分化などを制御する重要なシグナル伝達経路に関与する．TK遺伝子の過剰発現や活性型変異は悪性腫瘍の発生にかかわる．TK遺伝子は受容体型TKと非受容体型TKに大別され，造血器腫瘍においてはそれぞれの遺伝子異常が知られている．AMLやMDSにおいてみられるFLT3変異が前者の代表例であり，また骨髄増殖性腫瘍（myeloproliferative neoplasm：MPN）にみられるJAK2変異やCMLや一部のALLにみられるBCR-ABL融合遺伝子（**第2章-1 チロシンキナーゼとRas**参照）が後者の代表例である．特にCMLに対するTK阻害薬による画期的な治療成績の向上は，TKを分子標的とすることの有用性を端的に示すよい例であり，イマチニブ（Imatinib）に続くTK阻害薬の開発により目覚ましい治療効果が得られている[1]．

1）*FLT3* 遺伝子の異常

　FLT3（FMS-like tyrosine kinase 3）遺伝子は主に幼若な造血細胞に発現し，骨髄内皮細胞由来のFLT3リガンドによるFLT3のTK活性化が造血幹細胞の自己複製や幼弱造血細胞の分化・増殖を制御する．FLT3は細胞外のリガンド結合領域（5つのimmunoglobulin-like loop）と，細胞内の膜貫通領域，傍膜貫通（juxtamembrane：JM）領域，2つのTK領域とその間のキナーゼ挿入領域からなる．FLT3は定常状態には単量体として存在し，その際にはTK領域の活性中心であるActivation-loop（A-loop）が閉じて不活性な状態にある．FLT3リガンドがリガンド結合領域に結合すると，FLT3は二量体を形成し，A-loopを開くことでその部位にATPが結合する．続いてTKのチロシン残基がリン酸化されて活性化し，さまざまなアダプタータンパク質が結合する

96　がん生物学イラストレイテッド　第2版

ことで下流のシグナル伝達経路が活性化する.

AMLにおいては，FLTのJM領域の一部が重複して繰り返されるinternal tandem duplication（FLT3/ITD）と，C末端側のTK領域における点突然変異（FLT3/D835）の2種類の変異が高頻度（それぞれ約25％，5％）に認められ，いずれもFLT3リガンドがない状況でもFLT3のTKを恒常的に活性化する（図1A）．活性化したFLT3はPI3K/AKTやSTAT5，MAPKなどの下流分子を活性化することで細胞の自律的増殖を促進し，白血病の発症にかかわる．重要なことに，これらの変異は急性前骨髄性白血病（AML M3）以外のAMLにおいて独立した予後不良因子であり，また従来の予後中間群に分類されるAMLにおいて強力な予後不良因子となる.

▶Memo

《急性前骨髄性白血病（AML M3）》

前骨髄球が腫瘍化した白血病．播種性血管内凝固症候群（DIC）を併発して重篤な出血をきたすことが特徴で，以前は予後不良なAMLとされたが，全トランスレチノイン酸（all-trans retinoic acid：ATRA）の使用により治療成績は画期的に改善した．ほとんどの症例でt(15;17)転座がみられ，PML/レチノイン酸レセプター（RARα）キメラタンパク質を生じる．PML/RARαはcorepressorと強固に結合することで白血病細胞の分化を止める働きをもつが，ATRAはこの結合を解除し，白血病細胞の分化を誘導する.

2）*JAK2*遺伝子の異常

JAK2（Janus kinase 2）はエリスロポエチンをはじめとするさまざまなサイトカインの細胞内シグナル伝達に中心的な役割を果たすTKであり，*JAK2*遺伝子の変異（JAK2V617F）がMPNにおいて高頻度にみつかることがわかっている[2]．具体的には，真性多血症の90％以上，本態性血小板血症の約半数，これらのMPNから進展したAMLの約70％にJAK2V617Fが認められる．JAK2はTK活性をもつJH1領域，V617が位置するpseudokinase（JH2）領域，シグナル分子との結合に関与するSH2領域，サイトカイン受容体と結合するFERM領域の4つの相同性領域からなる（図1B）．以前，JH2領域はキナーゼ活性をもつといわれ，JAK2はJH1とJH2の2つのキナーゼ領域を有することから，頭の前と後ろに顔をもつローマ神話の双面神Janusにちなんで命名された経緯があるが，その後，JH2領域にはキナーゼ活性がなく，むしろJH1の機能を抑制するという重要な働きがあることがわかった．JH2領域のV617はJH1との接触面に存在すると考えられており，V617F変異が生じるとJH1活性に対する抑制が作動せず，恒常的なJAK2活性化につながる.

JAK2V617Fはサイトカイン受容体のチロシンリン酸化を介してSTATファミリー，なかでも造血発生に重要なSTAT5をチロシンリン酸化し，過剰に活性化することがよく知られている．活性化されたSTAT5は核に移行し，c-MYCやID1，PIM1などの標的遺伝子の発現を誘導することがMPNの発症にかかわるとされる．一方で，メカニズムは明らかになっていないが，JAK2V617Fは遺伝子の相同組換えを亢進させ，不安定化をもたらすこともわかっている．さらに，JAK2はヒストン3チロシン41（H3Y41）をリン酸化することが最近報告されており[3]，その結果，転写因子であるHP1αが解離し，造血に重要な役割をもつLMO2などの転写が低下する．したがって，JAK2V617Fによる恒常的活性化は，このようなエピジェネティックな制御を介して遺伝子発現を異常に制御し，MPNを誘導する可能性がある.

3）*RAS*遺伝子変異

GTP結合タンパク質は総称してRAS関連タンパク質とよばれ，その構造からRASファミリー，

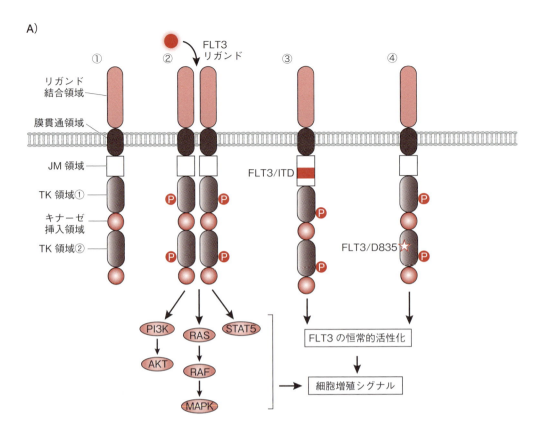
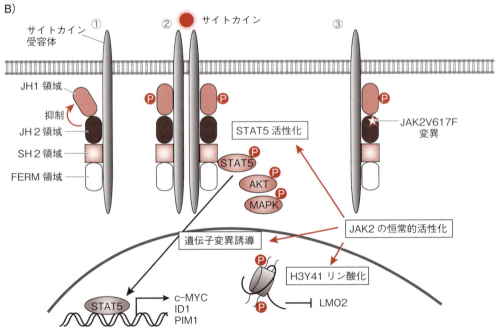

図1　チロシンキナーゼ遺伝子の異常

A) FLT3（受容体型チロシンキナーゼ）．①定常状態．②FLTリガンドによりFLT3は二量体を形成し活性化する．③FLT3/ITD変異，あるいは④FLT3/D835変異はFLT3の恒常的活性化をきたし，異常な細胞増殖シグナルを送り続ける．B) JAK2（非受容体型チロシンキナーゼ）．①定常状態ではJH2領域がJH1領域のチロシンキナーゼ活性を抑制する．②サイトカインにより受容体が活性化するとJH2領域による抑制が解除されJAK2が活性化する．③JAK2V617F変異はJH2領域による抑制が損なわれ，JAK2の恒常的活性化につながる

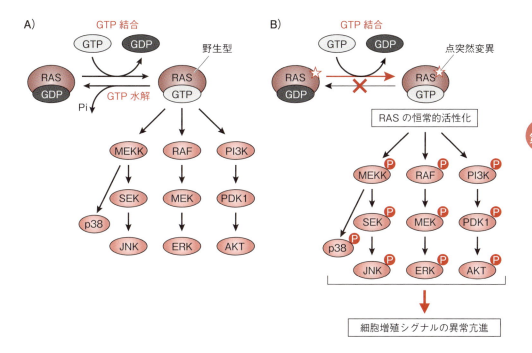

図2　GTP結合タンパク質の異常
A）RASはGTP結合能とGTPase活性をあわせもち，下流シグナルのON/OFFを制御する．B）*RAS*の点突然変異によりGTPaseが失われるとRASが恒常的に活性化し，下流シグナルが常にONの状態になる

Rhoファミリー，Rabファミリー，Arfファミリー，その他に分類される．特に，*RAS*遺伝子の変異は造血器腫瘍や固形腫瘍でもっとも一般的な変異であり，全症例の約30％にも及ぶ高頻度で突然変異がみつかり，がんの発生や進展の原因となることが知られている．機能的な*RAS*遺伝子としては，*NRAS*，*KRAS*，*HRAS*の3つが存在し，AMLにおいては*NRAS*，*KRAS*変異がそれぞれ10〜15％，5％にみられる．また，MDSにも*RAS*変異は認められ，MDSからAMLへの進展に関連する．さらに，*BCR-ABL*融合遺伝子を原因とする白血病のシグナル伝達においてRASは中心的役割を果たすことが知られている．

　RASはGTP結合能とGTP加水分解（GTPase）活性をもつタンパク質であり，不活性型のGDP結合型と活性型のGTP結合型の相互変換を繰り返すことで，シグナルの調整を行う（図2）．RASは活性化因子によりGTP型に変換されると，さまざまな標的因子と相互作用してシグナル伝達を行う．代表的な標的因子としてはRAFやPI3K，MEKKなどがあげられる．RASはその12，13，61番目のコドンの点突然変異に伴ってGTPase活性が低下し，恒常的にGTP結合型となるため，下流に異常な活性化シグナルを送り続けることで，がんの発症や進展をきたすと考えられる．

2　細胞分化抑制に関与する遺伝子異常

　多彩な造血細胞の分化や増殖，アポトーシスは，複数の造血系転写因子により複雑で精緻な制御を受けている．これらの転写因子に関連した遺伝子異常が生じると，造血システムの制御に異常をきたして白血病発症につながる．実際に，急性白血病の約半数の症例では特異的な染色体転座が認められるが，その多くは造血系転写因子の再構成をきたし，がん遺伝子として働くことが知られている．

1）*AML1*遺伝子の異常

　AML1（RUNX1）はPEBP2部位とよばれる特定のDNA配列に結合し，M-CSF受容体，GM-CSF受容体，ミエロペルオキシダーゼ，好中球エラスターゼ，IL-3，T細胞受容体，p14，p21，CD4などさまざまな遺伝子の発現を活性化，あるいは抑制することで，造血の制御に重要な役割を果たしている．実際にノックアウトマウスを用いた解析により，AML1は成体における巨核球の成熟，リンパ球の分化に必須であり，また造血幹細胞を負に制御することが示された[4]．

　AML1による遺伝子発現制御には複数の結合タンパク質が関与する（図3A）．CBFβはAML1のDNA結合領域に結合し，AML1の安定化とDNA結合能を強化する．また，p300とCBPはヒストンアセチル化を介してAML1の標的遺伝子の発現を誘導する．一方で，転写抑制因子であるmSin3AもAML1と結合し，AML1の安定化と標的遺伝子の発現抑制に関与するが，MAPキナーゼの1つであるERKによりAML1がリン酸化されると，AML1とmSin3Aは解離する．AML1は，急性骨髄性白血病（acute myeloid leukemia：AML）で最も高頻度にみられる染色体転座t(8;21)(q22;q22)により切断され，*ETO*遺伝子と融合してキメラ遺伝子*AML1-ETO*を形成する．AML1-ETOはDNA結合能を保持し，野生型AML1に対してドミナントネガティブ（dominant negative）に働く．AML1-ETOはC末端側の転写活性化ドメインなどを欠損し，代わりにETO部分が転写抑制因子であるN-CoR，HDAC，mSin3Aなどと結合することで，正常AML1が転写を活性化する遺伝子の発現を異常に抑制する．このような標的遺伝子の例として，がん抑制遺伝子であるp14があげられ，実際に白血病発症に関与することが知られている．慢性骨髄性白血病（chronic myeloid leukemia：CML）急性転化や治療関連白血病でみられるt(3;21)転座や，小児急性リンパ性白血病（acute lymphoblastic leukemia：ALL）でみられるt(12;21)転座でも*AML1*遺伝子が切断され，それぞれ*AML1-Evi1*，*TEL-AML1*融合遺伝子を形成するが，同様の転写制御異常が報告されている．

　AML1-ETOはクラスⅡ変異と考えられているが，単独では白血病発症には不十分であり，実際にヒトの症例でもクラスⅠ変異に分類されるFLT3（後述）やc-kitなどの活性化変異が高頻度に共存する．また，*AML1*遺伝子の点突然変異は骨髄異形成症候群（myelodysplastic syndrome：MDS）において高頻度に認められる．これらは，N端側でDNA結合能を欠く変異とC端側で転写活性化ドメインに異常をきたす変異の2つに大別されるが，いずれの変異体も転写活性能が低下ないし消失するものと考えられている．

▶**Memo**

《造血幹細胞》

造血幹細胞（hematopoietic stem cell：HSC）は，自己複製（self-renewal）が可能であるとともに，白血球（好中球，好酸球，好塩基球，リンパ球，単球など），赤血球，血小板などすべての造血系細胞に分化可能な幹細胞のことを指す．造血幹細胞移植は，提供者（ドナー）あるいは自己のHSCを患者に移植することで正常な造血能を回復させる治療法であり，臨床応用がほぼ確立されている．一方で白血病におけるHSCに当たる細胞を白血病幹細胞（leukemia stem cell：LSC）とよび，LSCを駆逐するための研究が進められている．なお，巨核球はHSCから分化して血小板を産生する細胞を指す．

2）*MLL*遺伝子の異常

　MLL（mixed lineage leukemia）遺伝子は11番染色体長腕のq23領域に存在し，AMLやALLにおいてみられる染色体転座の切断点として知られる．これまでに50種類を超える転座相手が同定されており，t(6;11)，t(9;11)，t(4;11)，t(11;19)により産生されるMLL-AF6，MLL-AF9，

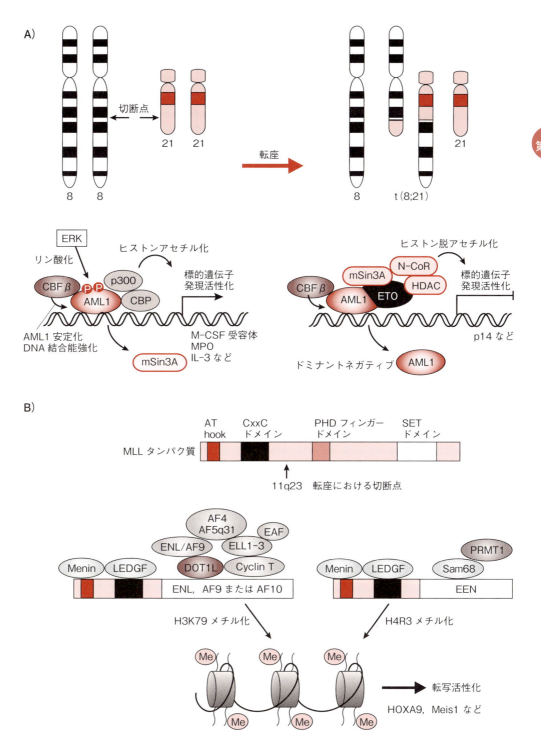

図3 核内転写因子の異常

A) t(8;21)による*AML1-ETO*キメラ遺伝子の産生は転写活性の変化をもたらす．B) *MLL*融合遺伝子はさまざまなタンパク質との結合を介してHOXA9やMeis1の発現亢進をきたし，白血病を誘導する

MLL–AF4，MLL–ENL，MLL–EEN などが代表例である．また，*MLL* 遺伝子の増幅や部分縦列重複（partial tandem duplication）も知られている．臨床的には *MLL* 変異を伴う白血病は予後不良と関連することが多い．また，トポイソメラーゼ II 阻害薬使用に続発する二次性白血病に *MLL* 変異が多くみられる．

MLL キメラタンパク質は MLL タンパク質の N 末端側の AT hook および CxxC ドメインを保持し DNA 結合能を有するが，C 末端側の PHD フィンガードメインや SET ドメインを欠くので，本来もつヒストン 3 リジン 4（H3K4）に対するメチル化活性を失う（図 3B）．その代わりに融合パートナーである AF10 や ENL，EEN が DOT1L や PRMT1 などのヒストンメチル化酵素をリクルートすることで，それぞれヒストン 3 リジン 79（H3K79），ヒストン 4 アルギニン 3（H4R3）などのメチル化を誘導し，*HOXA* 遺伝子群や Meis1 などの遺伝子発現を亢進させることで白血病発症にかかわる[5][6]．一方で，MLL の N 末端側に結合する Menin や LEDGF も造血細胞の形質転換に必要と考えられている．実際に，Menin はクロマチン関連タンパク質である LEDGF を MLL に結びつけるアダプター分子として働き，*HOXA* 遺伝子群の発現制御にかかわるとともに白血病発症に必須の役割を果たすことが最近報告された[7]．

3 エピジェネティック制御に関与する遺伝子異常

AML における全ゲノムシークエンス解析結果の知見が加速度的に蓄積され，DNMT3A，TET2，IDH1/IDH2 といった DNA・ヒストンメチル化を制御する分子の変異や，ASXL1 や EZH2 などクロマチン修飾にかかわる分子の異常が，エピジェネティック制御異常をきたし，AML の発症を誘導することが分かってきた[8][9]．ここでは白血病におけるエピジェネティック異常について概説する（がんにおけるエピジェネティック異常の詳細は**第 3 章 − 3** を参照）．

1）*DNMT3A* 変異

DNA メチル基転移酵素（DNA methyltransferase：DNMT）は DNA のメチル化を触媒しており，哺乳類では DNMT3A および DNMT3B が Cytosine を 5–methylcytosine（5–mC）に変換することで de novo 型メチル化活性を担う酵素として機能している．*DNMT3A* 変異は AML の 18 ～ 23 ％で報告されている．*DNMT3A* 変異の半数は R882 部位における変異であり，他はさまざまな部位に変異を認めている．*DNMT3A* 変異は機能欠失型（loss–of–function）変異であり，メチル化が抑制される結果をもたらす．*DNMT3A* 変異による DNA メチル化の制御異常は白血病の発症や増悪に関与していると考えられているが，その機序はいまだ不明の部分も多い．*In vivo* 実験において，*Dnmt3a* ノックアウトマウスでは造血幹細胞の自己複製能の亢進を認める一方，同細胞の分化能が抑制されており，白血病発症における Dnmt3a への関与を示唆したが，*Dnmt3a* 欠失ではマウスの白血病発症を誘導するには十分ではなかった[10][11]．

2）*TET2* 変異

TET（ten–eleven–translocation）ファミリー（Tet1，Tet2，Tet3）は 5–methylcytosine（5–mC）のメチル基をヒドロキシル化することで hydroxymethylcytosine（5–hmC）に変換する酵素である．*TET2* 変異は AML の 8 ～ 27 ％，MDS の 20 ～ 25 ％，NPM の 4 ～ 23 ％において認められている．*TET2* 変異の多くはナンセンス変異またはフレームシフトによる C 末端欠落，または C 末端側の酵素活性ドメインのミスセンス変異よる機能欠失型変異である．*TET2* 変異では，5–mC から 5–hmC への変換が阻害され，メチル化が集積することになる．*TET2* 変異は *IDH1/IDH2*

変異（後述）とは相互に排他的であり，*TET2*変異と*IDH1/IDH2*変異が同様のエピジェネティックな影響をもたらしていることが示唆される．

3）*IDH1/IDH2*変異

IDH（isocitrate dehydrogenase）はTCA回路において，イソクエン酸からα-KG（α-ketoglutaric acid）の生産をもたらす酵素である．*IDH1/2*変異はAMLの15〜33％において認められている．*IDH1/2*変異は機能獲得型（gain-of-function）変異であり，細胞内の2HG（2-hydroxyglutarate）の産生を亢進する．なおこの2HGはTET2酵素の酵素活性を競合的に阻害することが知られており，*IDH1/2*変異が*TET2*変異と同様，AML発症に寄与していると考えられている．

4 分子標的治療のこれから

白血病は非常に多彩な遺伝子異常により引き起こされ，その分子病態の解明に向けて日々研究が推進されている．誌面の都合で取り上げられなかったが，本稿で紹介した遺伝子異常以外にも，*CEBPA*や*NPM1*，*KIT*，あるいはエピジェネティックな制御因子である*ASXL1*や*EZH2*など，いくつかの遺伝子異常が白血病などの造血器腫瘍において高頻度に認められることがわかってきている．分子病態の解明に基づく分子標的治療の試みが精力的に進められ，比較的良好な成績を収めている薬剤もある．今後は個々の症例の的確な分子診断システムの確立と，それに基づいた分子標的療法の効果について検討を進める必要がある．CMLに対するイマチニブのように，従来の化学療法を塗り替えるような新しい標準治療が確立されることを期待したい．

（中原史雄，黒川峰夫）

参考文献

1) O'Brien SG, et al : Imatinib compared with interferon and low-dose cytarabine for newly diagnosed chronic-phase chronic myeloid leukemia. N Engl J Med, 348 : 994-1004, 2003

2) Kralovics R, et al : A gain-of-function mutation of JAK2 in myeloproliferative disorders. N Engl J Med, 352 : 1779-1790, 2005

3) Dawson MA, et al : JAK2 phosphorylates histone H3Y41 and excludes HP1alpha from chromatin. Nature, 461 : 819-822, 2009

4) Ichikawa M, et al : AML-1 is required for megakaryocytic maturation and lymphocytic differentiation, but not for maintenance of hematopoietic stem cells in adult hematopoiesis. Nat Med, 10 : 299-304, 2004

5) Cheung N, et al : Protein arginine-methyltransferase-dependent oncogenesis. Nat Cell Biol, 9 : 1208-1215, 2007

6) Okada Y, et al : hDOT1L links histone methylation to leukemogenesis. Cell, 121 : 167-178, 2005

7) Yokoyama A & Cleary ML : Menin critically links MLL proteins with LEDGF on cancer-associated target genes. Cancer Cell, 14 : 36-46, 2008

8) Naoe T & Kiyoi H : Gene mutations of acute myeloid leukemia in the genome era. Int J Hematol, 97 : 165-174, 2013

9) Cancer Genome Atlas Research Network. : Genomic and epigenomic landscapes of adult de novo acute myeloid leukemia. N Engl J Med, 368 : 2059-2074, 2013

10) Tadokoro Y, et al : De novo DNA methyltransferase is essential for self-renewal, but not for differentiation, in hematopoietic stem cells. J Exp Med, 204 : 715-722, 2007

11) Challen GA, et al : Dnmt3a is essential for hematopoietic stem cell differentiation. Nat Genet, 44 : 23-31, 2011

Chapter 2

3 N-*MYC*

N-*MYC*は*Myc*ファミリー遺伝子群に属する転写因子をコードし，他のファミリー遺伝子であるc-*MYC*やL-*MYC*と同様にがん遺伝子として機能する．また，N-*MYC*はさまざまながん細胞において遺伝子増幅し，過剰発現することにより細胞の増殖，分化，幹細胞性，その他さまざまな表現型の制御を介してがんの発症とその悪性化を促す．本稿ではがんにおけるN-*MYC*の異常と発がんモデル動物について概説するとともに，N-*MYC*の造腫瘍能を阻害する治療薬の候補についても紹介する．

概念図

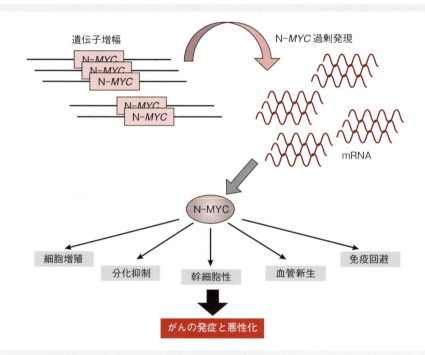

> **Memo**
> 《遺伝子名の由来》
> トリに骨髄腫瘍（myelocytomatosis）を発症するレトロウイルス由来のがん遺伝子としてv-*myc*（viral myelocytomatosis）が同定された．その後，原がん遺伝子としてc-*MYC*（cellularのc）が，神経芽腫（neuroblastoma）と肺がん（lung cancer）で増幅する遺伝子として，それぞれN-*MYC*とL-*MYC*が同定された．

1 N-*MYC*とがん

1）がんにおける異常

N-*MYC*は1983年にヒト神経芽腫においてc-*MYC*と相同性の高い遺伝子として同定された．N-*MYC*の遺伝子増幅が神経芽腫でのN-MYCの過剰発現の主因となっており，実際にさまざまながんにおいて遺伝子増幅が観察されている（表1）．交感神経節や副腎髄質から発生する小児がん

表1　ヒトがんにおけるN-MYCの異常とマウスモデル

がん	部位	Mycの遺伝子増幅および過剰発現	代表的なマウスモデルとN-Myc
神経芽腫	交感神経節, 副腎髄質	N-MYC増幅（20〜30%）	交感神経節および副腎髄質特異的にN-MYCを発現するトランスジェニックマウスは神経芽腫を発生する[1]
膠芽腫（小児）	前脳	N-MYC増幅 N-MYC過剰発現（ヒストンH3.3変異と関連）[2]	
髄芽腫	小脳	N-MYC増幅（4%）, c-MYC増幅（6%）	小脳特異的にN-MYCを発現するトランスジェニックマウスは髄芽腫を発生する[3]
網膜芽腫	網膜	N-MYC増幅（10%）	p130またはp107ノックアウトマウスを背景として，Rbを網膜特異的にノックアウトしたマウスはN-Mycの増幅および過剰発現をもつ網膜芽腫を発生する[4]
横紋筋肉腫	頭頸部, 泌尿生殖器, 四肢	N-MYC増幅（40〜60%）	
Wilms腫瘍	腎臓	N-MYC増幅（9%）, N-MYC過剰発現, c-MYC過剰発現	
急性骨髄性白血病	血液	N-MYC過剰発現（20〜40%）, c-MYC増幅	N-Mycを過剰発現した骨髄をマウスに移植することにより，急性骨髄性白血病を発生する[5]
小細胞肺がん	肺	N-MYC増幅（10%）, c-MYC増幅（20%）, L-MYC増幅（13%）	
乳がん	乳房	N-MYC過剰発現（25%）, c-MYC増幅（9〜48%）	
前立腺がん	前立腺	N-MYC増幅（14%）, c-MYC増幅（8%）, L-MYC増幅（35%）	前立腺特異的にN-Mycを発現し，PTENをノックアウトしたマウスはホルモン療法に抵抗性な神経内分泌がんを発症する[6]

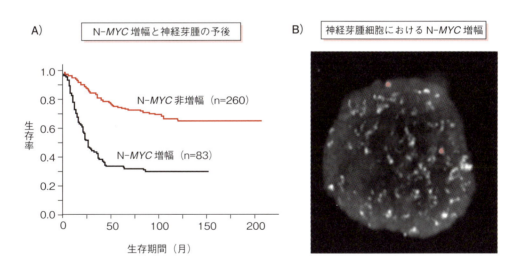

図1　N-MYC増幅と神経芽腫（カラーアトラス**1**参照）

A）神経芽腫343検体（日本人）における術後生存率をカプラン-マイヤー法により示す．N-MYC非増幅例（n=260）を赤で，増幅例（n=83）を黒で示した．B）神経芽腫におけるN-MYC増幅．FISH（fluorescence in situ hybridization）法によりN-MYC遺伝子領域2p24（白のドット）および2番染色体のαサテライトDNA領域（CEP2 SO）（赤）を検出した

である神経芽腫においては，N-MYCの遺伝子増幅が認められる神経芽腫の患者は長期生存率が約30%と非常に悪性である（図1）．その他，髄芽腫，Wilms腫瘍，横紋筋肉腫，網膜芽腫，肺が

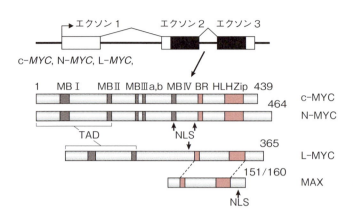

図2　MYCファミリー遺伝子群の構造と機能ドメイン

TAD (transactivation domain)：転写活性化ドメイン．MBⅠ (MYC homology box Ⅰ)：タンパク質安定性にかかわる重要なリン酸化部位 (T58, S62) を含むドメイン (図4B参照)．MBⅡ (MYC homology box Ⅱ)：転写活性化および転写抑制に必須であり，TRRAP (transformation/transcription associated protein) との結合に必要なドメイン．MBⅢ (MYC homology box Ⅲ)：c-MYCとN-MYCには保存されているがL-Mycには保存されていないドメイン．Rat-1A細胞のMYCによるトランスフォーメーションに必須．MBⅣ (MYC box Ⅳ)：核内移行シグナル (nuclear localization signal：NLS) を含むドメイン．BR (basic region)：DNA結合ドメイン．HLHZip：MAXとの結合ドメイン．MAXのほか，N-MYCの結合タンパク質として，NMI (N-MYC interactor)，TRRAP (transformation/transcription associated protein)，TIP49 (TBP interacting protein 49)，Yaf2などが報告されている

ん，および乳がんなどでN-MYCの遺伝子増幅および過剰発現が報告されている（表1）[7)8)]．またN-MYC増幅のない神経芽腫の1.7％において44番目のプロリンがロイシンに変化する体細胞突然変異 (P44L) が同定された[9)]．この変異は神経膠腫，髄芽腫，Willms腫瘍を含むさまざまな腫瘍で同定されているが，現時点ではN-MYCの機能にどのような影響があるのか不明である．小児の膠芽腫ではN-MYC遺伝子増幅と過剰発現がみられる．特にヒストンH3.3のG34R変異をもつ腫瘍ではN-MYCが転写活性化され，過剰発現するが，K27M変異など他のヒストンH3.3の変異をもつ腫瘍はN-MYCの過剰発現を伴わない[2)]．

2）動物モデル

発がんや悪性化にN-MYCの過剰発現はどのように影響するのだろうか．これまでの研究から，マウスにおいてN-MYCを過剰発現することで，がんが自然発生することが示されている．例えば，末梢交感神経および副腎髄質においてN-MYCを特異的に過剰発現するトランスジェニックマウスでは神経芽腫の自然発生が認められている[1)]．また，N-MYCを小脳特異的に過剰発現するトランスジェニックマウスは髄芽腫を発生する[3)]．これらの例から，N-MYCは組織特異的に過剰発現させることにより1遺伝子のみで腫瘍を形成する強力な発がん遺伝子であることがわかる．

2 N-MYCの機能

1）転写因子としてのN-MYC

N-MYCは他のファミリーメンバーであるc-MYCやL-MYCと同様に転写因子として働く．N-MYCは主要な読みとり枠 (open reading frame) を第2，第3エクソン上にコードしており，bHLHZip (basic helix-loop-helix leucine zipper) をもつ（図2）．そしてこのドメインを介して他のbHLHzip型の低分子タンパク質であるMAXと結合し，ヘテロ二量体を形成することで特異的にE-box (CACGTG) やその類似配列 (CA-NN-TG) に結合し，標的遺伝子群の転写を活性化する．MAXはN-MYCのほか，MXDおよびMNTなどのbHLHZip型転写因子と結合する．MAX/

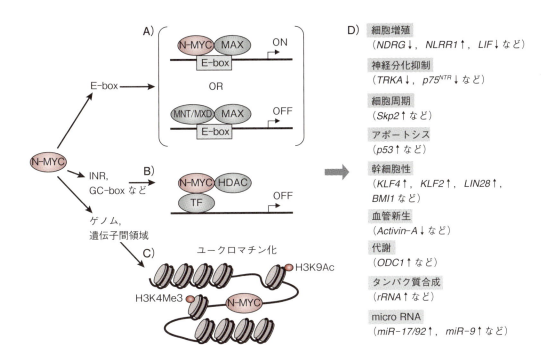

図3 N-MYCによる転写制御機構と標的遺伝子
N-MYCによる転写制御機構と標的遺伝子．N-MYC/MAX複合体はE-boxに結合し転写活性化する（**A**）だけでなく，Sp1やMiz1などの転写因子（transcription factor：TF）と結合しヒストン脱アセチル化酵素（histone deacetylase：HDAC）をリクルートすることで転写を抑制する（**B**）．その他，ヒストンH3 リジン9 のアセチル化（H3K9Ac）やヒストンリジン4のトリメチル化（H3K4Me3）を介して，ユークロマチン化を促進する（**C**）．N-MYCは細胞増殖や分化にかかわる標的遺伝子のほか，*KLF4*, *BMI1*など幹細胞性に関係するいくつかの標的遺伝子をもつ．これらの遺伝子発現制御との関連は明らかではないが，N-MYCは発生における神経幹細胞と造血幹細胞の正常機能に必須であることが示されている．また，N-MYCはマウスES細胞の自己増殖能および多分化能維持に必要であること，iPS細胞（induced pluripotent stem cell）の樹立の効率を飛躍的に上昇させることから，幹細胞性の制御に重要であると考えられている

MNTやMAX/MXD複合体はE-boxに結合し，MAX/MYCと競合することでN-MYCによる転写活性化を抑制する（図3A）．さらに，N-MYCはイニシエーター配列（INR）に結合するMIZ1やGC-boxに結合するSP1と結合し，ヒストン脱アセチル化酵素（HDAC）をリクルートすることで，ヒストンの脱アセチル化を促進し，転写を抑制する（図3B）．

2）標的遺伝子

N-MYCは標的遺伝子の転写活性化または抑制を介して，細胞周期，細胞増殖，代謝，細胞分化，アポトーシス，および血管新生などさまざまな細胞機能の制御を行う[10]．N-MYCの標的遺伝子として同定されている遺伝子とその機能の例を図3Dに記した．さらに，N-MYCはE-boxをもたない遺伝子領域や遺伝子間ゲノム領域にも結合することによって，ゲノムワイドにヒストン修飾を制御し，ユークロマチン化を促す（図3C）[11]．このユークロマチン化は間接的に多くの遺伝子の転写に影響を与えると考えられている．最近，N-MYCがヒストン修飾を制御するポリコーム複合体の構成因子であるEZH2と結合し，前立腺がんの細胞系譜を上皮細胞から神経内分泌細胞へ変化させることで，ホルモン療法に感受性のある腫瘍から抵抗性の腫瘍に転換することが示された[6]．また神経芽腫においてもEZH2とN-MYCが協調的に悪性化を促進することが報告されて

おり[12)13)]，EZH2阻害薬によるこれら難治性腫瘍の治療効果が期待される．

3 N-*MYC*の制御機構

1）N-*MYC*の転写制御

c-*MYC*は増殖細胞においてユビキタスな発現を示すが，N-*MYC*は主に胎生期の一時期において組織特異的に発現する[14)15)]．N-*MYC*の発現は胎生期の肺，心臓，神経組織，肝臓，腎臓，肢芽，皮膚（特に毛包），および消化器系の上皮などで発現が高く，発生が進むに従い減少する．N-*MYC*はこれら器官の細胞増殖に重要であり，実際にN-*Myc*のノックアウトマウスは胎齢11.5日でこれら器官の形成不全により死亡する．脳の縮小や心臓の異常が観察されるファインゴールド症候群においてN-*Myc*の機能を欠失する変異が検出されることから，ヒトにおいても同様にN-*MYC*は器官の形態形成に関与すると考えられる[16)]．

N-*MYC*の発現上昇と低下はどのような機構で制御されるのだろうか．図4Aにこれまでに報告されているN-*MYC*発現制御機構の概略をまとめた．N-*MYC*の基本転写を制御するコアプロモーターにはSPファミリー因子とE2Fファミリー因子が結合し，相乗的にN-*MYC*の転写を活性化する．交感神経系の発生においては，増殖した神経前駆細胞はNGF（nerve growth factor）に応答して神経細胞へ分化し，その後NGFが欠乏することによりプログラム細胞死が誘導され，N-*MYC*の発現レベルが低下する．神経芽腫においてもNGF欠乏は細胞死を誘導し[17)]，N-*MYC*の発現低下を促すが，外因性N-*MYC*の過剰発現によりこの細胞死は抑制されることから，N-*MYC*の発現低下はNGF欠乏に応答した神経細胞死に必須であることが示されている．また，13 *cis*-RAやATRAなどのレチノイン酸処理に応答して神経芽腫細胞ではN-*MYC*の発現低下が認められ，神経分化および細胞死が誘導される．実際に13 *cis*-RAの投与は予後不良の神経芽腫患者の長期生存率を有意に改善する．その他，発生過程においてさまざまなシグナルがN-*MYC*の発現に関与する（図4A）．

2）タンパク質発現制御

N-MYCタンパク質の安定性はそのアミノ末端のMYC Box Iに存在するS62およびT58のリン酸化により制御される（図2，4B）[18)]．Cyclin B-Cdk1複合体によりS62がリン酸化されたc-MYCおよびN-MYCはGSK3β，PIN1，PP2A，およびAXINからなる複合体と結合し，GSK3βがT58をリン酸化する．T58がリン酸化されたN-MYCはE3リガーゼであるSCF[FBW7]，HUWE1やTRUSSによりポリユビキチン化され，プロテアソーム系による分解を受ける．神経芽腫や髄芽腫においてはIGFRなどの受容体チロシンキナーゼを介してPI3K/AKTシグナル経路が活性化し，N-MYCが誘導される．これはAKTがGSK3βをリン酸化することで不活性化し，N-MYCのT58リン酸化が阻害され，N-MYCが安定化するためである．

3）遺伝子領域の転写産物による制御

N-*MYC*の遺伝子領域において，N-MYC発現を制御する転写産物が同定されている．N-*MYC*のアンチセンス転写産物である*MYCNOS*はヒト科においてタンパク質NCYMをコードし，GSK3βの抑制を介してN-MYCを安定化する（図4B）[19) 20)]．また，N-*MYC*上流に発現するlong non-coding RNAである*MYCNUT*（または*lncUSMycN*）[21)] は*MYCNOS*の転写活性化を介して，MYCNの発現を誘導する．*MYCNOS*および*MYCNUT*は神経芽腫においてMYCNとともに増幅することで，MYCNの発現上昇と神経芽腫の悪性化に寄与すると考えられる．

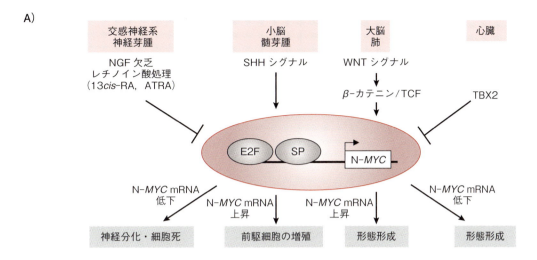

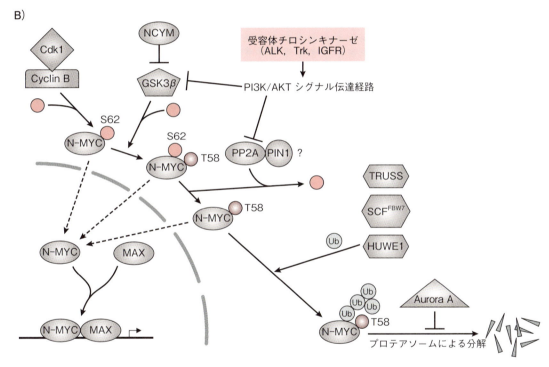

図4 N-*MYC* の制御機構

A) 転写制御．NGF欠乏やレチノイン酸処理はN-*MYC*発現を抑制する．SHH（Sonic hedgehog）シグナルは中枢神経系の神経前駆細胞や毛包においてN-*MYC*の転写を活性化し，前駆細胞の増殖を促す．大脳，肺の発生においてはWNTシグナルがβ-カテニン/TCFを介して，N-*MYC*の転写を活性化する．心臓形成においてはTbx2がN-*MYC*発現を負に制御している．**B)** タンパク質発現制御．N-MYCはCdk1-cyclin BおよびGSK3βのリン酸化を介してユビキチン-プロテアソーム系により分解される．c-MYCにおいてはPin1，PP2AがS62の脱リン酸化を促進するが，N-MYCの脱リン酸化におけるPIN1，PP2Aの機能は明らかではない．AURKA（Aurora A）は神経芽腫予後不良群で過剰発現するN-MYCの下流遺伝子であるが，N-MYCに特異的に結合して，ユビキチン-プロテアソーム系の分解を抑制する

表2　N–MYCの造腫瘍能を阻害する治療薬の候補

標的	総称	代表的な薬剤	薬剤の作用機序	臨床応用
*N–MYC*遺伝子	ポリアミド薬物複合体	MYCN–A3（CCC–002）	*N–MYC*遺伝子内のテンプレート鎖をアルキル化することによりRNA合成を阻害[22]	
N–*MYC*の転写	ブロモドメイン阻害薬	JQ1, OTX015, TEN–010	N–*MYC*プロモーターやエンハンサーにBRD4が結合するのを阻害し，N–*MYC*転写を抑制する	OTX015は造血器腫瘍における第I相試験で良好な結果
	FACT阻害薬	CBL0137	FACT複合体のクロマチン結合を阻害し，N–*MYC*転写を抑制する	造血器腫瘍の第I相試験中
N–MYCタンパク質の安定性	Aurora A阻害薬	alisertib（MLN8237）CD532	Aurora Aのコンフォメーションを変化させることでN–MYCとの結合を阻害する	alisertibは再発性または難治性神経芽腫においてイリノテカン，テモゾロミドとの併用が試され，第II相試験で良好な結果
	AKT阻害薬	perifosine	N–MYCの安定性を制御するPI3K–AKT経路を阻害	再発性または難治性神経芽腫における第I相試験で良好な結果
	PLK1阻害薬	volasertib（BI6727）	PLK1によるFBXW7のリン酸化を阻害し，FBXW7を安定化し，N–MYC発現を抑制	
N–MYCタンパク質の転写制御機構	MYC阻害薬	10058–F4 100574–G5	N–MYCとMAXの結合阻害	生体内で速やかに代謝されるため，現状，臨床応用が難しい
N–MYCの下流遺伝子	ODC1阻害薬	DFMO	ODC1を阻害することで，ポリアミン合成を阻害し，細胞増殖を抑制	再発性または難治性神経芽腫における第II相試験で良好な結果[23]

4 N–MYCを標的にした治療薬

　　N–MYC機能を阻害するためのさまざまな薬剤の候補が開発され，その一部は現在，臨床試験が行われている（表2）[24)~26)]．N–MYCの転写を抑制する薬剤としてはBRD4のN–MYCプロモーターおよびエンハンサーへの結合を阻害するJQ1やOTX015が，MYCNタンパク質を不安定化する薬剤としてはAurora Aの阻害薬やPLK1阻害薬などが候補となっている．その他，N–MYCの転写調節機能を標的にした薬剤，N–MYCの下流遺伝子を阻害する薬剤が開発されている．これら薬剤がN–MYCを過剰発現する腫瘍の標準治療に用いられる日も近いかもしれない．

（末永雄介，中川原章）

参考文献

1）Weiss WA, et al：Targeted expression of MYCN causes neuroblastoma in transgenic mice. EMBO J, 16：2985–2995, 1997

2）Bjerke L, et al：Histone H3.3. mutations drive pediatric glioblastoma through upregulation of MYCN. Cancer Discov, 3：512–519, 2013

3) Swartling FJ, et al：Pleiotropic role for MYCN in medulloblastoma. Genes Dev, 24：1059–1072, 2010

4) MacPherson D, et al：Murine bilateral retinoblastoma exhibiting rapid–onset, metastatic progression and N–myc gene amplification. EMBO J, 26：784–794, 2007

5) Kawagoe H, et al：Overexpression of N–Myc rapidly causes acute myeloid leukemia in mice. Cancer Res, 67：10677–10685, 2007

6) Dardenne E, et al：N–Myc Induces an EZH2–Mediated Transcriptional Program Driving Neuroendocrine Prostate Cancer. Cancer Cell, 30：563–577, 2016

7) Schwab M：MYCN in neuronal tumours. Cancer lett, 204：179–187, 2004

8) Albihn A, et al：MYC in oncogenesis and as a target for cancer therapies. Adv Cancer Res, 107：163–224, 2010

9) Pugh TJ, et al：The genetic landscape of high–risk neuroblastoma. Nat Genet, 45：279–284, 2013

10) Bell E, et al：MYCN oncoprotein targets and their therapeutic potential. Cancer Lett, 293：144–157, 2010

11) Cotterman R, et al：N–myc regulates a widespcread euchromatic program in the human genome partially independent of its role as a classical transcription factor. Cancer Res, 68：9654–9662, 2008

12) Corvetta D, et al：Physical interaction between MYCN oncogene and polycomb repressive complex 2 (PRC2) in neuroblastoma：functional and therapeutic implications. J Biol Chem, 288：8332–8341, 2013

13) Tsubota S, et al：PRC2–Mediated Transcriptomic Alterations at the Embryonic Stage Govern Tumorigenesis and Clinical Outcome in MYCN–Driven Neuroblastoma. Cancer Res, 77：5259–5271, 2017

14) Hurlin, JP：N–Myc functions in transcription and development. Birth Defects Res. C. Embryo Today, 75：340–352, 2005

15) Stieder V & Lutz W：Regulation of N–myc expression in development and disease. Cancer Lett, 180：107–119, 2002

16) van Bokhoven H, et al：MYCN haploinsufficiency is associated with reduced brain size and intestinal atresias in Feingold syndrome. Nat Genet, 37：465–467, 2005

17) Nakagawara A, et al：Association between high levels of expression of the TRK gene and favorable outcome in human neuroblastoma. N Engl J Med, 328：847–854, 1993

18) Gustafson, W. C. & Weiss, W. A.：Myc proteins as therapeutic targets. Oncogene, 29：1249–1259, 2010

19) Suenaga Y, et al：NCYM, a Cis–antisense gene of MYCN, encodes a de novo evolved protein that inhibits GSK3β resulting in the stabilization of MYCN in human neuroblastomas. PLoS Genet, 10：e1003996, 2014

20) 末永雄介，他：神経内分泌腫瘍と脳腫瘍における*MYC*ファミリー遺伝子–*p53*ファミリー遺伝子との攻防．実験医学，36：501–507，2018

21) Liu PY, et al：Effects of a novel long noncoding RNA, lncUSMycN, on N–Myc expression and neuroblastoma progression. J Natl Cancer Inst, 106：doi：10.1093/jnci/dju113, 2014

22) Yoda H, et al：Direct Targeting of MYCN Gene Amplification by Site–Specific DNA Alkylation in Neuroblastoma. Cancer Res, 79：830–840, 2019

23) Sholler GLS, et al：Maintenance DFMO Increases Survival in High Risk Neuroblastoma. Sci Rep, 8：14445, 2018

24) Rickman DS, et al：The Expanding World of N–MYC–Driven Tumors. Cancer Discov, 8：150–163, 2018

25) Fletcher JI, et al：Too many targets, not enough patients：rethinking neuroblastoma clinical trials. Nat Rev Cancer, 18：389–400, 2018

26) Ruiz–Pérez MV, et al：The MYCN Protein in Health and Disease. Genes（Basel），8：doi：10.3390/genes8040113, 2017

Chapter 2

4 Wntシグナル

ショウジョウバエの遺伝学に端を発したWnt研究は，腫瘍医学や発生生物学においても解析が進み，多様な研究領域に展開した．Wntは生物種を越えて保存されており，動物の発生に必須な分泌タンパク質である．Wntは細胞膜受容体に結合することにより，多彩な細胞内シグナル経路を活性化し，細胞の増殖や分化，運動，極性を制御する．したがって，Wntシグナル経路の構成タンパク質ならびに関連タンパク質の遺伝子異常や発現異常がヒトがんの発症や悪性化に関与することは当然であり，その分子機構の解明と異常分子を標的とした抗がん剤開発が進められている．

概念図

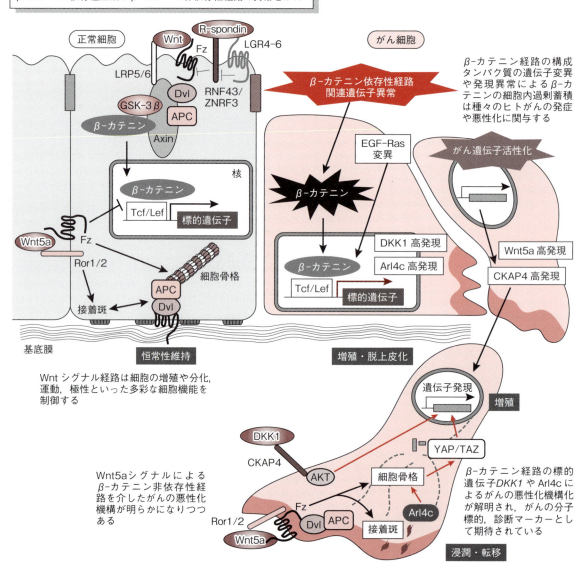

β-カテニン依存性経路とβ-カテニン非依存性経路の異常とがん

1 Wntシグナル伝達経路の概要

Wntは分子量約40,000の分泌性糖タンパク質で、ショウジョウバエから哺乳動物に至るまで生物種を越えて保存され、初期発生や形態形成、出生後の細胞の増殖・分化・運動などを制御する[1]。Wntシグナル伝達経路にはβ-カテニンを介して遺伝子発現を制御するβ-カテニン経路と、β-カテニン経路とは独立して主として細胞骨格系を制御するβ-カテニン非依存性経路が存在する[2]。種々のヒトがんで、β-カテニン経路の構成タンパク質の遺伝子変異に基づくβ-カテニンの細胞内過剰蓄積（β-カテニン経路の活性化）と発がんとの関係が明らかになっている[3]。一方、β-カテニン非依存性経路の異常活性化ががんの悪性化に関与することも明らかになりつつある[4]。

これまでにリガンドとしてのWntはヒトとマウスで19種類同定されている[1]。また、Wnt受容体には7回膜貫通型のFz（Frizzled）（Fz1〜10の10種類）に加えて、1回膜貫通型のLRP5（low density lipoprotein receptor–related protein 5）、LRP6、Ror2（receptor tyrosine kinase–like orphan receptor 2）、Ryk（related tyrosine kinase orphan receptor）が存在する[2]。少なくとも、β-カテニン経路の活性化には1種類のFzとLRP5またはLRP6が共役受容体として機能する。また、Wnt5aはFzとRor2と三者複合体を形成することにより、β-カテニン非依存性経路を活性化する[5]。さらに、Wntと受容体の組み合わせに加えて第三の因子の存在や受容体のエンドサイトーシスがWntシグナル経路の特異的活性化の決定に重要な働きをする[2,6,7]。第三の因子の例として、膜貫通型E3ユビキチンリガーゼであるRNF43（ring finger 43）/ZNRF3（zinc and ring finger 3）は、Fzをユビキチン化してリソソームで分解するが、分泌タンパク質R–spondinがLGR4（leucine–rich repeat containing G–protein coupled receptors 4）、LGR5、またはLGR6に結合すると、RNF43/ZNRF3の作用を抑制し、Fzを細胞膜上にとどめ、β-カテニン経路を増強する（図1）[8]。

1）β-カテニン経路

β-カテニンはカドヘリン結合タンパク質として同定され、細胞接着に重要な働きを果たすと同時に、Wntシグナルのメディエーターとして機能する。Wnt刺激のない状態では、細胞質内のβ-カテニンがAPC（adenomatous polyposis coli）、グリコーゲン合成酵素リン酸化酵素–3β（glycogen synthase kinase–3β：GSK–3β）とともにAxinに結合し、このAxin複合体中（β-カテニン分解複合体）でリン酸化とそれに伴うユビキチン化を受け、最終的にはプロテアソームにより分解されるために、β-カテニン量は低いレベルに保たれている[2]。Wnt刺激により、Axin複合体の機能が抑制されると、β-カテニンは安定化して核内に移行した後、転写因子であるTcf/Lef（T cell factor/lymphocyte enhancer factor）と結合し、cyclin D1やc–MYCなどの遺伝子の発現を促進する。

2）β-カテニン非依存性シグナル経路

β-カテニン非依存性シグナル経路には、平面内細胞極性（planar cell polarity：PCP）を制御するPCP経路とCa^{2+}の細胞内動員を促進するCa^{2+}経路の少なくとも2種類が存在する[2]。PCP経路は、一層の上皮からなるショウジョウバエの翅原基における翅毛の配向を決定するシグナルとして見出された。PCP経路はWnt受容体Fzと細胞内タンパク質Dvl（Dishevelled）を介して、Rhoファミリーの低分子量Gタンパク質（GTP結合タンパク質）を活性化し、さらにRho依存性リン酸化酵素（Rho kinase）やJunリン酸化酵素（Jun–N–terminal kinase：JNK）を活性化することにより、主として細胞の骨格や極性、運動、遺伝子発現を調節する。Ca^{2+}経路では、Wnt

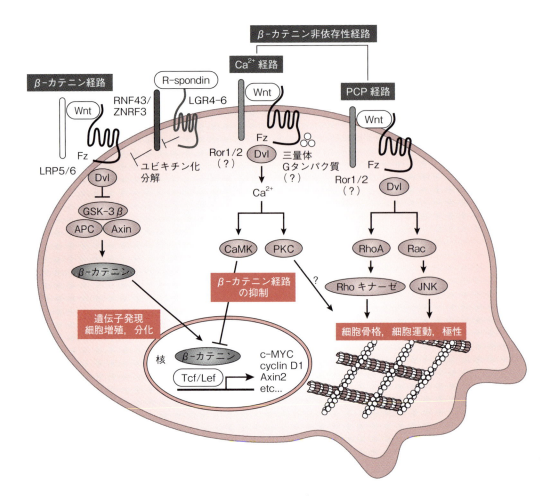

図1 Wntシグナル経路の多様性

Wntシグナルはβ-カテニン経路，PCP経路，Ca^{2+}経路の3つの経路を活性化する．β-カテニン経路は遺伝子発現を誘導し，細胞の増殖や分化を制御する．Ca^{2+}経路はβ-カテニン経路の抑制や細胞運動に関与する．PCP経路は細胞骨格や細胞運動，細胞極性を制御する．Ca^{2+}経路とPCP経路はあわせてβ-カテニン非依存性経路ともよばれるが，β-カテニン非依存性経路には他にもいくつかのシグナル伝達経路の存在が示唆されており，極めて多様性の高い経路であると考えられる．CaMK：Ca^{2+}/calmodulin-dependent protein kinase，Dvl：Dishevelled，Fz：Frizzled，GSK-3β：glycogen synthase kinase-3β，JNK：c-Jun N-terminal kinase，LGR4-6：leucine-rich repeat containing G-proteincoupled receptors4-6，LRP5/6：low density lipoprotein receptor-related protein 5/6，PKC：protein kinase C，Ror1/2：receptor tyrosine kinase-like orphan receptor 1/2，Tcf/Lef：T-cell factor/lymphoid enhancer factor，APC：adenomatous polyposis coli，RNF43/ZNRF3：ring finger 43/zinc and ring finger 3

が細胞内Ca^{2+}を動員し，カルモジュリン依存性タンパク質リン酸化酵素（Ca^{2+}/calmodulin-dependent protein kinase：CaMK）やタンパク質リン酸化酵素C（protein kinase C：PKC）を活性化する．本経路は細胞運動や遺伝子発現を制御するとともに，β-カテニン経路に拮抗すると考えられている[4]．このように，Wntは複数の細胞内シグナル伝達機構を活性化することにより，多彩な細胞応答を制御する．

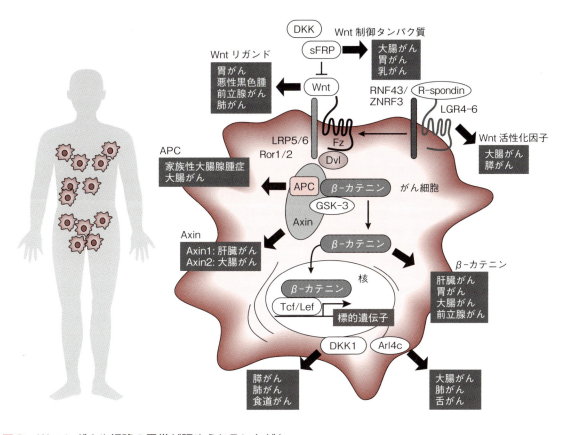

図2　Wntシグナル経路の異常が認められるヒトがん

Wntシグナル経路の構成分子の遺伝子異常やタンパク質の機能異常が報告されている主なヒトがんを示している．β-カテニン経路の関連タンパク質の変異や発現異常はβ-カテニンの細胞内過剰蓄積を引き起こし，がんの病態形成に関与する．一方，Wnt5aリガンドの高発現，Wnt/β-カテニン経路の標的遺伝子である低分子量Gタンパク質Arl4cおよび分泌タンパク質DKK1の高発現は，種々のがんの悪性化に寄与する．膵がん，大腸がんでは膜貫通型E3ユビキチンリガーゼRNF43/ZNRF3の遺伝子変異が生じ，β-カテニン経路が活性化している．Arl4c：ADP-ribosylation factor-like 4c，DKK1：Dickkopf1，sFRP：soluble Frizzled related protein

> **Memo**
>
> 《平面内細胞極性》
> 上皮組織において，細胞はシート状に配置しており頂部と基底部からなる頂底極性を保っている．この頂底極性に直交し，同一シート（平面）内で隣接する細胞によって示される極性を平面内細胞極性とよぶ．
> 《β-カテニン非依存性経路の多様性》
> PCP経路とCa^{2+}経路以外にも，β-カテニンを介さない経路が複数存在することが見出されており，β-カテニン非依存性経路は極めて多様性が高いと考えられる．

2　β-カテニン経路の異常とがん

　種々のヒトのがんにおいて，Wntシグナル経路を構成するリガンドや受容体，細胞内タンパク質，核内タンパク質の遺伝子変異や発現異常が認められている（図2）．Axin複合体を構成するタンパク質の遺伝子変異が大腸がんの多段階発がんモデルの初期に起こることから，これらの遺伝子

はgate keeper geneとよばれている．Axin複合体のタンパク質の遺伝子変異は高頻度で見出される．これらのがん細胞における共通の表現型はβ-カテニンの細胞質や核への異常蓄積であり，cyclin D1やc-MYCなどのがん関連遺伝子の過剰発現を介して異常細胞増殖を誘導すると考えられる．

1）β-カテニンの遺伝子変異

肝臓がんや大腸がん，胃がん，前立腺がんなどにおいて，β-カテニンの遺伝子異常はエクソン3に集中している[3]．この領域にはCK1α（casein kinase 1α）とGSK-3βによってリン酸化されるアミノ酸およびユビキチンリガーゼFbw1の認識配列が存在する．これらのアミノ酸の変異，またはエクソン3の完全あるいは部分欠損によりβ-カテニンはCK1αやGSK-3βによりリン酸化されなくなるか，あるいはユビキチン化を受けなくなり，変異β-カテニンは細胞質や核内に蓄積する．

2）APCの遺伝子変異

APCは家族性大腸腺腫症（familiar adenomatous polyposis coli：FAP）の原因遺伝子として同定された[3]．APCは約2,800アミノ酸からなるタンパク質であり，β-カテニンと直接結合してβ-カテニンの分解を促進する．FAPに加えて，APC遺伝子異常は大腸がんでも約80％の症例で見出されている．FAPや大腸がんにおけるAPC遺伝子異常の大部分は終止コドンをつくるために，APCタンパク質のC端側半分が欠損する．この変異APCはβ-カテニンとの結合能は保たれているが，Axinとは結合できない．したがって，β-カテニンが効率よくリン酸化されないために，β-カテニンの分解能が低下し蓄積する．

3）Axinの遺伝子変異

ヒトではAxin1とAxin2（ラットAxil，マウスconductin）の2つのAxin遺伝子が存在し，肝臓がんでAxin1の，大腸がんでAxin2の遺伝子異常が報告されている．Axinの異常はAPCやβ-カテニン，GSK-3βとの複合体が形成できないために，β-カテニンのリン酸化やユビキチン化が抑制され，その結果β-カテニンが蓄積すると考えられる．

4）Wntリガンドや受容体レベルの異常

上述したように，これまでは細胞質内のAxin複合体の異常と発がんの関係が注目されてきたが，近年細胞外のWnt関連タンパク質の異常とがんの関連も報告されている．膵がん細胞株において，Wnt7bが高発現しており，Wnt7bのノックアウトにより細胞増殖が阻害される[9]．また，抗Fz5抗体および抗Fz7抗体がβ-カテニン経路を抑制すると，膵がん細胞株のin vivoでの腫瘍形成を抑制する[9][10]．さらに，膵がん，非小細胞肺がん，乳がんに対して抗Fz7抗体であるOMP18R5の臨床試験が行われている[11]．すなわち，細胞表面上の分子が標的となる可能性が考えられている．

5）Wntシグナル制御因子の異常

sFRP（Secreted frizzled-related protein）とDKK（Dickkopf）は，ともに細胞外分泌型のWnt阻害因子である．sFRPはWntに結合することによって，DKKは受容体LRP5およびLRP6の細胞外領域に結合することによって，ともにWntと受容体との相互作用に拮抗する．これまでにいくつかのヒトがんにおいて，sFRPやDKK遺伝子のプロモーター近傍のCpGアイランド領域が高度にメチル化されることで，その遺伝子発現が抑制されることが報告されている[12]．すなわち，Wntシグナルを負に制御する遺伝子のエピジェネティックな異常が，Wntシグナル経路の活性化

とそれに伴う発がんに関与すると考えられる.

一方，RNF43/ZNRF3はFzの分解を誘導することにより，β-カテニン経路を抑制する．膵がん，大腸がんでは*RNF43*の遺伝子変異が生じ，β-カテニン経路が活性化している[13]．Porcupineは Wnt タンパク質に脂質を付加し，Wnt の分泌に重要な役割を果たすアシル基転移酵素であるが，*RNF43* に変異を有する膵がんおよび大腸がんは Porcupine 阻害薬に感受性を示す[9)13)14]．

3 β-カテニン非依存性経路の異常とがん

1）がんを抑制するWnt5aの作用

β-カテニン非依存性経路を活性化する代表である Wnt5a は β-カテニン経路を抑制する作用があることから，抗腫瘍作用を有すると考えられていた[4]．例えば，甲状腺がんや大腸がんの細胞株で，Wnt5a は細胞増殖や細胞運動，浸潤能を抑制する．この結果に一致して，固有筋層以深に深達するがリンパ節転移を伴わない Dukes B 型大腸がんでは，Wnt5a が高発現する．Wnt5a のヘテロノックアウトマウスを長期間飼育すると24カ月以内に約20％のマウスでBリンパ腫または慢性骨髄性白血病が発症する．ヒト白血病でも *WNT5A* 遺伝子発現が抑制される症例が認められる．

2）がんを悪性化するWnt5aの作用

これに対して，膵がんや悪性黒色腫では Wnt5a は細胞運動や浸潤能を促進し，腫瘍の進展に関与する[4]．非小細胞肺がんでは Wnt5a の過剰発現と腫瘍増殖および間質における血管新生との間に正の相関が認められる．さらに，胃がんにおいても Wnt5a は約30％の症例で過剰発現しており，悪性度の高い diffuse-scattered type（スキルス型）で Wnt5a 陽性症例が有意に多い[4]．さらに，Wnt5a 陽性例の術後5年生存率は陰性例に比べ有意に低い．また，Wnt5a が高発現している前立腺がん症例では病理組織学的グリソンスコアが高く，術後の再発率も高い[15]．したがって，Wnt5a ががん細胞の運動・浸潤能を促進すると考えられ，Wnt5a はある種のがんにおいて診断マーカーや予後の判定指標になる可能性がある．

──◖Memo◗────────────────────────

《がんにおけるWnt5aの高発現》
がん細胞におけるWnt5aの高発現の分子機構は明らかにされていないが，前立腺がんのWnt5a高発現症例でCpGアイランド脱メチル化が報告されている．一方，マクロファージにおいて，リポポリサッカライドがWnt5a発現を誘導しサイトカインの分泌を増強することが示され，Wnt5aは炎症反応を介してがんの悪性化にかかわる可能性も考えられる．

────────────────────────────────

4 Wnt5aによるがん細胞の運動・浸潤能促進の分子機構

1）Wnt5aによる細胞運動能の制御

細胞が運動を始める際にまず起こるのは，アクチン重合による細胞の前方への伸展であり，細胞の前方に新しいフォーカルコンプレックスが形成される．引き続き，すぐ後方の細胞接着斑が消失する．さらに細胞後方ではストレスファイバーの収縮が起こり，細胞が全体として前方に進行していく．この一連の経過には低分子量Gタンパク質（Rac，Rho，Cdc42）やFAK（focal adhesion kinase）が重要な役割を果たす．Wnt5a は PKC を介して，Rac と FAK を活性化するとともに，細胞接着斑のダイナミクスを促進する．また，細胞が運動するときに形成される先導端

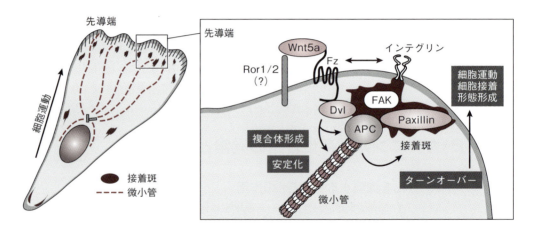

図3　Wnt5aによるDvl/APC複合体を介した接着斑のターンオーバー制御
Wnt5aとFz受容体は先導端に集積しβ-カテニン非依存性経路を活性化する．Fzに結合したDvlが接着斑の近傍で微小管伸長端集積因子であるAPCと複合体を形成することで先導端での微小管の安定化と接着斑のターンオーバーを制御する．Wnt5aによるDvl/APC複合体を介した接着斑のターンオーバー制御は細胞基質間接着や細胞運動，形態形成に関与する

にWnt5aとFz2が集積して，Fz2に結合したDvlが微小管伸長端集積因子であるAPCと複合体を形成する．さらに，DvlとAPCが，FAKとパキシリンに結合して，活性化する結果，細胞辺縁での微小管の安定化と接着斑のターンオーバーを制御する可能性も見出されている（図3）[16]．

2）Wnt5aによるがん細胞の浸潤・転移能の促進

マトリックスメタロプロテアーゼ（Matrix metalloprotease：MMP）は細胞外基質を分解する酵素であるが，がん細胞の多くがMMPを高発現しており，その作用ががんの悪性度に関与していると考えられている．Wnt5aが高発現している骨肉腫細胞株と前立腺がん細胞株では，それぞれMMP13とMMP1が発現しており，がん細胞の浸潤能に関与する[5)15)]．また腎がん細胞株では，Ror2の発現がMMP2の発現に必要とされている．

MMP以外で，Wnt5aが発現促進し，胃がんの悪性化と関連する遺伝子としてラミニンγ2が同定された[17]．ラミニンγ2は基底膜タンパク質ラミニン5のサブユニットの1つであり，通常ラミニン5はα3，β3，γ2の3つのサブユニットから構成されている．ラミニンγ2単独が大腸がんの浸潤先進部で高度に発現し，がんの浸潤・転移にもかかわる可能性が報告されている．胃がん細胞において，Wnt5aが過剰発現すると，JNKが活性化され，JunDをラミニンγ2のプロモーターにリクルートすることによりラミニンγ2 mRNAの発現が誘導される．その結果，胃がん細胞の浸潤・転移能が促進される（図4）．したがって，Wnt5aはRacやFAKの活性化を介して接着斑のターンオーバーを促進するとともに，細胞浸潤に関与する遺伝子の発現を介して，がんの転移に関与すると考えられる．

3）Wnt5aによる炎症病態の増悪

Wntシグナル，特にWnt5aシグナルと炎症反応との関連が示唆されている．マウスの大腸において，実験的に誘導した炎症や組織障害により線維芽細胞に発現したWnt5aが受容体Ror2を介して樹状細胞に作用し，樹状細胞におけるIL-12の分泌が亢進する．樹状細胞から分泌されたIL-12

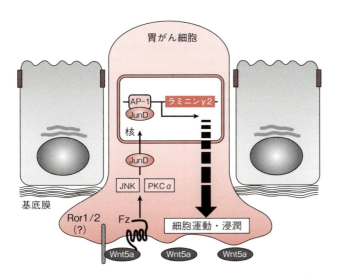

図4 Wnt5aによるラミニンγ2の発現を介した胃がん細胞の運動・浸潤制御

胃がん細胞においてWnt5aはJNKとPKCαを活性化し，JunDをAP-1結合配列にリクルートすることにより，ラミニンγ2の発現を促進し，細胞運動や浸潤・転移を制御する．ラミニンγ2は基底膜タンパク質ラミニン5のサブユニットの1つであり，上皮のみに発現しており上皮の基底層への接着や細胞の運動に関与する．Wnt5aはさまざまな腫瘍の先進部で発現する．PKCα：protein kinase Cα，AP-1：the activator protein 1

は，未分化T細胞（naïve T細胞）からIFN-γ産生CD4陽性T細胞（Th1細胞）への分化を促進することから，結果としてTh1細胞由来のIFN-γの分泌量が増強する．Wnt5aシグナルによって，樹状細胞とT細胞の間のIL-12とIFN-γを介したポジティブフィードループが促進され，腸管炎症の増悪化につながる[18]．潰瘍性大腸炎やクローン病において，潰瘍部位直下の線維芽細胞にWnt5aが発現していることからも，Wnt5aシグナルががんの浸潤・転移，増殖に加えて，炎症病態においても治療標的になる可能性がある．さらに，炎症性腸疾患からの発がんにWnt5aシグナルが関与すると考えられる．

> **Memo**
>
> 《フォーカルコンプレックスと細胞接着斑》
> 細胞が運動するときに，基質との間に最初に形成される接着点はフォーカルコンプレックスであり，フィロポディアやラメリポディアの先端部に小さな点状に存在する．フォーカルコンプレックスが成熟すると細胞接着斑になる．細胞接着斑は細胞外で基質タンパクと結合したインテグリンが膜を貫通し，細胞内側ではストレスファイバーに連結しており，タリンやパキシリン，FAKなどの制御タンパク質が集積している．

5 Wntシグナル関連タンパク質の発現異常と新規のがんシグナル

　Axin複合体の構成タンパク質の遺伝子異常とがんの関係が明らかになったために，β-カテニン経路を直接阻害する抗がん剤開発が精力的に行われたが，効果のある薬剤開発には至っていない．そこで，Wntシグナル経路に関連する創薬標的となりうる新規の経路の探索が進められている．

1）DKK1によるがん細胞の増殖能促進の分子機構

　DKK1は，前述したとおりWntシグナルを阻害する細胞外分泌タンパク質で，動物の発生に必須である．出生後の各組織における発現はきわめて低いが，がん組織で発現が認められる[19]．その作用機構から，DKK1はがん抑制機能を有すると考えられていたが，DKK1が肺がんや食道がんで高発現することや，抗DKK1抗体が肺がん細胞株の増殖を抑制することから，DKK1がWntシ

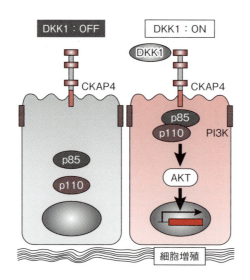

図5 DKK1-CKAP4によるAKT活性化を介したがん細胞の増殖促進機構

分泌タンパク質DKK1は細胞膜受容体CKAP4に結合すると，PI3K-AKTを活性化することにより，細胞増殖を促進する．DKK1とCKAP4は，膵がん，肺腺がん，肺扁平上皮がん，食道扁平上皮がんで高発現し，両タンパク質の発現はがんの悪性化と相関する．CKAP4：cytoskeleton-associated protein 4，PI3K：phosphoinositide 3-kinase

グナルの阻害とは関係なく，細胞の増殖を促進する可能性があることも示唆されていた．DKK1結合タンパク質探索の結果，細胞膜1回膜貫通II型膜タンパク質のCKAP4（cytoskeleton-associated protein 4）がDKK1の新規受容体であることが判明した．DKK1-CKAP4シグナル軸は，ホスファチジルイノシトール3リン酸キナーゼ（PI3K）とAKTを活性化することにより，細胞増殖を促進する（図5）[20]．DKK1およびCKAP4の両タンパク質は膵がん，肺腺がん，肺扁平上皮がん，並びに食道扁平上皮がんにおいて約40～60％の症例でがん組織特異的に発現しており，両タンパク質が発現している症例は，両タンパク質が発現していない症例およびいずれかのみが発現している症例に比べて有意に予後不良である[20,21]．さらに，抗CKAP4抗体が，膵がん，肺がん，食道がん細胞株の*in vivo*での腫瘍形成を抑制することから，CKAP4はある種のがんにおいて，新規の診断マーカーや治療標的になる．

2）Arl4cによるがん細胞の増殖能促進の分子機構

正常上皮細胞の管腔形態形成は，がん細胞が運動能と増殖能を獲得して間質内に侵入していく過程と類似している．Wnt/β-カテニン経路とEGF/Rasシグナルが同時協調的に活性化すると，標的遺伝子として低分子量Gタンパク質をコードする*ARL4C*〔ARF（ADP-ribosylation factor）-like 4c〕が発現し，Arl4cが上皮細胞集団の形態変化と活発な増殖を介して管腔形態形成を誘導する[22]．Arl4cは，別種の低分子量Gタンパク質であるArf6，Rac，Rhoの活性を制御し，その結果YAP/YAZが核内移行することで，細胞増殖を促進する．また，Arl4cは大腸がん，肺腺がん，肺扁平上皮がん，舌扁平上皮がんの約50～80％の症例で腫瘍部特異的に発現していた[23,24]．Arl4cは上皮管腔形態形成過程と同様に，大腸がん，肺がん細胞株において，Wnt/β-カテニンシグナル，またはEGF-Ras-MAPKシグナルに依存して高発現しており，細胞の運動能，浸潤能および増殖能を促進する（図6）．大腸がん細胞株の*in vivo*での腫瘍形成は，腫瘍組織への*ARL4C*に対するsiRNAの投与（*in vivo* siRNA）で抑制される．

siRNAやアンチセンス核酸（ASO）に代表される核酸医薬品は，これまで"Undruggable"とされてきた分子を含め，選択的にあらゆるタンパク質の発現抑制が可能であることから，抗体医薬品に続く次世代医薬品として注目を集めている．これまで核酸医薬品は体内における易分解性の問題から局所投与しかできなかったが，修飾核酸技術の進歩によって血中安定性や標的核酸と

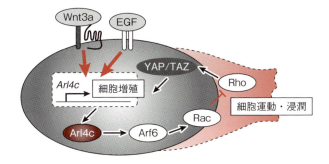

図6　Arl4cによるがん細胞の運動，増殖能促進機構

Wnt/β-カテニン経路とEGF/Rasシグナルが同時協調的に活性化すると，標的遺伝子として低分子量Gタンパク質Arl4cが発現する．Arl4cは大腸がん，肺がん，舌がんで高発現し，これらのがんの悪性化を促進する

の親和性や細胞内への取り込みが改善し，適用範囲が大きく広がりつつある．実際，Arl4cを標的とした架橋型人工ASOが，全身投与によってArl4cを高発現するがん，特にASOの集積性が高い肝がんの腫瘍形成を抑制する可能性が示唆されている．

（木村公一，松本真司，菊池章）

参考文献

1) Logan CY & Nusse R : The Wnt signaling pathway in development and disease. Annu Rev Cell Dev Biol, 20 : 781-810, 2004
2) Kikuchi A, et al : Selective activation mechanisms of Wnt signaling pathways. Trends Cell Biol, 19 : 119-129, 2009
3) Polakis P : The many ways of Wnt in cancer. Curr Opin Genet Dev, 17 : 45-51, 2007
4) Kikuchi A & Yamamoto H : Tumor formation due to abnormalities in the beta-catenin-independent pathway of Wnt signaling. Cancer Sci, 99 : 202-208, 2008
5) Nishita M, et al : Cell/tissue-tropic functions of Wnt5a signaling in normal and cancer cells. Trends Cell Biol, 20 : 346-354, 2010
6) Yamamoto H, et al : Wnt3a and Dkk1 regulate distinct internalization pathways of LRP6 to tune the activation of beta-catenin signaling. Dev Cell, 15 : 37-48, 2008
7) Sato A, et al : Wnt5a regulates distinct signalling pathways by binding to Frizzled2. EMBO J, 29 : 41-54, 2010
8) Koo BK, et al : Tumour suppressor RNF43 is a stem-cell E3 ligase that induces endocytosis of Wnt receptors. Nature, 488 : 665-669, 2012
9) Steinhart Z, et al : Corrigendum : Genome-wide CRISPR screens reveal a Wnt-FZD5 signaling circuit as a druggable vulnerability of RNF43-mutant pancreatic tumors. Nat Med, 23 : 1384, 2017
10) Gurney A, et al : Wnt pathway inhibition via the targeting of Frizzled receptors results in decreased growth and tumorigenicity of human tumors. Proc Natl Acad Sci U S A, 109 : 11717-11722, 2012
11) Zhan T, et al : Wnt signaling in cancer. Oncogene, 36 : 1461-1473, 2017
12) Ying Y & Tao Q : Epigenetic disruption of the WNT/beta-catenin signaling pathway in human cancers. Epigenetics, 4 : 307-312, 2009
13) Jiang X, et al : Inactivating mutations of RNF43 confer Wnt dependency in pancreatic ductal adenocarcinoma. Proc Natl Acad Sci U S A, 110 : 12649-12654, 2013
14) Koo BK, et al : Porcupine inhibitor suppresses paracrine Wnt-driven growth of Rnf43 ; Znrf3-mutant neoplasia. Proc Natl Acad Sci U S A, 112 : 7548-7550, 2015
15) Yamamoto H, et al : Wnt5a signaling is involved in the aggressiveness of prostate cancer and expression of metalloproteinase. Oncogene, 29 : 2036-2046, 2010
16) Matsumoto S, et al : Binding of APC and dishevelled mediates Wnt5a-regulated focal adhesion dynamics in migrating cells. EMBO J, 29 : 1192-1204, 2010
17) Yamamoto H, et al : Laminin gamma2 mediates Wnt5a-induced invasion of gastric cancer cells. Gastroenterology, 137 : 242-52, 252. e1, 2009
18) Sato A, et al : The Wnt5a-Ror2 axis promotes the signaling circuit between interleukin-12 and inter-

feron-γ in colitis. Sci Rep, 5：10536, 2015

19) Niehrs C：Function and biological roles of the Dickkopf family of Wnt modulators. Oncogene, 25：7469-7481, 2006

20) Kimura H, et al：CKAP4 is a Dickkopf1 receptor and is involved in tumor progression. J Clin Invest, 126：2689-2705, 2016

21) Shinno N, et al：Activation of the Dickkopf1-CKAP4 pathway is associated with poor prognosis of esophageal cancer and anti-CKAP4 antibody may be a new therapeutic drug. Oncogene, 37：3471-3484, 2018

22) Matsumoto S, et al：A combination of Wnt and growth factor signaling induces Arl4c expression to form epithelial tubular structures. EMBO J, 33：702-718, 2014

23) Fujii S, et al：Arl4c expression in colorectal and lung cancers promotes tumorigenesis and may represent a novel therapeutic target. Oncogene, 34：4834-4844, 2015

24) Fujii S, et al：Epigenetic upregulation of ARL4C, due to DNA hypomethylation in the 3'-untranslated region, promotes tumorigenesis of lung squamous cell carcinoma. Oncotarget, 7：81571-81587, 2016

Chapter 2

5 細胞周期，細胞接着にかかわるがん抑制遺伝子

がん抑制遺伝子は，がん化に対して劣性に働く，つまり，正常ではがん化を抑制する機能をもつタンパク質をコードする遺伝子群である．がん細胞ではがん抑制遺伝子の2つの対立遺伝子がともに不活化し，その機能が失われる．がん抑制遺伝子の異常はさまざまな臓器の多段階発がんの各ステップに対応し，また，変異を胚細胞系列に有する場合には家族性腫瘍を生じる．

がん抑制遺伝子産物は，細胞の無制限な増殖を抑制し，また，ゲノムの恒常性を維持するなど多彩な機能をもつ．このなかで，RB, p21^{CDKN2A}, p16^{INK4A} は細胞周期の進行を負に制御する核内タンパク質であり，一方，E-カドヘリン，CADM1 は細胞膜上の接着分子として，上皮細胞間の接着の形成と維持にかかわるタンパク質である．

概念図

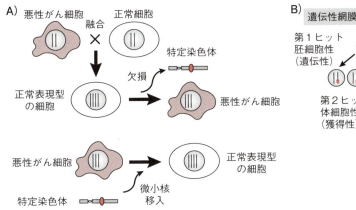

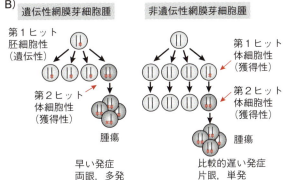

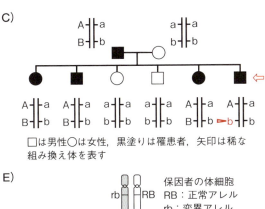

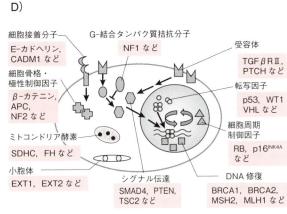

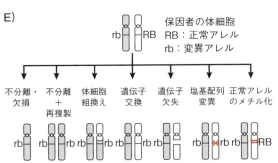

1 がん抑制遺伝子とは

　悪性がん細胞と正常細胞を融合すると，融合細胞は悪性形質を失う．1969年に行われたこの実験はがん形質が劣性であり，正常細胞にはがんを抑える遺伝子が存在することを示唆する．さらに，融合細胞の培養を続けると，再び悪性形質を示す細胞が出現するが，この細胞では特定の染色体が欠損する．一方，1977年に開発された微小核融合法により単一の特定染色体をがん細胞へ導入すると，悪性形質が抑えられる．これらの特定染色体上にがん抑制遺伝子が存在すると考えれば，以上の実験事実はうまく説明できる（概念図A）．

1）2ヒット説

　がん形質が劣性であり，がん抑制遺伝子が存在するということは，遺伝学的に考えると，2つの対立遺伝子（アレル）がともに不活化した場合にがん形質が現れることを意味する．このことは，小児の眼の腫瘍である網膜芽細胞腫の発生に，2つのヒットが必要であるという説に符合した．網膜芽細胞腫には，家族歴を有し，出生早期に両眼に腫瘍が多発する遺伝性タイプと，家族歴がなく，発症時期が遅れ，片側の眼に単発の腫瘍をつくる非遺伝性タイプがみられる．1971年にA. G. Knudsonは両者の発症時期と頻度の統計学的解析から，遺伝性では1ヒット，非遺伝性では2ヒットの変異が腫瘍発生に必要であるという説（2ヒット説）を提唱した．その後，網膜芽細胞腫では13番染色体長腕14（13q14）領域に高い頻度で欠損がみられることが報告されたことから，この染色体領域にがん抑制遺伝子が存在すると考えられた．すなわち，遺伝性症例では，1つ目のアレルの不活化がすでに胚細胞で生じており，変異があと1つ加われば腫瘍が生じるのに対し，非遺伝性症例では，受精後，同一網膜細胞の2つのアレルがともに不活化することが必要であると考えれば，両者の臨床的差異がうまく説明できる（概念図B）．そこで，遺伝性網膜芽細胞腫の家系における13q14領域のDNAマーカーを用いた連鎖解析が行われ，遺伝子の存在する領域が狭められた（概念図C）．こうして1986年に，ヒトで最初のがん抑制遺伝子*RB1*が単離され，遺伝性症例の正常細胞で1ヒット，腫瘍で2ヒットの不活化が生じていることが確認された（概念図B）[1]．

> **Memo**
>
> 《連鎖解析》
> 　2つの遺伝子や多型マーカー，例えば疾患の原因となる未知遺伝子と，染色体上の近傍に位置する既知の多型マーカーとが，高頻度にともに子孫に伝わる現象を連鎖という．遺伝子とマーカーとの距離に応じて一定の頻度で組換えが起こることに基づいて，遺伝子・マーカー間の遺伝学的距離を計測できる．未知の遺伝子と既知のマーカーとの連鎖関係を調べることにより，未知遺伝子との遺伝的距離を調べてその遺伝子座位を限定化し，この領域の構造解析により，未知遺伝子の単離がなされてきた．

2）次々と同定されたがん抑制遺伝子

　1990年代に入ると，染色体の構造解析がヒトゲノム解読プロジェクトの一環として大規模に進展した．そして，ゲノム上の多型マーカーを用いることにより，遺伝性腫瘍家系の詳細な連鎖解析が可能となり，家族性腫瘍の原因遺伝子の同定が相次いだ．この大部分はがん抑制遺伝子である．一方，染色体断片の導入により，がん細胞の悪性化機能を相補する実験系を用いたがん抑制遺伝子の同定例は限られるが，転移抑制遺伝子*nm23*や*KAI-1*，また，酵母人工染色体移入法により同定された*CADM1*などが代表例である．主ながん抑制遺伝子を表1にまとめた[2]．

124　がん生物学イラストレイテッド　第2版

表1　がん抑制遺伝子とその機能

原因遺伝子	染色体局在	遺伝性腫瘍	非遺伝性腫瘍	遺伝子産物の局在	遺伝子産物の機能
RB1	13q14	網膜芽細胞腫	骨肉腫，肺がんなど多数	核	細胞周期制御，転写制御
TP53	17p13	Li-Fraumeni 症候群	大部分の腫瘍	核	細胞死制御，細胞周期制御
WT1	11p13	ウイルムス腫瘍	腎芽腫	核	転写制御
NF1	17q11	神経線維腫症 I	神経芽腫，悪性黒色腫など	細胞質	シグナル伝達
APC	5q21	家族性大腸ポリポーシス	大腸がん，胃がん，膵がん	細胞質	シグナル伝達，細胞骨格
NF2	22q12	神経線維腫症 II	髄膜腫，神経芽腫	細胞質	シグナル伝達，細胞骨格
VHL	3p25	von Hippel–Lindau 病	腎がん，血管芽細胞腫など	核	ユビキチン・リガーゼ
MSH2	2p21–p16	Lynch症候群	大腸がん，子宮体がん	核	DNA ミスマッチ修復
MLH1	3p21	Lynch症候群	大腸がん，子宮体がん	核	DNA ミスマッチ修復
TSC2	16p13	神経膠腫，腎血管筋脂肪腫	腎がん	細胞質	細胞接着
p16^{INK4A}	9p21	家族性悪性黒色腫	悪性黒色腫，膵がん	核	細胞周期制御
BRCA1	17q21	家族性乳がん，卵巣がん	卵巣がん	核	DNA 修復
BRCA2	13q13.1	家族性乳がん，膵がん	膵がん	核	DNA 修復
PTC	9q22	基底細胞がん	基底細胞がん，食道がん	細胞膜	シグナル伝達
SMAD4/DPC4	18q21	若年性ポリポーシス	大腸がん，膵がん	細胞質	シグナル伝達
PTEN	10q23	コーデン病（乳がん，甲状腺がん）	神経膠腫，前立腺がんなど	細胞質	シグナル伝達（脱リン酸化）
MEN1	11q13	内分泌腺腫症 I		細胞質	シグナル伝達
CDH1/ E-cadherin	16q22	家族性胃がん	スキルス胃がん，小葉内乳がん	細胞膜	細胞接着
STK11	19p13.3	Peutz–Jeghers 症候群（過誤腫）	大腸がん，胃がん	細胞質	シグナル伝達
CD82/KAI-1	11p11	―	前立腺がん（転移抑制遺伝子）	細胞膜	細胞接着
CADM1	11q23	―	肺がん，乳がん，膵がんなど	細胞膜	細胞接着

これらのがん抑制遺伝子の大部分は，ほぼすべての組織で発現し，さまざまな臓器がんでその異常が見出されるもので，組織特異的に発現する遺伝子は*WT1* など一部に限られる．しかし，これら遺伝子異常の生じる順序や組み合わせには，ある程度，各臓器がんの特徴が認められる．例えば大腸がんでは，*APC*，*TP53* などのがん抑制遺伝子や，*RAS* などのがん遺伝子の異常が順次蓄積して，腺腫から腺がんへと多段階に進展する．一方，小細胞肺がんでは，*RB1*，*TP53*，それに3番染色体短腕上の*RASSF1A* など遺伝子の不活化が，ほぼ100％に認められる（概念図D）．

2　がん抑制遺伝子の変異の分子機構

ヒトのがんでみられるがん抑制遺伝子の異常は，遺伝子産物の機能を喪失させる変異である．そして，2つのアレルがともに不活化することが機能喪失に必要で，この場合に細胞がん化を一段階進める．不活化変異の分子機構としては，発生の段階で生じる網膜芽細胞腫のような場合には，染色体不分離や体細胞組換え，遺伝子交換などの頻度が高い．これに対して，成人の腫瘍では染色体欠損や，遺伝子の全体，あるいは部分欠失のような大規模なゲノム異常や，ナンセンス変異，フレームシフト変異，スプライシング変異，機能喪失性ミスセンス変異などの微細な塩基配列変異が高頻度に認められる．また，遺伝子上流の発現制御領域にあるCpGアイランドのメチル化による遺伝子発現抑制も，がん抑制遺伝子を不活化する主要な分子機構の1つである（概念図E，表2）[3]．これらに加えて，がん抑制遺伝子のmRNAの発現を選択的に抑制するmicroRNAの過剰発現も一部のがんで見出されている．

5　細胞周期，細胞接着にかかわるがん抑制遺伝子

表2　がん遺伝子，がん抑制遺伝子の遺伝学的特徴

	がん遺伝子	がん抑制遺伝子
機能	増殖を促進（アクセル）	増殖を抑制（ブレーキ），恒常性維持（メインテナンス）
がんでの異常	活性化	不活化
変異の結果	機能獲得	機能喪失
対立遺伝子の変異	片側	両側
必要な変異数	1回	2回
細胞がん化に	優性	劣性
変異の分子機構	点突然変異，遺伝子増幅，遺伝子再編成，miRNA	ミスセンス変異，フレームシフト変異，スプライシング変異，遺伝子上流変異，遺伝子欠失，染色体欠損，染色体不分離，遺伝子交換，体細胞組換え，プロモーターメチル化，miRNAによる抑制

▷**Memo**▷

《CpGアイランドのメチル化》

全身の細胞に広く発現する遺伝子の大部分，また組織特異的発現を示す遺伝子の約半数には，遺伝子上流からイントロン1を含む領域にCpGアイランドとよばれるシトシン・グアニン2塩基の配列に富む領域が存在する．この領域のシトシン残基のメチル化は染色体の高次構造を閉状態に変化させ，遺伝子発現を抑制することが知られている．重亜硫酸処理後の塩基配列決定により，そのメチル化状態を詳細に解析することが可能である．DNAの塩基配列変化（ジェネティックな変化）を伴わずに，細胞の形質を比較的安定に変化させるエピジェネティックな変化の代表的分子機構で，がん抑制遺伝子の不活化にかかわる．

---

3 がん抑制遺伝子産物の機能

　がん抑制遺伝子はあくまで遺伝学的な定義である．したがって，その産物の生理的機能は多種多様であるが，細胞の無制限な増殖を直接，間接に抑制する機能と，ゲノムDNAの恒常性を維持する機能とに大別される．前者はゲートキーパー（gate keeper），後者はケアーテイカー（care taker）ともよばれる．ゲートキーパーには，抑制性シグナル伝達，アポトーシス誘導，細胞周期の負の制御，細胞接着などにかかわる分子群が含まれる．一方，ケアーテイカーにはDNA修復にかかわる分子群などが含まれる（概念図D）[4]．

1）ゲートキーパー分子群

　ゲートキーパーのなかで，細胞増殖抑制シグナルの伝達にかかわるがん抑制遺伝子としては，TGF-β経路にかかわる分子群（**第2章-7 TGF-β**参照）や，PTENのような脱リン酸化酵素群があげられる．*PTEN*は当初，悪性神経膠腫で同定されたがん抑制遺伝子であり，家族性の乳がんや甲状腺がんを生じるコーデン病の原因遺伝子である．PTENタンパク質の主な作用は，フォスファチジルイノシトール3リン酸（PIP3）を脱リン酸化することである．PIP3は，PI3Kによって生成され，さまざまな増殖因子受容体の下流で作用するセリン/スレオニンキナーゼAKTを活性化することから，PTENは結果的にAKTのもつ細胞の増殖や生存，運動能を促進する機能を抑制する．一方，細胞にアポトーシスを誘導するがん抑制タンパク質としてはp53があげられる．*p53*遺伝子の変異は，ヒトの全がんの約50％で認められる（**第2章-6 p53**参照）．

2）ケアーテイカー分子群

これに対し，ケアーテイカーに属しDNA修復にかかわる分子群としては，二本鎖DNA切断の修復にかかわり，遺伝性乳がん・卵巣がんの原因遺伝子である*BRCA1*，*BRCA2*や，DNAミスマッチ修復酵素をコードし，遺伝性非ポリポーシス性大腸がんの原因遺伝子である*MSH2*，*MLH1*（第3章-2 DNA修復とゲノム不安定性参照）などが含まれる．ともに，もっとも高頻度に認められる家族性腫瘍である．本稿では，以下，細胞周期制御ならびに細胞接着にかかわるがん抑制遺伝子について解説する．

4 細胞周期の進行を抑制するがん抑制遺伝子

細胞周期制御にかかわるがん抑制遺伝子としては*RB1*，*CDKN2A*，*p21*^{CDKN1A}が重要である．

1）RB

非増殖期の正常細胞では，RBタンパク質は非リン酸化状態にあり，転写因子E2Fと複合体を形成してE2Fの転写活性を抑えている．しかし，Cyclin依存性キナーゼCDK4/6によってRBタンパク質がリン酸化を受けると，E2Fとの結合能が失われる．この結果，RB非結合状態となったE2Fタンパク質がDNAに結合することにより，DNA合成を促進する遺伝子群の転写が活性化され，細胞周期がS期へと進行する．一方，CDK4，CDK6によるRBのリン酸化は，Cyclin依存性キナーゼ阻害タンパク質p16^{INK4A}によって阻害される．このようにRBタンパク質の経路は，細胞周期のG1期からS期への進行を制御する中心的役割を果たす．そして，*RB1*はがん抑制遺伝子，それを不活化する*CDK4/6*と*cyclin D1*はがん遺伝子，*CDK4/6*を阻害する*p16*^{INK4A}はがん抑制遺伝子として，それぞれ作用する（図1）．実際，*RB1*遺伝子の両アレルの不活化は，網膜芽細胞腫のみならず骨肉腫や軟部組織肉腫，また小細胞肺がんなどで高い頻度で認められる．9番染色体短腕21領域に位置する*p16*$^{INK4A/CDKN2A}$の不活化も，肺がん，胃がん，肝がん，膵がん，悪性黒色腫など多くの腫瘍で認められる．一方，がん遺伝子*Cyclin D1*や*CDK4/6*の遺伝子増幅による活性化も，神経膠腫などいくつかのがんで見出されている．RB経路全体としては，すべてのヒトのがんの約80％で異常が報告されている[5]．

2）CDKN2A

*CDKN2A*遺伝子は，RB経路のみならずp53分子経路をも制御し，2つの主要な細胞周期制御経路を連結する機能をもつ．すなわち，*CDKN2A*遺伝子は，上述のp16^{INK4A}タンパク質に加えて，コード領域を一部共有しながら異なるタンパク質の翻訳フレームをもつp19^{ARF}タンパク質をコードしている．このp19^{ARF}は，p53を分解する作用をもつMDM2タンパク質と結合して，その機能を阻害することにより，結果としてp53機能の正常化にかかわる（図1）[6]．

3）p21^{CDKN1A}

p16^{INK4A}の構造類似体である*p15*^{INK4B}，*p21*^{CDKN1A}，*p27*^{CDKN1B}，*p57*^{CDKN1C}も，それぞれサイクリン依存性キナーゼ阻害タンパク質をコードし，細胞周期の進行を負に制御し，いくつかの腫瘍でがん抑制遺伝子として働く．このなかでp21^{CDKN1A}は，CyclinとCDK2，CDK4との複合体形成を阻害するが，その発現がp53によって誘導されることが知られている．したがって，細胞にさまざまなストレスが加わったとき，p53依存的にG1期で細胞周期を停止させる機能をもつ．p21^{CDKN1A}はまた，DNAポリメラーゼ修飾因子であるPCNAとも結合し，S期のDNA複製やDNA

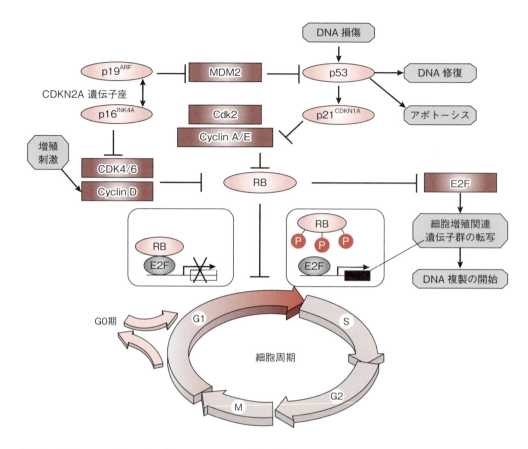

図1　RB, p53 タンパク質による G1-S 期を中心とした細胞周期制御
○はがん抑制遺伝子産物，■はがん遺伝子産物を示す

障害に対する修復にもかかわる[7]．しかし，ヒトのがんにおける $p21^{CDKN1A}$ 遺伝子の変異は比較的まれである．これに対し，$p15^{INK4B}$ 遺伝子は $p16^{INK4A}$ 遺伝子と近接して 9p21 に存在するため，さまざまながんでヘテロ結合性の消失，あるいはホモ欠失によって，$p16^{INK4A}$ 遺伝子とともに不活化する例が多い．

5 細胞接着と形態形成にかかわるがん抑制遺伝子

1）E-カドヘリン

　胚発生における上皮間の重要な接着分子として単離された E-カドヘリンは，1回膜貫通型の糖タンパク質である．類似の細胞外ドメインを共有するカドヘリンスーパーファミリーは約120分子見出される．E-カドヘリンは，上皮細胞間のアドヘレンスジャンクションの形成を介して，細胞間接着の形成と維持にかかわる．細胞内では，E-カドヘリンは β-カテニン，α-カテニンと直接，間接に結合し，さらに β-カテニンは APC タンパク質と結合して，細胞接着と細胞骨格を連結する分子経路を形成する（**図2**）[8]．また β-カテニンは，形態発生，形態形成に重要な役割を果たす Wnt シグナル伝達経路（**第2章-4 Wntシグナル**参照）の中心分子としても働く．E-カドヘリンを介した細胞接着ががん化により破綻すると，細胞膜直下で E-カドヘリンと結合していた β-

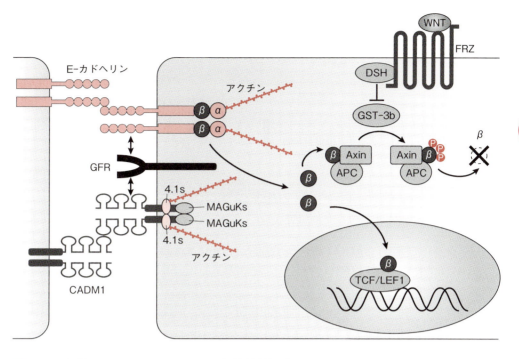

図2　E-カドヘリン，CADM1による細胞接着経路
文献8をもとに作成

カテニンは遊離し，核に入って細胞増殖に関与する遺伝子群の転写を活性化する．一方，APC，AXIN，グルコース合成酵素キナーゼ3bは協調して，β-カテニンの分解を促進し，細胞増殖を抑制する．*CDH1*（E-カドヘリン）は遺伝性びまん性胃がん・小葉内乳がんの，また*APC*は家族性ポリポーシスの，それぞれ原因となるがん抑制遺伝子である．また，*CDH1*，β-カテニンの体細胞変異はスキルス胃がんで，*APC*遺伝子の体細胞変異は大腸ポリープや大腸がんで，それぞれ高頻度に認められる．いずれもがん細胞の形態や細胞骨格の異常，細胞接着の破綻に起因した病態である．E-カドヘリンはまた，上皮間葉転換を抑え，がんの浸潤・転移を抑える機能をもつ．

2）CADM1

これに対し，*CADM1*は，ヒト肺がん細胞のマウスでの造腫瘍性を抑制する分子として機能的に同定されたがん抑制遺伝子である．1回膜貫通型の免疫グロブリンスーパーファミリー細胞接着分子（IgCAM）をコードし，上皮細胞の側面に発現してホモ二量体を形成し，隣接する細胞のCADM1ホモ二量体と結合し，細胞接着にかかわる．CADM1は，細胞内ではアクチン結合タンパク質4.1B，4.1Nや，細胞極性にかかわるMPP1-3，CASKなどPDZドメインをもつタンパク質と複合体を形成し，細胞接着のシグナルを細胞骨格に伝え，上皮様細胞形態の形成や維持にかかわる（図2）．また，ErbB3などの細胞増殖因子受容体と結合してそのシグナルを抑制する．非小細胞肺がんをはじめ，食道，膵，肝，乳腺，前立腺，子宮頸部などのがんや神経膠腫などで，遺伝子プロモーター領域のメチル化などによる2ヒットの不活化を示す．特に，がんの浸潤部で選択的に発現欠如を示すことが多く，がんの進展にかかわると考えられる．また，CADM1は，活性化したナチュラルキラー（NK）細胞に特異的に発現するIgCAMであるCRTAM分子との結合を介

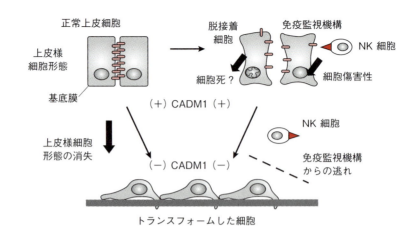

図3 CADM1の2つの側面からのがん抑制機構
CADM1は上皮様形態形成と免疫監視機構の両面から腫瘍形成を抑制する．細胞配列の修復と細胞死誘導の両面性は個体維持のための高次機能であり，その破綻ががんの発生の原因になると考えると，CADM1は上皮の番人（epithelial guardian）として機能していることが示唆される．⬭：CADM1，◀：CRTAM（class 1-restricted T cell-associated molecule）文献9より引用

して，NK細胞に認識される上皮細胞側の抗原として働くことも，実験的に示されている（図3）．したがって，CADM1の発現を欠如した細胞は上皮様形態を失うとともに，免疫監視機構からも免れることとなり，CADM1は形態形成と腫瘍免疫の二重の意味で，がん抑制機能を示すと考えられる．一方，CADM1結合タンパク質をコードする*4.1B*も，非小細胞肺がん，腎明細胞がん，神経膠腫などで高頻度に発現欠如，メチル化による不活化が認められ，がん抑制遺伝子と考えられる[9]．

6 家族性腫瘍

　ヒトのがんの大部分は，複数のがん遺伝子，がん抑制遺伝子の異常を伴い，多段階に発生，進展する．これらの遺伝子変異の大部分は生後に獲得された体細胞性変異である．しかし，ごくまれに，受精卵の段階から，変異の1つを遺伝により受け継ぎ（胚細胞性変異），全身の細胞に保持する個体が存在し，家族性腫瘍を生じる．新規に胚細胞で変異が生じた場合には，家族性腫瘍の発端者となる．これらの個体では，がんの発生頻度が上昇し，若年発症が増え，多重がんの危険が大きくなる．がん抑制遺伝子の作用は，細胞がん化に関して劣性であるので，片側のアレルにこれらの変異をもつ細胞の表現型は正常である．しかし，ヒトの個体発生の段階では10^{12}回以上，また一生の間には計10^{16}回程度の細胞分裂が行われると推測される．1つの遺伝子座に変異が生じる確率は1回の細胞分裂当たり約10^{-6}である．したがって，この過程で，もう1つのアレルにも第二の変異を起こす細胞が不可避的に生じる．そして，これらの細胞から高率に腫瘍が発生するため，個体の疾患としてのがんは優性遺伝形式をとる．個々のがん抑制遺伝子の胚細胞性変異により生じる家族性腫瘍を，表1にまとめた[10]．

（村上善則）

参考文献

1) Knudson AG：Two genetic hits（more or less）to cancer. Nat Rev Cancer, 1：157-162, 2001
2) Hanahan D & Weinberg RA：Hallmarks of cancer：the next generation. Cell, 144：646-674, 2011
3) Jones PA & Baylin SB：The epigenomics of cancer. Cell, 128：683-692, 2007
4) Vogelstein B & Kinzler KW：Cancer genes and the pathways they control. Nat Med, 10：789-799, 2004
5) Weinberg RA：The retinoblastoma protein and cell cycle control. Cell, 81：323-330, 1995
6) Sherr CJ：The INK4a/ARF network in tumour sup-
pression. Nat Rev Mol Cell Biol, 2：731-737, 2001
7) Abbas T & Dutta A：p21 in cancer：intricate networks and multiple activities. Nat Rev Cancer, 9：400-414, 2009
8) Cavallaro U & Christofori G：Cell adhesion and signalling by cadherins and Ig-CAMs in cancer. Nat Rev Cancer, 4：118-132, 2004
9) Murakami Y：Involvement of a cell adhesion molecule, TSLC1/IGSF4, in human oncogenesis. Cancer Sci, 96：543-552, 2005
10) OMIM Home（http://www.ncbi.nlm.nih.gov/omim/）

Chapter 2

6 p53

　p53は1979年の発見から40年近い時が過ぎ，しかしいまだに新知見の報告の絶えない最重要分子の1つである．現在では，がん研究は，p53研究といっても過言ではないくらい，がん研究における研究領域のほぼすべてに何らかの関与がある．がん遺伝子としての発見から，がん抑制遺伝子としての役割の解明，ヒトがんでの異常，好発がん家系の原因遺伝子であり，そのタンパク質としてのDNA結合型転写制御因子としての発見と数百に及ぶ標的遺伝子群の存在，細胞周期制御や細胞死誘導の機能，ノックアウトマウスにおける腫瘍の頻発，類似遺伝子の発見や治療応用など，p53研究の歴史はまさにがん生物学の歴史そのものなのである．

概念図

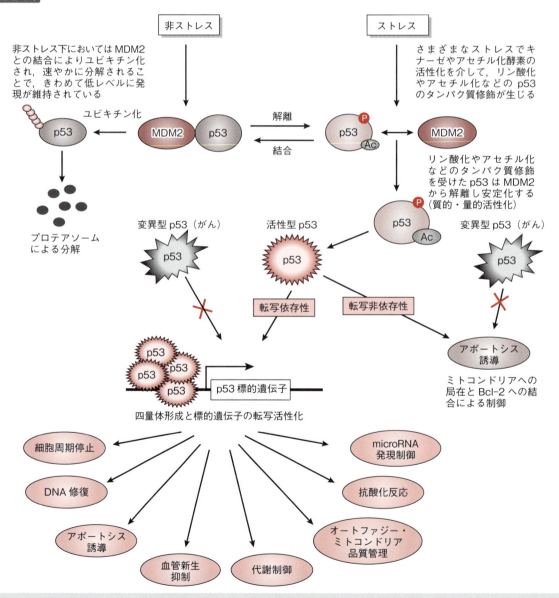

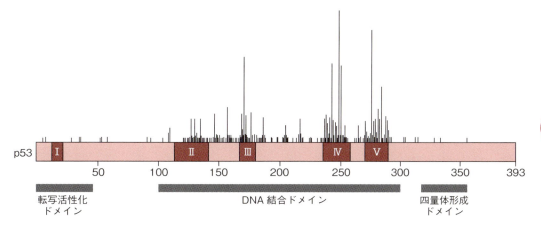

図1 ヒトがんにおけるp53の変異の分布と機能ドメインの関係
p53のボックスの上に表示された線は，ヒトがんで報告された点変異の位置を表し，線の長さはその変異の頻度を示す．ボックス内のⅠ～Ⅴの領域は，種を越えて高く保存されたアミノ酸部位を示す．ボックス下の数字は，アミノ酸の番号を示し，黒のバーは，機能ドメインの場所を示す．これを見るとヒトがんに発生する点変異のほとんどがDNA結合領域に集中しているのがわかる．文献4をもとに作成

1 p53とは？：発見からタンパク質構造解析までの歴史

　1979年にがん遺伝子として発見されたp53は，その後の研究から，逆にがん抑制遺伝子であることが判明した．研究の歴史の初期において，まさにドラマチックな展開をみせたのである[1)2)]．この逆説的な解釈の相違は，がんで変異したp53タンパク質は，p53標的遺伝子の1つであるMDM2による分解を免れ，がん細胞に蓄積していたため，がん細胞で過剰に発現しているタンパク質と考えられたことと，そもそも，がん原性ウイルスであるSV40由来のがん原性タンパク質と結合して，共沈してくる分子量53kDaのタンパク質として発見されたことから生まれた．

　p53のがん抑制遺伝子としての役割を決定づけたのは，①1989年に当時猛烈に解析の進んでいた，ヒトがんの染色体欠失解析における高頻度欠失領域であった17番染色体短腕の場所に，p53遺伝子が存在することが判明したこと，②その後の解析でがんにおける染色体欠失だけでなく，さまざまな臓器・組織のがんにおいてp53遺伝子に点変異が高頻度に生じていたこと，さらには③1991年に，若年性好発がん家系であるLi-Fraumeni症候群における原因遺伝子がp53であったことの3点である．これ以降，がん抑制遺伝子として，その機能解析が進むことになる．

　ほぼ時を同じくして，1990年にp53タンパク質に転写活性化ドメインが存在することが，1991年にはp53タンパク質がDNAに結合することが証明され，p53が転写制御因子であることが示された．さらに，1992年にはp53タンパク質のDNA結合部位のコンセンサス配列が決定されて，1993年に強力な細胞周期停止作用を有するp21^{WAF1}遺伝子が，その転写標的遺伝子として同定されるに至って，p53によるがん抑制機能のメカニズムの一端が明らかとなった[3)]．

　1994年にp53タンパク質と二本鎖DNAの結合様式が結晶構造解析によって明らかとなり，p53タンパク質のDNA結合領域の詳細が解明された．それによるとDNAの結合領域はp53タンパク質のほぼ中央部に存在し，393アミノ酸のうち残基102番目から292番目までの領域，つまり全体の大きさの約1/2の範囲に及ぶ．大変興味深いことに，それまでに報告されていた点変異の大部分がこの領域に集中し，さらに変異のクラスター部位となるアミノ酸は，すべてDNAと直接接する残基か，その近傍に存在していることも判明した（図1）[4)]．

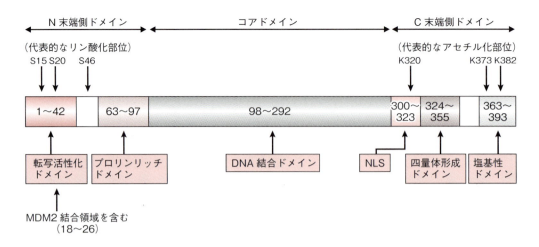

図2　p53の機能ドメインとリン酸化およびアセチル化部位
p53タンパク質は393アミノ酸からなり，中央部に全体の1/2を占めるDNA結合ドメインがあり，コアドメインを形成している．N末端側1/4のN末端側ドメイン内には転写活性化ドメインとアポトーシス制御に関連したプロリンリッチドメインがある．転写活性化ドメインの中にMDM2の結合領域と，タンパク質の安定化にかかわるセリン15，セリン20のリン酸化部位がある．セリン46はアポトーシス誘導に重要とされる．C末端側1/4のドメイン内には，NLS（核局在配列）と四量体形成ドメイン，塩基性ドメインがあり，やはり機能制御に重要なリジン320，373，382のアセチル化部位がある

　p53遺伝子の変異や欠失に関しては，ほぼすべての種類のがんで，半数近くの症例に点変異や染色体欠失が認められるが，興味深いことに，神経芽腫や悪性メラノーマ，骨肉腫や軟組織肉腫などではp53遺伝子の変異はきわめて稀である．特に肉腫においてはp53の抑制因子であるMDM2の活性化が生じており，p53遺伝子の変異の認められないがん腫でも，p53経路の何らかの異常が生じている可能性が高い．

　以上のことから，p53は転写制御因子であり，その標的遺伝子の特異的な塩基配列〔主に最初のイントロン（イントロン1）に存在している〕を認識して結合し，標的遺伝子の転写を活性化することで，その生理機能を発揮している事実が明らかとなったのである．つまり多くのがん細胞におけるp53遺伝子の点変異はp53のDNA結合領域に起こり，それによってp53のDNA結合能が失われ，p53標的遺伝子の転写制御に異常が生じていることを意味している．

　その後の機能解析より，p53タンパク質中央部に位置するDNA結合ドメインに加え，N末端側にMDM2の結合部位を含む転写活性化ドメインと，アポトーシス制御に重要と考えられているプロリンリッチドメイン，C末端側に四量体形成ドメインと塩基性ドメインなどが明らかとなっている（図2）[5]．これらN末端領域やC末端領域は，点変異の生じにくい場所であるが，さまざまなキナーゼやアセチル化酵素などによるp53タンパク質修飾が起こる領域であり，これらも機能制御ドメインと考えられている[5,6]．

2　標的遺伝子の転写制御因子としてのp53とその機能

　p53の標的遺伝子のゲノムDNAへの結合部位のコンセンサス配列は10塩基のRRRCWWGYYY（R＝プリン，Y＝ピリミジン，W＝AまたはT）が0～13bp程度のスペーサーを挟んでタンデムに並ぶことを特徴として，主にイントロン1に認められる．この配列にp53タンパク質が四量体

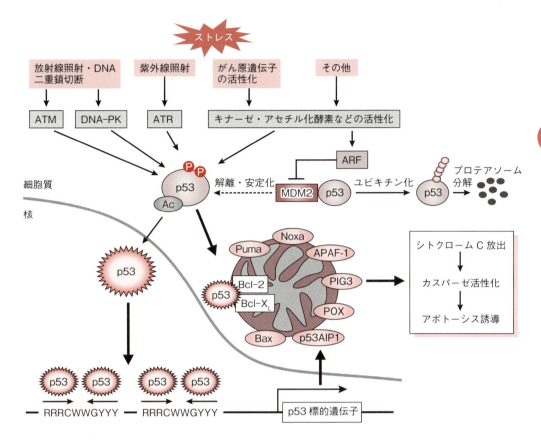

図3 ストレス発生時のp53活性化とアポトーシスの誘導のメカニズム

p53の機能のなかで最も重要と考えられているアポトーシスの機能発現のメカニズムを示す．さまざまなストレスが細胞に発生するとストレスに応じたキナーゼやアセチル化酵素などの活性化酵素により，p53はリン酸化やアセチル化などのタンパク質修飾を受け，あるいはARFの作用で，MDM2との結合が解離し，安定化し活性化する．活性化したp53は核内へ移行し，0～13bpのスペーサーを挟んでタンデムに並ぶRRRCWWGYYY（R＝プリン，Y＝ピリミジン，W＝AまたはT）の配列を認識して，図のように四量体を形成して結合することで標的遺伝子の転写を活性化する．つくられた標的遺伝子産物はミトコンドリアへ局在してアポトーシスを誘導する．また，転写を介さずに，活性化したp53が直接ミトコンドリアへ局在して，Bcl-2/Bcl-X$_L$などと結合して，アポトーシスを誘導する．非ストレス状態では，p53はMDM2と結合して，ユビキチン化され，プロテアソームで分解されることで，きわめて低い発現レベルが維持されている

を形成して結合し，転写制御を行っている（図3）．

1）転写依存性の制御

　前述したp21^{WAF1}の発見の当時には，解析技術の問題もあり，p53がどの程度の数の遺伝子を標的として制御しているのかについては，大部分不明であった．しかし，約10年前から登場したマイクロアレイ解析技術の開発により，ゲノムワイドの網羅的かつ迅速な転写産物の解析やDNA結合部位の解析が可能となり，その結果，驚くべきことに，p53によって制御される標的遺伝子は数百ほど（少なくとも200～300）存在することが明らかとなっている．

　このことはp53タンパク質が，かなり多くの標的遺伝子の転写を制御することで，多機能を制御するタンパク質であることを物語っている．いかにしてp53はこの膨大な遺伝子群や機能を制御しているのか？　その多機能・多遺伝子の制御機構として，p53タンパク質に生じるタンパク質

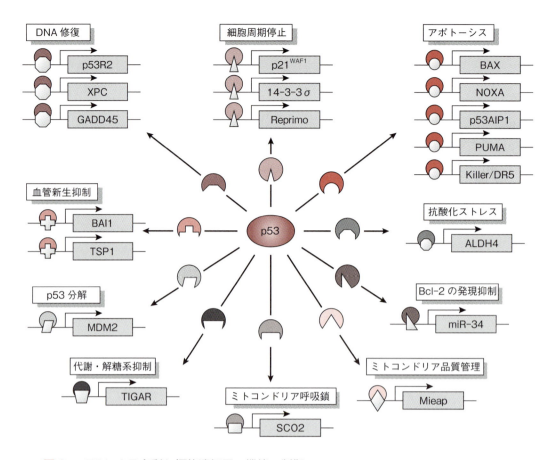

図4 p53による多彩な標的遺伝子・機能の制御
200〜300近い標的遺伝子やその機能をp53は使い分けていると考えられている．それらは組織特異的に誘導されるものもあるが，さまざまなストレスとその程度に反応して，p53はキナーゼやアセチル化酵素などの活性化酵素によってさまざまなタンパク質修飾を受け，さまざまな修飾パターンの異なる形へ変化することで，対応する標的遺伝子群の結合部位への結合性を変え，あるいは共役分子の種類を変え，特異的な機能を有する標的遺伝子の転写を活性化すると考えられている．1つの機能のなかにもさまざまな標的遺伝子が存在しており，誘導される組織や状況ごとに使い分けられている可能性が高い．これによって細胞の恒常性を維持し，がんを抑制していると考えられている

修飾の役割が示唆されている．つまり，リン酸化やアセチル化などのさまざまなp53タンパク質修飾のパターンの違いによって，対応する標的遺伝子のゲノム上にある結合配列への結合性が変化することが，標的遺伝子の使い分けメカニズムではないかという説である（図4）．

　数百にも及ぶ多くの標的遺伝子が，p53とは無関係に，それぞれに重要な機能をさまざまな組織特異的に有しているわけであるが，p53ノックアウトマウスは異常なく生まれてくる．p53標的遺伝子のなかには，それぞれのノックアウトマウスは胎生致死であるものももちろん含まれているわけであるが，p53ノックアウトマウスの表現系は，それら数百の標的遺伝子のそれぞれのノックアウトマウスの表現型，あるいはそれらの総和としての表現型とは大きく異なるのである．このことは，p53による標的遺伝子の転写制御は，通常の状態（非ストレス状態）ではほとんど関係していないことを意味している．p53のノックアウトマウスは異常なく生まれてくるが，生後3〜6カ月で，主に悪性リンパ腫を発症してくる[7]．つまり，生後，日常の生活におけるさまざまな細胞ストレスに曝されることで，がんという表現型を示すことになる．ほぼすべてのp53標

的遺伝子が，本来の発現している組織とは無関係の，いずれかの組織特異的に，あるいは広範な組織でDNA損傷などのストレスに応答して発現誘導される事実がある．つまりp53は，通常ある特定の場所で活躍している標的遺伝子を，さまざまな場所において緊急時に誘導し，それを利用して，ストレスに対して恒常性維持の反応を惹起しているといえる．

　数百の標的遺伝子の機能のいずれががん抑制に重要か，いまだそのメカニズムは不明な点が多い．しかし，p53が制御すると思われる多くの機能のなかでも，細胞周期制御，細胞死誘導，血管新生抑制，DNA修復などは，その中心をなすと考えられている[8]．これらの機能を実行すると考えられているそれぞれの標的遺伝子については図4を参照いただきたい．それを見ると，これら重要な機能については複数の標的遺伝子がこれまでに報告されていることがわかる．

　最近ではさらにこの機能のリストが増え続けている．まずは，転写標的遺伝子としてmicroRNAを制御するという機能である[9]．標的遺伝子だけでも数百あるといわれているが，microRNAを制御することで，microRNAを通して，さらにBcl-2などの多くのがん遺伝子の発現レベルを調節していると考えられる（第3章-4がんとncRNA参照）．さらに代謝制御[10]や，ミトコンドリア品質管理，オートファジー制御[11]などが近年，続々と明らかになってきている（概念図，図4，第4章-2オートファジー参照）．

２）転写非依存性の制御

　転写依存性の機能に加え，転写非依存性の機能も報告されている（概念図）．

　p53タンパク質が直接ミトコンドリアへ局在することによってアポトーシス抑制因子であるBcl-2やBcl-X$_L$と結合することで，ミトコンドリアからのアポトーシス誘導を促進するという機序である（図3）．マウスの胸腺においてはγ線照射後，数時間で急速にアポトーシスが誘導されることが知られており，p53の重要な機能であるアポトーシス誘導は，標的遺伝子の活性化を伴わない，転写非依存性の経路があることを示唆している．

　ごく最近ではp53タンパク質が，転写制御によらない，プロセシング調節機構によってmicroRNAの生合成過程を制御することも報告されている[12]．

3 p53とMDM2

　p53の機能制御および標的遺伝子のなかで，最も興味深く，かつ重要と考えられるのがMDM2である[1][8]．MDM2はp53によって転写活性化される標的遺伝子でありながら，その発現したタンパク質は，p53に結合し，E3リガーゼとしてp53を分解するのである（概念図，図3，4）．いわゆるネガティブフィードバック機構である．細胞がストレスに曝されていない状況では，p53タンパク質のレベルはきわめて低い．しかし，細胞にいったんストレスが加わると，MDM2はp53と結合できなくなり，p53が安定化し，活性化する．活性化したp53から誘導されたMDM2はまたp53と結合し，p53を分解することで，p53の異常な活性化を防いでいると考えられる．つまり，p53-MDM2ループをつくることで，強力な細胞死誘導や細胞周期停止機能を有するp53の暴走を防いでいるのがMDM2ということになる．しかし，MDM2発見の経緯となった，がん細胞におけるMDM2の異常な活性化は，細胞のがん化を引き起こすp53の不活性化機構となり，発がん過程に寄与することになる．前述した骨肉腫や軟組織肉腫の例がそれにあたる．最近では，MDM2の類似タンパク質としてMDM4/MDMXが発見され，E3リガーゼではないが，MDM2のリガーゼ活性を増強することが知られている．

　その後マウスの解析において，MDM2のノックアウトマウスは胎生致死であるが，このマウス

にp53のノックアウトマウスを掛け合わせると，この現象がレスキューされることから，MDM2はp53のきわめて重要な，機能抑制制御因子であることが決定的となった[7]．

4 p53の上流シグナルとp53の活性化機構

　定常状態で発現レベルの低いp53は，ストレス発生時に，MDM2との結合が解除され安定化して，発現上昇することを述べた．このときに重要になるのが，ストレス応答で活性化する上流シグナルとそれによるp53のタンパク質修飾である（図3）[5][6]．

　上流シグナルとしてp53を活性化する因子として重要な分子は，DNA二重鎖切断によって活性化するATMキナーゼとDNA-PK，紫外線で活性化するATRキナーゼ，さらにがん原遺伝子などの活性化によるストレスに応答しMDM2に結合して抑制するがん抑制因子ARFである（図3）．

　ここにあげたのは主にキナーゼであるが，それによるリン酸化を始め，アセチル化，メチル化，ユビキチン化，スモ化，ネディ化など，さまざまな修飾が報告されている．これらの修飾の意味のすべてが明らかになっているわけではない．よく研究の進んでいるリン酸化は，リン酸化を受けるセリンやスレオニンの場所によって，p53のタンパク質の安定化や，標的遺伝子の結合部位への結合性の変化，MDM2との結合の解離などが報告され，p53の活性化を誘導すると考えられている．他修飾についても，p53の共役因子との結合性の変化と活性化との関連などが報告されている．

5 類似遺伝子やp53の多様な転写産物の発見

　長らく単一遺伝子と考えられていたp53にも，類似遺伝子の存在が報告された（図5）．p73とp63である．3つのタンパク質の間で，DNA結合領域に類似配列が認められ，p73やp63で同じp53標的遺伝子の発現を誘導することが確認されているが，それぞれに特異的な標的遺伝子も存在している．しかし，p73やp63遺伝子には，がんにおいて変異はなく，むしろ発生や分化の過程において重要な働きを有することが明らかとなっている[13]．

　ごく最近になって，p53遺伝子そのものにも，可変スプライシングによって，さまざまな転写産物が存在し，異なるタンパク質をコードしていることが明らかとなった[14]．特に，p53タンパク質のN末端欠失体は，正常型p53のドミナントネガティブ型として機能しているらしい．

6 治療への応用

　p53遺伝子をアデノウイルスベクターに組み込み，局所のがんへ導入する遺伝子治療が試みられている．中国においては，頭頸部がんにおいてp53遺伝子治療が承認され放射線との併用で使用されているが，本邦では藤原らによって非小細胞肺がんに対して第I相臨床試験が行われ，また米国や欧州などでは第III相臨床試験が試みられたが承認には至っていない[15]．

　また，変異したp53の機能を回復しようという試みと，正常型p53を保持したがんにおいてp53を活性化しようという試みが行われている．前者の目的でPRIMA1が，後者の目的でNutlinsやRITAが化合物として報告され，臨床試験が行われている[16]～[18]．

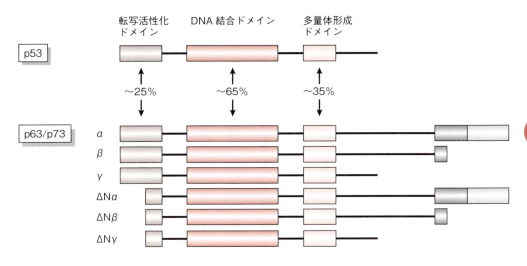

図5 p53ファミリー遺伝子
p53のファミリー遺伝子としてp63とp73が報告された．C末端の変更スプライシングからつくられるタンパク質が3種（α，β，γ）存在し，それらにN末端の変更スプライシングでN末欠失型があるため，p63とp73のそれぞれについて合計6種類のタンパク質がつくられる．p53とのアミノ酸の相同性は，転写活性化ドメイン，DNA結合ドメイン，多量体形成ドメインごとに認められるが，DNA結合ドメインが最も高い．そのため共通の転写標的遺伝子を活性化できるが，それぞれに特異的な標的遺伝子の存在も知られている．文献13をもとに作成

7 最近の話題

　近年2つの重要な報告がなされた．まず2012年にGuらのグループが，アポトーシス誘導機能と細胞周期停止機能の2つを欠失した変異体p53（p53[KR/KR]）を用いてノックインマウスを作製したところ，p53ノックアウトマウスにおいて観察される出生後数カ月の腫瘍発生が認められなかったという報告と[19]，その翌年にStrasserらのグループが細胞周期停止に重要なp21[WAF1]とアポトーシス誘導に重要なPumaとNoxaの合わせて3つを同時に欠失させるトリプルノックアウトマウスを作製したところ，少なくとも500日間の観察の間まったく腫瘍の発生を観察しなかったという報告である[20]．これは全く異なる手法を用いてp53のがん抑制機能に，細胞周期停止機能とアポトーシス誘導機能の2つが必要でないか，あるいはこの2つでは不十分であることを証明した実験と言える．長年のp53研究から，この2つの機能は，p53のがん抑制機序において最も重要で間違いのない機能と考えられてきていたので，p53研究者にとって衝撃的な発表となった．その後，2015年にGuらのグループが，このmissing pieceとして，p53によるフェロトーシス誘導を報告した[21]．先に述べたMDM2ノックアウトマウスが，p53[KR/KR]ノックインマウスでレスキューされないことと，フェロトーシス抑制剤で一部レスキューされることなどから，p53の新しいがん抑制機能として注目されている．さらに最近ではp53による代謝制御や抗酸化作用などに研究者の注目が集まってきている[22]．

8 今後の展望

　約40年近く研究の続いているp53であるが，まだまだその勢いの衰える気配がない．できる限り，重要で確実な話題を網羅的に取り上げたつもりであるが，多くの興味深い観察や報告をここ

には書ききれていない．もしすべてを丁寧に解説するなら，最低でも本1冊分が必要になると思われる．p53は実に不思議な遺伝子である．今後の展開としていくつかのポイントをあげておく．

2012年ごろより，次世代シークエンサーを用いた全エクソンシークエンスや全ゲノムシークエンスが，大腸がんや乳がんなどをはじめとしたさまざまながん種で行われ，Nature誌やCell誌などにその結果が続々と発表された．その結果ほぼすべてのがん種で，点変異や欠失などのゲノム異常が最も高頻度に生じている遺伝子はp53であることが明らかとなった．過去にp53遺伝子としてスポットで解析されたゲノム異常は，全ゲノム解析からもあらゆるがん種で最も異常を生じる重要遺伝子がp53であることを再確認した形だ．

しかしながら，先に述べたp53$^{KR/KR}$ノックインマウスで明らかとなったように，p53のどのような機能がp53のがん抑制のために不可欠なのかはいまだ不明のままである．いまだ同定されていない重要な機能とそれを実行する標的遺伝子が存在するのかもしれない．あるいは，複数のがん抑制機能を協調的に制御することが重要なのかもしれない．もしそうなら，p53が200～300あるいはそれ以上の標的遺伝子とその機能をどのように制御しているかが重要と思われる．今後はこれらの解明を期待したい．

再生医療への応用が期待されているiPS細胞の樹立効率が，p53の経路を抑制することで著しく上昇することが報告された[23]．このことは，p53が分化細胞の脱分化を防止する，ゲートキーパー（gate keeper）であることを意味している．がんの発生が，分化細胞の脱分化であるなら，全く理屈通りの結果と思われる．心不全がp53のノックアウトで改善するという報告もある[24]．がんだけでなく，p53がストレス応答に重要な役割を果たしていることを示唆している．がんを防ぐには必要だが，なくなれば過剰なストレス応答の病気を治したり，体細胞を用いた再生医療がやりやすくなるということである．これはp53の機能が「諸刃の剣（もろはのつるぎ）」であることを意味している．

p53を完全に理解し，p53を人為的に緻密に制御することが可能になれば，がんという病気を克服するだけでなく，ヒトのさまざまな疾患の克服に貢献することになると期待されるのである．この教科書が，さらなる10年後に大きく書きかえられることを大変期待している．

（荒川博文）

参考文献

1）Levine AJ & Oren M：The first 30 years of p53：growing ever more complex. Nat Rev Cancer, 9：749–758, 2009

2）田中知明：概論—p53ワールド〜その発見30年の歴史，現在そして未来．実験医学，28：370–377，2010

3）el-Deiry WS, et al：WAF1, a potential mediator of p53 tumor suppression. Cell, 75：817–825, 1993

4）Cho Y, et al：Crystal structure of a p53 tumor suppressor-DNA complex：understanding tumorigenic mutations. Science, 265：346–355, 1994

5）Bode AM & Dong Z：Post-translational modification of p53 in tumorigenesis. Nat Rev Cancer, 4：793–805, 2004

6）Toledo F & Wahl GM：Regulating the p53 pathway：in vitro hypotheses, in vivo veritas. Nat Rev Cancer, 6：909–923, 2006

7）Donehower LA & Lozano G：20 years studying p53 functions in genetically engineered mice. Nat Rev Cancer, 9：831–841, 2009

8）Vogelstein B, et al：Surfing the p53 network. Nature, 408：307–310, 2000

9）He L, et al：microRNAs join the p53 network--another piece in the tumour-suppression puzzle. Nat Rev Cancer, 7：819–822, 2007

10）的場聖明，松原弘明：p53によるエネルギー代謝制御．実験医学，28：390–396，2010

11）荒川博文：p53によるオートファジーの制御．実験医学，28：397–403，2010

12) 鈴木 洋, 宮園浩平：p53によるmicroRNA発現の制御. 実験医学, 28：390-396, 2010

13) Yang A & McKeon F：P63 and P73：P53 mimics, menaces and more. Nat Rev Mol Cell Biol, 1：199-207, 2000

14) 田村直紀, Candeias MM：p53 mRNAおよびp53アイソフォームの新たな機能. 実験医学, 35：2351-2357, 2017

15) 藤原俊義：進化するp53遺伝子を用いたがんウイルス療法. 実験医学, 35：2364-2365, 2017

16) Brown CJ, et al：Awakening guardian angels：drugging the p53 pathway. Nat Rev Cancer, 9：862-873, 2009

17) Bykov VJN, et al：Targeting mutant p53 for efficient cancer therapy. Nat Rev Cancer, 18：89-102, 2018

18) 滝川雅大, 大木理恵子：野生型・変異型p53を標的とした抗がん剤の現状. 実験医学, 35：2367-2368, 2017

19) Li T, et al：Tumor suppression in the absence of p53-mediated cell-cycle arrest, apoptosis, and senescence. Cell, 149：1269-1283, 2012

20) Valente LJ, et al：p53 efficiently suppresses tumor development in the complete absence of its cell-cycle inhibitory and proapoptotic effectors p21, Puma, and Noxa. Cell Rep, 3：1339-1345, 2013

21) Jiang L, et al：Ferroptosis as a p53-mediated activity during tumour suppression. Nature, 520：57-62, 2015

22) Bieging KT, et al：Unravelling mechanisms of p53-mediated tumour suppression. Nat Rev Cancer, 14：359-370, 2014

23) Hong H, et al：iPS細胞樹立を制御するp53経路. 実験医学, 28：378-382, 2010

24) 南野 徹：老化分子としてのp53と生活習慣病. 実験医学, 28：383-389, 2010

Chapter 2

7 TGF-β

TGF-β（transforming growth factor-β）は，元来は間葉系細胞の形質転換を促進する因子の1つとして発見された．その後，多くの細胞の増殖を抑制するサイトカインであることが明らかとなり，TGF-βシグナル系はがん抑制因子として機能していると考えられている（がん抑制作用）．一方で，多くの進行したがんではTGF-βの産生が亢進しており，TGF-βはがん細胞の浸潤・転移を促進することがわかってきた（がん促進作用）．本稿では，細胞内でのTGF-βシグナルの伝達，およびがんの進展におけるTGF-βの役割について解説する．

概念図

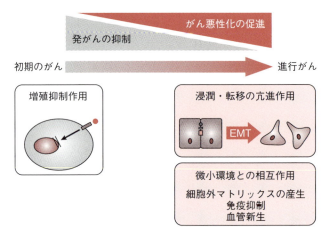

TGF-βは，がんの抑制と促進の双方に関与している．がんの初期において，TGF-βは多くの上皮細胞の増殖を抑制することで，がん抑制因子として作用する．一方，進行がんでは，TGF-βはがん細胞の運動・浸潤を誘導することで，がんの転移を促進する．また，がんの周囲の微小環境に対して，TGF-βが細胞外マトリックスの産生，免疫抑制，血管新生などの作用を示すなど，がんの進行期においては，TGF-βはがんの悪性化を促進する因子として作用する

1 TGF-βファミリー

　　TGF-βは，BMP（bone morphogenetic protein），Activinなどと並ぶ，TGF-βファミリーに属するサイトカインである．TGF-βファミリーに属するサイトカインは現在までに哺乳類では33種見つかっている．TGF-αはEGFファミリーのサイトカインであり，TGF-βとは構造・作用のうえで大きく異なる．TGF-βファミリーの因子はいずれも約200〜400アミノ酸からなる前駆体としてつくられた後，C末端側の110〜140アミノ酸からなる部分が切断されるが，この部分は7個のシステイン残基がよく保存された，活性をもったペプチドとなる．哺乳類のTGF-βには，TGF-β1，TGF-β2，TGF-β3の3種類のアイソフォームが知られているが，受容体およびその下流では，同じシステムを共有してシグナルを伝達している．

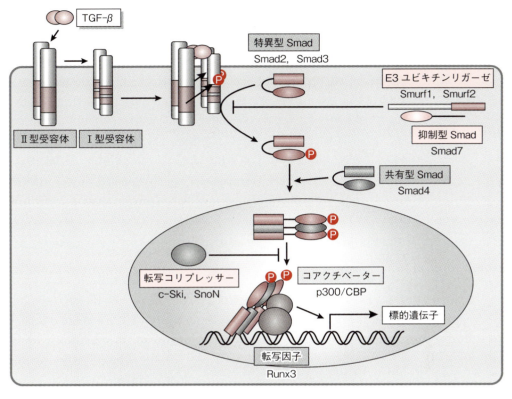

図1 Smadを介したTGF-βシグナル伝達
TGF-βは細胞表面上のⅠ型およびⅡ型の2種類のセリン/スレオニンキナーゼ型受容体に結合し，両者のヘテロ四量体形成を誘導する．このときⅡ型受容体の恒常活性型キナーゼによりⅠ型受容体がリン酸化を受け，Ⅰ型受容体のキナーゼが活性化され，さらにⅠ型受容体のキナーゼによりSmad2/3がリン酸化されてSmadが活性化する．リン酸化されたSmad2/3はSmad4と複合体を形成し，核内へと移行し，種々の転写因子や転写共役因子と結合して標的遺伝子の転写を制御する

2 TGF-βシグナル伝達

1）受容体

　TGF-βファミリーのサイトカインは細胞表面のⅠ型とⅡ型の2種類のキナーゼ型受容体に結合してシグナル伝達を開始する[1)2)]．これらの受容体のうち，Ⅱ型受容体は単独でTGF-βと結合することが可能であり，リガンドと結合することでⅡ型受容体とⅠ型受容体それぞれ2分子ずつから構成されるヘテロ四量体を形成する（図1）．その結果，Ⅱ型受容体によってⅠ型受容体が活性化され，細胞内へとシグナルが伝達される．TGF-βファミリーのⅠ型受容体には7種類があるが，このうちTGF-βのⅠ型受容体はALK-5（activin receptor-like kinase-5）ともよばれている．

2）細胞内でのシグナル伝達

　　細胞内でのTGF-βシグナル伝達は，MADホモログ（Smad）を介して行われる経路（Smad 経路）とSmadを介さない経路（non-Smad経路）に大別される．Smad経路では，活性化されたI型受容体が，細胞内の特異型Smad（TGF-βではSmad2ないしSmad3）をリン酸化し，活性化する（図1）．活性化された特異型Smadは共有型Smad（Smad4）とSmad2/3-Smad4複合体を形成して核に移行する．さらにSmad2/3-Smad4複合体は転写因子（Runx3など）や，転写共役因子（p300/CBPなど）とともに巨大な核タンパク質複合体を形成して，標的遺伝子の転写制御を行うことで，細胞に種々の作用をもたらす．

　　non-Smad経路には，Erk（extracellular signal-regulated kinase），JNK（c-Jun N-terminal kinase），p38などのMAPK（mitogen-activated protein kinase）シグナルやRho-like GTPaseシグナル，PI3K（phosphoinositide 3-kinase）/AKTシグナル，などが知られている．

3）TGF-βシグナル伝達の制御

　　さまざまな機構によってTGF-βシグナルの伝達は負に制御されており，シグナルの強度を調節することによって，細胞の機能を調節している（図1）．その代表的なものとして抑制型Smadである Smad7によるTGF-βシグナル抑制，また転写コリプレッサーであるSki（Ski sarcoma viral oncogene homolog）やSnoN（Ski-like oncogene）による標的遺伝子の転写の抑制があげられる．

・・・・・(Memo)・・

《TGF-βシグナルの負の制御因子》
Smad7は抑制型Smadとよばれ，I型受容体の細胞内ドメインに結合して特異型Smadのリン酸化を阻害する．またSmad7はE3ユビキチンリガーゼであるSmurf（Smad ubiquitination regulatory factor）などとI型受容体との結合を仲介し，I型受容体をプロテアソーム依存的に分解する．なお，Smad7はTGF-βシグナルの標的遺伝子の1つであり，ネガティブフィードバック因子として機能している．また転写コリプレッサーc-SkiやSnoNはSmad2/3，Smad4や転写因子と結合して間接的な転写の制御を行い，また転写共役因子とSmad2/3-Smad4複合体との結合を阻害して抑制的に働く．

・・・

3 TGF-βの古典的な二大作用

　　TGF-βはさまざまな臓器における多種多様な生物学的プロセスにかかわっていると考えられている．なかでも細胞増殖抑制，また細胞外マトリックスの産生はTGF-βの古くから知られている二大作用といえる．そしてこの作用ががんの発生や進展に大きくかかわってくる．

1）細胞増殖抑制

　　上皮細胞，血管内皮細胞，血球細胞など多くの細胞に対してTGF-βはCDK（cyclin-dependent kinases）インヒビター（$p15^{Ink4}$や$p21^{Cip1}$）の発現を誘導，もしくはCDKを活性化する分子〔c-MYC（myelocytomatosis oncogene）やcdc25a〕の発現を抑制する（図2）[3]．この結果，多くの細胞ではTGF-βによりCDKのリン酸化などが抑制され，TGF-βにより細胞周期がG1期に停止し，細胞増殖が抑制される．また，ある種の上皮細胞やリンパ球に作用しては，TGF-βはBcl-2（B-cell leukemia/lymphoma-2）やBcl-2 like 1（Bcl2l1, Bcl-X$_L$）などの発現抑制や

144　がん生物学イラストレイテッド　第2版

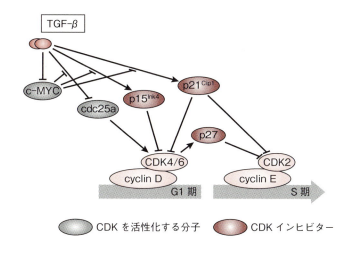

図2　TGF-βによる細胞増殖抑制作用[3]
上皮細胞，血管内皮細胞，血球細胞など多くの細胞に対してTGF-βはCDKインヒビター（p15^{Ink4}やp21^{Cip1}）の発現を誘導，もしくはCDKを活性化する分子（c-MYCやcdc25a）の発現を抑制する．この結果，多くの細胞ではTGF-βによりCDKのリン酸化が抑制され，細胞周期がG1期に停止し，細胞増殖が抑制される

Caspase-3，Caspase-8などの発現誘導を介したアポトーシスを誘導する．つまり，TGF-βシグナルは腫瘍細胞の増殖を負に制御している．

> **Memo**
> 《細胞増殖に対するTGF-βの作用》
> 上皮細胞，血管内皮細胞，血球細胞など多くの細胞に対して増殖抑制作用を示すが，線維芽細胞などに対しては増殖促進的に働くことがある．アイソフォーム間での作用も若干異なり，例えばTGF-β2はTGF-β1/3に比べて内皮細胞の増殖阻害作用が弱い．

2）細胞外マトリックスの蓄積

さらにTGF-βはコラーゲン，フィブロネクチンなどの細胞外マトリックス（extracellular matrix：ECM）を構成するタンパク質の産生を促進するとともに，プロテアーゼの産生抑制などにより，ECMの分解を抑制することによってECMの蓄積を促進する．

4　がん細胞に対する二面的な働き

TGF-βは細胞の増殖を抑制する作用をもつため，TGF-βの増殖抑制作用からの逸脱が種々のがんへとつながる（がん抑制作用）．しかしながら一方で，ひとたびがんが形成されてしまうと，がん細胞は，TGF-βによる上皮間葉転換（epithelial-mesenchymal transition：EMT）を受け，がん細胞の運動・浸潤能が高まる（がん促進作用）．TGF-βはがん抑制作用と，がん促進作用の相反する二面的な作用をもっている（概念図）[4,5]．この抑制作用から促進作用への変換はTGF-βスイッチとよばれている．

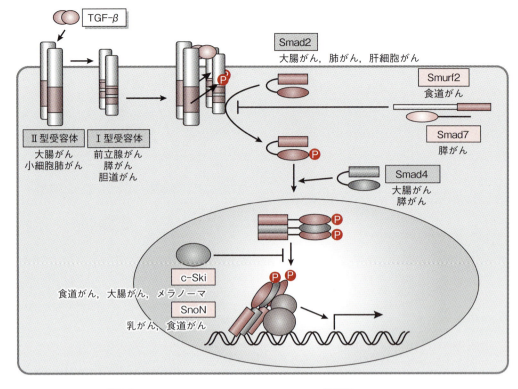

図3　TGF-βシグナル伝達異常と発がん

TGF-βは上皮系細胞をはじめとして多様な細胞に対して増殖抑制作用をもつため，TGF-βによる増殖抑制からの逸脱が細胞の異常増殖，ひいては腫瘍の発生につながると考えられている．臨床的にも，種々の腫瘍組織での受容体の異常，Smadの異常，もしくは抑制性シグナル調節因子の発現亢進が報告されており，TGF-βシグナル伝達の破綻が，細胞のがん化とかかわることが示唆されている

5 がん初期におけるがん抑制作用

　上述のようにがん抑制因子として作用するTGF-βのシグナル伝達が破綻した場合，細胞は自律性に増殖し，種々の組織でのがん化が引き起こされるため，TGF-βシグナル伝達の欠損が多くの腫瘍で観察されている（図3）[3]．TGF-βシグナル伝達にかかわる受容体やSmadなどのうち，哺乳類ではII型受容体，共有型Smadが1種類しか存在しないために，これらの分子の異常は多くのがんの直接的な引き金となりやすい．以下はその具体例である．

1）Lynch症候群とII型受容体

　ヒトのLynch症候群〔遺伝性非ポリポーシス性大腸がん（hereditary non-polyposis colorectal cancer：HNPCC）〕ではミスマッチ修復遺伝子に異常がある．このため，II型受容体の細胞外ドメインをコードする遺伝子内の10塩基のポリアデニンリピートを誤って読み取っても修復できず，キナーゼ領域を欠く受容体が翻訳される．この結果，TGF-βシグナルが下流に伝達されず，がんが起こると考えられている．

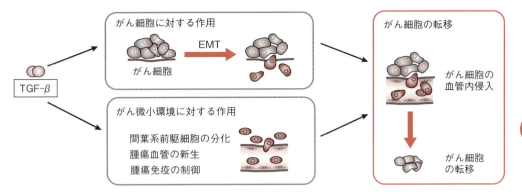

図4 進行期のがんにおけるTGF-βの作用
進行がんでのTGF-βの作用は，個々のがん細胞に対する作用と，がん微小環境に対する作用に分けると理解しやすい．TGF-βはがん細胞にEMTを誘導し，細胞の運動・浸潤能を高める．同時に，TGF-βは，がん細胞周囲の微小環境にも作用し，細胞外マトリックスの蓄積，免疫細胞の活性を抑制，さらに腫瘍血管の新生を促す．このような作用はがんの転移の成立には有利に働くため，TGF-βが発がん初期以降はむしろがん悪性化促進因子として作用すると考えられている．文献6をもとに作成

2）膵がんとDPC4

膵がんにおけるがん抑制遺伝子の候補としてDPC4（homozygously deleted in pancreatic carcinoma, locus 4）が見出されたが，後にアミノ酸配列からそれがSmad4であることが明らかにされた．Smad4は膵がんの約半数症例で欠失・点変異・フレームシフトなどの異常が認められているが，大腸がんや若年性のポリポーシスでも高頻度に異常が見つかっている．

3）胃がんとRunx3

さらに胃がん細胞においては，がん抑制遺伝子*Runx3*の発現低下が重要である．Runxはショウジョウバエの体節形成遺伝子の1つRuntにホモロジーをもつ転写因子のファミリーであるが，RunxはSmadと直接結合し，TGF-βの標的遺伝子の転写を制御する．特に*Runx3*は消化管，血液細胞，神経系などで発現しており，TGF-βシグナルの下流で胃の上皮細胞の増殖抑制とアポトーシス誘導に関与している．ヒト胃がん症例では45〜60％において*Runx3*のプロモーター領域がメチル化され，Runx3の発現が喪失していることが報告されている[6]．

6 進行がんにおけるがん促進作用

一方で多くの進行した乳がん，メラノーマ，前立腺がんなどでは，多くの場合，TGF-βが産生されているが，がん細胞のTGF-β受容体やSmadに変異が確認されることはめずらしい．このようながん細胞では，TGF-βによる細胞増殖抑制を受けないにもかかわらず，TGF-βシグナルが伝達されており，EMTが起こっている（図4）．さらにTGF-βはがん細胞をとりまく微小環境（線維芽細胞，血管内皮細胞，免疫細胞）にさまざまな働きをすることで，がんの進行を促進している（図4）．

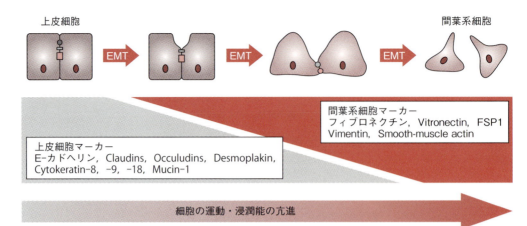

図5 EMT
EMTとは，上皮細胞（epithelial cell）が上皮としての形質を失い，線維芽細胞などの間葉系細胞（mesenchymal cell）の形質を獲得する現象である．EMTの過程では，細胞での上皮細胞マーカーの発現が減少し，間葉系細胞マーカーの発現が上昇する．EMTでは細胞間接着が失われ，細胞の運動・浸潤能が亢進する

1）TGF-βによるがん細胞の運動・浸潤能の亢進

　TGF-βはマウス乳腺上皮細胞（NMuMG細胞）などに対して，上皮細胞から間葉系細胞への転換（EMT）を促進する（図5）．EMTでは細胞間接着が失われることで，細胞の運動・浸潤能が亢進し，血管内侵入というステップを経て，転移巣を形成する．生体内においてはEMTは原腸陥入などの発生や創傷治癒，がんの浸潤や転移，さらに一部のがん幹細胞の維持にも関連していると考えられる[2)7)]．EMTを誘導する代表的な因子の1つにTGF-βがあり，Smad依存的にE-カドヘリンの転写を抑制している．

2）TGF-βによる線維芽細胞の活性化

　がんの周囲に存在する，CAF（cancer-associated fibroblast）とよばれる線維芽細胞や筋線維芽細胞はがんの増殖，浸潤，転移において重要な役割をもっている[8)]．TGF-βは，間葉系前駆細胞からの線維芽細胞や筋線維芽細胞への分化を誘導し，マトリックスメタロプロテアーゼ（matrix metalloproteinase：MMP），サイトカイン，ケモカインなどを産生することで，がん細胞の浸潤を促進させる（図4）．

3）TGF-βによる腫瘍血管新生

　TGF-βは腫瘍の血管新生を促進することによってもがんの転移を促進する（図4）．TGF-βはCTGF（connective tissue growth factor）やVEGF（vascular endothelial growth factor）などの発現を誘導し，腫瘍の血管新生を亢進させる[4)]．さらに，TGF-βは腫瘍細胞と血管内皮細胞のMMPやTIMP（tissue inhibitor of metalloproteinase）の発現を制御することで，血管内皮細胞の遊走や浸潤を亢進させる．

4）TGF-βによる腫瘍免疫抑制

　免疫はがんに対する生体の防御機構において重要な役割をもつが，TGF-βは免疫抑制作用によっ

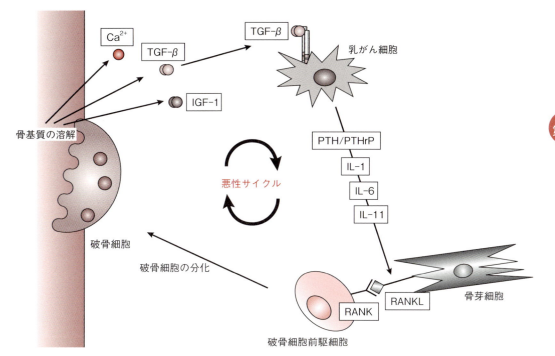

図6 乳がんの骨転移におけるTGF-βの役割[8]
骨基質に多く含まれるTGF-βは，乳がん細胞の骨転移に促進的に働くことが示されてきた．骨基質から放出されたTGF-βは，乳がん細胞からのPTHrP，IL-11などの，破骨細胞分化を誘導する因子の産生を促す．このように，TGF-βによってがん細胞から産生される因子が骨破壊を促進し，それにより骨基質からのTGF-βの放出が亢進するという悪性サイクルが形成されることが知られている

てがんの進行に促進的に作用する（図4）[9]．TGF-βは制御性T細胞やTh17細胞の分化を誘導することも知られている．さらに，TGF-βは細胞溶解に働く因子の発現抑制によりCD8$^+$T細胞の活性を阻害し，また抗原提示細胞によるT細胞の活性化を抑制する．

5) TGF-βを介した乳がん細胞と骨微小環境との相互作用

骨転移はがん細胞とがん細胞をとりまく骨微小環境（骨芽細胞や破骨細胞）との相互作用により成立する病変であるが，乳がんの骨転移においては詳細な解析が進んでいる[10]．乳がん細胞による副甲状腺ホルモン関連ペプチド（parathyroid hormone related peptide：PTHrP）の産生がTGF-βにより促進されるなど，乳がん細胞と骨微小環境との相互作用において，TGF-βが中心的に働いていることも知られている（図6）．

（江幡正悟，宮園浩平）

参考文献

1) Heldin CH, et al : TGF-beta signalling from cell membrane to nucleus through SMAD proteins. Nature, 390 : 465-471, 1997

2) Miyazono K, et al : Intracellular and extracellular TGF-β signaling in cancer : some recent topics. Front Med, 12 : 387-411, 2018

3) Massagué J, et al : TGFbeta signaling in growth control, cancer, and heritable disorders. Cell, 103 : 295-309, 2000

4) Derynck R, et al : TGF-beta signaling in tumor suppression and cancer progression. Nat Genet, 29 : 117-129, 2001

5) Ikushima H & Miyazono K : TGFbeta signalling : a complex web in cancer progression. Nat Rev Cancer, 10 : 415-424, 2010

6) Li QL, et al : Causal relationship between the loss of RUNX 3 expression and gastric cancer. Cell, 109 : 113-124, 2002

7) Thiery JP & Sleeman JP : Complex networks orchestrate epithelial-mesenchymal transitions. Nat Rev Mol Cell Biol, 7 : 131-142, 2006

8) De Wever O & Mareel M : Role of tissue stroma in cancer cell invasion. J Pathol, 200 : 429-447, 2003

9) Yoshimura A, et al : Cellular and molecular basis for the regulation of inflammation by TGF-beta. J Biochem, 147 : 781-792, 2010

10) Mundy GR : Metastasis to bone : causes, consequences and therapeutic opportunities. Nat Rev Cancer, 2 : 584-593, 2002

第3章
Chapter

がんにおける
ゲノム・
エピゲノム異常

1	ゲノム異常	152
2	DNA 修復とゲノム不安定性	164
3	エピジェネティック異常	176
4	がんと ncRNA	185

Chapter 3

1 ゲノム異常

ヒトゲノム解析研究の急速な進展により，2003年4月にはヒトゲノム塩基配列の全容が明らかにされた．この情報をもとにヒトゲノムの一塩基多型（single nucleotide polymorphism：SNP）やコピー数多様性（copy number variation：CNV）の詳細が明らかになり，これらゲノム多様性と疾患感受性遺伝子などとの関連が明らかにされてきている．さらに，次世代シークエンサーとその応用技術はがんの全ゲノム解析やゲノム機能解析に利用されるようになった．がんゲノム異常の知識と理解は，がんの病態を理解するにも，さらにがんのトランスレーショナル研究の展開やクリニカルシークエンスの実装において必須となっている．

概念図

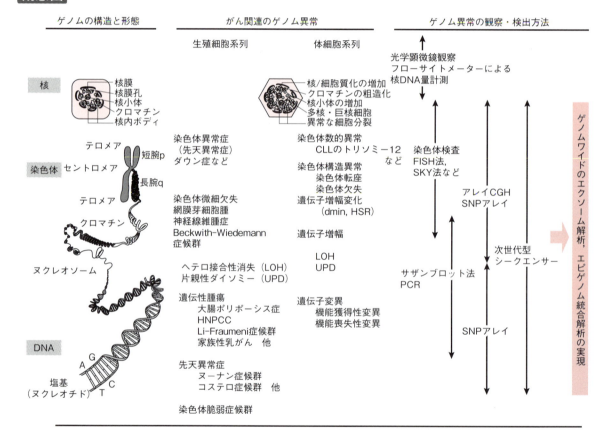

1 ヒトゲノムの基本構造

がんのゲノム異常を理解するにはヒトゲノム構造の知識が重要である．ヒトゲノムは1番〜22番までの22種類の常染色体とX,Yの2種類の性染色体からなる．その番号は形態的な大きさにしたがって付されたが，その後のゲノム解析から21番染色体が最小であることがわかった．各染色

表1　ヒトの染色体の大きさと遺伝子の数

染色体	ゲノムサイズ(Mb)	遺伝子数	microRNA	染色体	ゲノムサイズ(Mb)	遺伝子数	microRNA
1	249	5,109	156	13	114	1,385	40
2	242	3,871	117	14	107	2,065	99
3	198	2,990	96	15	102	1,824	71
4	190	2,441	62	16	90	1,938	82
5	182	2,592	76	17	83	2,450	110
6	171	3,005	71	18	80	984	35
7	159	2,792	82	19	59	2,499	143
8	145	2,165	90	20	64	1,358	48
9	138	2,270	86	21	47	777	30
10	134	2,179	69	22	51	1,189	46
11	135	2,974	102	X	156	2,186	118
12	133	2,526	80	Y	57	580	–
				ミトコンドリア	16,569bp	37	–

染色体地図（NCBI Genome Data Viewer）: https://www.ncbi.nlm.nih.gov/genome/gdv/
ヒトmiRNA（miRBase）: www.mirbase.org/

体に座位するタンパク質コード遺伝子やmicroRNAの数も明らかにされている（表1）.

各染色体は連続した糸状のDNA二重らせんと関連タンパク質からなる構造物であり，有糸分裂中期に観察できる（概念図）．間期ではこのDNAタンパク質構造はクロマチン（chromatin）とよばれ，さらにギムザなどの塩基性色素で濃染する領域をヘテロクロマチン（heterochromatin），淡染色領域をユークロマチン（euchromatin）とよぶ．がん細胞の核クロマチンは特有の染色パターンや構造変化として観察され，それら特徴の確認はがん細胞の病理学的診断の指標となっている．ユークロマチン領域には構成的遺伝子（house-keeping gene）が豊富に存在し，かつ転写活性も亢進している.

染色体両末端のテロメアはTTAGGGの6塩基が数百〜数千回繰り返す反復配列構造であり，このテロメアキャップ構造により染色体は構造的に安定化している．テロメア反復配列は細胞分裂ごとに短縮するため，分裂を繰り返すことで最終的にテロメア構造が失われ，染色体構造の維持が不可能になり細胞死に至る．一方，がん細胞ではテロメラーゼ活性が亢進することでテロメア短縮は回避され細胞死を免れる．有糸分裂時の紡錘糸の着糸点をセントロメア（動原体）とよびαサテライトの反復配列からなる．染色体短腕（p）と長腕（q）はセントロメアによって区分される.

2 がんのゲノム異常

がんのゲノム異常には生化学的に検出される「塩基（DNA）レベル」から顕微鏡で観察される「染色体・核のレベル」までがある．また，家族性（遺伝性）腫瘍（表2）のように両親の一方の生殖細胞（精子あるいは卵子）に由来するゲノム異常が次世代（児）に継承される生殖細胞変異（germline mutation）と，一般的ながんのように体細胞で起きたゲノム異常の体細胞変異（somatic mutation）に分けられる．前者は，受精卵のレベルでゲノム変異が起きていることから体を構成するすべての細胞で同じゲノム変異が検出される．したがって，生殖細胞変異は疾患と直接かかわらない組織であるリンパ球や頬粘膜細胞のゲノムDNAを用いてその変異を検出できる.

> **Memo**
>
> 《変異モザイク》
> ゲノム異常が受精後に起きた場合に変異モザイクとなる（第3章-2 DNA修復とゲノム不安定性の稿を参照）.

表2　遺伝性腫瘍の種類

遺伝形式	疾患名	遺伝子	発生する腫瘍の種類
常染色体優性遺伝	Birt-Hogg-Dube症候群	*BHD*	腎腫瘍，線維毛包腫，毛盤腫
	Carney症候群	*PRKAR1*	粘液腫，内分泌腫瘍，甲状腺腫瘍
	Cowden症候群，Bannayan-Riley-Ruvalcaba症候群	*PTEN*	過誤腫，グリオーマ，乳がん，消化管
	Gorlin症候群	*PTCH*	皮膚基底細胞がん，髄芽腫
	Li-Fraumeni症候群	*TP53*	乳がん，肉腫，副腎皮質がん，グリオーマ，その他
	Peutz-Jeghers症候群	*STK11*	小腸過誤腫，卵巣がん，悪性腫瘍，その他の悪性腫瘍
	von Hippel-Lindau氏病	*VHL*	腎がん，血管芽細胞腫，褐色細胞腫
	コステロ症候群	*HRAS*	横紋筋肉腫，神経節芽細胞腫，膀胱がん
	遺伝性乳がん・卵巣がん	*BRCA1, BRCA2*	乳がん，卵巣がん，前立腺がん，膵がん
	遺伝性非ポリポーシス大腸がん（Lynch症候群）	*MSH2, MLH1, MSH6, PMS1, PMS2*	大腸がん，子宮内膜がん，卵巣がん，その他
	遺伝性平滑筋腫症および腎がん	*FH*	子宮平滑筋腫，腎がん
	家族性GIST	*KIT*	消化管間質腫瘍（GIST）
	家族性悪性黒色腫	*CDK4* *CDKN2A-p14ARF, CDKN2A-p16 (INK4a)*	悪性黒色腫 悪性黒色腫，膵がん
	家族性胃がん	*CDH1*	スキルス胃がん
	家族性肝腺腫	*TCF1*	肝腺腫，肝細胞がん
	家族性大腸腺腫症	*APC*	大腸がん，デスモイド腫瘍，肝芽腫，グリオーマ
	家族性乳がん	*CHEK2*	乳がん
	家族性傍神経節細胞腫	*SDHB, SDHC, SDHD*	傍神経節細胞腫，褐色細胞腫
	家族性本態性血小板血症	*MPL*	骨髄増殖性疾患
	家族性網膜芽細胞腫	*RB1*	網膜芽細胞腫，肉腫，乳がん，肺小細胞がん
	結節性硬化症	*TSC1, TSC2*	過誤腫，腎がん
	甲状腺腫	*TSHR*	甲状腺腫
	若年性ポリポーシス	*BMPR1A/SMAD4*	消化管ポリポーシス
	神経繊維腫症Ⅱ型	*NF2*	髄膜腫，聴神経腫瘍
	神経繊維腫症Ⅰ型	*NF1*	神経線維腫，グリオーマ
	髄芽腫	*SUFU*	髄芽腫
	多発性外骨腫Ⅱ型	*EXT2*	外骨腫，骨肉腫
	多発性外骨腫Ⅰ型	*EXT1*	外骨腫，骨肉腫
	多発性内分泌腺腫瘍症2A/2B型	*RET*	甲状腺髄様がん，褐色細胞腫，副甲状腺過形成
	多発性内分泌腺腫瘍症Ⅰ型	*MEN1*	副甲状腺腺腫，下垂体腺腫，膵島細胞腫，カルチノイド
常染色体劣性遺伝	Bloom症候群	*BLM*	白血病，リンパ腫，皮膚扁平上皮がん，その他のがん
	Denys-Drash症候群，Frasier症候群，家族性Wilms腫瘍	*WT1*	Wilms腫瘍
	Fanconi貧血	*BRIP1* *FANCA, FANCC, FANCD2, FANCE, FANCF, FANCG, BRCA2*	白血病（AML），乳がん 白血病（AML）
	Hyperparathyroidism-jaw tumor症候群	*HRPT2*	副甲状腺腺腫，多発性骨化性顎線維腫
	MVA症候群	*BUB1B*	横紋筋肉腫
	Rhabdoid predisposition症候群	*SMARCB1*	悪性ラブドイド腫瘍
	Rothmund-Thompson症候群	*RECQL4*	骨肉腫，皮膚扁平上皮がん
	Shwachman-Diamond症候群	*SBDS*	急性骨髄性白血病，骨髄異形成症候群
	ウェルナー症候群	*WRN*	骨肉腫，髄膜腫，その他
	ナイミーヘン症候群	*NBS1*	非ホジキンリンパ腫，グリオーマ，髄芽腫，横紋筋肉腫
	家族性シリンドローマ	*CYLD*	シリンドローマ
	色素性乾皮症	*XPA, XPC, DDB2, ERCC2, ERCC3, ERCC4, ERCC5*	皮膚基底細胞腫，扁平上皮がん，悪性黒色腫
	大腸腺腫症	*MUTYH*	消化管ポリポーシス，大腸がん
	毛細血管拡張性運動失調症	*ATM*	白血病，リンパ腫，髄芽腫，グリオーマ
X連鎖劣性	Simpson-Golabi-Behmel症候群	*GPC3*	Wilms腫瘍

Cancer Gene Census（https://cancer.sanger.ac.uk/census）をもとに作成.

A) 遺伝子増幅の染色体変化

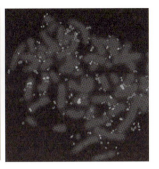

B) 染色体転座

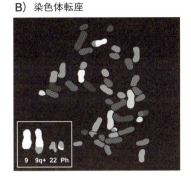

C) がん抑制遺伝子の不活性様式

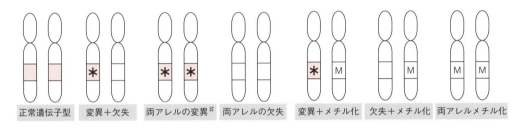

図1　がんのゲノム・エピゲノム異常（カラーアトラス❷を参照）

A) がんの分裂中期細胞に検出した遺伝子増幅の染色体変化．左：HSR（homogenously staining region）．右：dmin（double minute chromosome）．　B) 慢性骨髄性白血病細胞（CML）の95％以上で染色体転座t(9;22)(q34;q11.2)が起こり，Ph染色体を検出する．SKY法による染色体ペインティング像．C) がん抑制遺伝子の不活性化様式

　がん関連遺伝子はがん細胞の増殖に対してアクセルとして働くがん遺伝子（oncogene）とブレーキとして働くがん抑制遺伝子（tumor suppressor gene）に大別できる．がん抑制遺伝子はさらに*TP53*遺伝子や*RB1*遺伝子のようにその異常が細胞の増殖に直接関与するゲートキーパー（gate keeper）と，*BRCA1*遺伝子や*ATM*遺伝子などのようにその異常が結果的にゲノム不安定性を惹起することでゲノム完全性（integrity）の破綻へと導くケアーテイカー（care taker）に分類される．がんのゲノム異常には機能獲得変異（gain of function mutation）と機能喪失変異（loss of function mutation）があり，主に前者はがん遺伝子に，後者はがん抑制遺伝子に起こる．

　がん遺伝子の活性化には，遺伝子内変異（intragenic mutation），遺伝子増幅（gene amplification, 図1A），染色体転座（chromosome translocation, 図1B）の3つのパターンが知られている．一方，がん抑制遺伝子の不活性化は主に遺伝子内変異と染色体欠失（chromosome deletion）によるが，これに転写プロモーター領域のDNAメチル化などのエピジェネティック（epigenetic, 後生的）なゲノム機能の制御異常が加わる（図1C）．さらに最近では，転写因子などの

表3　主ながんの染色体・遺伝子診断法

方法	用途	解析対象と特徴
サザンブロット法	遺伝子再構成の検出など	染色体転座切断点の遺伝子再構成や遺伝子増幅，免疫グロブリン（Ig）遺伝子などの遺伝子再構成の検出
PCR法	既知の遺伝子の構造，点突然変異	Ig，TCR遺伝子再構成，染色体転座切断点などの検出
PCR-SSCP法	既知の遺伝子の点突然変異	がん遺伝子やがん抑制遺伝子の点突然変異などの検出
DNAシーケンス法	遺伝子の塩基配列決定	がん遺伝子やがん抑制遺伝子の点突然変異などの検出
ノーザンブロット法	遺伝子のmRNA発現	mRNAの発現量と大きさの検出（比較的大量のサンプルが必要）
RT-PCR	既知遺伝子のmRNA発現	mRNAの発現量（少量のサンプルでも測定可能）
リアルタイムPCR法	既知遺伝子のmRNA発現量やゲノムコピー数	q(quantitative)-PCRともいう．RT-PCRを基本にするが検出法が異なり高い定量性が担保されている．多検体処理も可能
FISH法	染色体，間期核での転座や染色体コピー数異常の検出	間期核FISH法は染色体標本の作成が難しい固形腫瘍でも応用可能．間期核FISHは数百個の細胞核を対象とできるため定量解析が可能になる
アレイCGH法	ゲノムコピー数異常の解析	全ゲノム領域の網羅的コピー数異常の検出
DNAチップ法，マイクロアレイ法	既知遺伝子の網羅的発現解析	体系的な遺伝子発現解析，発現解析による予後診断への応用

結合領域のゲノム構造異常ががん関連遺伝子の機能異常にかかわっていることが知られている．

　塩基レベル〜染色体レベルで生じたがんのゲノム異常を調べるには，ゲノムの構造異常であるか機能異常であるか，その種類や検出ゲノム断片長の物理的サイズによって種々の解析法を選択する必要がある（表3）．最近では次世代型シークエンサーが開発され，個人の全ゲノム解析も現実的となっている．その応用法によるエキソーム解析やChIPシークエンス，1細胞レベルの微量トランスクリプトの定量発現解析，さらにDNAメチル化やヒストン修飾などのエピゲノム解析，特定転写因子のゲノムDNA結合領域探索などが可能となっている．血液循環腫瘍DNA（circulating tumor DNA, ctDNA）を用いたリキッドバイオプシー（liquid biopsy）法も開発されてきている．これら技術革新により，がん研究において家族性胸膜肺芽腫の*DICER1*遺伝子変異や肝細胞がんにおける*TERT*遺伝子のプロモーター領域変異による転写機能低下の発見など，重要なゲノム・エピゲノムの新知見が続々と報告されてきている[1]〜[6]．次世代シークエンサーで得られた大量のがんゲノム情報から，がん細胞のゲノム変異は，環境因子，遺伝的背景や後天的要因により30通りにも分かれる特徴的な変異パターン（変異シグナチャー）を呈することが明らかにされている．それらデータやさらに種々のがん種の体細胞変異の情報はデータベースCOSMIC（the Catalogue of Somatic Mutations in Cancer：http://www.sanger.ac.uk/science/tools/cosmic）で入手可能である．

3　がんの染色体異常

　染色体異常は数的異常と構造異常に大別される．半世紀にわたるがんの染色体分析により，造血器腫瘍や一部の骨軟部腫瘍では病型特異的な染色体異常が明らかにされた．がん特異的な数的異常には慢性リンパ性白血病（CLL）のトリソミー12などが知られているが，限られている．一方，染色体分析により見出されたがん特異的な染色体構造異常は300種類以上が知られている．その代表は慢性骨髄性白血病（chronic myelocytic leukemia：CML）細胞のフィラデルフィア（Ph）染色体転座である[7]．1960年P. NowelによりCML細胞に出現する微小な染色体が発見され，所在地にちなんでフィラデルフィア染色体と命名された．この発見はがん細胞のクローン性を細

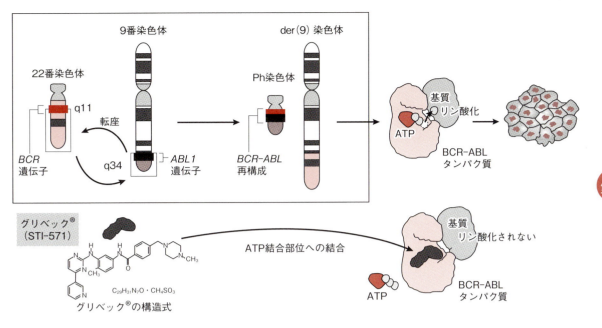

図2 Ph染色体転座によるBCR-ABL遺伝子再構成

胞遺伝学的に証明した点でも重要な発見であった．1971年にはJ. D. RowleyによってPh染色体が9番と22番染色体の相互転座t(9;22)(q34;q11)であることが明らかにされた（図1B）．バーキットリンパ腫のt(8;14)(q24;q13)や急性骨髄性白血病（AML-M1）のt(8;21)(q22;22)をはじめとする病型特異的な染色体転座が発見され，その後それらの切断点遺伝子がC. M. Croceらにより同定された．染色体転座により惹起される再構成遺伝子のなかには，①CMLの*BCR-ABL*転座のようにキメラ遺伝子を形成するもの，②バーキットリンパ腫の*IgH/MYC*のように免疫グロブリン遺伝子のエンハンサー下流に転座することで活性化されるものなどがある．各種がんの染色体異常と遺伝子融合（gene fusion）のデータベースMitelman Database of Chromosome Aberrations and Gene Fusions in Cancer：(https://cgap.nci.nih.gov/Chromosomes/Mitelman)から閲覧できる．

　CMLのBCR-ABLキメラ遺伝子タンパク質は本来の*ABL1*遺伝子タンパク質と比較し強力なチロシンキナーゼ活性を示すことで，その下流の細胞増殖シグナルを恒常的に活性化することがわかった．その後，BCR-ABLキメラタンパク質に特異的な阻害薬であるSTI-571（グリベック®）が発見され，現在，CMLの第一選択治療薬になっている（図2）．これは「がんのゲノム異常に基づく分子標的治療薬の開発」において代表的な成功例として注目されるところとなった．

　一方，大腸がんや肺がんなど発症頻度の高い上皮性がんは多段階発がん過程を経ることから臨床的に発見された時点で複雑な染色体異常を呈していることが多い．また，固形がんの染色体標本の作製はきわめて難しいことが知られている．

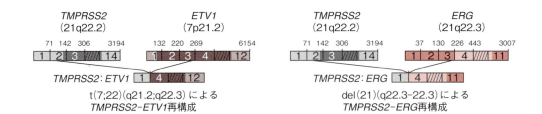

図3　前立腺がんで発見された染色体転座によるTMPRSS2-ETSファミリー遺伝子の再構成

4 前立腺がんと肺非小細胞がんで発見された染色体転座

1）前立腺がんで見出されたTMPRSS-ETSファミリー遺伝子

　網羅的遺伝子発現やアレイCGHなどのハイスループットゲノム解析法が開発され，上皮性がんのゲノム解析が急速に進んだ．これらの先端的ゲノム解析法によって取得されたデータとその情報解析を駆使することで，2005年A. Chinnaiyanらによって上皮性の前立腺がんにおいて染色体転座が見出された．ETSファミリー遺伝子のERG（21q22.3）あるいはETV1（7p21.2）とTMPRSS2（21q22.2）の間で遺伝子再構成が起こり，それぞれのキメラ産物の転写が確認された（図3）[8]．このTMPRSS-ETS再構成は前立腺がんの約50％と高頻度に検出される．その探索方法は従来のゲノム的アプローチとは異なっていた．前立腺がんをはじめ多種類のがんの網羅的遺伝子発現データベースOncomine（https://www.oncomine.org/resource/login.html）から，①COPA（Cancer outlier profile analysis）を用い，②予測値を外れる発現パターンをとる遺伝子として，これら転座遺伝子は数学的に選出されてきた．ETV1とERGはともにユーイング肉腫の転座再構成遺伝子として既知であった．転座様式をみると，ETV1-TMPRSS2は染色体転座t(7;22)(q21.2;q22.3)によって，またERG-TMPRSS2は21番染色体腕内欠失del(21)(q22.3-22.3)によって再構成が惹起されている．いずれも間期核FISH法ではシグナルパターンから再構成を確認できるが，染色体検査ではdel(21)(q22.3-22.3)の微細欠失は検出できないレベルである．

　CMLのBCR-ABL再構成は格好の治療標的分子であるが（図2），これはBCR-ABLチロシンキナーゼ活性が強力な細胞増殖のドライバー（driver）として機能することによる．このような分子は"druggable"と称される．一方，前立腺がんのTMPRSS2-ETSは細胞増殖において強力なドライバーとして機能せず治療標的としては"undruggable"と考えられている．実際，TMPRSS2-ETS再構成陽性の前立腺がんは低転移性で悪性度も高くはない．

> **Memo**
> 《backseat driver》
> ドライバー遺伝子が共通でも，エピゲノム制御に関連する遺伝子群の変異が違うことでがんの性質に差が生じる．このようなエピゲノム制御関連遺伝子群は"backseat driver"として，がんの個性の背景因子として重要であり今後のがんの診断法や治療薬の開発において重要なターゲットとなっている[9]．

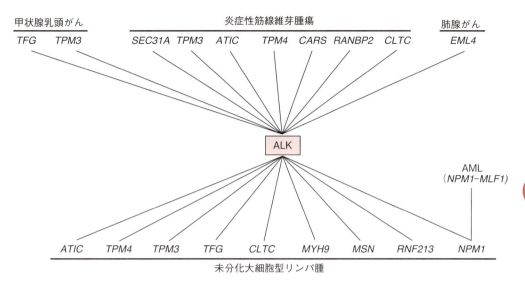

図4　種々のがんで検出する *ALK* 転座と再構成パートナー遺伝子

2）肺腺がんで見出されたEML4-ALK

　2007年には肺腺がんで，微小管会合タンパク質遺伝子 *EML4*（echinoderm microtubule associated protein-like 4, 2p21）と受容体型チロシンキナーゼ遺伝子 *ALK*（anaplastic lymphoma kinase, 2p23）の *EML4-ALK* 再構成が発見された[10]．この *EML4-ALK* は機能的スクリーニングの発現遺伝子クローニング法によって，トランスフォーミング活性をもつ遺伝子としてクローニングされてきたものである．名前の通り *ALK* 遺伝子は肺腺がんでの発見の前に劇症型の悪性リンパ腫の2p23染色体転座切断点遺伝子としてすでに同定されており，しかもALK阻害薬クリゾチニブ（Crizotinib, PF-02341066）も開発され，*ALK* 転座陽性肺腺がんでの効果が確認されている．
　この *EML4-ALK* 転座 inv(2)(p21p23) は，顕微鏡で識別できないレベルの微細な染色体腕内逆位である．さらに，*ALK* 転座は悪性リンパ腫や肺腺がんだけでなく，炎症性筋線維芽腫（inflammatory myofibroblastic tumor）や甲状腺乳頭がん（papillary thyroid cancer）の一部でも見つかっている（図4）[7]．単一の遺伝子ががん種を超えてドライバーとして機能しており，がん個別化医療（Cancer Precision Medicine）のバスケットトライアルのコンセプトに合致する（第8章 5　がんゲノム医療の稿参照）．

5 がんのゲノム異常とシグナル伝達経路，分子標的薬

　がんの遺伝子異常のなかで増殖や転移・浸潤などの悪性形質に直接関与する遺伝子変異をドライバー変異（driver mutation）とよび，これに対してがん細胞のゲノム不安定性に便乗して惹起された変異をパッセンジャー変異（passenger mutation）とよぶ．がん細胞の悪性形質は特定のドライバー遺伝子に強く依存している場合があり，このような状態をがん遺伝子中毒（oncogene addiction）という．ドライバー遺伝子の阻害は強力かつ選択的な分子標的薬となる可能性が高いことから，oncogene addiction はがん分子標的薬開発の基本コンセプトにもなっている．BCR-ABLキメラタンパク質を標的としたCMLのイマチニブ，EGFRを標的とする肺腺がんのゲフィチニブ

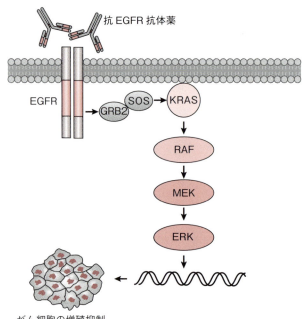

図5 EGFR/RAS/RAF/MEK/ERK 経路と抗 EGFR 抗体薬による大腸がん分子標的治療

や大腸がんのセツキシマブ，さらに乳がんの増幅遺伝子 *HER2/NEU*（*ERBB2*）を標的としたトラスツズマブなどはその代表である．しかし，このような分子標的薬は非常に高価であり，コンパニオン診断法を用いて当該遺伝子の異常の有無を確認したうえで変異陽性症例のみに投与することが，医療経済的，患者利益の追求，あるいは有害事象の回避などから求められている．

1）がん遺伝子に対する分子標的治療

現在，切除不能な進行・再発性大腸がんで EGFR 陽性の症例の標準治療に抗 EGFR 抗体薬のセツキシマブやパニツムマブが使用されるようになった．EGF などのリガンドにより活性化された EGFR は下流の KRAS/RAF/MAPK/ERK 経路，PI3K/PTEN/AKT 経路，さらに JAK/STAT 経路を経由して核内にシグナルを伝える（図5）[11]．この3つのなかで KRAS/PAF/MAPK/ERK 経路は主に生存や細胞増殖に関与しており，抗 EGFR 抗体の投与は増殖シグナルのスイッチを入り口で遮断することになる．*KRAS* は機能獲得変異を起こす代表的ながん遺伝子の1つであり，変異はエクソン2のコドン12, 13に90％以上が集中している．大腸がんの30〜40％に *KRAS* 変異が検出されることが知られている．また，その下流の *BRAF* は大腸がんの8％程度に変異が見つかる．*BRAF* 変異の90％以上がエクソン15のTからAへのミスセンス変異で，バリンからグルタミン酸へのアミノ酸置換（V600E）を起こす．これら大腸がんの *KRAS* 変異と *BRAF* 変異は相互排他であることが知られている．重要なことは，EGFR より下流の *KRAS* に変異が検出される大腸がんでは，抗 EGFR 抗体の効果は認められない．したがって進行大腸がん症例に抗 EGFR 抗体治療を行う場合，効果予測因子として大腸がん組織において EGFR 発現と *KRAS* 変異の有無を事前に検査する必要がある．

> **Memo**
>
> 《*RAS/MAPK*症候群》
> RAS/RAF/MEK経路の遺伝子変異が原因の先天異常症に神経線維腫症（*NF1*），コステロ症候群（*HRAS*，*SOS1*，*PTPN11*），レオパード症候群（*PTPN11*），CFC症候群（*KRAS*，*BRAF*，*MEK1*，*MEK2*）などがあり，いずれも好発がん性として知られ，*RAS/MAPK*症候群の概念が提唱されている[12]．

2）がん抑制遺伝子に関連する分子標的治療

　がん抑制遺伝子を直接のターゲットとした分子標的薬の開発はほとんど進んでいない．そのようななかで，現在，*BRCA1*および*BRCA2*が欠損した乳がんや卵巣がんに対してPARP阻害薬が新たな治療薬として臨床応用に至った[13]．PARPは一本鎖のDNA切断の修復にかかわる酵素である．PARPが欠損すると一本鎖DNA切断が修復されず結果として二本鎖DNA切断が生じることになる．通常は相同組換えで二本鎖DNA切断は修復されるが，*BRCA1/2*の機能が消失している場合，複製フォークが修復されず，結果的にゲノム不安定性が亢進してアポトーシス誘導が起こる．PARP阻害薬は合成致死（synthetic lethal）によりBRCA1/2が欠損したがん細胞のみを選択的に細胞死に誘導できることになる．相同組換えが機能する正常組織では影響が認められない．有効な治療法が見出せなかったトリプルネガティブ乳がんの*BRCA1/2*変異陽性症例や白金製剤に効果のあった卵巣がん症例でPARP阻害薬の効果が確認され臨床応用されている[14]．

[6] 次世代シークエンサーによるがんゲノム解析

　ヒトのリファレンスゲノムDNA配列が整備されがんゲノム解析研究の流れは大きく二分されている．1つは，SNPを指標にした全ゲノム関連解析（GWAS）によるがん感受性遺伝子の探索である．ほか1つは，次世代型高速シークエンサーによるがんの全ゲノムシークエンス解析である．

　GWASはがんの感受性遺伝子を生殖細胞系列のゲノム配列から見つけ出すことを目的にしておりがんを含む生活習慣病への罹りやすさや，薬剤感受性などの体質に焦点を当てたゲノム解析である．がんの感受性遺伝子が明らかになり，さらにこれと密接に関与する環境因子の理解が進むことで，今後，個々人に合ったより具体的ながんの予防法が身近なものとして提供されることになる[15]．

　2007年からは，がんゲノム配列や発現異常などの網羅的解析によるカタログ化を促進させるTCGA〔The Cancer Genome Anatomy（https://cancergenome.nih.gov/）〕プロジェクトが推進された．2010年には第二世代の次世代型シークエンサーが登場した．Illumina社のHiSeq2000は1回のランで2,000億塩基というヒトハプロイドゲノムの60倍以上もの塩基配列の決定だけでなく，エキソーム解析やChIPシークエンス法も可能である．微量トランスクリプトの発現解析，DNAメチル化やヒストン修飾などのエピゲノム解析，転写因子のDNA結合領域の探索などのハイスループット解析により，今後，がん特異的なクロマチン修飾・リモデリングなどの重要なデータが産出されるものと予測する．次世代シークエンサーによるペアエンド法による両末端リシークエンスや第三世代の単一DNA分子の長鎖断片の読み取りからゲノム再構成反復配列の検出が可能となり，種々のがんでクロモスリプシス（chromothripsis，染色体粉砕）などの新しいゲノム構造異常の情報が明らかにされてきている[16][17]．さらに，次世代シークエンサーの応用法ではゲノム再構成断片の定量的解析が可能であり，モザイク性やサブポピュレーションを正確に検出することができる．したがって，原発巣と転移巣の間に生じたゲノム異常の比較にも使える．次世

1　ゲノム異常　**161**

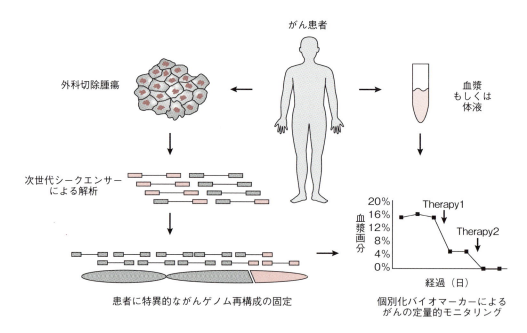

図6　次世代型シークエンサー解析によるがん特異的ゲノム再構成の検出
がんの存在診断は個別化治療を実現する．文献16より引用

代シークエンサーを用いて個々人のがん細胞に特異的なゲノム再構成を見つけて，これをバイオマーカーに，末梢血中に流出した微量ながんDNAをサンプルにしてがん特異的ゲノム異常を検出することで，精度の高いリキッドバイオプシー診断法の実用化が期待されている（図6）．この方法を用いると，外科切除後に末梢血を用いてそのがん患者に特異的なゲノム再構成の有無をモニタリングできるというテーラーメイドがん医療が可能であり，既存のバイオマーカーや画像診断では検出できない微小な残存がんや再発がんの存在診断も可能になる．

さらに，ゲノム情報に基づくPrecision Medicineの実装化のために，数十〜数百個のドライバー遺伝子変異を検出するための遺伝子パネル検査ががんクリニカルシークエンスとして普及してきている．これは個々の症例のドライバー変異を検出して的確に治療薬を選択するためのエビデンスを得るための検査である．

（稲澤譲治）

参考文献

1) Hill DA, et al：DICER 1 mutations in familial pleuro-pulmonary blastoma. Science, 325：965, 2009
2) Sun T, et al：Activation of multiple proto-oncogenic tyrosine kinases in breast cancer via loss of the PTPN12 phosphatase. Cell, 144：703-718, 2011
3) Stephens PJ, et al：Massive genomic rearrangement acquired in a single catastrophic event during cancer development. Cell, 144：27-40, 2011
4) Bignell GR, et al：Signatures of mutation and selection in the cancer genome. Nature, 463：893-898, 2010
5) Santarius T, et al：A census of amplified and overexpressed human cancer genes. Nat Rev Cancer, 10：59-64, 2010
6) Totoki Y, et al：Trans-ancestry mutational landscape of hepatocellular carcinoma genomes. Nat Genet, 46：1267-1273, 2014

7) Sandberg AA & Meloni-Ehrig AM : Cytogenetics and genetics of human cancer : methods and accomplishments. Cancer Genet Cytogenet, 203 : 102-126, 2010

8) Tomlins SA, et al : Recurrent fusion of TMPRSS 2 and ETS transcription factor genes in prostate cancer. Science, 310 : 644-648, 2005

9) Elsässer SJ, et al : Cancer. New epigenetic drivers of cancers. Science, 331 : 1145-1146, 2011

10) Soda M, et al : Identification of the transforming EML4-ALK fusion gene in non-small-cell lung cancer. Nature, 448 : 561-566, 2007

11) Hanahan D & Weinberg RA : Hallmarks of cancer : the next generation. Cell, 144 : 646-674, 2011

12) Aoki Y, et al : The RAS/MAPK syndromes : novel roles of the RAS pathway in human genetic disor-

ders. Hum Mutat, 29 : 992-1006, 2008

13) O' Shaughnessy J, et al : Iniparib plus chemotherapy in metastatic triple-negative breast cancer. N Engl J Med, 364 : 205-214, 2011

14) Mirza MR, et al : Niraparib Maintenance Therapy in Platinum-Sensitive, Recurrent Ovarian Cancer. N Engl J Med, 375 : 2154-2164, 2016

15) Takata R, et al : Genome-wide association study identifies five new susceptibility loci for prostate cancer in the Japanese population. Nat Genet, 42 : 751-754, 2010

16) Leary RJ, et al : Development of personalized tumor biomarkers using massively parallel sequencing. Sci Transl Med, 2 : 20ra14, 2010

17) McDermott U, et al : Genomics and the continuum of cancer care. N Engl J Med, 364 : 340-350, 2011

Chapter 3

2 DNA修復とゲノム不安定性

生物はそのDNAを子孫に残すために進化発展してきたが，哺乳類細胞では細胞外の毒性物質ならびに自らの代謝が原因で1日約30,000個のDNA損傷が発生しているといわれる．また，DNA複製の際には10^7に1回の頻度で誤った塩基を挿入する．発生原因にかかわらず，これらのDNA損傷・誤塩基対はゲノム不安定性を招き発がんの原因となる．このため生物はいくつかのDNA修復とそれに協調する損傷乗り越えDNA合成，細胞周期チェックポイントおよびクロマチンリモデリング機構を発達させてきた．

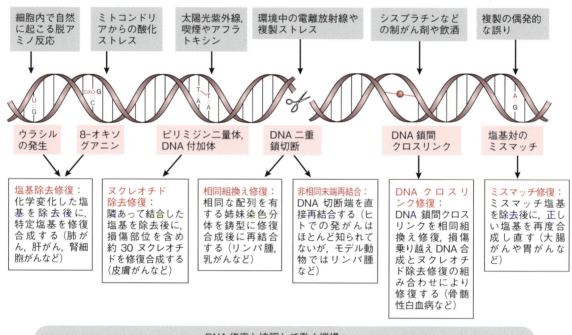

概念図

1 DNA修復機構のタイプ

酸化されたグアニンなどの異常塩基は塩基除去修復により塩基部分がデオキシリボースから切断される．また，隣接した塩基同士が結合するなどDNAの嵩高い構造変化が起こった場合には，損傷塩基を含むオリゴヌクレオチドがヌクレオチド除去修復により除去される．このとき，除去されずに残った損傷によるDNA複製停止とそれによる細胞死を避けるために損傷乗り越えDNA

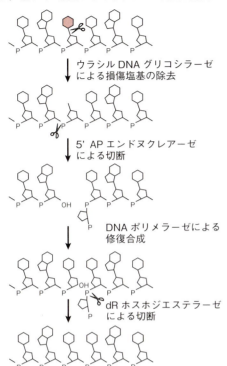
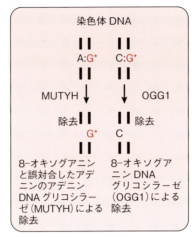

図1 塩基除去修復

A) DNA中に発生したウラシルをウラシルDNAグリコシラーゼが認識して除去，続いて5' APエンドヌクレアーゼが5'側を切断した後に修復合成，その後にホスホジエステラーゼによりデオキシリボースが除去される．B) 8-オキソグアニンは8-オキソグアニンDNAグリコシラーゼにより，同様に8-オキソグアニンと誤塩基対を形成したアデニンはアデニンDNAグリコシラーゼにより，さらに細胞内ヌクレオチドプール中の8-オキソdGTPは8-オキソdGTPアーゼ（MTH1）により除去される

合成が機能する．一方，DNA二重鎖切断は，原核生物から真核生物に共通してみられる相同組換え修復と，ヒトを含む高等真核生物で顕著な非相同末端再結合の2種類の経路により再結合される．DNA複製の際に間違った塩基の取り込みにより発生する誤塩基対はミスマッチ修復により解消される．これらの修復機構の一部はそれぞれの損傷修復の補完的な役割も担っており，細胞内で相互に関連していると思われる．その例を，相同組換え修復，損傷乗り越えDNA合成とヌクレオチド除去修復が高度に組み合ったDNAクロスリンク修復にみることができる．

2 塩基除去修復

1）脱アミノ反応によるウラシルの発生と除去（図1）

DNAを構成する塩基には反応性に富む官能基が数多く存在しており，塩基部分は特にDNA損傷の標的となりやすい．これらの塩基損傷は，ヒトでは11種類知られているDNAグリコシラーゼにより認識される[1]．アミノ基の塩基損傷としては，シトシン，アデニン，グアニンでは加水分解による脱アミノ反応が細胞内で自然に起こる．シトシンの脱アミノ反応により発生するウラ

シルはアデニンとの対合U：Aを許し，次の複製ではT：Aとなり，C：G→T：Aへのトランジッション型突然変異へと導く．ウラシルは1個の哺乳類細胞で1日あたり100〜500回発生すると見積もられている．このため，DNA中に発生したウラシルは塩基除去修復において初めにウラシルDNAグリコシラーゼにより（UNG1），塩基とデオキシリボース糖をつなぐN−グリコシド結合が切断される．続いて，5'APエンドヌクレアーゼにより5'側にニックが入れられ，そして修復合成後にdRホスホジエステラーゼにより3'側のデオキシリボース糖が除去される（図1A）．ウラシルDNAグリコシラーゼの欠失によりゲノムDNA中のウラシル量が100倍に増加したノックアウトマウスではB細胞リンパ芽腫を高頻度に誘発する[1]．

2）酸化ストレスによる8-オキソグアニンの発生と除去

DNAの酸化はスーパーオキシドアニオン（O_2^-）やヒドロキシラジカル（・OH）などの活性酸素種によって引き起こされる．われわれの生体内では，ミトコンドリアの電子伝達系の副産物として消費された酸素の0.1〜0.27％は有害なO_2^-に変わるが，通常はスーパーオキシドジスムターゼによりただちに過酸化水素と水に分解される．過酸化水素はさらにカタラーゼにより水と酸素に変換される．しかし，過酸化水素は他の活性酸素に比較して例外的に安定な活性酸素種であり，細胞核に移動した後に金属イオン（Fe^{2+}など）とのフェントン反応によりゲノムDNAの近傍に・OHを発生させる．この結果，いくつかの酸化型塩基が発生するが，グアニンの8位の炭素が酸化された8-オキソグアニンは発生頻度が高く（哺乳類細胞で1日あたり約400〜1500回），本来の対合相手であるシトシンと同頻度にアデニンと誤対合して突然変異を誘発する．ゲノムDNA中の8-オキソグアニンは8-オキソグアニンDNAグリコシラーゼ（OGG1）を用いた塩基除去修復により除去される[2]．前述のウラシルDNAグリコシラーゼと異なりAPリアーゼ活性により3'側にもニックを入れる活性がある（二価性DNAグリコシラーゼという）．また，すでに8-オキソグアニンと誤対合したアデニンはアデニンDNAグリコシラーゼ（MUTYH）により除去される．一方，細胞内のヌクレオチドプール内に存在する8-オキソグアニンもアデニンとの誤対合によりDNAに取り込まれる可能性がある．このため，8-オキソdGTPアーゼ（MTH1）が8-オキソdGTPを8-オキソdGMPに加水分解してヌクレオチドプールから排除する（図1B）．

*Ogg1*欠損マウスでは，8-オキソグアニン量が増加して肺腫瘍が高頻度に誘発される．これは，臨床検体を用いた解析で，肺がん，腎細胞がんの発生が*OGG1*遺伝子多型と関連することと一致する．また，遺伝性大腸腺腫症患者で*MUTYH*遺伝子変異が見つかるのと同様に*Mutyh*ノックアウトマウスでも消化管の腺がんが顕著に増加する．また，ヒトの肺がん，肝がんとの関連性が報告されているMTH1は，ノックアウトマウスでも肝臓，肺に腫瘍発生が高頻度にみられる[2]．

3 ヌクレオチド除去修復

1）ヌクレオチド除去修復（図2）

DNAの濃度は，紫外線領域の260 nmの波長の分光学的方法で測定されるが，これは核酸塩基が紫外線領域に吸収スペクトルのピークをもつためである．紫外線エネルギーを吸収したDNA塩基は励起され，特にピリミジンが隣り合った部位では基底状態に戻るときに両ピリミジンが化学結合したシクロブタン型ピリミジン二量体あるいは6-4光産物の塩基損傷を発生する．その頻度は非常に高く，真夏の太陽紫外線に被ばくした皮膚細胞1個に1時間あたり5×10^4個発生する．また，喫煙で発生するベンゾピレンやピーナッツなどに発生するアスペルギルス属のカビが作るアフラトキシンはDNA中グアニンと結合して嵩高いDNA損傷を発生する．これらの損傷はDNA

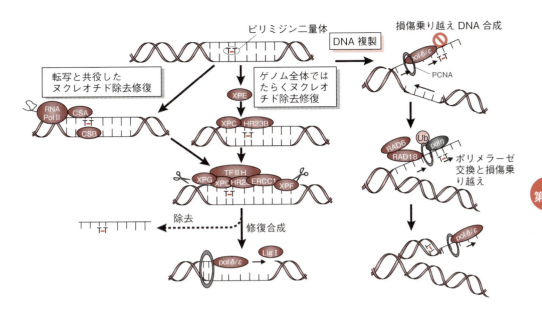

図2 ヌクレオチド除去修復
ピリミジン二量体はXPCタンパク質あるいはRNAポリメラーゼⅡの進行阻害により認識された後，両者ともにTFⅡHヘリカーゼ複合体をリクルートする．次に5'側と3'側にニックが入り，30前後のヌクレオチドと一緒にピリミジン二量体が切り出された後に修復合成する．一方，ヌクレオチド除去修復により取り残された損傷では，複製型DNAポリメラーゼPolδ/εが損傷部位で進行が停止すると，複製停止を回避するために損傷乗り越えDNAポリメラーゼPol ηへの交換により損傷を乗り越える

複製や転写を阻害するので，ヌクレオチド除去修復により除去される必要がある．

　塩基除去修復が特定の損傷塩基を除去するのに対して，この修復では損傷塩基を含む約30ヌクレオチドからなるオリゴヌクレオチドが除去される．ヌクレオチド除去修復では，初めにXPEタンパク質およびXPC/HR23B複合体がDNA構造の歪みを認識して損傷部位に結合，これにヘリカーゼ活性を有するTFⅡH複合体が結合する（図2）．さらにエンドヌクレアーゼ活性を有するERCC1/XPF複合体とXPGが結合して損傷部位の5'側と3'側にニックを入れて損傷塩基を除去，その後にDNAポリメラーゼ（Polδ/ε）により修復合成を行う．ヌクレオチド除去修復が欠損した色素性乾皮症（Xeroderma pigmentosum：XP）では，日光にあたった部位にメラノーマなどの皮膚がんを高頻度に発生する．XPC/HR23Bなどにより反応が開始する修復機構は"ゲノム全体ではたらくヌクレオチド除去修復"とよばれるのに対して，コケイン症候群（Cockayne syndrome：CS）のタンパク質CSA，CSBは，RNA Pol Ⅱの進行が阻害されることにより損傷が認識される"転写と共役したヌクレオチド除去修復"で機能する．この転写と共役した経路は初期胚発生では二次的な修復経路にすぎないが，発生期では主要なヌクレオチド除去修復経路であることが線虫で示されており，両経路は使い分けられているようである[3]．

> **Memo**
>
> 《色素性乾皮症》
> 色素性乾皮症（XP）は紫外線に対する皮膚の過敏症と皮膚がんの高発を特徴とする常染色体性劣性遺伝病である．原因遺伝子によりA～G群（原因遺伝子：*XPA*～*XPG*）とバリアント（XPV）に分類される．*XPA*～*XPG*の遺伝子産物はヌクレオチド除去修復に直接かかわるタンパク質であり，XPVは損傷乗り越えDNA合成のポリメラーゼPol ηの異常が原因である．コケイン症候群（CS）は，XPと

同様に光線過敏症を特徴とするが，皮膚がんの発生はほとんど報告されてない．原因遺伝子*CSA*および*CSB*は"転写と共役したヌクレオチド除去修復"で機能する．

2）損傷乗り越えDNA合成（図2）

　紫外線照射により生じる6-4光産物などはヌクレオチド修復により容易に除去され，その後にDNAが複製される．しかし，DNA構造の歪みの少ないシクロブタン型ピリミジン二量体は修復されるのに12時間以上を要するため，DNA複製の鋳型DNAに損傷が残存する場合がある．複製型DNAポリメラーゼPolδ/εは鋳型鎖にあるシクロブタン型ピリミジン二量体を乗り越えることができないために，そのままだと複製フォークが長い間停止してしまう．この状態を回避するために原核生物からヒトに至るまで損傷乗り越えDNA合成機構が存在する．この経路では，初めにユビキチンリガーゼRAD6/RAD18複合体が損傷部位にリクルートされ，スライデングクランプPCNAをモノユビキチン化する（図2）．これにより，Polδ/εがPCNAから離れ，代わりに損傷乗り越えDNA合成ポリメラーゼのPol ηがPCNAに結合するポリメラーゼスイッチが起こる．Pol ηの作用によりシクロブタン型ピリジン二量体（CPD）のTTに対してAAを合成した後，Pol ηはPolδ/εと入れ替わって通常のDNA複製が行われる．ヒトの損傷乗り越えDNA合成型ポリメラーゼはPol ηを含めてPol ι，Pol κ，Pol ζ，REV1の5種類知られている．Pol ηを欠損すると，他の誤りの多いバイパスDNA合成型ポリメラーゼが代用されるようで，突然変異が蓄積する．Pol ηに異常がある色素性乾皮症バリアント群の患者では日光があたる皮膚にメラノーマおよび基底細胞がんが高頻度に発生する．

4 相同組換え修復

1）相同組換え修復

　染色体は1本のDNAでつながっているので，DNA二重鎖切断は染色体の欠失や転座を引き起こす重篤なDNA損傷である．DNA二重鎖切断は電離放射線によって誘発されることが知られていたが，最近の研究から損傷塩基と複製フォークの衝突によっても引き起こされることが示されている．上述の塩基およびヌクレオチド除去修復では，損傷塩基を除去した後に無傷の一本鎖DNAを鋳型に修復合成できるが，DNA二重鎖切断の場合にはこの方法が使えない．このため，修復には，S期あるいはG2期に存在する姉妹染色分体の相同な塩基配列部位を鋳型として使用する．損傷部位にMRN（MRE11/RAD50/NBS1）複合体，BRCA1そしてDNAヌクレアーゼCtIPなどとの複合体が形成され，CtIPがDNA切断端から3'側のDNAを切除して一本鎖DNAを生成，そしてこの一本鎖DNAがRPAとの結合により安定化する（図3）．続いて，BRCA2がRPAとRAD51との交換反応を促進して，一本鎖にRAD51が巻き付いたフィラメントを形成する．RAD51フィラメントは姉妹染色分体の相同な塩基配列部位に進入して，この相同部位を鋳型にCtIPが分解した一本鎖のそれぞれが修復合成される．その後，元の一本鎖と新しく合成された一本鎖が結合して修復が完了する．NBS1の欠失したナイミーヘン症候群（Nijmegen breakage syndrome：NBS）では高頻度にリンパ腫の発生が報告されている．また，BRCA1とBRCA2は家族性乳がんのタンパク質であり，ゲノム安定化に重要なタンパク質である．

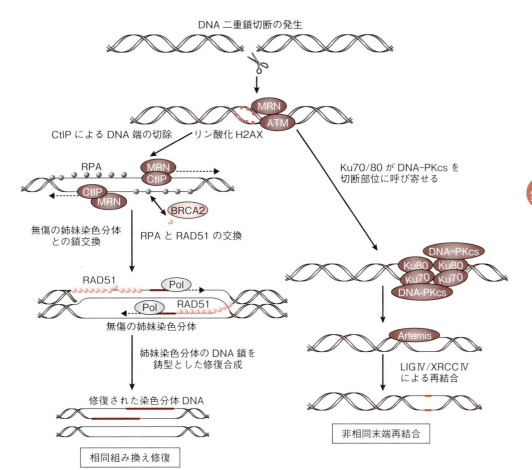

図3　相同組換え修復
放射線などで発生したDNA二重鎖切断は相同組換え修復（左側の経路）と非相同末端再結合（右側の経路）で再結合（修復）される．相同組換え修復ではDNA二重鎖切断端がMRN複合体およびCtIPヌクレアーゼにより一本鎖を形成し，これに結合したRPAタンパクをBRCA2の働きによりRAD51と交換してRAD51フィラメントを形成する．これが姉妹染色体の相同な配列に進入して，一本鎖の鎖交換反応を行った後，修復合成と再結合が行われる．一方，非相同末端再結合ではKu70/80ヘテロダイマーがDNA二重鎖切断を認識して，末端をトリミング後に，LIG IV/XRCC IV複合体が切断端を再結合する

> **Memo**
>
> 《ATMとNBS1》
> 毛細血管拡張性運動失調症（ataxia-telangiectasia：A-T）とナイミーヘン症候群（NBS）は電離放射線高感受性，染色体不安定性と高発がん性を特徴とする常染色体劣性遺伝病である．それぞれの原因遺伝子 *ATM*（A-T mutated）と *NBS1* はDNA二重鎖切断の修復，チェックポイントとクロマチンリモデリングに作用する．両疾患にリンパ腫が多いのは患者のVDJ免疫組換え時に生じるDNA二重鎖切断が原因である．

2）細胞周期チェックポイントとクロマチンリモデリング（図4〜6）

　細胞はDNA複製とそれに続く細胞分裂により同じ染色体セットを2個の娘細胞に分配する．こ

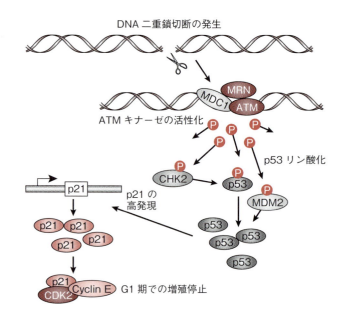

図4　G1チェックポイント
MRN複合体が損傷部位に呼び寄せたATMキナーゼが転写因子p53などをリン酸化して細胞内p53量が増加する．続いてp53の働きで転写が促進されたp21（Cyclin E/CDK2阻害タンパク質）により，細胞周期が一時的にG1期で停止する

　の過程に影響を及ぼす何らかの異常があると，それを検出して一時的に細胞分裂を停止し，問題を解決してから細胞周期を再開するチェックポイントが機能する．DNA二重鎖切断は例え1個でも残存すると重篤な障害になるので，修復機能とチェックポイント機能が連動して高い忠実度で再結合される．このため，はじめにMRN複合体がATMキナーゼをDNA二重鎖切断部位に呼び寄せ，ATMはヒストンH2AXをはじめとする周囲のさまざまなタンパク質をリン酸化する．G1チェックポイントでは特にp53，CHK2タンパク質，MDM2タンパク質などのリン酸化は細胞内p53量を増加し，その転写活性によりCyclin E/CDK2の阻害タンパク質p21も増加し，その結果としてG1期からS期への進行が停止する（図4）．損傷チェックポイントとしては，この他にG2期で停止するG2チェックポイント機構も存在する（図5）．DNA二重鎖切断によるG2チェックポイントにはATMとATRの2つのキナーゼがかかわっている．1つの経路は，ATMにより活性化されたCHK2が，脱リン酸化酵素CDC25をリン酸化して，その活性を不活化する．リン酸化にはCHK2のようにリン酸化で活性化を受ける場合と，CDC25のように不活化する場合がある．細胞周期をG2期からM期に促進するCDK1はCDC25の脱リン酸化により活性化を受けるタイプなので，CDC25のリン酸化は結果としてCDK1の不活化により細胞周期がG2にとどまることになる．もう1つの経路は，相同組換えで生じる一本鎖がATRを活性化し，それがCHK1のリン酸化を介してCDC25を不活化する経路である．p53やCHK2の異常はゲノム不安定性を高め，各種の発がんを高頻度に発症することが知られている（**第2章-5参照**）．
　チェックポイント機構は時間を確保することによりDNA修復の忠実度を上げるが，同様にクロマチンリモデリングはクロマチン構造を弛める空間的な構築により修復の忠実度を向上させる．クロマチンリモデリングには複数の経路が知られている．例えば，クロマチンリモデリング因子CHD3は，メチル化したヒストン（H3K9me3）に結合して堅く折りたたまれた状態のヘテロクロ

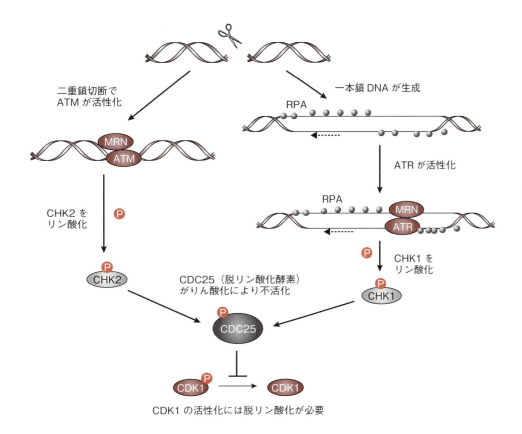

図5　G2チェックポイント
G2期チェックポイントは2つの経路で行われる．G1期チェックポイント同様にATMを介して活性化したCHK2は，CDC25のリン酸化によりM期への進行に必要なCDK1を不活化する．他の経路は，相同組換え修復の中間体であるDNA一本鎖でATRが活性化して，続くCHK1の活性化により，ATM経路と同じくCDC25を介したCDK1不活化が生じG2期で増殖が停止する

マチンを維持する役割を担っている（図6）．このため，クロマチンリモデリングに先立ってCHD3が取り除かなければならない．DNA二重鎖切断が起こるとはじめに，ATMがKAP-1タンパク質を活性化させてCHD3を切断部位周辺から遊離させる．次に別のクロマチンリモデリング因子が呼び寄せられる．クロマチンリモデリング因子はATPaseドメインを有するタンパク質構造の類似から，SWI/SNF，INO80，CHD，ISWIの4種類のファミリーが知られている．酵母ではSWI/SNFファミリー（RSC, SWI/SNF）とINO80ファミリー（INO80, SWR-C, Fun30）がDNA二重鎖切断修復にかかわるとされているが，ヒト細胞では4種類のすべてのファミリーに及ぶ10数種類のクロマチンリモデリング因子の関与が報告されている．ヒト細胞での全容はわかっていないが，例えばISWIファミリーの経路ではRNF20がヒストンH2Bをユビキチン化して，クロマチン構造を弛める因子SNF2h（ISWIファミリー）を切断部位に呼び寄せてクロマチンリモデリングが進行する[4]．*SNF2h*遺伝子の異常が大腸がんや乳がんで報告されている．

5　非相同末端再結合（図3）

相同組換え修復に相同染色体が用いられるとLOH（loss of heterozygosity）を誘発するので，

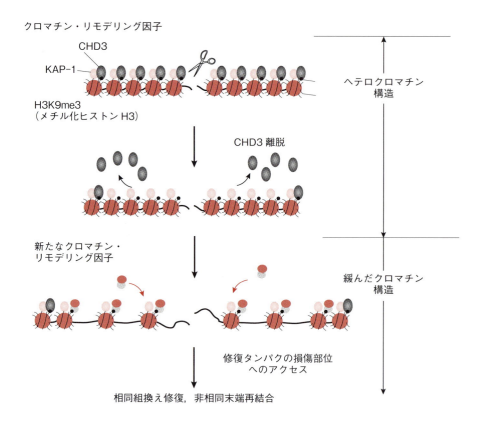

図6　クロマチンリモデリングの例

ヘテロクロマチン構造をとっている領域でDNA修復が行われる場合には，クロマチンリモデリングが二段階で行われる．はじめに活性化したATMによりKAP-1がリン酸化され，クロマチン構造を堅く維持しているCHD3を取り除く．次に，別のクロマチンリモデリング因子が切断部位に呼び寄せられて，DNA修復タンパク質がアクセスしやすいようにクロマチン構造が弛められる．文献5をもとに作成

相同組換え修復の鋳型として相同染色体が使われることはない．相同組換え修復の唯一の鋳型となる姉妹染色分体はG1期には存在しないので，この時期は相同なDNA配列を必要としない修復である非相同末端再結合が行われる．非相同末端再結合はS期やG2期でも主要な修復経路なので，非相同末端再結合は放射線などによるDNA二重鎖切断に対する細胞の感受性を決定する重要な修復である．非相同末端再結合では，はじめにKu70/80ヘテロ二量体がDNA二重鎖切断を認識，そしてDNA-PKcsキナーゼとArtemisヌクレアーゼを呼び寄せて損傷部位を酵素で結合できる化学型に処理後，LIG Ⅳリガーゼで再結合する（図3）．切断末端の処理が必要な理由は，放射線で発生するDNA二重鎖切断で生じる末端DNAヌクレオチドの化学型のうち，LIG Ⅳリガーゼで結合できる3'OHと5'リン酸になっているものは10％にも満たないことによる[5]．末端を3'OHと5'リン酸の化学型に整えるのに，最低でも数個～数十個のヌクレオチドが削除され，結果として欠失突然変異が誘発される．このため，相同組換え修復は誤りの少ない修復（error free）であるが，非相同末端再結合は誤りの多い修復（error prone）とよばれる．またDNA二重鎖の再結合は，2本の一本鎖による対合を利用して行われる．例えば，削除後の一本鎖にGCG配列が残っていれば，もう1本の一本鎖のCGC配列近くまでヌクレオチドが削除され，その後にGCG/CGCが対合してLIG Ⅳリガーゼにより再結合する[5]．非相同末端再結合のタンパク質Ku70/80やDNA-

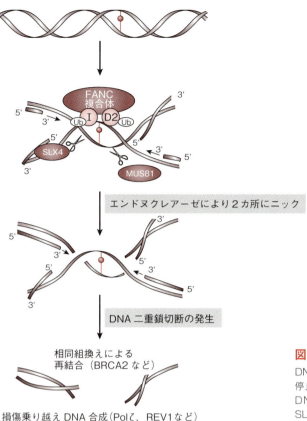

図7　DNAクロスリンク修復

DNA鎖間クロスリンクが原因でDNA複製が停止した部位をFANC複合体が認識して，DNAエンドヌクレアーゼMUS81およびSLX1/SLX4複合体を呼び寄せる．続いて両ヌクレアーゼの作用によりクロスリンクの前後にニックが入る．発生したDNA二重鎖切断は相同組換え修復により，クロスリンクがとり残されたDNA鎖は損傷乗り越えDNA合成により二重鎖が合成された後に，ヌクレオチド除去修復によりクロスリンクが除去される

PKcsノックアウトマウスはゲノム不安定性を示し，高発がん性であるが，ヒト疾患ではこれらの異常は稀である．わずかに，LIG IV リガーゼ遺伝子に異常を有する希少性遺伝性疾患でリンパ腫の発生が報告されている．

6　DNAクロスリンク修復（図7）

　細胞内では無数のタイプのDNA損傷が発生していると思われるが，DNA修復の経路数はきわめて限られている．おそらく細胞内では，前記の修復経路が他のDNA損傷の修復にも関与していると予想される．この典型的な例を，相同組換え修復，損傷乗り越えDNA合成とヌクレオチド除去修復がかかわるDNAクロスリンク修復にみることができる．

　DNA鎖間クロスリンクはDNA二重鎖切断と同じく，DNAの両鎖にかかわる損傷であり，1個でも残存するとDNA複製および転写に支障をきたす．このため，DNAの5'側および3'側からの複製フォークはDNAクロスリンク部位で停止する．これをFANC複合体が認識して，損傷部位に呼び寄せたSLX1/SLX4複合体およびMUS81エンドヌクレアーゼによりDNAクロスリンクの両

側にニックを入れる（図7）．このときに発生したDNA二重鎖切断は相同組換え修復により再結合する[6]．また，クロスリンクを有するDNA鎖は損傷乗り越え合成によるDNA鎖の合成後に，クロスリンクが結合したDNAはヌクレオチド除去修復により除去される．従来，DNA鎖間クロスリンクは抗がん剤シスプラチンやマイトマイシンCなど特殊な薬剤でのみ発生すると思われていたが，近年では飲酒により生じるアセトアルデヒドや他の生体内代謝産物でも発生すると考えられている[5]．FANC複合体の因子を欠損したファンコニ貧血（Fanconi anemia：FA）では急性骨髄性白血病や上皮由来のがんを高頻度に発生する．

Memo

《ファンコニ貧血》
ファンコニ貧血（FA）はマイトマイシンCなどのDNA架橋剤に対する高感受性，再生不良性貧血，高発がん性を特徴とする常染色体劣性遺伝病である．現在までに原因遺伝子として，FANCA〜FANCVまで21種類がクローニングされている．その遺伝子産物はDNAクロスリンク修復のタンパク質である．

7 ミスマッチ修復（図8）

　DNA複製ポリメラーゼが誤った塩基を取り込む確率は10^4塩基に1回の割合であるが，複製ポリメラーゼには校正機能があるので10^7に1回まで低下する．複製後に残った誤塩基対はさらにミスマッチ修復により，ヒトのゲノム塩基対の総数3×10^9に相当する$10^9 \sim 10^{10}$塩基に1個の割合まで減少する．ミスマッチ修復ではミスマッチしている塩基対のどちらが誤った塩基かを見極める必要があるが，PCNAまで遡ってDNA合成をしている新生鎖（つまり誤った塩基を取り込んだDNA鎖）のDNA端により判定される．この修復でははじめにDNAを囲むスライディングクランプ状のMSH2複合体がミスマッチを認識してMLH1複合体を呼び寄せ，そしてMSH2/MLH1複合体は複製中のPCNAの方向に移動する（図8A）[7]．そこでMSH2/MLH1複合体はクランプローダーRFCと遭遇してEXO1ヌクレアーゼを装着し，ミスマッチしたDNA鎖（新生鎖）をミスマッチ塩基の部位まで分解する．続いて複製ポリメラーゼを装着したPCNAにより修復合成する．

　この修復経路において，MLH1には新生鎖にニック（切れ込み）を入れるエンドヌクレアーゼ活性がある．この活性により，ラギング鎖の岡崎フラグメントのようにDNA端が5'と3'の両側に存在する場合にはMSH2/MLH1複合体がいずれのDNA端にも移動できるようにしている．つまり，EXO1は5'→3'方向のエクソヌクレアーゼであるが，ミスマッチ部位から3'側のDNA端が選択された場合にはMLH1が生成したニックを起点としてEXO1の5'→3'方向の活性によりDNA鎖を分解する（図8B）．ミスマッチ修復の欠損はマイクロサテライト不安定性により定量される．ゲノム上の数塩基の繰り返し配列（マイクロサテライト）では間違いが起こりやすく，PCRで測定すると繰り返しの数のばらつき（マイクロサテライト不安定性）が観測される．MSH2やMLH1などの修復タンパク質に異常のある遺伝性（家族性）非ポリポーシス大腸がんでは80〜90％にマイクロサテライト不安定性がみられる．

（小松賢志）

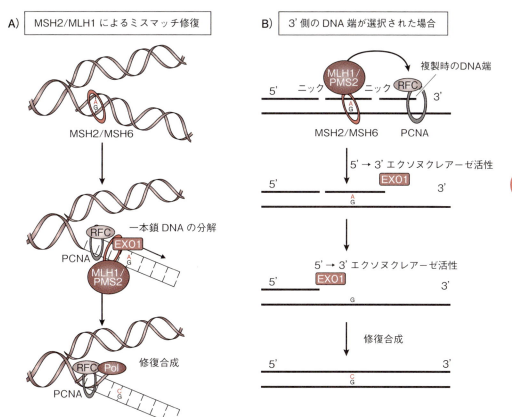

図8 ミスマッチ修復
A) ミスマッチ修復ではスライディングクランプ状MSH2タンパク質複合体がミスマッチを認識し，MLH1複合体を呼び寄せて，結合後に複製因子PCNAの方向に移動する．MSH2/MLH1複合体はクランプローダーRFCによりDNAエクソヌクレアーゼEXO1を装着してミスマッチを含む一本鎖を分解し，その後に修復合成をする．B) MSH2/MLH1複合体がミスマッチ部位の3'側DNA端に移動した場合には，MLH1が生成するニックを起点としてEXO1の5'→3'エクソヌクレアーゼ活性によりミスマッチが除去される

参考文献

1) Barnes DE & Lindahl T：Repair and genetic consequences of endogenous DNA base damage in mammalian cells. Annu Rev Genet, 38：445-476, 2004
2) 續 輝久，他：酸化的DNA損傷と発癌．ゲノム医学, 7：17-21, 2007
3) Lans H, et al：Involvement of global genome repair, transcription coupled repair, and chromatin remodeling in UV DNA damage response changes during development. PLoS Genet, 6：e1000941, 2010
4) Nakamura K, et al：Regulation of homologous recombination by RNF20-dependent H2B ubiquitination. Mol Cell, 41：515-528, 2011
5) 「現代人のための放射線生物学」(小松賢志/著)，京都大学学術出版会, 2017
6) Datta A & Brosh RM Jr：Holding All the Cards-How Fanconi Anemia Proteins Deal with Replication Stress and Preserve Genomic Stability. Genes (Basel), 10：doi：10.3390/genes10020170, 2019
7) Jiricny J：The multifaceted mismatch-repair system. Nat Rev Mol Cell Biol, 7：335-346, 2006

Chapter 3 エピジェネティック異常

エピジェネティック異常は，突然変異や染色体欠失と同様，がん抑制遺伝子の不活性化を引き起こし，発がんの原因となる．多くのエピジェネティクス関連遺伝子について，がんでの変異が見つかっている．一方，加齢・慢性炎症・ウイルス感染などにより誘発されるエピジェネティック異常も重要で，がんになる以前の一見正常な組織においてもすでに蓄積している．がん組織でのエピジェネティック異常を用いたがんの性質診断，一見正常な組織を用いたリスク診断が可能である．DNA脱メチル化薬，ヒストン脱アセチル化酵素阻害薬はすでに日常臨床で用いられ，改良も加えられている．EZH2阻害薬，IDH1阻害薬などの新しいエピジェネティック薬の開発も進んでいる．

概念図

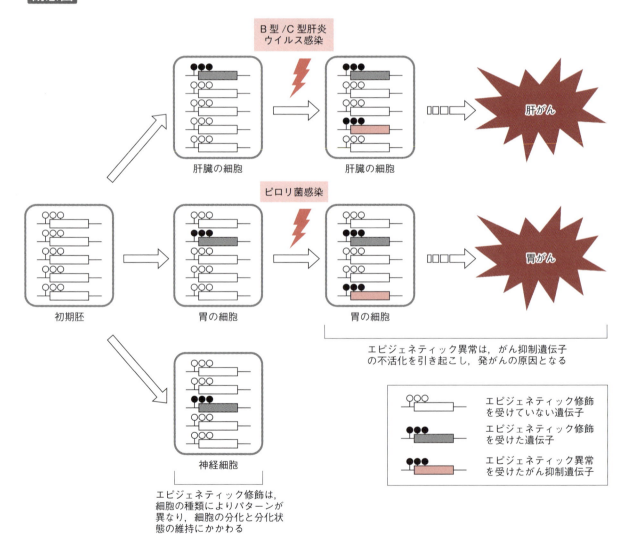

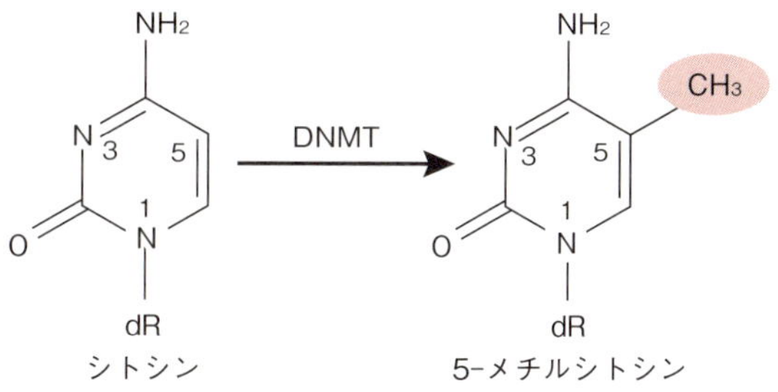

図1 DNAメチル化
シトシンと5-メチルシトシン．DNMT
の働きにより，シトシン塩基の5位にメ
チル基が付加される

1 エピジェネティック修飾

エピジェネティック異常は，突然変異や染色体欠失と並ぶがん抑制遺伝子の主要な不活化機構である．同時に，生理的なエピジェネティック修飾は，細胞の分化と分化状態の維持に必須である．エピジェネティック修飾には，DNAメチル化とヒストン修飾があり，どちらも転写などゲノム機能の制御にかかわる[1]．miRNA，lncRNAのような非コードRNAを含めることもある（**第3章-4参照**）．

1）DNAメチル化

エピジェネティック修飾であるDNAメチル化は生理的に存在するものであり，ゲノムDNA中のシトシン-グアニンと並ぶ配列（CpG配列）のシトシンの5位に存在する（**図1**）．ゲノムDNAのメチル化状態は，初期発生の過程でDNAメチル基転移酵素（DNA methyltransferase：DNMT）3Aおよび3Bにより形成される[2]．形成されたDNAメチル化状態は，DNMT1により，体細胞分裂後も忠実に複製される．一方で，初期発生過程・幹細胞・生殖細胞形成時などには積極的にDNAを脱メチル化するしくみがあることも知られ，TET（ten-eleven translocation）1，-2，-3が関与する．

転写されている遺伝子がプロモーター領域にCpGアイランド（CpG配列が密集した領域）をもつ場合，そのCpGアイランドはメチル化されていない．プロモーター領域CpGアイランドがメチル化されると，下流の遺伝子の転写は強く抑制される（**図2**）．

> **Memo**
>
> 《非CpGメチル化》
> 胚性幹細胞（ES細胞）や人工多能性幹細胞（iPS細胞）では，CpG配列のメチル化に加えて，非CpG配列（シトシン-アデニンと並ぶCpA配列など）にもメチル化がみられる．しかしながら，この非CpG配列のメチル化がどのような機能を果たすのかについては，よくわかっていない．

2）ヒストン修飾

ゲノムを構成するクロマチンの基本単位であるヌクレオソームは，146 bpのDNAがヒストンH2A，H2B，H3，H4を各2分子ずつ含むヒストン八量体に巻きついた構造をしている．各ヒストンは，ヌクレオソームから突出したヒストン尾部をもつ．このヒストン尾部は，メチル化，アセチル化，リン酸化などさまざまな修飾を受ける（**図3**）[3]．

ヒストンメチル化は，ヒストンH3の4，9，27，36および79番目のリジン残基（それぞれH3K4，H3K9，H3K27，H3K36およびH3K79）やヒストンH4の20番目のリジン残基（H4K20）などに認められ，モノ（me1），ジ（me2），トリ（me3）メチル化がある．プロモーター領域の

3 エピジェネティック異常 **177**

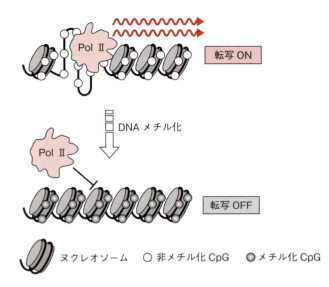

図2　DNAメチル化による転写抑制
遺伝子プロモーター領域にCpGアイランドが存在する場合，そのメチル化によりヌクレオソームが形成される．ヌクレオソーム形成により，RNAポリメラーゼⅡ（Pol Ⅱ）が結合できなくなり，下流の遺伝子の転写が抑制される

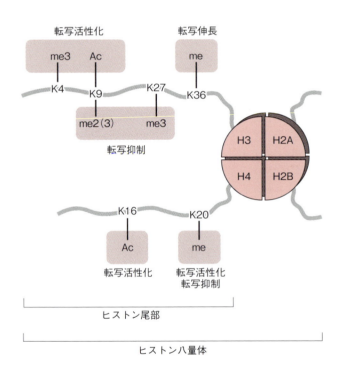

図3　ヒストン修飾
ヌクレオソームの構成成分であるヒストンタンパク質は，その尾部にさまざまな修飾を受ける．ヒストンH3K4メチル化やH3K9アセチル化は転写活性化に関与する．一方で，H3K9メチル化およびH3K27メチル化は転写抑制に関与する．H3K36メチル化は転写活性の高い遺伝子のエクソンに存在し，転写伸長やスプライシングに関与する．また，ヒストンH4K16アセチル化は転写活性化に，H4K20メチル化は転写活性化および抑制の両方に関与する

　H3K4me3は転写活性化に，H3K9me2（およびme3）およびH3K27me3は転写抑制に関与する．H3K9me2（およびme3）はDNAメチル化とともに存在することが多いが，H3K27me3はDNAメチル化に依存しない転写抑制に関与する[4]．H3K36およびH3K79me3は，転写活性の高い遺伝子のエクソン領域に存在し，転写伸長やスプライシングに関与する．また，H4K20meは転写活性化および抑制の両方に関与する．ヒストンアセチル化はプロモーター領域のH3K9やヒストンH4の16番目のリジン残基（H4K16）を含むさまざまなリジン残基に認められ，転写活性化に関与する．遺伝子エンハンサーの特徴としてH3K4me1が認められ，H3K27Acとの共局在により活性化される．

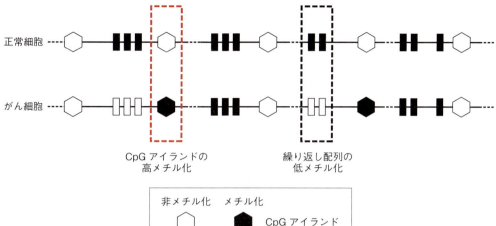

図4　がんにおけるDNAメチル化異常
正常細胞では，繰り返し配列の多くはメチル化されており，CpGアイランドの多くは非メチル化状態に保たれている．
がん細胞では，繰り返し配列の脱メチル化とCpGアイランドの高メチル化がみられる

2 がんにおけるエピジェネティック異常

多くのがんにおいてDNAメチル化異常，ヒストン修飾異常が存在する．

1）DNAメチル化異常

がん細胞におけるDNAメチル化変化は，ゲノム全体の低メチル化と局所的な高メチル化により特徴付けられる（図4）．ゲノム全体の低メチル化は，ゲノム全体での5-メチルシトシン量の減少を指す．通常はメチル化されているAluおよびLINEなどの繰り返し配列やサテライトαなどのセントロメアサテライトが脱メチル化することの関与が大きい．個々の遺伝子領域の脱メチル化としては，大腸がんにおける*Igf2*遺伝子のメチル化可変領域，メラノーマにおける*MAGE1*などが知られる．

局所的な高メチル化は，通常はメチル化されていないCpGアイランドのメチル化を指す．このDNAメチル化異常が，がん抑制遺伝子のプロモーターCpGアイランドに誘発されると，その遺伝子は不活性化され，発がんの原因となる[5]．胃がんにおける*CDH1*（E-カドヘリン），*CDKN2A*（*p16*[INK4A]），*RUNX3*や，大腸がんにおける*CDKN2A*，*MLH1*，*SFRP*ファミリー遺伝子，乳がんにおける*BRCA1*，*RASSF1A*など，さまざまながん種でさまざまなドライバー遺伝子がDNAメチル化異常により不活性化されることが知られる．

> **Memo**
>
> 《繰り返し配列》
> LINEおよびAluなどのレトロトランスポゾンは，ゲノム上に散在する反復配列であり，それぞれヒトゲノムの20％および10％程度を占める．サテライトαは，セントロメア近傍に存在する縦列反復配列であり，ヒトゲノムの数％程度を占める．

表1　突然変異とDNAメチル化異常の特徴の違い

	突然変異	DNAメチル化異常
がん細胞1個あたりの異常の数	80～100個	数百～1,000個 （プロモーターCpGアイランドの場合）
非がん組織における異常の頻度	10^3～10^5個の細胞に1個程度	数%～数十%
標的遺伝子特異性	比較的ランダム （塩基配列特異性はあり）	誘発要因・細胞の種類により特異的
誘発要因	化学物質，放射線，活性酸素など	加齢，慢性炎症，ウイルス感染，喫煙，ホルモンなど

文献4をもとに作成

2）ヒストン修飾異常

　がん細胞では，ヒストン修飾の異常も存在する．白血病においてH4K16AcおよびH4K20me が，前立腺がんや膵がんにおいてH3K4me3およびH3K9me3が，ゲノム全体で低下している．また，前立腺がんでは多くの遺伝子においてH3K27me3の上昇がみられる．H3K27メチル化は，DNAメチル化に依存せずに遺伝子の不活性化を誘導できるため，がん抑制遺伝子の不活性化を引き起こし，発がんの原因となりうると考えられる．

3）エピジェネティック関連遺伝子の変異

　がんでは，各種のエピジェネティック関連遺伝子の変異が存在する．DNAメチル化関連遺伝子では，*DNMT3A*，*TET2*，*IDH1* の変異が白血病や脳腫瘍で認められる．ヒストン修飾酵素では，*EZH2*，*MLL* の変異が特定の白血病で認められる．また，H3K27M，H3K36Mなどのヒストン遺伝子自体の変異も小児脳腫瘍や骨腫瘍で認められている．さらに，SWI/SNFクロマチン複合体の構成因子（ARID1A，SMARCA4など）の変異は，肺がん・胃がん・乳がんなど各種の成人のがんでも認められている．

3 エピジェネティック異常の特徴

　エピジェネティック異常は，遺伝子の突然変異とは異なる特徴をもつ（表1）[4]．

1）高頻度に存在するエピジェネティック異常

　異常の数をみると，突然変異は1個のがん細胞あたり80～100個であるのに対し，プロモーター領域CpGアイランドのDNAメチル化異常は最大で1,000個程度と非常に多く存在する．突然変異はほぼランダムに誘発されるのに対して，DNAメチル化異常は特定の遺伝子のプロモーター領域CpGアイランドに誘発される．特に，発現していない遺伝子，H3K27メチル化をもつ遺伝子はメチル化されやすく，RNAポリメラーゼⅡが結合している遺伝子はメチル化されにくい．別の見方をすると，がん細胞でDNAメチル化された遺伝子のうちの多くは発がんにおけるパッセンジャーであるといえる．

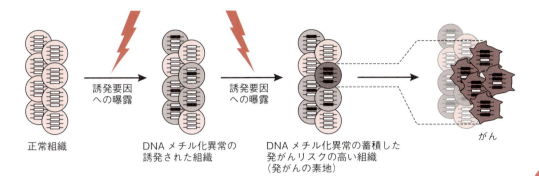

図5　エピジェネティック異常による発がんの素地形成
正常組織がピロリ菌感染による慢性炎症などの発がん要因に曝露すると，細胞にエピジェネティック異常が蓄積する．異常の蓄積の程度が発がんリスクと相関する場合があり，エピジェネティックな発がんの素地が形成されていると考えられる

2）発がん以前から存在するエピジェネティック異常

がんになる前のポリクローナルな非がん組織においては，特定の遺伝子の突然変異は $10^3 \sim 10^5$ 個の細胞に1個程度しか存在しないのに対し，メチル化異常は数～数十％もの細胞に存在しうる[5]．非がん組織におけるメチル化異常の程度が発がんリスクと相関する場合があり，これらの異常の蓄積が発がんの素地（エピジェネティックな発がんの素地）を形成している（図5）．あらかじめDNAメチル化異常が存在することで，がん遺伝子の活性化した細胞が細胞老化から逃れてがん化できるようになる．さらに，組織に蓄積したDNAメチル化異常の量を測定することで発がんリスク診断も可能である．

3）エピジェネティック異常の誘発要因

DNAメチル化異常を誘発する要因として，加齢や慢性炎症が古くから知られてきた．特に，ヘリコバクター・ピロリ（ピロリ菌）感染，潰瘍性大腸炎，B型およびC型肝炎ウイルスの感染，逆流性食道炎によるバレット食道などでの慢性炎症がメチル化異常の誘発要因として知られている[6]．この慢性炎症では，IL-1β，TNF-α，NOSの発現上昇が認められ，NF-kBの活性化と活性酸素の関与が推測される．

ヒストン修飾にかかわるさまざまな酵素の発現異常もがん細胞で認められる．前立腺がんや乳がんでは，H3K27メチル化酵素であるEZH2の発現が上昇しており，予後不良と関連する．また，悪性度の高い肺がんでは，H3K9メチル化酵素であるG9aの発現が上昇している．さらに，肺がん，大腸がんおよび神経芽細胞腫では，H3K4やH3K9の脱メチル化酵素であるLSD1の発現が上昇している．特に神経芽細胞腫では，LSD1の高発現と分化度とが逆相関し，予後不良と関連する．

4 エピジェネティック異常のがん診断への応用

DNAメチル化異常には，mRNA発現やタンパク質発現などと異なり，臨床検体の変性に強いDNAを用いて解析できる，一部の細胞での大きな変化による全体像のかく乱が少ない，細胞環境の変化による変動が少ないなどの特徴がある．

1）がんの検出，がんの由来・種類の診断

　　がん細胞に特有のDNAメチル化異常を用いて，がん細胞の存在を検出することができる．喀痰や尿などのがん細胞が存在すると予測される材料からDNAを抽出する場合と，血中のがん細胞由来DNAを検出する場合とがある．ただ，DNAメチル化異常は非がん組織にも存在する場合が多く，がん細胞の特異性には十分に注意する必要がある．一方，各臓器の腫瘍に特徴的なDNAメチル化パターンを利用して，原発不明がんの由来を診断する試みもなされている[7]．

2）治療反応性・予後などの予測

　　神経膠腫において，アルキル化薬によるDNA付加体の修復にかかわる*MGMT*（O^6-methyl-guanine methyltransferase）がメチル化異常により不活性化されていると予後がよい．アルキル化薬による治療時に*MGMT*が発現誘導され治療効果を減弱させるが，メチル化されていると誘導されず，アルキル化薬への感受性が高くなる．また，上衣腫（ependymoma）におけるDNAメチル化分類，神経芽細胞腫におけるCpGアイランドメチル化形質などは，予後ときわめてよく関連する．これら以外にも各種の治療反応性と関連するDNAメチル化異常が報告されており，臨床応用をめざした確認が進められている．

3）発がんリスクの診断

　　がんになる前のポリクローナルな組織でのDNAメチル化異常の蓄積量と発がんリスクが相関することを利用して，発がんリスク診断が可能と考えられている[5]．特に，胃では蓄積したメチル化異常の程度と発がんリスクが相関し，異時性多発胃がんを標的とした多施設共同前向き臨床研究でもその有用性が確認された．

5　エピジェネティック異常のがん治療への応用

　　エピジェネティック修飾を書き込む酵素，消去する酵素，読みとる分子のそれぞれについて，さまざまな阻害薬が開発されている（図6）[8] [9]．

1）DNA脱メチル化薬

　　DNAメチル化異常を除去する薬剤としては，DNAメチル化を書き込むDNMT1の阻害薬アザシチジン（Azacytidine：Vidaza®）およびデシタビン（Decitabine：Dacogen®）がFDAにより認可されており，骨髄異形成症候群の治療薬として用いられている．日本ではアザシチジンが認可されている．現在，デシタビンのプロドラッグとして薬剤安定性を向上させたSGI-110についても臨床開発が進んでいる．臨床研究で固形腫瘍での有効性も認められており，他の薬剤との併用が試みられている．

2）HDAC阻害薬

　　ヒストンの低アセチル化状態を解除する薬剤としては，ヒストン脱アセチル化酵素（histone deacetylase：HDAC）阻害薬であるボリノスタット（Vorinostat：Zolinza®）およびロミデプシン（Romidepsin：Istodax®）が認可されており，皮膚T細胞性リンパ腫の治療薬として用いられている．これら以外にも多くのHDAC阻害薬が開発途上にある．

182　がん生物学イラストレイテッド　第2版

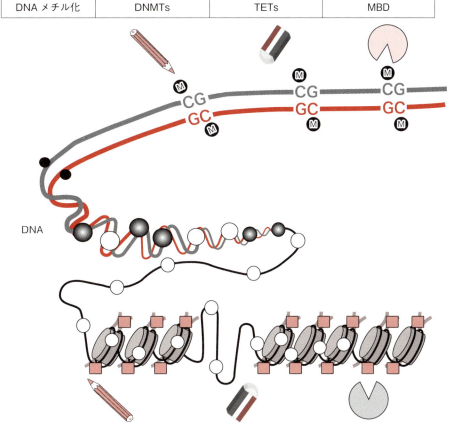

図6 エピジェネティック薬の標的と作用点
それぞれのエピジェネティック修飾には，書き込み・消去・読みとりを担う分子が存在する．それらの多くについて，がんでの発現異常や突然変異が知られている．これらを阻害する薬剤が多数開発されていて，一部は臨床導入されている．

3）ヒストンメチル化酵素・脱メチル化酵素阻害薬

　H3K27me3を触媒するEZH2については各種がんでの発現増加や血液腫瘍での変異が認められており，GSK126などの阻害薬が臨床開発されている．MLL白血病におけるDOT1Lのリクルートを標的としたDOT1L阻害薬も開発されている．一方，ヒストン脱メチル化酵素LSD1も一部の腫瘍での過剰発現が知られており，トラニルシプロミン（Tranylcypromine）などの阻害薬が開発されている．

4）その他

多くの腫瘍でスーパーエンハンサーの形成を介して細胞増殖シグナル経路が活性化しており，その読みとりを阻害するBET阻害薬が有効な場合がある．イソクエン酸脱水素酵素IDH1/IDH2の機能獲得変異はDNA脱メチル化酵素TETやヒストン脱メチル化酵素を阻害する2-HGを産生させる．IDHの阻害薬も開発されており，脳腫瘍や血液腫瘍における有用性が期待されている．

Memo

《スーパーエンハンサー》
スーパーエンハンサーは広いゲノム領域に渡ってH3K27アセチル化が増加したエンハンサーで，細胞の運命決定に重要な遺伝子に生理的に存在する．がん細胞ではMYC領域などに存在し，がん関連遺伝子の過剰な転写に関与している．

（牛島俊和，竹島秀幸，服部奈緒子）

参考文献

1）Feinberg AP, et al：Epigenetic modulators, modifiers and mediators in cancer aetiology and progression. Nat Rev Genet, 17：284-299, 2016

2）Jones PA：Functions of DNA methylation：islands, start sites, gene bodies and beyond. Nat Rev Genet, 13：484-492, 2012

3）Greer EL & Shi Y：Histone methylation：a dynamic mark in health, disease and inheritance. Nat Rev Genet, 13：343-357, 2012

4）Ushijima T & Asada K：Aberrant DNA methylation in contrast with mutations. Cancer Sci, 101：300-305, 2010

5）Takeshima H & Ushijima T：Accumulation of genetic and epigenetic alterations in normal cells and cancer risk. NPJ Precis Oncol, 3：7, 2019

6）Hattori N & Ushijima T：Epigenetic impact of infection on carcinogenesis：mechanisms and applications. Genome Med, 8：10, 2016

7）Moran S, et al：Precision medicine based on epigenomics：the paradigm of carcinoma of unknown primary. Nat Rev Clin Oncol, 14：682-694, 2017

8）Dawson MA：The cancer epigenome：Concepts, challenges, and therapeutic opportunities. Science, 355：1147-1152, 2017

9）Dhanak D & Jackson P：Development and classes of epigenetic drugs for cancer. Biochem Biophys Res Commun, 455：58-69, 2014

4 がんとncRNA

ncRNA（non-coding RNA）は，生体内に存在するタンパク質をコードしないRNAである．一般的に，200塩基長より短いものをsmall ncRNA，長いものをlong ncRNA（lncRNA）とよんでいる．近年これらncRNAが，遺伝子発現制御を通じて発生や分化，各種疾患をはじめとするさまざまな生命現象に関与していることが明らかになり，DNAのメチル化，ヒストン修飾に次ぐ第3のエピジェネティクスと捉えられるようになった．本稿では，ncRNAのうちmicroRNA（miRNA）およびlncRNAがんに与える影響について紹介する．

概念図

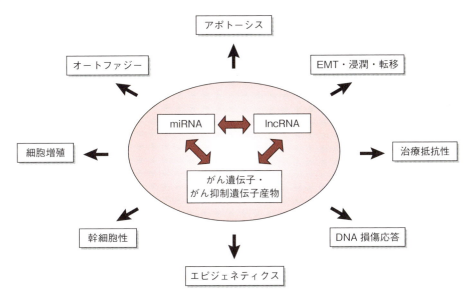

miRNAおよびlncRNAは，がん関連遺伝子の発現を制御するばかりでなく，がん関連遺伝子産物の機能の一部を担っている．さらにmiRNA，lncRNAおよび標的遺伝子産物（mRNAおよびタンパク質）は，相互に関連することで，表現型の発現に影響しあっている

1 miRNAの発見，生合成と機能[1)2)]

　古くから，LIN14タンパク質は線虫発生のマスター調節因子として知られていた．2000年になると，*LIN14* mRNAの3' UTRに相補的なmiRNAである*let-7*と*lin-4*がLIN14タンパク質の発現調節を行っていることが明らかとなった．翌年にさまざまな生物から22塩基前後のcDNA（miRNA）を調整する手法が確立され，miRNAが注目を集めることとなった．

　miRNAの生合成からタンパク発現抑制に至る経路を図1に示す．miRNAは最初にstem構造をもったprimary miRNA（pri-miRNA）として転写される．このstem構造は，Drosha/DGCR8によって切り出され，Exportin-5によって細胞質へ移動する（pre-miRNA）．さらにDicerとTRBPによって2本鎖RNAとなった後，AGOタンパク質に結合，約22塩基の成熟miRNAを有するRISC

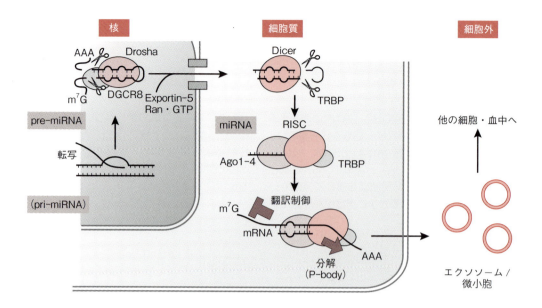

図1　miRNAの転写からタンパク質発現抑制に至るまでの経路の簡便図
Dicerによって切断されたmiRNAは一本鎖となってRISC中で機能する．miRNAはエクソソームを介して細胞外へ放出される．細胞外でも検出されることから，その機能および診断バイオマーカーとしての有用性が検討されている

　（RNA-induced silencing complex）を形成する．
　RISCは，mRNAの3' UTRへ相補的に結合することで，RNAサイレンシングに寄与する．すなわち，標的mRNAは脱アデニル化による分解が促進される．また，AGOによって，翻訳開始因子eIF4AがmRNAから解離し，翻訳が抑制される．
　RISCがmRNAに結合する際は，miRNAの5'末端より2番目〜7または8番目に至る塩基配列（シード配列）とmRNAとの相補性が重要である．一方，その他の配列は必ずしも一致する必要はない．そのため，1種類のmiRNAは複数のmRNAを標的とし，1種類のmRNAは複数のmiRNAによる制御を受けることになる．ヒトでは，遺伝子の60％以上がmiRNA結合配列をもつと考えられており，多くのタンパク質がmiRNAによる発現制御を受けていると想定される．この標的認識のあいまいさゆえ，配列情報のみから細胞内の結合状況を完全に予測するのは困難であるが，PicTarやTargetScanなどのmiRNA標的予測webプログラムが提供されている．
　ヒトのがんでは，広範なmiRNAの発現低下が認められるため，miRNAは主にがん抑制遺伝子として機能すると考えられている．一方，がん組織で発現上昇するmiRNAも報告されており，がん促進性に機能するmiRNAも存在する．がん抑制遺伝子的およびがん遺伝子的に機能する代表的miRNAを表1および表2に示した．

> **Memo**
> 《miRNA標的予測webプログラム》
> 【Pictar】https://pictar.mdc-berlin.de/
> 【TargetScanHuman7.2】http://www.targetscan.org/vert_72/

表1 がん抑制遺伝子的に機能するmiRNA

miRNA	主な悪性腫瘍	主な標的遺伝子	欠失発現低下による主な影響
*let-7*ファミリー	肺がん，乳がん	*RAS*, *c-MYC*, *HMGA2*, *LIN28*	増殖促進，がん幹細胞維持
miR-15a/16	CLL，前立腺がん，多発性骨髄腫など	*BCL2*	アポトーシス抑制
miR-29	CLL，AML，肺がんなど	*TCL-1*, *MCL1*, *DNMT3a/3b*, *p85α* (*PI3K*), *CDC42*, *CDK6*	エピジェネティック異常，アポトーシス抑制
miR-30d	肺がん	*RRM2*	増殖促進
miR-34	膵がん，大腸がん，乳がん	*CCND1*, *CCNE2*, *CDK4/6*, *E2F3*, *c-MYC*, *MET*, *SIRT*, *BCL-2*	DNA損傷の蓄積
miR-101	前立腺がん，乳がん	*EZH2*, *CERS6*	エピジェネティック異常，転移促進
miR-137	卵巣がん	*XAIP*	アポトーシス抑制
miR-143/145	大腸がん	*ERK1/2*, *OCT4*, *SOX2*, *KLF4*	がん幹細胞維持
*miR-200*ファミリー	乳がん	*ZEB1*, *ZEB2*, *BMI1*	EMT/転移促進，がん幹細胞維持
miR-210-3p	腎細胞がん	*TWIST1*	転移促進

表2 がん遺伝子的に機能するmiRNA（転移，浸潤能を含む）

miRNA	主な悪性腫瘍	主な標的遺伝子	主な影響
mir-10b	乳がん	*HOXD10*	転移促進
miR-17-92	BCL，肺がんなど	*E2F*, *BIM*, *PTEN*, *HIF-1α*	増殖促進，アポトーシス抑制
miR-21	AML，CLL，乳がんなど	*PTEN*, *PDCD4*, *TPM1*	アポトーシス抑制
miR-106b-363	食道がん・肝がん	*p21^{CIP1}*, *BIM*	増殖促進
miR-155	CLL，AML，肺がんなど	*SHIP1*, *TP53INP1*	増殖促進，アポトーシス抑制
miR-196	AML，MLL	*HOXB8*, *HOXC8*, *HOXD8*, *HOXA7*	
miR-199a	膵がん	*FOXA2*	増殖促進
miR-221/222	前立腺がん・甲状腺がん	*p27^{KIP1}*, *KIT*, *TRPS1*	増殖促進，EMT・浸潤・転移促進
miR-372/miR-373	睾丸腫瘍	*LATS2*	増殖促進
miR-373, *miR-520c*	乳がん	*CD44*	転移促進

2 がん抑制的に機能するmiRNA [3]～[8]

　miRNAとがんとのかかわりは，最初に慢性リンパ性白血病（CLL）で報告された．CLLでは13q14領域に高頻度な欠損がみられ，この領域に*miR-15a*および*miR-16-1*遺伝子が存在することが明らかにされた．これらmiRNAは，アポトーシス抑制因子BCL2の発現を抑制する．CLLではこれらmiRNAの発現が低下して，BCL2の発現上昇によりアポトーシス抵抗性が亢進して悪性腫瘍が促進される．

　肺がんでは*let-7*の発現が低下しており，予後と相関する．*let-7*ファミリーは，がん遺伝子である*RAS*や*c-MYC*などの発現を抑制することが明らかにされた．また，*miR-143/miR-145*は5q32に局在し大腸がんなどで高頻度に発現低下がみられ，MAPK7・MAPK12などを標的とする．

　がんでは*miR-101*が高頻度に欠失あるいは発現低下を起こしている．*miR-101*はポリコーム複合体因子のヒストン修飾酵素EZH2（enhancer of zeste homolog 2）や生理活性脂質合成酵素CERS6（ceramide synthase 6）を標的とする．EZH2はがん抑制遺伝子のサイレンシングを誘導してがんの進展を促進し，CERS6はがん転移を亢進する．

　*miR-200*ファミリーは，BMI1あるいはE-カドヘリンの転写抑制因子であるZEB1およびZEB2

4　がんとncRNA

を標的とし，がん幹細胞化，上皮間葉転換（epithelial mesenchymal transition：EMT），腫瘍細胞の浸潤および転移を抑制する．一方で，*pri-miR-200* は ZEB1 と ZEB2 によって発現抑制されるため，*miR-200* と ZEB1，ZEB2 との間にはネガティブフィードバックループが存在する．また，EMT を促進する TGF-β シグナルは ZEB1 と ZEB2 を促進する．これら一連の実験結果は，*miR-200* が EMT およびがん幹細胞化制御の鍵となる miRNA であることを示している．

3 がん促進的に機能するmiRNA [3)~5) 9)]

　miR-17-92 クラスターは *miR-17*，*miR-18a*，*miR-19a*，*miR-20a*，*miR-19b-1* と *miR-92* よりなり，$p21^{Cip1/Waf1}$ など細胞周期に関連する多くの遺伝子を調節している．*miR-17-92* クラスターの高発現あるいは増幅は多くの固形がんや血液悪性腫瘍で認められるばかりか，実験的に *miR-17-92* クラスター高発現を示すがんは *miR-17-92* クラスターに生存を依存している．

　同様に *miR-21* は，非常に多くのがん腫で発現亢進がみられ，アポトーシス阻害や浸潤・転移促進に関与すると考えられている．標的としてがん抑制遺伝子 *PTEN* や *PDCD4* が同定されている．*miR-21* は肺がんの重要ながん遺伝子である *EGFR* からのシグナルによって発現誘導を受ける．一方，*miR-21* をアンチセンスで抑制すると EGFR 阻害薬の効果が増強される．またマウス K-Ras 肺がん発症モデルにおいて，*miR-21* は肺がん発症を促進する．

　miR-155 はトリのウイルス発がんリンパ腫のウイルス挿入部位 BI（B cell integration cluster）としてクローニングされた．正常なリンパ球での発現は低いが，ホジキンリンパ腫や一部の B 細胞リンパ腫では高発現がみられる．*miR-155* トランスジェニックマウスでリンパ腫の発生が確認され，リンパ腫のがん遺伝子として働くことが示されている．骨髄増殖疾患においては，*miR-155* の標的として SHIP1 の重要性が示唆されている．また *miR-155* は膵がんなどの固形腫瘍でも発現亢進がみられ，p53 によって発現誘導される pro-apoptotic 因子 TP53INP1 を標的とすることが明らかとされている．

　miR-221/222 クラスターは，がんにおいて最も発現異常がみられる miRNA の 1 つである．細胞周期進行を阻害するがん抑制遺伝子 *p27KIP1* は *miR-221/miR-222* の標的である．p27mRNA の 3′ UTR には RNA 結合タンパク質 DND1 や PUM1 が結合し，DND1 は *miR-221* の結合を阻害する．一方 PUM1 は RNA 立体構造を変化させて *miR-221/miR-222* の結合を促進している．*miR-221* と *miR-222* は，上皮特異的な遺伝子発現を低下させ，間葉特異的な遺伝子発現を亢進させて EMT を促進する．転写因子である FOSL1 は，*miR-221/222* の転写を直接活性化して，TRPS1 へ作用することで E-カドヘリンを減少させる．これが，triple negative 乳がんの侵襲的な性質と関係している．また，種々のストレスで AU-リッチ配列に結合する HuR が CAT-1 mRNA 3′ UTR に結合し，*miR-122* による CAT-1 発現抑制を解除することが報告されている．

4 転写因子による活性化，およびプロセシングを標的としたmiRNA発現調節 [3)4)]

　ここまで，miRNA ががん遺伝子，あるいはがん抑制遺伝子産物をコントロールすることによってがんに関与することを述べた．逆にがん遺伝子，あるいはがん抑制遺伝子産物が miRNA を通じて機能発現をしている例も知られている．*miR-34* ファミリーは代表的ながん抑制遺伝子 *p53* によって転写活性化され，*p53* 下流の重要なエフェクターとして多くのがん関連遺伝子群を抑制することによって，DNA 損傷反応・アポトーシス誘導・細胞周期停止・細胞老化誘導などにかかわる．*miR-34* の不活化は，発がんの過程におけるゲノム異常の蓄積に寄与するとともに，化学療法

188　がん生物学イラストレイテッド　第2版

への反応性にも影響すると考えられている．*miR-34*遺伝子には，実際に多くの腫瘍で染色体欠失やDNAメチル化による不活化が検出され，*p53*下流の重要なエフェクターの機能喪失が野生型p53存在下にもかかわらずがん抑制遺伝子機能の不活化につながっている可能性が示唆されている．

　同様にがん遺伝子産物c-MYCは*miR-17-92*クラスターの転写を促進し，*let-7*ファミリーや*miR-29*ファミリーの転写抑制を行うことが知られている．*miR-17-92*クラスターはさらにHIF-1α抑制を介してc-MYCの発現を促進する．すなわち，*miR-17-92*クラスターとc-MYCの間にはポジティブフィードバック機構が存在している．

　ヒトのがんでは成熟したmiRNA量が全般的に低下している．また，マウスES細胞においては*pri-let-7*の発現は認められるものの，最終産物である*let-7*の量はきわめて少ない．このことはmiRNAの発現量が成熟段階でも調節されており，その調節が発生と発がんに重要な役割を果たしている可能性を示している．実際，miRNAのプロセシング因子であるDicer発現量は，肺がん予後と関連がある．実験的にもDicerのコンディショナルノックアウトが*K-Ras*変異モデルマウスでの発がんを促進することが明らかとなっている．*let-7*は*K-Ras*などのがん遺伝子の他にもDicerを標的としており，*let-7*自身およびmiRNA全般の発現量をコントロールするネガティブフィードバックループを形成していることが示されている．また，*pri-/pre-let-7*のループ部位に結合して*let-7*成熟過程を阻害するタンパク質としてLin28が同定されたが，興味深いことに，*let-7*とLin28の間にもネガティブフィードバックループが認められ，細胞におけるこれら遺伝子群の緻密なコントロール機構の存在が浮き彫りとなってきた．

　また，がん抑制遺伝子産物p53がDrosha複合体中のDDX5と結合することを通じて，発がんに抑制的に働くとされるmiRNAの一群（*miR-16-1, -143, -145*）のpre-miRNAへのプロセスを促進していることが報告されている．さらに興味深いことに，遺伝性の有無にかかわらずマイクロサテライト不安定性を有する消化器がんでは，Dicerと複合体を形成する*TRBP*遺伝子，pre-miRNAの核外輸送に必要な*Exportin-5*遺伝子に高頻度のフレームシフト変異が報告されている．こうした事実よりmiRNA成熟プロセスの異常によるmiRNAの全体的な機能低下が，がんの発生・進展に重要な関与をしているものと考えられる．

5　lncRNAの機能[10)~14)]

　lncRNAは，ヒトで10万種類以上が存在すると考えられ，さまざまな部位および機構〔標的mRNAへの結合によるmRNA安定化，翻訳の抑制・促進，miRNAの吸収（miRNAスポンジ），クロマチン修飾因子，ヒストン修飾因子，転写因子およびスプライシング因子などタンパク質への結合による転写の抑制・促進およびスプライシングの制御など〕において，各種遺伝子発現を制御する（図2）．1種類のlncRNAであっても，miRNA同様，複数の遺伝子発現を制御することがある．表3および表4に，がん抑制的および促進的に機能する代表的なlncRNAについて示す．

　*HOTAIR*は，がん進展に関与する代表的なlncRNAである．その遺伝子はHOXC遺伝子座に存在し，PRC2をリクルートして*HOXD*遺伝子の発現を制御する．乳がん，膵がんや非小細胞肺がんで発現亢進がみられる．なお，乳がんにおいて，*HOTAIR*はPRC2非依存的に遺伝子サイレンシングを行うことも報告されている．

　*MALAT1*は細胞内に大量に存在するがん関連lncRNAの1つであり，非小細胞肺がんの転移に関与するlncRNAとして報告された．*MALAT1*はスプライシングファクターと結合して，選択的スプライシングを調節する．肺がんや乳がんのマウスモデルを用いた動物実験により，*MALAT1*

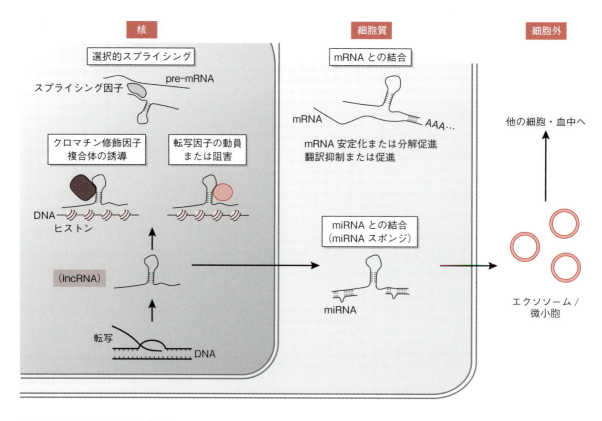

図2　lncRNAの分布と働き
lncRNAは核および細胞質に分布しており，タンパク質やRNAに結合するなど，さまざまな機構を介して遺伝子の発現を促進または抑制する．lncRNAもまたエクソソームを介して細胞外へ放出されるため，診断バイオマーカーとしての有用性が検討されている

表3　がん抑制的に機能するlncRNA

lncRNA	主な悪性腫瘍	機能	欠失・発現低下による主な影響
LED	乳がん，大腸がん，去勢抵抗性前立腺がん	G1チェックポイント停止，p53活性化	増殖促進
MEG3	子宮頸がん，膀胱がん，AML	MDM2の抑制，p53の蓄積	増殖促進，オートファジー，アポトーシス
Linc-p21	DLBCL，大腸がん	p21の発現調節	増殖促進
DINO	大腸がん	p53の転写，p53誘導遺伝子の活性化	治療抵抗性亢進，DNA損傷応答不全
GUARDIN	大腸がん，肺腺がん，骨肉腫など	DNA損傷応答，RNP複合体BRCA1-BRCAD1の結合	増殖促進
NEAT1	大腸がん，乳がん，膵上皮内腫瘍性病変	核パラスペックル構築，転写およびプロセシング	増殖促進/抑制，DNA損傷応答不全
PTENP1	大腸がん，悪性黒色腫，前立腺がんなど	PTENを標的とするmiRNAスポンジ	増殖促進

遺伝子が欠損すると転移に関連する遺伝子群の発現が変化して，がん転移が抑制されることが報告されている．

　NEAT1もまた細胞内に大量に存在するlncRNAの1つであり，パラスペックルの構築に必須のlncRNAとして報告された．NEAT1はp53の標的遺伝子であり，p53の活性化はパラスペックル形成を亢進することが明らかにされている．NEAT1ノックアウトマウスにおいて，パラスペック

表4 がん促進的に機能するlncRNA

lncRNA	主な悪性腫瘍	機能	主な影響
MALAT1	肺腺がん，乳がん，卵巣がんなど	mRNAスプライシング	浸潤・転移促進
HOTAIR	大腸がん，乳がん，前立腺がん	クロマチン標識抑制，PRC2のリクルート	浸潤・転移促進，治療抵抗性亢進
NORAD	大腸がん，食道扁平上皮がん，膀胱がん	PUM1およびPUM2のデコイ	DNA損傷応答不全
PVT1	大腸がん，膀胱がん，子宮頸がん	NOP2との相互作用，MYCリン酸化抑制	増殖促進
TUG1	膀胱がん，胃がん，骨肉腫など	MYCおよびSOX2を標的とするmiRNAスポンジ，PRC2のリクルート	増殖促進/抑制
KRAS1P	大腸がん	K-Rasを標的とするmiRNAスポンジ	増殖促進
THOR	肺がん，悪性黒色腫など	IGF2BP1のリクルート	増殖促進

ル形成が抑制され皮膚の腫瘍形成が低下することが報告されているほか，大腸がん患者の悪性予後と*NEAT1*の発現亢進が相関するという報告がある．一方で，*NEAT1*の欠損が乳がんの進展を阻害するとの報告もあり，がん促進的にも抑制的にも機能する．これは，臓器環境によるlncRNAの機能の違いを反映している可能性がある．

*NEAT1*同様に，臓器により機能が異なるlncRNAとして*TUG1*があげられる．*TUG1*はPRC2をリクルートするほか，種々のmiRNAと結合することで，がん促進的または抑制的に機能する．膠芽腫におけるがん幹細胞維持と腫瘍形成に寄与しており，その発現は膠芽腫や膀胱がんなどで亢進する．それに対して，非小細胞肺がんや前立腺がんではその発現が減少している．

lncRNAの遺伝子発現調節機構の1つにmiRNAの吸着阻害がある．内因性の標的を競合阻害することから，ceRNA（competing endogenous RNA）という概念が提唱されている．このceRNAの代表的な遺伝子として偽遺伝子*PTENP1*があげられる．*PTENP1*は，がん抑制遺伝子である*PTEN*のmRNAを標的とするmiRNA群（*miR-17*や*miR-19*など）と結合することで，*PTEN*の発現を亢進させる．同様にがん遺伝子である*KRAS*は偽遺伝子KRAS1PによってmiRNAによる制御から逃れ，その発現を亢進させる．

lncRNAの遺伝子は，タンパク質をコードする遺伝子よりも保存性が低く，目立った保存配列を示さない傾向にあり，動物実験データをヒトに当てはめるのが難しい場合がある．一方で，*THOR*（testis-associated highly conserved oncogenic long non-coding RNA）は前述した*MALAT1*と同様に保存性の高いlncRNAで，正常組織では精巣特異的に発現して精子の受精能力形成に寄与する．しかしながら，多くのがんでも発現がみられ，mRNA結合タンパク質IGF2BP1と結合し，その標的mRNAを安定化させることで遺伝子発現を制御して，細胞増殖を促進する．

Memo

《パラスペックル》
パラスペックルはクロマチン間領域に存在する核内構造体の1つであり，RNAおよび転写やスプライシング制御にかかわるタンパク質などによって構成されることが知られている．

6 miRNAおよびlncRNAのがん診断および治療への応用[11]

さて，最後にこれらncRNAのがん診断および治療への応用について考えてみたい．ncRNAは，その発現に組織特異性が認められるとともに，エクソソームを介して血液や尿中に放出されるこ

とが知られている．その検出にはPCRを利用できるため，タンパク質を標的としたELISAなどと比較して，高感度に検出できる利点がある．がんにおける血中や尿中など体液中のncRNAの変化を利用した，低侵襲的ながん診断や予後予測の応用が試みられ，患者体液中に検出可能ながんバイオマーカーとして，数多くのmiRNAやlncRNA，そして環状のlncRNAであるcircRNAが報告されている．miRNAを用いた腫瘍マーカー検査は実用化に向けた開発が進行中であるほか，lncRNAにおいても，より詳細ながんのバイオマーカーとして利用できる可能性がある．

　一方，動物実験レベルではあるが，miRNAやlncRNAを標的として，これらncRNAに対するアンチセンスオリゴを用いたがん治療の有効性が検証されている．また一部のlncRNAは，抗がん剤の治療抵抗性に影響することが知られている．この性質を利用して，化学療法の際にlncRNAの発現調節を併用することで，その感受性を改善させる治療法が検討されている．遺伝子解析技術の進歩により，今後，新たなmiRNAおよびlncRNAの機能やがんとのかかわりが明らかにされることが想定されるが，それによって，がんの発生・進展にかかわる分子生物学的メカニズムの解明と治療に対して新たな展開がもたらされることが期待される．

（水谷泰嘉，鈴木元）

謝辞

　本稿を終えるにあたり，ご高閲，ご助言を賜りました名古屋大学大学院医学系研究科・梶野泰祐先生に深甚なる謝意を表します．

参考文献

1) Ha M & Kim VN：Regulation of microRNA biogenesis. Nat Rev Mol Cell Biol, 15：509-524, 2014

2) Bracken CP, et al：A network-biology perspective of microRNA function and dysfunction in cancer. Nat Rev Genet, 17：719-732, 2016

3) 鈴木 元，高橋 隆：がんとmicroRNA. 血液・腫瘍科, 61：621-626, 2010

4) 長田啓隆，高橋 隆：microRNA　発現異常と発癌. 実験医学増刊, 29：200-205, 2011

5) Aquino-Jarquin G：Emerging Role of CRISPR/Cas9 Technology for MicroRNAs Editing in Cancer Research. Cancer Res, 77：6812-6817, 2017

6) Takamizawa J, et al：Reduced expression of the let-7 microRNAs in human lung cancers in association with shortened postoperative survival. Cancer Res, 64：3753-3756, 2004

7) Suzuki M, et al：Targeting ceramide synthase 6-dependent metastasis-prone phenotype in lung cancer cells. J Clin Invest, 126：254-265, 2016

8) Arima C, et al：Lung adenocarcinoma subtypes definable by lung development-related miRNA expression profiles in association with clinicopathologic features. Carcinogenesis, 35：2224-2231, 2014

9) Matsubara H, et al：Apoptosis induction by antisense oligonucleotides against miR-17-5p and miR-20a in lung cancers overexpressing miR-17-92. Oncogene, 26：6099-6105, 2007

10) Schmitt AM & Chang HY：Long Noncoding RNAs in Cancer Pathways. Cancer Cell, 29：452-463, 2016

11) Bhan A, et al：Long Noncoding RNA and Cancer：A New Paradigm. Cancer Res, 77：3965-3981, 2017

12) Hosono Y, et al：Oncogenic Role of THOR, a Conserved Cancer/Testis Long Non-coding RNA. Cell, 171：1559-1572. e20, 2017

13) Kondo Y, et al：Long non-coding RNAs as an epigenetic regulator in human cancers. Cancer Sci, 108：1927-1933, 2017

14) Sanchez Calle A, et al：Emerging roles of long non-coding RNA in cancer. Cancer Sci, 109：2093-2100, 2018

第4章
がん細胞の特性

1 細胞周期とテロメア —————————————————— 194

2 オートファジー ————————————————————— 202

3 がんの細胞死（アポトーシスを中心に）————————— 212

4 がんと代謝 ——————————————————————— 219

5 がん幹細胞 ——————————————————————— 229

6 多段階発がん —————————————————————— 235

Chapter 4

1 細胞周期とテロメア

真核生物の染色体末端は，テロメアとよばれる高次クロマチン構造体を形成する．テロメアは，染色体末端の保護に加えて，線状染色体末端を完全に複製する役割を担っている．それらの役割を両立し，染色体の安定維持に資するため，テロメアは細胞周期依存的な制御を受けることが明らかになってきた．さらに，テロメア末端状態の変動が，細胞周期制御を通じて細胞老化やがん化に深く関与するメカニズムが徐々に明らかになっている．テロメアは静的構造体というよりむしろ動的な機能的ドメインであり，本稿ではその変動が細胞の増殖やがん化とどのようにかかわるのかを概説する．

概念図

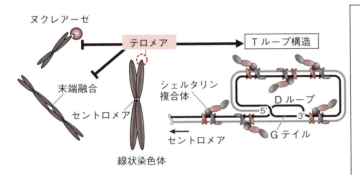

真核生物の遺伝情報は，線状染色体として維持されており，その末端は機能的高次クロマチン構造であるテロメアを構成する（図中心）．テロメアは，ヌクレアーゼによる無秩序な分解から染色体末端を守り，また染色体同士の融合を防ぐことで，遺伝情報の安定な維持に重要な役割を果たす（図左）．テロメアは，DNAおよびタンパク質から構成されるが，末端保護機能を果たすためTループ構造を形成していると考えられている（図右）．Tループ構造は，テロメアDNAに特徴的な一本鎖突出部位（Gテイル）が二本鎖領域に潜り込む構造（Dループ構造）になっており，テロメア特異的なシェルタリン複合体をはじめ種々のタンパク質によって形成されるものと考えられている

テロメアは，末端保護機能に加えて，染色体末端まで完全に複製を行う機能を併せもつ．そのため，テロメアでは，末端保護に資する閉じた構造（陰：図左）とさまざまなDNAを介した反応（半保護的複製・Gテイル形成・テロメラーゼによる伸長反応など）を受け入れる開いた構造（陽：図右）を使い分ける必要がある（テロメア陰陽モデル）．特に，細胞周期依存的な陰と陽の使い分けは，テロメアを介した遺伝情報の安定維持に重要であると考えられる

テロメアの構造は，細胞周期を通じて動的に変化するものであることがわかってきた．特に，DNA複製後に再びTループ構造を再形成することは，染色体末端を保護するためにも重要であると考えられる．DNA損傷応答因子の細胞周期依存的なテロメア局在から，Tループ構造の再形成には，DNA二重鎖切断部位の修復機構の一部が利用されていることがわかってきた．損傷部位認識後のDNA末端の削り込みやその後の一本鎖DNAの潜り込み反応が類似している．この機構により，テロメアは細胞周期依存的に，機能的高次構造を再現することが可能であると考えられる

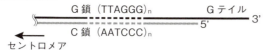

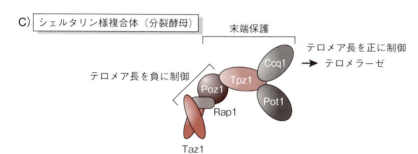

図1 染色体末端テロメアの構成因子

テロメア構成因子．**A）**ヒトのテロメアDNA．大部分は，G鎖（TTAGGG）とC鎖（CCCTAA）からなる二本鎖反復配列からなる．最末端は，G鎖の突出構造（Gテイル）を示す．
B）ヒトのシェルタリン複合体．6種のタンパク質から構成され，テロメアDNAに特異的に結合し，染色体末端の保護やテロメア長の制御に関与する．
C）分裂酵母のシェルタリン様複合体．ヒトとよく保存された構造・機能をもつ

1 染色体末端テロメア

　遺伝情報を安定に伝達するため，真核生物の線状染色体上には，3つの重要な機能的ドメインが存在する．複製開始点は，遺伝情報を過不足なく倍加させるため，染色体各部位がDNA合成期（S期）中に一度だけ複製するための制御を行う．セントロメアは，細胞分裂期（M期）において，遺伝情報を2つの娘細胞へ正確に分配する際に，中心的な役割を果たす．そして，細胞周期にわたって，線状染色体を安定に維持する機能を担う構造体が，染色体末端テロメアである（概念図）．
　テロメアは，染色体末端をヌクレアーゼによる分解から保護し，また染色体末端をDNA二重鎖切断部位と区別し，DNAリガーゼによる末端同士の融合やDNA相同組換え反応が起こることを防いでいる．さらに，テロメアは，それらの末端保護機能に加えて，線状染色体の末端まで完全に複製するための機能をもち，遺伝情報の安定な維持機構に深くかかわっている．
　テロメアは，DNAおよび種々のタンパク質から構成される高次クロマチン構造体である．脊椎動物のテロメアDNAは，グアニンに富んだ6塩基（TTAGGG）を単位とする反復配列であるG鎖およびその相補鎖であるC鎖から構成される（図1A）．その大部分は，2～30 kbpの二本鎖領域からなり，最末端には50～300塩基の一本鎖G鎖突出構造（Gテイル）をもつ．テロメア構成タンパク質としては，6種のテロメア特異的タンパク質からなるシェルタリン複合体が中心的な役割を果たしている（図1B）．TRF1およびTRF2は，特異的にテロメア二本鎖DNAに直接結合し，一方POT1は，テロメア一本鎖DNA結合能をもつ．それらが，TIN2およびTPP1によって橋渡しされ，さらにRAP1を加えてシェルタリン複合体が構成されている．シェルタリン複合体は，このように2種類のDNA結合タンパク質を含むことで，比較的近位（セントロメア側）にあ

る二本鎖テロメアDNAと最末端にある一本鎖テロメアDNAを物理的に架橋できる．これにより，例えば，テロメアDNAの長さなど近位テロメア全体の情報を，テロメア伸長を担う逆転写酵素であるテロメラーゼが作用する最末端Gテイルに伝えるなど，テロメアのホメオスターシスにかかわるシグナル伝達経路を形成することができる．

分裂酵母においてもシェルタリン様複合体が報告され，テロメア制御機構が進化的によく保存されていることが示唆されている[1]．おのおのの構成因子は，完全に一対一に対応するわけではないが，その構造や機能は類似点が多い（図1B，C）．分裂酵母Pot1複合体の構成因子であるCcq1が，テロメラーゼをテロメアへとリクルートすることが明らかにされている．ヒトCcq1は未同定であるが，TIN2がPoz1-Ccq1の働きを併せもつという仮説が提唱されている．

2 テロメア制御における陰陽モデル

テロメアの機能的高次構造として，Tループ構造の形成が示唆されている（概念図）．細胞内において，いつどのように存在しているかについては不明な点が多いが，最末端のGテイルが近位二本鎖領域に潜り込み，染色体末端の露出を避ける構造をとることで，末端保護機能に貢献していると考えられている．しかし，この高次構造は，複製フォークの進行やテロメラーゼによるテロメアDNAの伸長に対しては，高次構造ゆえに阻害的に働くものと想像される．そのため，Tループ構造は，必要に応じて開閉されなければならない．このようにテロメアは構造をスイッチすることで，その機能を果たしていると思われる．そして，これはTループ構造に限ったことではなく，ある反応を受け入れる開いた構造（陽）と，それに抵抗を示す閉じた構造（陰）を使いわける制御機構としてテロメア陰陽モデルが提唱されている（概念図）[2]．

3 DNA損傷応答因子によるテロメア制御

テロメアは，DNA末端であるにもかかわらず，末端保護機能によって二重鎖切断部位として認識されず，DNA損傷応答を活性化させない．そのことからは，DNA損傷応答にかかわる因子は，テロメアから排除されるべきであると考えやすい．しかし，多くのDNA損傷応答因子が正常なテロメアにおいても局在していることが報告されてきていた．特に，ヒト正常細胞を用いた解析から，種々のDNA損傷応答因子が細胞周期依存的なテロメア局在を示すことが報告された[3][4]．これによって，細胞周期依存的なテロメア複製機構の一部が明らかにされた（図2）．テロメア複製時において，複製フォークの進行に伴い，Tループ構造が解消され，複製フォークの停止などの何らかの原因によって，テロメアが損傷DNAと認識される．その後，複製が再開され末端まで複製フォークが到達すると，Gテイルの形成が行われ，二本鎖領域への潜り込みによってTループ構造が再びとられることになる．

Gテイルの形成以降は，DNA二重鎖切断後の相同組換えを介した修復経路の一部に非常に似ている（概念図）．細胞は，半保存的複製の後，テロメアを局所的に損傷DNA部位と認識させ，修復機構の一端を利用することでTループ構造を細胞周期依存的に再構築するものであると考えられる．テロメア陰陽モデルの好例である．

4 テロメアDNAの短小化と染色体の不安定化

培養皿中で継代培養を続けたヒト正常細胞は，有限の分裂回数の後，細胞増殖を不可逆的に停

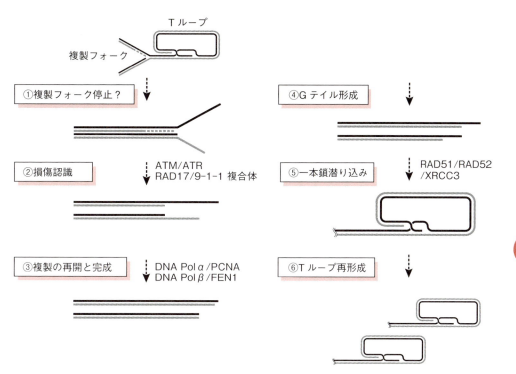

図2 ヒトのテロメア構造制御
種々のタンパク質の細胞周期依存的なテロメア局在を検討した結果，ヒト正常細胞のテロメアは，DNA損傷修復機構によって一過的に認識されることが明らかにされた．その後，複製装置の合成再開と複製完了が促され，さらにGテイルやTループ構造の形成へとつながっていくことが示唆された．解析によってテロメア局在が明らかにされ，また関与が示唆された因子をここに示す

止する（ヘイフリック限界）．ヘイフリック限界に達した細胞は，増殖刺激に対して反応することなく生存を続ける（複製老化）．その原因としては，細胞分裂に伴うテロメアDNAの短小化によって，テロメアの機能的高次構造を部分的に保持できなくなり，DNA損傷部位と認識されるためであると考えられている[5]．

細胞分裂に伴うテロメアDNAの短小化は，DNA合成酵素が複製開始にあたってRNAプライマーを必要とすることに由来する末端複製問題に加えて，Gテイル構造を形成するためにその相補鎖であるC鎖が染色体末端からヌクレアーゼによって分解消化されることによって起こるものと考えられている（図3）．

何らかの原因により，ヘイフリック限界を超えて細胞増殖を続けてしまうと，さらなるテロメアDNAの短小化が進行し，末端保護機能が失われ，染色体が不安定化する．この時期はクライシスとよばれる．クライシス期に不安定化した染色体は，染色体末端同士やDNA二重鎖切断部位との間で末端融合を起こし，セントロメアを複数もつ異常染色体を形成することになる．異常染色体は，細胞分裂時に染色体分配のため，両極から同時に引っ張られることとなり，染色体の途中で切断されてしまう．その後も，細胞は染色体の融合と切断を繰り返し，染色体異常を蓄積していく．染色体不安定性が過度にある場合，細胞の生存に対して有利に働くことは少ないが，まれに生存可能な形質転換体が生じる．形質転換体のなかには，テロメラーゼを活性化することでテロメアの安定化に成功し，染色体異常を抱えたまま増殖を繰り返すものがあらわれる．その後は，

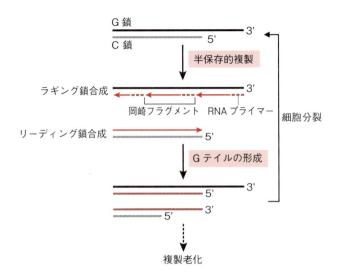

図3　テロメアDNAの短小化
テロメアDNAは，細胞分裂を重ねるたび短小化する．原因としては，末端複製問題（図上）とGテイル構造の形成（図下）があげられる．半保存的複製において，DNA合成酵素はRNAプライマーを合成開始に必要とし，また合成方向（5'から3'）が決まっているため，染色体の最末端部分を完全に合成することができない（末端複製問題）．染色体末端の多くは，Gテイルをもつことがわかっている．そのため，半保存的複製後に，Gテイル構造形成のためのDNA末端の削り込みが行われると考えられている．テロメアDNAの短小化が進行すると，細胞は複製老化を示す

さらなる悪性化を経て，遂にはがん細胞へと発展していくことになる．がん細胞の多く（～90%）は，テロメラーゼ活性が陽性であることが報告されている．

Memo

《複製老化》
細胞老化の一種である．染色体末端の過度の短小化を防ぎ，染色体の不安定化を引き起こさせないために備わったがん抑制機構の1つであると考えられている．

5 テロメア末端状態と細胞周期制御

　テロメアの短小化が複製老化やクライシスを引き起こす分子機構として，テロメアの3段階保護仮説が提唱されている[6]．十分に長い正常なテロメアは，Tループ構造によって保護（close state）されている（図4A）一方，テロメアDNAが失われて完全に保護が解かれた脱保護状態（open state）では，細胞周期停止と末端の融合が引き起こされる（図4C）．複製に伴うテロメア短小化は，保護状態から突如として脱保護状態になるわけではなく，その間に半保護状態（intermediate state）になると考えられている．半保護状態のテロメアは，細胞周期停止を引き起こす一方で，末端の融合は依然抑制することができる（図4B）．すなわち，半保護状態のテロメアは，末端融合を未然に防ぎつつ細胞周期を停止し，複製老化を引き起こすことができると考えられる．複製老化を迂回してクライシス期に突入した細胞では，テロメアは脱保護状態となり，染色体異常，ひいてはがん化を引き起こす．よって半保護状態テロメアは，細胞周期の制御を通じて，がん化を抑制する重要な機能を担っている．
　さらに近年，細胞周期のM期停止が半保護状態のテロメアを誘導することが明らかとなった[7]．この反応はオーロラキナーゼBに依存したTループの開裂であることが報告されている[8]．ここでの半保護状態テロメアは，M期停止細胞の細胞死や，続くG1期での細胞周期停止などにかかわると考えられている[7,9]．すなわちこの反応は，細胞が特定のストレス環境にあるときに，積極的にTループを開くことで半保護状態テロメアをつくり出し，安全に細胞周期を停止する機構と捉えることができる．テロメア末端の開閉によって細胞周期を制御するという意味で，広義の陰陽モデ

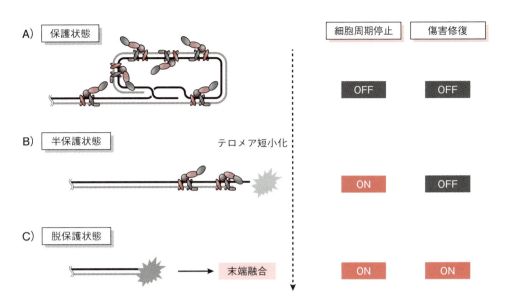

図4 テロメア末端の3段階保護仮説
A) Tループ構造を形成したテロメアは保護状態にあり，細胞周期停止，傷害修復反応ともに抑制されている．B) テロメアリピートを失って，Tループ構造がとれなくなった末端は半保護状態をとる．この状態は細胞周期停止を引き起こすが，依然として末端に結合しているTRF2によって，末端融合が抑制されている．C) テロメアリピートをほぼ完全に失った染色体末端にはTRF2が結合することができず，染色体の他の領域に生じた二重鎖切断と同様に細胞周期停止と末端融合を引き起こす

ルと言えよう．半保護状態テロメアがその他のストレス環境化においても機能しているのかはよくわかっておらず，その解明は今後の課題である．

6 テロメラーゼの作用機構

　前述のようにほとんどのがん細胞はテロメラーゼによってテロメア配列を維持している．細胞分裂のたびに繰り返されるテロメアDNAの短小化を適切に代償し，テロメア機能を維持するためには，テロメラーゼによる伸長反応は，細胞周期依存的に正確に制御される必要がある．テロメラーゼの作用モデルとしては，テロメア末端に対する選択性によって2つのタイプが考えられる（図5A）．タイプⅠでは，一部のテロメア末端が優先的に伸長されるのに対して，タイプⅡでは，すべてのテロメア末端がテロメラーゼによって伸長される．出芽酵母のテロメラーゼは，人工的に誘導した短いテロメアDNAをもつ染色体末端に選択的に作用し，テロメアDNAを伸長するタイプⅠを示すことが明らかにされている[10)11)]．一方野生型の出芽酵母やヒトのがん細胞は，タイプⅡを示すことが報告されている[12)]．よって，極端に短いテロメアDNAをもつ染色体末端が出現した場合に，優先的に伸長する機構の存在が示唆される．そのような機構として，タンパク質カウントモデルと，複製依存的モデルが提唱されている．前者は，テロメラーゼに阻害的なテロメア結合タンパク質の結合量が低下することによって，短小化したテロメアで優先的にテロメラーゼが働くというモデルである．後者は，テロメラーゼが複製フォークによって末端まで運ばれることがテロメア伸長に必要とするモデルであり，テロメアが短ければ，テロメラーゼが複製フォークから解離せずに末端まで運ばれる確率が高くなると提唱されている[13)]．

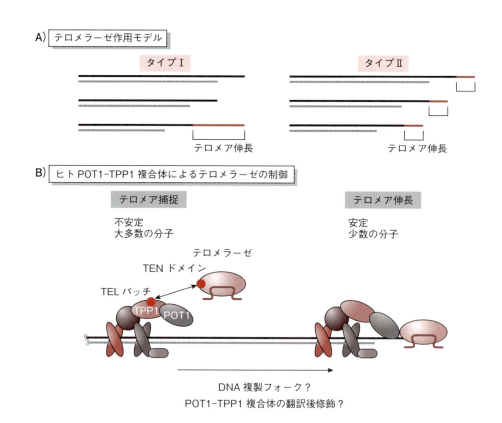

図5　テロメラーゼ制御機構
A) タイプⅠ．テロメラーゼが，特定のテロメア末端を伸長させる．タイプⅡ．テロメラーゼが，すべてのテロメア末端を伸長させる．B) ヒトPOT1-TPP1複合体はTPP1のTELパッチを介してテロメラーゼのTENドメインと結合し，テロメラーゼをテロメアへリクルートする．この局在は不安定であるが，複製フォークやPOT1-TPP1複合体の翻訳後修飾など細胞周期依存的な機構によって，ごく少数のテロメラーゼがGテイルを安定に捕捉すると，末端の伸長が開始されると考えられている

　テロメラーゼはTENドメインを介して，TPP1のTELパッチとよばれる領域と結合することでテロメアにリクルートされ，POT1-TPP1複合体による制御を受ける（図5B）[14]．近年，蛍光タグを付加したテロメラーゼの挙動がライブセル観察された[15]．これによるとS期のテロメラーゼには，ランダムな拡散を経て非常にすばやく不安定にテロメアに局在する大多数の分子集団と，ゆっくりと安定して局在する少数の分子集団が存在することが明らかとなった．前者はTPP1との結合を介したテロメラーゼのテロメア捕捉機構で，そのごく一部の分子が後者の安定モードに遷移し，末端伸長にかかわると考えられている（図5B）．安定モードへの遷移には，複製フォークの進行や，POT1-TPP1複合体の翻訳後修飾がかかわっているのかもしれない．実際，CDK1やNEK6などによるTPP1の細胞周期依存的なリン酸化が，テロメラーゼとの結合を制御することが報告されている[16,17]．また，POT1-TPP1複合体は，Gテイルとの結合様式によってテロメラーゼによる伸長反応を，正・負両方に制御することが示唆され（図5B）[2,18]，この制御は，POT1-TPP1複合体による局所的なテロメア陰陽モデルと考えることができる．
　近年，細胞周期依存的なテロメア制御機構や，テロメア末端状態による細胞周期制御についての知見は徐々に蓄積している．その知見のほとんどは，二次元培養された特定の細胞種から得られたものである．しかしながら，われわれの体内には，実に200種を超えるともいわれる細胞種

が存在し，三次元の組織を形成している．よって，今後の重要かつ挑戦的な課題の1つは，オルガノイドなど，より生体内の状態を模した環境において，さまざまな細胞種内のテロメアの挙動やその動的構造が，細胞の生存やがん化にいかにかかわっているかを理解することであろう．

> **Memo** ··
>
> 《オルガノイド》
> 組織由来細胞，ES細胞，iPS細胞，がん細胞などの分化増殖能を利用した自己組織化によって，*in vitro* で形成される臓器．実際の臓器よりも組織が単純で，サイズが格段に小さいため培養が可能で，生体内に近い条件で実験することが可能になる．

（林眞理，石川冬木）

第4章 がん細胞の特性

参考文献

1) Miyoshi T, et al：Fission yeast Pot1–Tpp1 protects telomeres and regulates telomere length. Science, 320：1341–1344, 2008

2) Xin H, et al：TPP1 is a homologue of ciliate TEBP–beta and interacts with POT1 to recruit telomerase. Nature, 445：559–562, 2007

3) Verdun RE, et al：Functional human telomeres are recognized as DNA damage in G2 of the cell cycle. Mol Cell, 20：551–561, 2005

4) Verdun RE & Karlseder J：The DNA damage machinery and homologous recombination pathway act consecutively to protect human telomeres. Cell, 127：709–720, 2006

5) d'Adda di Fagagna F, et al：A DNA damage checkpoint response in telomere–initiated senescence. Nature, 426：194–198, 2003

6) Cesare AJ & Karlseder J：A three–state model of telomere control over human proliferative boundaries. Curr Opin Cell Biol, 24：731–738, 2012

7) Hayashi MT, et al：A telomere–dependent DNA damage checkpoint induced by prolonged mitotic arrest. Nat Struct Mol Biol, 19：387–394, 2012

8) Van Ly D, et al：Telomere Loop Dynamics in Chromosome End Protection. Mol Cell, 71：510–525. e6, 2018

9) Hayashi MT, et al：Cell death during crisis is mediated by mitotic telomere deprotection. Nature, 522：492–496, 2015

10) Sabourin M, et al：Telomerase and Tel1p preferentially associate with short telomeres in S. cerevisiae. Mol Cell, 27：550–561, 2007

11) Bianchi A & Shore D：Increased association of telomerase with short telomeres in yeast. Genes Dev, 21：1726–1730, 2007

12) Zhao Y, et al：Telomere extension occurs at most chromosome ends and is uncoupled from fill–in in human cancer cells. Cell, 138：463–475, 2009

13) Greider CW：Regulating telomere length from the inside out：the replication fork model. Genes Dev, 30：1483–1491, 2016

14) Nandakumar J, et al：The TEL patch of telomere protein TPP1 mediates telomerase recruitment and processivity. Nature, 492：285–289, 2012

15) Schmidt JC, et al：Live Cell Imaging Reveals the Dynamics of Telomerase Recruitment to Telomeres. Cell, 166：1188–1197. e9, 2016

16) Zhang Y, et al：Phosphorylation of TPP1 regulates cell cycle–dependent telomerase recruitment. Proc Natl Acad Sci U S A, 110：5457–5462, 2013

17) Hirai Y, et al：NEK6–mediated phosphorylation of human TPP1 regulates telomere length through telomerase recruitment. Genes Cells, 21：874–889, 2016

18) Wang F, et al：The POT1–TPP1 telomere complex is a telomerase processivity factor. Nature, 445：506–510, 2007

1 細胞周期とテロメア

Chapter 4

2 オートファジー

マクロオートファジー（本稿ではオートファジーとよぶ）は，オルガネラを含む細胞質成分を囲って隔離し，それをリソソームで分解する機構である．オートファジーは飢餓などで顕著に誘導されるが，富栄養条件下でも低いレベルで起こっており，それは細胞内の恒常性維持に重要であると考えられている．オートファジーの腫瘍における役割は複雑であり，遺伝子変異やステージの違いによって，がん抑制にも促進にも働きうる．一方で，リソソームあるいはオートファジーを標的としたがんの臨床試験が米国を中心として行われており，結果が得られつつある．本稿では，オートファジーの分子機構，腫瘍形成・進展における役割，臨床試験の進捗状況を概説する．

概念図

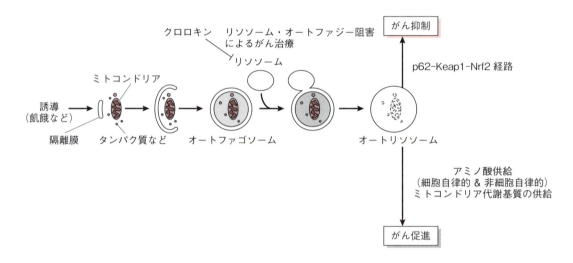

1 オートファジーとは？

オートファジーは酵母などの単純な単細胞真核生物から，植物，動物にまでおおむね保存された細胞内の大規模な分解機構であり，ミトコンドリアのようなオルガネラをも含む細胞質をまとめて消化できるという特徴をもつ（概念図）．オートファジーには，細胞質成分（タンパク質，糖質，脂質，核酸など）の分解により得られた栄養素を供給することで細胞の生存を促す役割と，定常的な細胞内分解による品質管理としての役割がある（図1）．前者の代表的なものとしては，飢餓適応としてのオートファジーがあげられる．哺乳動物の場合は出生による飢餓時にも，アミノ酸プールの維持にオートファジーが重要であることがわかっている[1]．後者の代表的なものとしては，異常タンパク質や不良オルガネラの蓄積防止，神経変性疾患や肝障害の抑止効果などがあげられる[2]〜[4]．

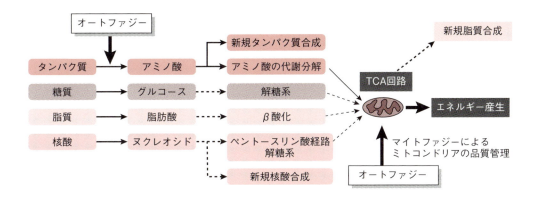

図1 オートファジーによる細胞内エネルギーの恒常性維持機構
オートファジーは細胞内のタンパク質，糖質，脂質，核酸を非選択的に分解する．その結果生じたアミノ酸は新規タンパク質合成に利用されるか，さらに代謝分解を受けTCA回路に供給される．糖質はグルコース，そして脂質は脂肪酸へと分解され，それぞれ解糖系，β酸化を介してTCA回路に組込まれる．核酸はヌクレオシドに分解され，新規核酸合成に使われるか，ペントースリン酸経路と解糖系を経て異化される．オートファジーにより分解される細胞質成分のなかでは，タンパク質分解によるアミノ酸供給が最も重要だと考えられている．また，オートファジーはオルガネラの品質管理機構としても働き，不良ミトコンドリアなどを選択的に認識して分解する（このミトコンドリア分解機構はマイトファジーとよばれる）

2 オートファジーの過程

オートファジーは隔離膜とよばれる扁平小胞状の膜構造が細胞質中に出現することによりはじまる．この構造は細胞質の一部を隔離しつつ伸張・弯曲し，その先端部が閉鎖することにより二重の膜に囲まれたオートファゴソームが形成される．その後，多くの加水分解酵素を含むリソソームと融合することにより，内膜とともに内容物が分解され，一重膜のオートリソソームとなる（概念図）[5]．

3 オートファジーの分子機構

オートファジーの引き金となるのは主に細胞外のインスリンなどの増殖因子の減少や細胞内のアミノ酸濃度の低下で，それを感知するのが両者の信号の下流に位置するmTORC1（mechanistic target of rapamycin complex 1）キナーゼ複合体である．その情報はオートファジーの最も初期の段階で働くULK1/2（unc-51-like autophagy-activating kinase 1/2）キナーゼ複合体に伝えられる．この複合体は栄養依存的にmTORC1に結合し，リン酸化を受け，負に制御される．栄養飢餓条件下では，ULK1/2複合体がmTORC1から解離することにより活性化し，小胞体膜上のオートファゴソーム形成部位に局在化する（図2）[5]．クラスⅢ PI3K複合体は，ULK1/2複合体依存的に同部位へ局在化し，そこで隔離膜形成の起点となるPI3P（phosphatidylinositol 3-phosphate）に富む領域をつくり出す．そこにPI3P結合タンパク質WIPI（WD repeat domain, phosphoinositide interacting）が集積する（図2）[5]．隔離膜の伸長または閉鎖は，2つのユビキチン様結合系が担う．1つ目のATG12結合系では，ATG12はE1（ユビキチン活性化酵素）様酵素であるATG7により活性化されてE2（ユビキチン結合酵素）様酵素のATG10に移され，最終的にATG5と共有結合する．ATG12-ATG5はATG16L1と結合，WIPIを介して隔離膜に局在化する．

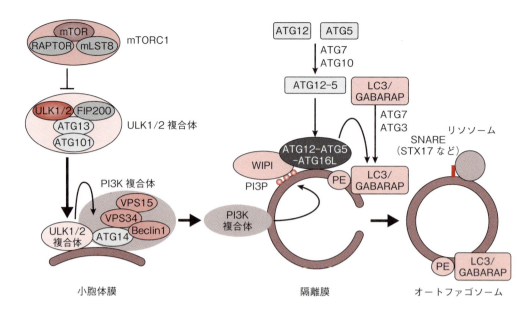

図2 オートファジーの分子機構
オートファジーの初期のステップでは，mTORC1の抑制により，ULK1/2複合体（ULK1/2，ATG13，ATG101，FIP200からなる複合体）が活性化し，小胞体膜上に局在化する．次に，クラスⅢ PI3K複合体（ATG14，VPS34，Beclin1，VPS15からなる複合体）が小胞体膜上へ局在化し，PI3Pを産生し，WIPIのオートファゴソーム形成起点への局在化を促す．その後，ATG12-ATG5-ATG16L1が隔離膜上に局在化し，LC3/GABARAPとPEの共有結合を触媒する．隔離膜は細胞質成分を取り込みながら伸長し，その縁が閉鎖することにより，オートファゴソームが形成される．オートファゴソームはその後，syntaxin 17（STX17）などのSNAREタンパク質を介してリソソームと融合する

2つ目のLC3/GABARAP結合系では，LC3/GABARAPはE1様酵素のATG7により活性化してE2様酵素ATG3に移され，ATG12-ATG5-ATG16L1複合体の働きにより膜の構成成分であるPE（phosphatidylethanolamine）と結合する．閉じたオートファゴソームはその後STX17（syntaxin 17）などのSNAREタンパク質を介してリソソームと融合し（図2）[5)6)]，オートファゴソームの内容物はリソソームの加水分解酵素により分解され，再利用もしくはさらに代謝される．

4 腫瘍発生・進展におけるオートファジーの役割

1）がんにおけるオートファジーの役割

近年，オートファジー関連遺伝子が腫瘍の発生や進展に深く関係していることが明らかになってきている．オートファジーの主要遺伝子である*ATG5*のモザイク欠損マウスおよび*ATG7*肝臓特異的欠損マウスが肝臓において良性のアデノーマを形成することから，オートファジーには腫瘍の自然発生を抑制する働きがあると考えられている[7)8)]．その後，肺がん，膵がん，大腸がんなどさまざまな発がんモデルマウスにおいて，オートファジー関連遺伝子の欠損が腫瘍の発生や進展にどのような影響を及ぼすのかが検証されてきた（表1）[20)]．これらの研究で明らかになりつつあるのは，組織の種類，腫瘍を引き起こす遺伝子変異の種類，そして腫瘍発生の段階によってオートファジーががん抑制そして促進の両方に働き得るという複雑さである．

表1 発がんモデルマウスにおけるオートファジー遺伝子欠損の影響

組織	遺伝子型	表現型	文献
肺	アデノウイルス Cre K-Ras^{G12D} $ATG7^{+/+}$, $ATG7^{-/-}$ $p53^{+/+}$, $p53^{-/-}$	$ATG7$ 欠損は K-Ras^{G12D} による肺腫瘍の増殖を抑制する $ATG7$ 欠損による腫瘍抑制は $p53$ 欠損により一部みられなくなるものの, $p53$ の有無にかかわらず, $ATG7$ 欠損は腫瘍の増殖を抑制する $ATG7$ を欠損した肺腫瘍は良性の oncocytoma に類似する	文献9
	アデノウイルス Cre K-Ras^{G12D} $ATG5^{+/+}$, $ATG5^{-/-}$ $p53^{+/+}$, $p53^{-/-}$	$ATG5$ 欠損は K-Ras^{G12D} による肺腫瘍の増殖を抑制し, 生存率を増加させる $ATG5$ 欠損による腫瘍抑制は $p53$ 欠損によりみられなくなる $ATG5$ 欠損マウスにおいては腫瘍発生が早まる	文献10
	アデノウイルス Cre $BRAF^{V600E}$ $ATG7^{+/+}$, $ATG7^{-/-}$ $p53^{+/+}$, $p53^{-/-}$ $NRF2^{+/+}$, $NRF2^{-/-}$	$ATG7$ 欠損は BRAF^{V600E} による肺腫瘍を初期の段階では促進, 後期では抑制して, 生存率を増加させる 初期の段階の腫瘍増殖の促進は $p53$ 欠損でもみられるが, $NRF2$ 欠損によりみられなくなる	文献11
	UBC–Cre–ERT2 $ATG7^{+/+}$, $ATG7^{-/-}$ アデノウイルス FLPo K-Ras^{G12D}, $p53^{-/-}$	$ATG7$ があらかじめ欠失したマウスでは, K-Ras^{G12D} 変異, $p53$ 欠損による肺腫瘍の発症は $ATG7$ を有するマウスと同程度 K-Ras^{G12D} 変異, $p53$ 欠損によって肺腫瘍を形成させたマウスにおいて, $ATG7$ 欠損は腫瘍増殖を抑制する 全身性の $ATG7$ 欠損による腫瘍抑制は組織特異的欠損と比べ強い	文献12
膵臓	PDX1–Cre K-Ras^{G12D} $ATG5^{+/+}$, $ATG5^{-/-}$ $ATG7^{+/+}$, $ATG7^{-/-}$ $p53^{+/+}$, $p53^{-/-}$	$ATG5$ もしくは $ATG7$ の欠損は K-Ras^{G12D} による低グレードの PanIN を増加させるが, 高グレードの PanIN そして PDAC への進行は抑制する $p53$ 欠損下では $ATG5$ もしくは $ATG7$ の欠損は K-Ras^{G12D} による PDAC 形成を促進し, 生存率を低下させる	文献13
	PDX1–Cre K-Ras^{G12D} $ATG5^{+/+}$, $ATG5^{-/-}$ $p53^{+/-}$	$p53$ loss of heterozygosity モデルにおいては, $ATG5$ 欠損は K-Ras^{G12D} による PanIN を増加させるが, PDAC への進行は抑制する	文献14
	PDX1–Cre K-Ras^{G12D} $PTEN^{+/-}$, $PTEN^{-/-}$ $ATG7^{+/+}$, $ATG7^{-/-}$	$ATG7$ 欠損は K-Ras^{G12D} 変異, $PTEN$ ヘテロ欠損による PDAC 形成を促進し, 生存を短縮するが, 両アリルの $PTEN$ 欠損ではそのような効果はみられない	文献15
腸管 上皮	Villin–Cre–ERT2 $APC^{+/-}$ $ATG7^{+/+}$, $ATG7^{-/-}$	$ATG7$ 欠損は APC ヘテロ欠損による大腸がんの発症と進展を抑制 $ATG7$ 欠損腫瘍には CD8$^+$T 細胞が浸潤, 抗 CD8 抗体は抗腫瘍効果を打ち消す $ATG7$ 欠損は腸内細菌の構成を変化させ, CD8$^+$T 細胞の浸潤を維持する	文献16
前立腺 上皮	NKX3.1–Cre K-Ras^{G12D} $PTEN^{-/-}$ $ATG7^{+/+}$, $ATG7^{-/-}$	$ATG7$ 欠損は K-Ras^{G12D} 変異, $PTEN$ 欠損による前立腺がんの進展を遅延させる この抑制効果は去勢抵抗性と去勢感受性の前立腺がんでみられる	文献17
メラノサイト	Tyr–Cre–ERT2 $BRAF^{V600E}$ $PTEN^{-/-}$ $ATG7^{+/+}$, $ATG7^{-/-}$	$ATG7$ 欠損は $BRAF^{V600E}$ 変異かつ $PTEN$ 欠損によるメラノーマの発症・進展を抑制し, 生存期間を延長する	文献18
グリア	$CDKN2A^{-/-}$ K-Ras^{G12D} $ATG7$, $ULK1$, $ATG13$ shRNA	K-Ras^{G12D} とオートファジー遺伝子を標的とする shRNA をもつ RCAS ウイルス発現 DF–1 線維芽細胞の頭蓋内注入 オートファジー遺伝子のノックダウンは細胞老化を引き起こし, 神経膠腫の発症を抑制し, 生存期間を改善する	文献19

文献20より引用

第4章
がん細胞の特性

　非小細胞肺がん（non-small cell lung cancer：NSCLC）や膵管腺がん（pancreatic ductal adenocarcinoma：PDAC）における研究は比較的よく進んでいる. 例えば, K-Ras^{G12D} 活性型変異体により発生した NSCLC において, $ATG7$ もしくは $ATG5$ を欠損させるとがん細胞の増殖抑制がみられた[9][10]. つまり, 前述の肝臓アデノーマとは異なり, K-Ras^{G12D} 変異をもつ NSCLC の増殖はオートファジーに依存する. 興味深いことに, このうち $ATG5$ 欠損マウスにおいては腫瘍発生が早まっており, オートファジーはやはり初期の腫瘍発生には抑制的に働いていることが示唆された[10].

2　オートファジー

一方で，PDACにおいては，オートファジーがんの抑制か促進のいずれに働くかはがん抑制遺伝子である*p53*の状態に依存する．悪性度の高い膵がんの一種であるPDACは前がん状態の膵上皮内腫瘍性病変（pancreatic intraepithelial neoplasia：PanIN）から生じ，低グレードのPanINでは*K-Ras*の変異やテロメアの短縮がみられ，高グレードに遷移すると，*p53*などの遺伝子の変異がみられる[21]．*K-Ras*[G12D]変異をもち，*ATG7*もしくは*ATG5*遺伝子を欠損する膵臓では，低グレードのPanINの増加がみられるものの，高グレードのPanINやPDACへの進展は抑制されていた[13]．それとは反対に，*K-Ras*[G12D]変異をもち，両対立遺伝子の*p53*を欠損した膵臓では，*ATG7*もしくは*ATG5*の欠損により発がんが亢進する[13]．興味深いことに，段階的な*p53*の欠損という点でヒトの腫瘍発生により近い*p53* loss of heterozygosityモデル（ここでの遺伝子型は*K-Ras*[G12D]，*p53*[+/−]）では，*ATG5*を欠損させるとPDACへの進展は抑制された[14]．

しかし，実際にヒトのがん発生・進展にオートファジーが関連するかどうかはいまだ不明である．さまざまな種類のがん患者の予後とオートファジー関連遺伝子の変異の関連を検証した研究では，がんに関連するような変異は主要なオートファジー遺伝子にはみられなかった[22]．一方で，ヒトのPDACでオートファジー活性が上昇しているという報告があり[23]，それが腫瘍形成にかかわるのかについてはさらなる検証が望まれる．

2）オートファジーによるがん抑制機構

前述のように，オートファジーはマウスの肝臓においてがん抑制に働くことが明らかになっている．そのメカニズムには，選択的オートファジー受容体p62（ Memo 参照）とKeap1（kelch-like ECH-associated protein 1）-Nrf2（nuclear factor erythroid 2-related factor 2）経路が関与する．p62はポリユビキチン化修飾を受けるなどしたオートファジー基質とLC3/GABARAPの橋渡しの役を果たし，基質とともにオートファジーにより分解される．実際にオートファジー欠損マウスではp62の蓄積がみられる．p62は転写因子Nrf2のユビキチンリガーゼのアダプターであるkeap1と結合し，Nrf2の分解を抑制して安定化・活性化させる[24]．そして，p62によるNrf2の活性化はグルタミン代謝のリプログラミングによりグルタチオン合成を促進し，腫瘍の増殖を亢進する[25]．また，p62はmTORC1を活性化，c-Mycの発現を誘導し，肝細胞がんを引き起こすことも報告されている[26]．*p62*の欠損は*ATG7*欠損による腫瘍形成を抑制することから[7]，p62蓄積によるKeap1-Nrf2経路そしてmTORC1-c-Myc経路の活性化がオートファジー阻害による肝細胞がん形成を仲介していると考えられる．

⟩Memo⟩ ···
《選択的オートファジーと受容体》
オートファジーは障害を受けたミトコンドリア，不溶性タンパク質凝集，バクテリアなどを特異的に認識し分解する．これは選択的オートファジーとよばれ，多くの場合，標的はポリユビキチン化される．p62，NBR1，Optineurinなどの選択的オートファジー受容体はユビキチン結合領域かつLC3/GABARAP結合領域（LC3-interacting region：LIR）を有し，基質とLC3/GABARAPが局在する隔離膜をつなぐアダプターとして働く．

3）オートファジーによるがん促進機構

オートファジーは細胞内のタンパク質，糖質，脂質，核酸を分解し，それらを細胞内のさまざまな代謝経路に供給し，高分子化合物やエネルギーを産生する（図1）[27]．この機構は高い栄養要求性を示すがん細胞の増殖に重要であると考えられている．実際にオートファジーを抑制すると

TCA回路の中間代謝物，グルタミン酸，アスパラギン酸，α-ケトグルタル酸などのミトコンドリア代謝経路の代謝産物・基質の減少がみらる．このミトコンドリア代謝不全は活性酸素種の増加，細胞内エネルギーの低下，そしてヌクレオチドの減少につながっていた．飢餓状態の$ATG7$欠損がん細胞でみられるエネルギーチャージとヌクレオチドプールの減少，そして細胞死はグルタミン，グルタミン酸もしくはヌクレオチドの供給により回復する[28]．これらの結果より，オートファジーはその分解産物をミトコンドリアに供給することでがん細胞のエネルギー，レドックス状態を維持していることが示唆された．

4）がんにおけるオートファジー活性の変化

PDACやがん化した大腸管上皮細胞など，複数の腫瘍細胞においてオートファジーの活性化がみられる[16)23]．$ATG5$ノックダウンによるオートファジーの阻害がPDACの増殖を抑制することより，このオートファジーの活性化がPDACの生存・増殖を維持していると考えられる[23]．それではどのようにしてオートファジーの活性化が起こっているのであろうか？ MiT/TFE（microphthalmia/transcription factor E）ファミリーに属するTFEB（transcription factor EB）はさまざまなオートファジーやリソソーム関連遺伝子のプロモーター上に存在するCLEAR（coordinated lysosomal expression and regulation）モチーフとよばれる認識配列に結合し，遺伝子の転写を活性化させる[29]．MiT/TFE転写因子（TFEB，TFE3，MITF）は通常状態では，核外に存在し活性が抑制されているが，栄養飢餓などのオートファジーを活性化させるストレスに応答して核内に移行し，標的遺伝子の発現を亢進させる．PDACにおいて，MiT/TFEはimportin8/7と結合し，恒常的に核内に存在していることがわかった．これによりオートファジーやリソソーム関連遺伝子の発現が常に亢進し，それらの活性が増加していた（図3）．MiT/TFEの機能を抑制すると細胞内のアミノ酸プールが減少し，PDACの増殖が抑えられる[30]．

5）腫瘍微小環境のオートファジー活性ががん細胞増殖へ与える影響

前述のがん細胞自身のオートファジー活性の重要性に加え，近年，その近傍に存在する細胞のオートファジー活性ががん細胞増殖に影響を及ぼすことも明らかになりつつある．膵星細胞は膵がんの間質に多く存在する細胞である．Alec Kimmelmanらのグループはこの細胞の豊富さから，PDACの増殖に何らかの影響があるのではと考えた．そして，膵星細胞がPDACの増殖を亢進する代謝産物を分泌し，それがアミノ酸の1つであるアラニンであることを突き止めた．さらにこのアラニンの分泌には膵星細胞のオートファジーが必須であること，この細胞のオートファジーの抑制がPDACの増殖を減弱させることを見出した（図3）[31]．さらに，同様の結果がショウジョウバエ悪性腫瘍モデルを用いた解析によっても示されている．Ras^{V12}変異そして腫瘍抑制遺伝子$scribbled$の欠損により誘導される複眼成虫原基の腫瘍はTNF（tumour necrosis factor）そしてIL-6（interleukin-6）様シグナル経路を介して活性酸素種を産生し，近傍細胞のオートファジーを活性化させる．オートファジーにより生じたアミノ酸が腫瘍細胞に供給され，それが増殖に必要であることが示された[32]．以上の報告をまとめると，がん細胞自身に加え，その近傍細胞のオートファジーが腫瘍細胞の増殖に必要な代謝産物を供給していることが示唆された．

6）オートファジーと免疫そしてがん

オートファジーは組織周辺の環境にも変化をもたらし，腫瘍形成に影響を及ぼすことも明らかになりつつある．APCヘテロ欠損大腸がんモデルにおいて$ATG7$遺伝子の欠損は腫瘍形成そして進展を抑制する．この腫瘍の領域にはT細胞の浸潤がみられ，抗CD8抗体によりT細胞を除去す

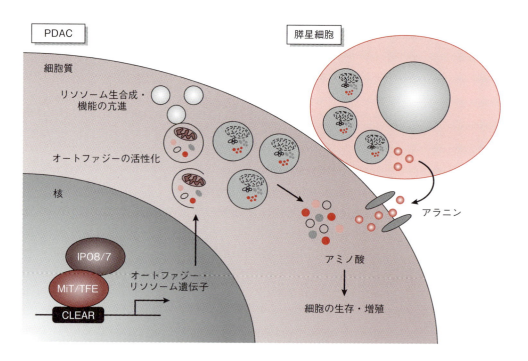

図3 オートファジーによるPDAC生存・増殖維持機構
PDACでは，MiT/TFE転写因子はimportin8/7（IPO8/7）と結合し，恒常的に核内に局在する．これらの転写因子はさまざまなオートファジーそしてリソソーム関連遺伝子のプロモーター上に存在するCLEARモチーフに結合し，遺伝子発現を促進する．その結果，オートファジー・リソソーム経路が活性化し，PDACの増殖を支えるためのアミノ酸を供給する．また，膵星細胞のオートファジーにより生じたアラニンはPDACへと供給され，その生存・増殖を維持する

るとこの抗腫瘍作用が打ち消された．さらに腸内細菌を調べてみると細菌叢の構成の変化がみられ，これがT細胞の活性化に作用していることがわかった[16]．つまり，オートファジーの抑制は腸内細菌のバランスの崩壊を引き起こし，それが抗腫瘍性のT細胞の浸潤を維持していることを示唆する．腸管上皮細胞のオートファジーがどのようにして腸内細菌バランスを維持しているのか，今後のさらなる解析が期待される．

5 オートファジーを標的とした薬剤のがん臨床試験の現状と課題

　がん細胞のオートファジー依存性が高いという可能性に基づいて，オートファジー活性を阻害し，がんの進展を抑制するという試みが行われている．現在までに行われた，そして現在進行中の臨床試験では，クロロキン（CQ）もしくはヒドロキシクロロキン（HCQ）によりリソソーム機能を阻害し，オートファジーを抑制するという方法がとられている．これらは単剤療法として使われているケースもあるが，多くの場合，他の抗がん剤や放射線療法との併用で試験が行われている．これらの結果を含む詳細な情報はClinicalTrials. gov（https://clinicaltrials.gov/ct2/home）で閲覧することができ，また，これらをまとめた総説[33]などもあるので参照されたい．これらの結果を見ると，一定の好ましい結果が得られつつも，その効果にばらつきがあることがわかる（表2）．例えば，悪性度の高い脳腫瘍の一種である膠芽腫では，化学療法と放射線療法との組合わせにお

表2 クロロキンを使用したがん臨床試験

腫瘍	使用薬剤	併用療法	フェイズ	臨床的反応	副作用	バイオマーカー
非ホジキンリンパ腫	HCQ	ドキソルビシン	Ⅰ（犬）	無増悪生存期間：5カ月 全奏効率：93.3%	中程度の嗜眠 胃腸障害	血中HCQ濃度 LC3陽性細胞の検出（フローサイトメトリー） PBMCのAVの検出（EM）
固形がん	HCQ	ボリノスタット	Ⅰ	1患者（腎細胞がん）：持続的な部分奏効 2患者（大腸がん）：長期の安定状態	Grade1 or 2：吐き気，下痢，疲労感，体重減少，貧血，クレアチニン増加 Grade3：疲労感，骨髄抑制	PBMCのAVの検出（EM） LC3免疫組織化学
固形がんメラノーマ	HCQ	テムシロリムス	Ⅰ	固形がん：67% 安定状態 メラノーマ：74% 安定状態	Grade1 or 2：疲労感，食欲不振，吐き気，口内炎，発疹，体重減少 Grade3 or 4：疲労感，食欲不振，吐き気	PBMCのAVの検出（EM）
固形がんメラノーマ	HCQ	テモゾロミド	Ⅰ	固形がん：10% 部分奏効，27% 安定状態 メラノーマ：14% 部分奏効，27% 安定状態	Grade2：疲労感，食欲不振，吐き気，便秘，下痢	PBMCのAVの検出（EM）
固形がん	HCQ	ラパマイシン＋メトロノミック化学療法（シプロテロン＋ドセタキセル）	Ⅰ	40% 部分奏効 44% 安定状態	Grade1 or 2：疲労感，下痢，粘膜炎 Grade3：疲労感，骨髄抑制，下痢，吐き気，嘔吐，心毒性，肝毒性	なし
肉腫	HCQ	ラパマイシン	ケースシリーズ（10患者）	6患者：部分奏効 3患者：安定状態 1患者：進行	Grade1：発疹，吐き気，下痢，便秘	18FDG-PET
膠芽腫	CQ	テモゾロミド放射線	Ⅲ	平均生存期間：コントロール11カ月に対して24カ月	Grade1：骨髄抑制	なし
膠芽腫（再発）	CQ	放射線	ケースシリーズ（5患者）	2カ月での反応 2患者：部分奏効 1患者：安定状態	なし	なし
膠芽腫	HCQ	テモゾロミド放射線	Ⅰ/Ⅱ	平均生存期間：15.6カ月	Grade2 or 3：骨髄抑制，吐き気，疲労感，下痢，便秘 Grade4：骨髄抑制，便秘	血中HCQ濃度 PBMCのAVの検出（EM） PBMCのLC3Ⅱ/βアクチン比
膠芽腫	CQ	テモゾロミド放射線	Ⅲ	平均生存期間：コントロール11カ月に対して33カ月	発作頻度の増加	なし
脳転移（NSCLC，SCLC，乳がん，卵巣がん）	CQ	放射線	パイロット試験	全生存期間中央値：5.7カ月 1年後の脳転移の無増悪生存期間：55%	Grade1：放射線による皮膚障害 Grade2：脱毛症	なし
脳転移（NSCLC，乳がん）	CQ	放射線	Ⅱ	全奏効率：コントロール55%に対して54% 1年後の脳転移の無増悪生存期間：コントロール55.1%に対して83.9%	Grade1 or 2：頭痛，めまい，吐き気，嘔吐，食欲不振，骨髄抑制 Grade3：吐き気，便秘，頭痛，眠気	なし
難治性骨髄腫	HCQ	ボルテゾミブ	Ⅰ	14% 部分奏効 14% Minor response 45% 安定状態	Grade1 or 2：骨髄抑制，疲労感，末梢神経障害，吐き気，嘔吐，下痢，便秘 Grade3 or 4：吐き気，下痢，便秘，食欲不振，骨髄抑制，疲労感	血中HCQ濃度 PBMCのAVの検出（EM） PBMCのLC3Ⅱ/βアクチン比
PDAC（転移）	HCQ	なし	Ⅱ	2カ月無増悪生存：10% 無増悪生存期間中央値：46.5日 全生存期間：69日	Grade3 or 4：骨髄抑制，アラニンアミノ基転移酵素の増加	PBMCのLC3Ⅱ/βアクチン比
PDAC	HCQ	ゲムシタビン	Ⅰ/Ⅱ	CA19-9の減少：61% 全生存期間：コントロール10.83日に対して34.83日 無病生存期間：LC3Ⅱの蓄積が51%以上の場合，コントロール6.9カ月に対して15.03カ月	Grade3：骨髄抑制，低ナトリウム血症，アスパラギン酸アミノ基転移酵素の増加，低アルブミン血症，高ビリルビン血症，発疹，高血糖，腸閉塞	CA19-9 PBMCのLC3Ⅱ
NSCLC	HCQ	エルロチニブ	Ⅰ	1患者：部分奏効 4患者：安定状態 全奏効率：5%	Grade1 or 2：吐き気，疲労感，嘔吐，貧血，食欲不振 Grade3 or 4：発疹，吐き気，爪・皮膚に変化，骨髄抑制 Grade5：肺臓炎	血中HCQ濃度

NSCLC：非小細胞肺がん，SCLC：小細胞肺がん，PDAC：膵管腺がん，HCQ：ヒドロキシクロロキン，CQ：クロロキン，PBMC：末梢血単核細胞，AV：オートファジー小胞，LC3Ⅱ：PE結合型LC3，EM：電子顕微鏡．副作用のグレードは有害事象共通用語規準（common terminology criteria for adverse events）に基づき，副作用なしのGrade 0から副作用による死亡を示すGrade 5までの段階に分けられる．文献33より引用

いてCQは平均生存期間を11〜24または33カ月に伸ばす報告がある一方[33]〜[35]，ほとんど効果がみられないという報告もある[33][36]．この場合，骨髄抑制など用量制限毒性によりHCQの増加ができず，その最大耐用量においてオートファジーの抑制がみられないケースもあった．

　オートファジー阻害ががん治療に有効であるか見極めるために，取り組まなければならない課題は多く存在する．まず，薬剤によるオートファジー阻害の測定は，抗LC3抗体を用いた免疫組織化学や電子顕微鏡観察による末梢血単核細胞におけるオートファジー小胞蓄積を指標にしているが，これらは必ずしも正確な測定系ではない．オートファジー小胞とされているものは，単にCQによって肥大化したリソソームの可能性がある．したがって，がん組織においてオートファジーの阻害が確認できる信用性の高い測定技術が必要である．

　さらに，CQはリソソーム阻害薬であり，オートファジー以外のエンドサイトーシスやマクロピノサイトーシス経路なども阻害され，その抗がん作用におけるオートファジー阻害の寄与の度合いは不明である．実際，CQの抗がん作用は主要オートファジー遺伝子を欠損した腫瘍細胞でもみられることより，オートファジー非依存的であるという報告もなされている[37]．オートファジー阻害によるがん治療というストラテジーは注意深い検証が必要である．また，前述の課題に加え，オートファジー活性に依存するがんを探し出すバイオマーカーの探索やオートファジー特異的な阻害薬の開発など，乗り越えなければならない壁も存在する．オートファジー特異的阻害薬に関しては，現在，オートファジー機構を構成するさまざまな因子に対して開発が行われている．例えば，ULK1/2やクラスⅢ PI3Kなどに対して特異性の高い阻害薬や，LC3/GABARAP結合系に必須なプロテアーゼであるATG4に対する阻害薬が報告されているが[20]，標的因子がオートファジー以外の経路に影響を及ぼすことや阻害薬の効果の弱さなど問題があるのが現状で，今後さらなる検証や改良が望まれる．

(坂巻純一，水島昇)

参考文献

1）Kuma A, et al：The role of autophagy during the early neonatal starvation period. Nature, 432：1032-1036, 2004

2）Hara T, et al：Suppression of basal autophagy in neural cells causes neurodegenerative disease in mice. Nature, 441：885-889, 2006

3）Komatsu M, et al：Homeostatic levels of p62 control cytoplasmic inclusion body formation in autophagy-deficient mice. Cell, 131：1149-1163, 2007

4）Rogov V, et al：Interactions between autophagy receptors and ubiquitin-like proteins form the molecular basis for selective autophagy. Mol Cell, 53：167-178, 2014

5）Mizushima N, et al：The role of Atg proteins in autophagosome formation. Annu Rev Cell Dev Biol, 27：107-132, 2011

6）Itakura E, et al：The hairpin-type tail-anchored SNARE syntaxin 17 targets to autophagosomes for fusion with endosomes/lysosomes. Cell, 151：1256-1269, 2012

7）Takamura A, et al：Autophagy-deficient mice develop multiple liver tumors. Genes Dev, 25：795-800, 2011

8）Inami Y, et al：Persistent activation of Nrf2 through p62 in hepatocellular carcinoma cells. J Cell Biol, 193：275-284, 2011

9）Guo JY, et al：Activated Ras requires autophagy to maintain oxidative metabolism and tumorigenesis. Genes Dev, 25：460-470, 2011

10）Rao S, et al：A dual role for autophagy in a murine model of lung cancer. Nat Commun, 5：3056, 2014

11）Strohecker AM, et al：Autophagy sustains mitochondrial glutamine metabolism and growth of BrafV600E-driven lung tumors. Cancer Discov, 3：1272-1285, 2013

12）Karsli-Uzunbas G, et al：Autophagy is required for glucose homeostasis and lung tumor maintenance. Cancer Discov, 4：914-927, 2014

13) Rosenfeldt MT, et al : p53 status determines the role of autophagy in pancreatic tumour development. Nature, 504 : 296–300, 2013

14) Yang A, et al : Autophagy is critical for pancreatic tumor growth and progression in tumors with p53 alterations. Cancer Discov, 4 : 905–913, 2014

15) Rosenfeldt MT, et al : PTEN deficiency permits the formation of pancreatic cancer in the absence of autophagy. Cell Death Differ, 24 : 1303–1304, 2017

16) Lévy J, et al : Intestinal inhibition of Atg7 prevents tumour initiation through a microbiome–influenced immune response and suppresses tumour growth. Nat Cell Biol, 17 : 1062–1073, 2015

17) Santanam U, et al : Atg7 cooperates with Pten loss to drive prostate cancer tumor growth. Genes Dev, 30 : 399–407, 2016

18) Xie X, et al : Atg7 Overcomes Senescence and Promotes Growth of BrafV600E–Driven Melanoma. Cancer Discov, 5 : 410–423, 2015

19) Gammoh N, et al : Suppression of autophagy impedes glioblastoma development and induces senescence. Autophagy, 12 : 1431–1439, 2016

20) Amaravadi R, et al : Recent insights into the function of autophagy in cancer. Genes Dev, 30 : 1913–1930, 2016

21) Brosens LA, et al : Pancreatic adenocarcinoma pathology : changing "landscape". J Gastrointest Oncol, 6 : 358–374, 2015

22) Lebovitz CB, et al : Cross-cancer profiling of molecular alterations within the human autophagy interaction network. Autophagy, 11 : 1668–1687, 2015

23) Yang S, et al : Pancreatic cancers require autophagy for tumor growth. Genes Dev, 25 : 717–729, 2011

24) Komatsu M, et al : The selective autophagy substrate p62 activates the stress responsive transcription factor Nrf2 through inactivation of Keap1. Nat Cell Biol, 12 : 213–223, 2010

25) Saito T, et al : p62/Sqstm1 promotes malignancy of HCV–positive hepatocellular carcinoma through Nrf2-dependent metabolic reprogramming. Nat Commun, 7 : 12030, 2016

26) Umemura A, et al : p62, Upregulated during Preneoplasia, Induces Hepatocellular Carcinogenesis by Maintaining Survival of Stressed HCC–Initiating Cells. Cancer Cell, 29 : 935–948, 2016

27) Rabinowitz JD & White E : Autophagy and metabolism. Science, 330 : 1344–1348, 2010

28) Guo JY, et al : Autophagy provides metabolic substrates to maintain energy charge and nucleotide pools in Ras–driven lung cancer cells. Genes Dev, 30 : 1704–1717, 2016

29) Settembre C, et al : TFEB links autophagy to lysosomal biogenesis. Science, 332 : 1429–1433, 2011

30) Perera RM, et al : Transcriptional control of autophagy–lysosome function drives pancreatic cancer metabolism. Nature, 524 : 361–365, 2015

31) Sousa CM, et al : Pancreatic stellate cells support tumour metabolism through autophagic alanine secretion. Nature, 536 : 479–483, 2016

32) Katheder NS, et al : Microenvironmental autophagy promotes tumour growth. Nature, 541 : 417–420, 2017

33) Levy JMM, et al : Targeting autophagy in cancer. Nat Rev Cancer, 17 : 528–542, 2017

34) Briceño E, et al : Therapy of glioblastoma multiforme improved by the antimutagenic chloroquine. Neurosurg Focus, 14 : e3, 2003

35) Sotelo J, et al : Adding chloroquine to conventional treatment for glioblastoma multiforme : a randomized, double–blind, placebo–controlled trial. Ann Intern Med, 144 : 337–343, 2006

36) Rosenfeld MR, et al : A phase Ⅰ/Ⅱ trial of hydroxychloroquine in conjunction with radiation therapy and concurrent and adjuvant temozolomide in patients with newly diagnosed glioblastoma multiforme. Autophagy, 10 : 1359–1368, 2014

37) Eng CH, et al : Macroautophagy is dispensable for growth of KRAS mutant tumors and chloroquine efficacy. Proc Natl Acad Sci U S A, 113 : 182–187, 2016

Chapter 4-3 がんの細胞死（アポトーシスを中心に）

細胞は自殺のためのプログラムを有している．多細胞生物の生体機能の維持には，細胞の増殖という生の選択だけでは十分でなく，不要となった細胞が積極的に死を選択することが必要である．細胞死は多細胞生物の正常な個体発生や組織分化，そして生体が恒常性を保って生存していくための不可欠な機能として種を超えて保存されている生命現象である．生体で認められる細胞死はアポトーシスを含む多様性を示すことが明らかとなってきている．本稿ではアポトーシスを中心にがんとのかかわりが深い細胞死について概説する．

概念図

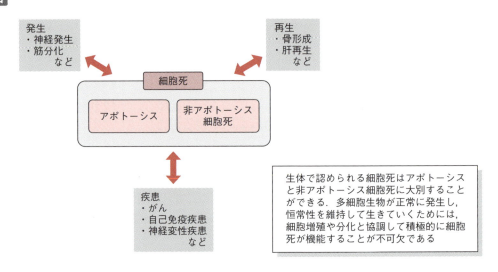

生体で認められる細胞死はアポトーシスと非アポトーシス細胞死に大別することができる．多細胞生物が正常に発生し，恒常性を維持して生きていくためには，細胞増殖や分化と協調して積極的に細胞死が機能することが不可欠である

1 細胞死の中心的な機構としてのアポトーシス

アポトーシスは生体で認められる細胞死の中心的な機構であり，個体発生，免疫系や神経系の維持，がん化の危険を保持した細胞の除去などにおいて重要な役割を担っている．アポトーシスはさまざまな刺激に応答して誘導されるが，デスリガンドのデスレセプターへの結合を介する場合と，増殖因子の除去やDNA損傷など細胞内外のさまざまなストレスが誘導する場合の2つに大別できる．前者はデスレセプターから直接，後者の多くはミトコンドリアを経由してアポトーシスが実行される．しかし，どちらの場合においても，アポトーシスシグナルはカスパーゼ（caspase）という一群のプロテアーゼ（タンパク質分解酵素）の切断を伴う活性化カスケードに集束される．そして活性化されたカスパーゼによる細胞内基質の限定分解により，アポトーシスの形態学的特徴である核の凝縮，クロマチンの断片化などが引き起こされ，細胞は死に至る．

1）デスレセプターを介するアポトーシス誘導機構

デスレセプターは，TNF（tumor necrosis factor）ファミリーに属するⅠ型膜貫通タンパク質であり，細胞内領域にDD（death domain）とよばれるアポトーシス誘導に必須のドメインをも

つ受容体である．アポトーシスを誘導できるデスレセプターとしては，主にFas，TNFレセプターI，TRAILレセプターが知られている．これらに対応するリガンドは，それぞれFasリガンド，TNF-α，TRAILとよばれ，すべてTNFファミリーに属するⅡ型膜貫通タンパク質である．

デスレセプターを介するアポトーシス誘導機構は，優位にアポトーシスを誘導できるFasを中心に研究されてきたが，他のデスレセプターにおいても基本的には同じ機構が機能する．Fasは，免疫系の細胞傷害性T細胞やNK細胞がウイルス感染細胞やがん細胞にアポトーシスを誘導する際に機能することが知られている．Fasを介するアポトーシスは，FasとFasLの結合により，FasのDDに，同じくDDをもつアダプター分子であるFADD（Fas-associated death domain）が会合することで開始される．FADDのN末端側にはDED（death effector domain）とよばれる領域が存在し，FasとFADDの会合後，同様にDEDを有する開始カスパーゼ（caspase-8）が結合する．このようにFasが刺激されると，アダプター分子であるFADDとそれに結合するcaspase-8がDISC（death inducing signaling complex）とよばれる複合体を形成する（図1）．カスパーゼは，活性中心にCys残基を有するシステインプロテアーゼであり，特定の配列で切断されることで活性化され，基質タンパク質を切断する．Fas刺激によりDISC複合体が形成されると，近傍のcaspase-8同士が2段階からなる自己切断を行うことで，活性化型caspase-8が形成される．活性化したcaspase-8はDISCから遊離し，実行カスパーゼであるcaspase-3やcaspase-7を切断して活性化し，活性化した実行カスパーゼが細胞内の基質を切断することでアポトーシスが実行される．

2）ミトコンドリアを介するアポトーシス誘導機構

アポトーシスシグナルがミトコンドリアに到達すると，ミトコンドリア外膜の膜透過性が亢進し，膜間スペースからシトクロムcなどのアポトーシス促進性タンパク質が細胞質に漏出する．漏出したシトクロムcは，(d)ATP存在下にApaf-1，開始カスパーゼcaspase-9とともにアポトソームとよばれる複合体を形成し，caspase-9を活性化する．活性化されたcaspase-9は実行カスパーゼであるcaspase-3やcaspase-7を切断，活性化しアポトーシスが実行される（図2）．

アポトーシス誘導時にミトコンドリア外膜の膜透過性を制御するのは，主にBcl-2ファミリータンパク質である．Bcl-2ファミリータンパク質は，特徴的なアミノ酸配列からなるBHドメイン（BH1，2，3，4の4種類が存在する）をもつ30を超える分子が同定されており，有する構造と機能から3つのグループに分類される．

ⅰ）Bcl-2サブファミリー（BH1～4のすべてのBHドメインを有する）

Bcl-2やBcl-X$_L$に代表されるアポトーシスを抑制するグループ．ミトコンドリア膜透過性亢進に抑制的に機能する．

ⅱ）Baxサブファミリー（BH4以外のBH1～3のBHドメインを有する）

BaxとBakで構成されるアポトーシスを促進するグループ．ミトコンドリア膜透過性亢進に必須である．

ⅲ）BH3-onlyタンパク質（BH3ドメインのみを有する）

BidやPumaに代表されるアポトーシスを促進するグループ．Baxサブファミリー分子と結合して活性化する因子と，Bcl-2サブファミリー分子と結合してその機能を負に調節する因子の2つのグループに分類される[1]．

上流のアポトーシスシグナルはBH3-onlyタンパク質を介し，Bcl-2サブファミリーとBaxサブファミリーに伝達される．BH3-onlyタンパク質によるBcl-2サブファミリー分子の機能抑制，またはBaxサブファミリー分子の活性化により，BaxやBakが多量体化によってチャネルを形成することでミトコンドリアからシトクロムcなどが漏出する．ミトコンドリア外膜の膜透過性亢進

3　がんの細胞死（アポトーシスを中心に）

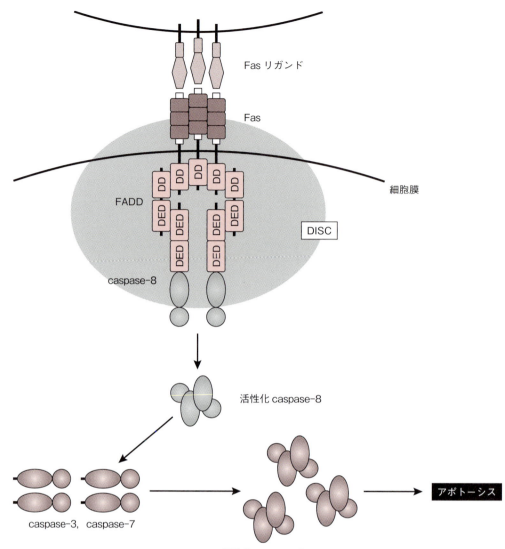

図1　Fasを介するアポトーシス誘導機構
FasがFasLから刺激を受けると，細胞内でFas，FADD，caspase-8からなるDISC複合体が形成される．DISC中でcaspase-8が自己切断によって活性化し，活性化したカスパーゼが下流の実行カスパーゼを切断，活性化する．活性化された実行カスパーゼがさまざまな細胞内基質を限定分解することでアポトーシスが実行される

は，アポトーシス促進タンパク質の活性と抑制タンパク質の活性の総和のバランスによって制御されており，促進タンパク質の活性が抑制タンパク質のそれを上回ったときに，アポトーシスが実行される．

2 DNA損傷とp53を介するアポトーシス

　生体は常に環境の変化にさらされており，それを構成する細胞のゲノムは，細胞内外からのさまざまなストレスによって損傷を受けている．これに対して細胞は，ゲノムを安定に保つための

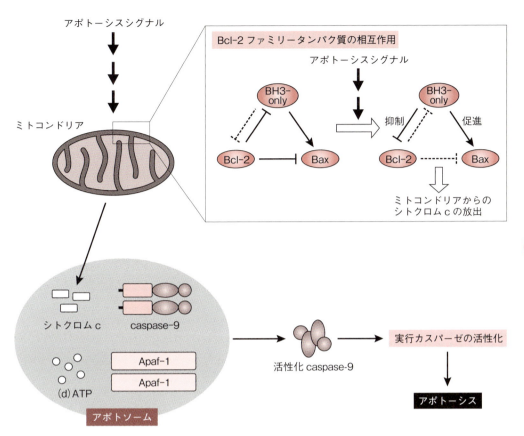

図2 ミトコンドリアを介するアポトーシス誘導機構
アポトーシスシグナルがミトコンドリアに到達すると，Bcl-2サブファミリー間の活性のバランスを変化させ，ミトコンドリア外膜の透過性を亢進させる．これによりシトクロムcなどのアポトーシス促進性タンパク質が漏出する．シトクロムcは（d）ATP，Apaf-1と共同でcaspase-9を活性化し，下流の実行カスパーゼの活性化を誘導する

監視機構を進化の過程を通じて獲得してきた．すなわち，DNA損傷を認識し，特定の位置で細胞周期を停止させ，損傷の修復を行う．また，損傷が修復不可能な場合には，アポトーシスを誘導することでがん化の危険を保持した細胞の増殖を防いでいる．これらの監視機構の破綻は，DNA損傷を保持した細胞の増殖を許容し，ゲノムの不安定化を引き起こす．その結果，さまざまながん遺伝子の増幅やがん抑制遺伝子の欠失が蓄積し，生体のコントロールから逃れることの可能となった細胞ががん発生の一因になる．

　p53遺伝子はヒトがんで最も高頻度に変異の認められるがん抑制遺伝子である．p53タンパク質は転写因子であり，数多くの標的遺伝子の転写を活性化することによって，その生理機能を発揮している．p53のもつさまざまな機能のなかでも，DNA損傷後に引き起こされる細胞応答の制御は最も重要と考えられており，細胞周期の停止，アポトーシスの誘導のどちらにおいても決定的な役割を果たしている．これは，p53を欠損した細胞がDNA損傷によって誘導される細胞周期の停止やアポトーシスにほぼ完全に抵抗性を示すことや，p53ノックアウトマウスではがんが多発する事実から支持されている．さらに，細胞のがん化に重要なステップである無限増殖能の獲得には，p53経路の不活性化が必須である．このように，p53はアポトーシス誘導，細胞周期停止，トランスフォーム抑制など多岐にわたる生理活性を保持しており，細胞のがん化抑制に重要であ

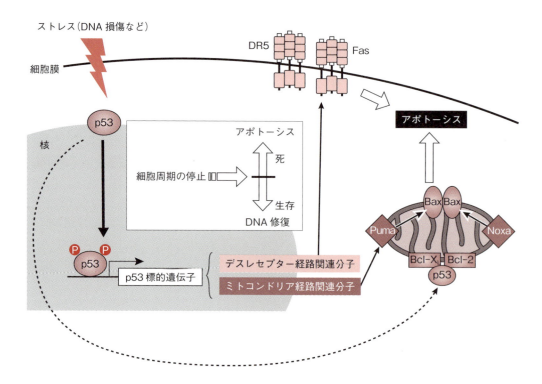

図3　p53によるアポトーシス誘導機構
p53はDNA損傷などのストレスにより活性化されると，標的遺伝子の転写を介する経路，およびp53がミトコンドリアに直接移行する経路によってアポトーシスを誘導する．そのどちらにおいても，ミトコンドリア外膜の透過性亢進が必須のステップとなっている

ると理解されている．

1）p53による転写に依存したアポトーシス誘導機構

　p53は，ストレスを受けていない細胞では半減期は非常に短く，発現量は低く保たれている．しかし，細胞にDNA損傷などのストレスが生じると，リン酸化やアセチル化などの翻訳後修飾を受けて安定化され，p53タンパク質は量的にも質的にも活性化される．活性化されたp53は，細胞周期の制御やDNA修復，アポトーシスの誘導などにかかわる多くの標的遺伝子の発現を亢進させる．p53によって直接の転写誘導を受けるアポトーシス関連分子は，2つのグループに大別することができる．1つはデスレセプターを介する経路に属するもので，もう1つはミトコンドリアを介する経路に属するものである（図3）．

ⅰ）デスレセプター経路

　p53によって発現が誘導されるデスレセプターとして，FasやDR5（TRAILレセプターの1つ）が知られている．実際に，Fasノックアウトマウス胎仔線維芽細胞では，DNA損傷後のアポトーシスの部分的な抑制が認められる．DNA損傷によるアポトーシス誘導にデスレセプターを介する経路は必須ではないが，デスリガンドに対する感受性を高めることで，デスレセプターシステムがp53に依存したアポトーシス誘導に間接的に寄与すると解釈されている．

ⅱ）ミトコンドリア経路

　ミトコンドリアを介する経路にかかわるp53標的遺伝子としては，Bcl-2ファミリー遺伝子が知

られている．PumaおよびNoxaはp53によって転写誘導を受けるBH3-onlyタンパク質であり，DNA損傷後のアポトーシスシグナルをミトコンドリアに伝えるメディエーターの役割を果たしている．Pumaノックアウトマウスでは胸腺細胞において，Noxaノックアウトマウスでは腸管上皮細胞において，放射線によって誘導されるp53依存的なアポトーシスに抵抗性を示す[2)3)]．特にPumaノックアウトマウスは，さまざまなDNA損傷によって誘導されるアポトーシスに強い抵抗性を示すことから，p53が発現を誘導するPumaがミトコンドリア上流でのアポトーシスシグナルの制御に大きく寄与していると思われる．ミトコンドリア外膜の膜透過性亢進に必須のタンパク質であるBaxもp53によって転写誘導を受ける．Bax遺伝子のノックアウトマウスでは，p53依存的なアポトーシスは野生型マウスと変わりなく認められるが，Baxファミリー分子であるBakを同時に欠損させると，アポトーシスはほぼ完全に抑制される．これらの研究から，DNA損傷後に誘導されるp53依存的なアポトーシスの実行には，ミトコンドリアを介する経路が必須な役割を果たすことが明らかとされている．

2）p53による転写に依存しないアポトーシス誘導機構

p53は転写因子であり，標的遺伝子の転写を亢進することでその機能の多くを発揮する．しかし近年，転写を介さないp53依存的なアポトーシス制御機構の存在が明らかにされた．p53タンパク質が直接ミトコンドリアへ移行し，アポトーシスに抑制的に働くBcl-2ファミリータンパク質であるBcl-2やBcl-X_Lと結合することで，間接的にBax/Bakの活性化を引き起こす．これにより，ミトコンドリアからシトクロムcなどのアポトーシス促進因子が漏出し，アポトーシスが引き起こされる（図3）．しかし，転写に依存しない経路は，精製したタンパク質を用いて試験管内で行われた実験，あるいは培養細胞に外来性のp53を過剰発現させた実験から得られた結果に依拠している．そのため，生理的な条件下で認められるp53依存的なアポトーシスにおいて，この経路がどの程度寄与しているのかについては，さらなる研究によって明らかにする必要がある．

3 非アポトーシス細胞死

生体内で起こる疾患，病態にかかわる細胞の除去には，アポトーシスが主要な役割を果たしていると考えられてきた．しかし，アポトーシスにかかわる分子やその機構が解明されることで，逆に生体で認められる細胞死は多様性を含んでおり，多くの生命現象にかかわることが明らかとされてきている．以下，これまでに明らかとされた非アポトーシス細胞死のうち，がんとかかわりが深いと考えられる細胞死について概説する．

1）eEF1A1の発現減少を介する細胞死

正常な哺乳類細胞は単核の二倍体として存在しており，細胞分裂によって増殖する．細胞分裂における正常な染色体分配の遂行は，遺伝情報を次世代に伝えるために必須のイベントである．しかしながら，すべての細胞が完遂できるかというと必ずしもそうではなく，なかにはエラーを引き起こして不完全な細胞分裂によって2つの核をもつ四倍体の細胞が生じる．四倍体細胞は染色体の異数性を引き起こし，ゲノムの不安定性を増大させることでがん化の一因となることが知られている．最近，このような染色体分配の異常によって生じる2核四倍体細胞が，カスパーゼに依存しない非アポトーシス細胞死によって除去されることが報告された[4)]．DNA結合タンパク質の過剰発現や抗がん剤を処理することによって生じる四倍体細胞に，ハウスキーピング遺伝子である翻訳伸長因子eEF1A1（eukaryotic translation elongation factor 1 alpha 1）の発現減少を

3　がんの細胞死（アポトーシスを中心に）　217

伴う細胞死が誘導されるというものである．外来性のeEF1A1を発現させることで細胞死が抑制
されること，また，外来性のeEF1A1を過剰発現させた細胞では四倍体細胞の出現頻度が数倍以
上に亢進することから，この細胞死が自発的なエラーによって生じる四倍体細胞の除去機構とし
て機能していることが示唆されている．

2）エントーシス

　古くからさまざまなヒトがん組織において，細胞の内部にもう1つの細胞が潜り込んでいる像
がしばしば観察されており，この現象の基礎を成すメカニズムとして「エントーシス」とよばれ
る細胞死機構が報告された[5]．上皮細胞を非接着状態で培養すると，隣接する細胞間で一方が他
方の細胞内に侵入し，侵入した細胞は外側の細胞のリソソームに移行して分解されてしまうとい
うものである．また，一部の細胞は無傷のまま放出される場合もあることがわかっている．エン
トーシスに伴う細胞死の実行にはリソソームで働く酵素が重要な働きを果たすが，その機能を抑
制するとアポトーシスが誘導されるという．

　非アポトーシス細胞死の研究は近年急速に発展しているが，その分子機構や生理的な役割につ
いてはいまだ不明な点が多い．しかしながら，抗がん剤の処理やがん遺伝子の発現によってがん
細胞に非アポトーシス細胞死が誘導されることが数多く報告されており，非アポトーシス細胞死
のがん抑制機構としての役割が示唆されている．

（米原伸）

参考文献

1）Kim H, et al：Hierarchical regulation of mitochon-drion-dependent apoptosis by BCL-2 subfamilies. Nat Cell Biol, 8：1348-1358, 2006

2）Villunger A, et al：p53-and drug-induced apoptotic responses mediated by BH3-only proteins puma and noxa. Science, 302：1036-1038, 2003

3）Shibue T, et al：Integral role of Noxa in p53-medi-ated apoptotic response. Genes Dev, 17：2233-2238, 2003

4）Kobayashi Y & Yonehara S：Novel cell death by downregulation of eEF1A1 expression in tetraploids. Cell Death Differ, 16：139-150, 2009

5）Overholtzer M, et al：A nonapoptotic cell death pro-cess, entosis, that occurs by cell-in-cell invasion. Cell, 131：966-979, 2007

Chapter 4

4 がんと代謝

　がんが解糖系を活性化させてATPを産生することは古くから知られており，ワールブルグ効果として名高い．がん細胞は，解糖系のみならずグルタミノリシス，ヌクレオチド合成，脂肪酸合成などを亢進させて生体分子の前駆体を産生する．このがんの代謝リプログラミングは，がん細胞を取り巻く微小環境やMYC，p53，HIF，AKTやmTORなどの因子，代謝酵素遺伝子の変異で生じる代謝産物，さらには腸内細菌叢などのさまざまな要因によって制御される．さらに，がん細胞で産生された代謝産物が免疫細胞の活性化を制御して免疫細胞の抗腫瘍効果に深く関与していることも明らかになっている．

概念図

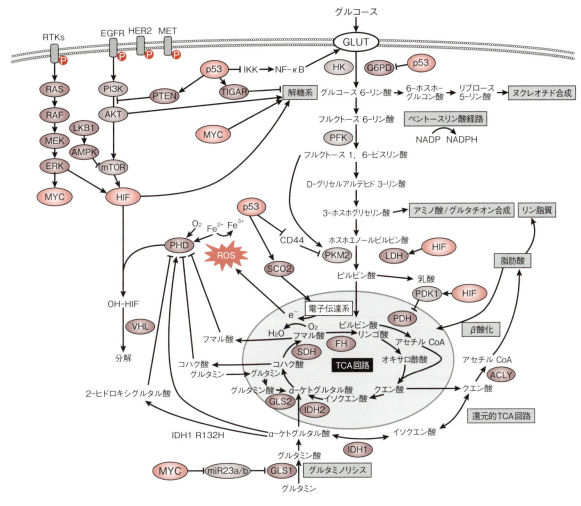

がんの代謝の制御機構を示した．がんの代謝は，MYC，p53，PI3K，AKT，mTORC，HIF-1などによって主に制御されており，これらの因子に関与する遺伝子の変異やシグナル伝達の活性化によって代謝のリプログラミングが起きる

■ はじめに

　1924年にOtto Warburgが，がんは酸素の有無にかかわらず解糖系を亢進させてATPを産生すること（ワールブルグ効果）を提唱した[1]．この発見により，代謝異常は，がんの特徴の1つとして広く知られるようになった．現在は，ATPのみならず，がんが進展するために必要な核酸，タンパク質，脂質などの生体分子の前駆体を産生するために解糖系を活性化すると考えられている[2]（概念図）．また，ペントースリン酸経路，ヌクレオチド生合成，TCA回路，アミノ酸生合成，グルタチオン生合成，グルタミノリシス，脂肪酸生合成，β酸化などのさまざまな代謝経路が，がん細胞で変動する[3][4]（概念図）．

　がんが代謝をリプログラミングする要因の1つは，がん細胞を取り巻く微小環境である[5]．がん組織では血管ネットワークが無秩序に過剰形成され，また血管の構造自体も脆弱で機能的ではない．その結果，がん細胞での栄養，酸素，pHレベルが正常細胞とは異なる[5]．栄養源であるグルコース，アミノ酸，脂質などは，代謝の重要な基質であるため，これらの濃度が変化するとそれに応じて代謝が変動する．

　もう1つの原因は，p53，MYC，PI3K，AKT，mTORC，HIF-1などに関連する遺伝子異常であり[4][5]，遺伝子異常によってシグナル伝達経路や代謝酵素の転写や活性が変化し，代謝異常を誘導する（概念図）．さらに，がんの代謝は，酸化ストレス，ホルモン，炎症，腸内細菌叢などのさまざまな要因によっても変動することが知られている[4]．本稿では，これまでの研究で，がんの代謝制御に重要な役割を担っている分子群について概説する．また，がんと免疫細胞，がん幹細胞といった最新の代謝研究の知見を述べたい．

> **Memo**
>
> 《ワールブルグ効果》
> 酸素が十分に存在しても解糖系を利用してATPを産生する現象．これに対し酸素欠乏下で解糖系を使用してATPを産生する現象はパスツール効果とよばれる．

1 がん代謝を制御する分子群

1）MYC

　MYC（c-Myc）は数千の遺伝子を制御する転写因子であり，代謝，細胞増殖，血管新生，細胞周期，アポトーシス，スプライシング，リボソーム合成などさまざまな機能を担う．MYCはMAX（MYC-associated protein X）とヘテロ二量体を形成して転写活性を獲得する．正常細胞のようにMYCの発現が正常な場合は，HIF-1αがMAXに結合することによってMYCのターゲット遺伝子の転写を阻害する（図1）．がん細胞では遺伝子増幅やWntシグナル経路の異常などによってMYCが過剰発現するため，MYC-MAXのヘテロ二量体が安定化し，HIF-1αに妨害されることなくMYCのターゲット遺伝子の転写を誘導する[6]．

　大腸の腫瘍組織では，良性腫瘍の段階から代謝は変動しステージによらず一定である[4]．またMYCが少なくとも215の代謝反応を制御して解糖系，メチオニン回路，One-carbon代謝，プリン合成，ピリミジン合成，脂肪酸合成経路などを活性化し，反対に糖新生やβ酸化を抑制する[4]（図2）．これらの事実は，大腸がんの代謝制御においてMYCは中心的な役割を担っていることを示唆する．大腸がんでは，APCやβ-カテニンの変異，遺伝子増幅，成長因子やシグナル伝達経路の活性化，ホルモン，炎症などによってMYCの発現が誘導され，代謝をリプログラミングしてい

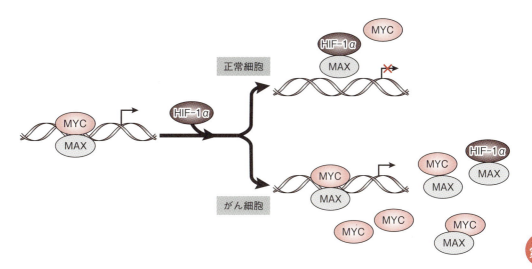

図1　HIF-1αとMYCの相互作用
正常細胞では，HIF-1αがMAXに結合することによってMYCのターゲット遺伝子の転写を阻害する．がん細胞ではMYCが過剰発現するため，MYC-MAXの二量体が安定化し，MYCのターゲット遺伝子の転写を促進する

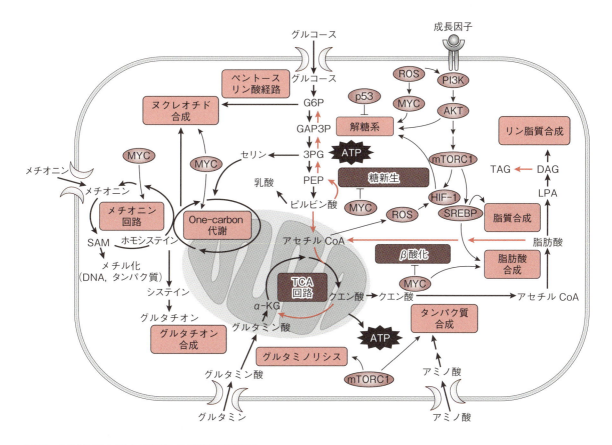

図2　MYCによる大腸がんの代謝制御機構
大腸組織では，MYCが少なくとも215の代謝反応を制御している．大腸がん組織では*MYC*遺伝子の発現が7倍高くなっており，MYCによって多くの代謝経路（■）の遺伝子発現が活性化する．一方，MYCはTCA回路，糖新生，β酸化経路の遺伝子の発現を抑制する．太い黒矢印（→）の線が大腸がんで亢進している代謝経路を示す．G6P：グルコース 6-リン酸，GAP3P：グリセルアデヒド 3-リン酸，3PG：3-ホスホグリセリン酸，PEP：ホスホエノールピルビン酸

4　がんと代謝

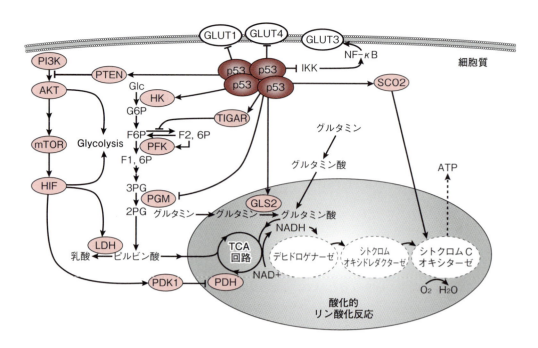

図3　p53によるがん代謝制御機構
多くのがんで*p53*に変異や欠失が起きている．p53の発現が低下するとGLUT1とGLUT4が活性化され，GLUT3が抑制される．またTIGARの抑制が解除されて解糖系の律速酵素であるPFKが活性化する．さらに*p53*遺伝子の変異，欠失によって，*PTEN*と*SCO2*遺伝子発現が抑制され，解糖系が活性化されて酸化的リン酸化反応が抑制され

ると考えられる[4]．

> **Memo**
>
> 《One-carbon 代謝》
> セリンに由来する1個の炭素原子が，葉酸代謝とメチオニン回路の代謝産物に受け渡されていく経路．メチオニン回路により産生されるSAM（S-adenosylmethionine）はDNAやタンパク質へのメチル基の供与体となる．

2）p53

　がん抑制遺伝子産物p53は直接グルコーストランスポーターである*GLUT1*と*GLUT4*の転写を，IKK（IκB kinase）-NF-κB（nuclear factor-κ light-chain-enhancer of activated B cells）経路を介して*GLUT3*の転写を抑制する（図3）[7]．またTIGAR（TP53-induced glycolysis and apotosis regulator）の発現を介して解糖系の律速酵素であるPFK（phosphofructokinase：ホスホフルクトースキナーゼ）の活性を抑制する．一方p53は，がん抑制遺伝子である*PTEN*（phosphatase and tensin homolog deleted from chromosome 10）やミトコンドリアのシトクロムc酸化酵素の合成に関与する*SCO2*（synthesis of cytochrome c oxidase deficient homolog 2）遺伝子の転写を促進する（図3）[8]．半数以上のがんで*p53*の変異や欠失が見つかるが，*p53*遺伝子の発現が抑制されると，*GLUT1*，*GLUT3*，*GLUT4*のグルコーストランスポーターの転写や解糖系のPFK，PGMなどの酵素群が活性化され，解糖系が亢進する．また，PTENを介してPI3Kシグナル伝達経路が活性化され，AKTやmTORを介したHIFの活性化によって解糖系が亢進する

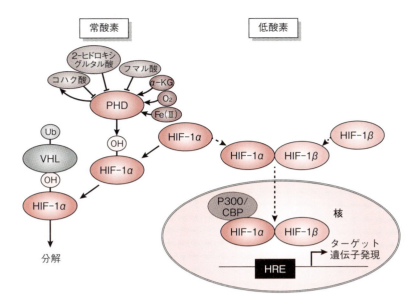

図4　HIFの安定化と核内移行

HIF-1αはPHDによって水酸化された後VHLによってユビキチン化され，分解される．HIFを水酸化するPHDは，TCA回路の代謝産物や酸素濃度などによって活性が制御されており，これらによってPHDの活性が低下するとHIF-1αの水酸化が抑制されて安定化する．安定化されたHIF-1αはHIF-1βとヘテロ二量体を形成して核内に移行し，解糖系の代謝酵素などのターゲット遺伝子群を転写する

（図3）．さらに p53 遺伝子の変異や欠失は，SCO2 の発現抑制を介して電子伝達系の働きを低下させ，酸化的リン酸化反応を抑制する（図3）．

> **Memo**
> 《酸化的リン酸化反応》
> 解糖系で産生されたピルビン酸をミトコンドリアに取り込み，アセチルCoAからTCA回路を回転させてNADHとFADH$_2$を産生し，これらの補酵素が酸化されるときにミトコンドリア内膜の内外に水素イオン勾配が形成され，その勾配を使ってATPを産生する方法．

3）HIF

　がん細胞は常に低酸素，低栄養による細胞死の危険に晒されているが，がん細胞は低酸素であるほど悪性度が高い．その原因として注目されているのが，HIF-1（hypoxia induced factor 1：低酸素誘導因子）である．HIF-1αは常酸素下では，プロリル水酸化酵素PHD（prolyl hydroxylase）によって水酸化された後，VHL（von Hippel Lindau）によってユビキチン化され，プロテオソームで分解される（図4）[9]．低酸素下（PHDの基質である酸素濃度が低い条件）ではHIF-1αの水酸化が抑制され，HIF-1αが分解されずに安定化する．HIF-1αはHIF-1βとヘテロ二量体を形成し，核内に移行してGLUTや解糖系の多くの酵素群の遺伝子を発現する（図4）．またHIF-1αはPDK1（pyruvate dehydrogenase kinase 1：ピルビン酸脱水素酵素キナーゼ）を誘導し，PDH（pyruvate dehydrogenase：ピルビン酸脱水素酵素）を負に制御して，ピルビン酸からアセチルCoAへの変換を阻害する（概念図）[10]．したがって，酸化的リン酸化が抑制され，ATPの産生の場は解糖系にシフトする．

4）グルタミノリシス

　正常細胞では解糖系でピルビン酸が産生され，それがミトコンドリアに取り込まれることで酸化的リン酸化反応によってATPが生成される（概念図）．しかし，がん細胞では，多くのピルビン

酸は乳酸に変換され，ミトコンドリアへのピルビン酸の供給は限られている．そこで，がん細胞は，細胞外からグルタミンを取り込んでグルタミン酸を経由してα-ケトグルタル酸（α-KG）を産生し，それをTCA回路に供給することで回路を回転させてATPを産生する（概念図）．さらに，TCA回路で産生されたクエン酸をミトコンドリア外に排出して細胞質でアセチルCoAを産生する．またがん種によっては，グルタミンから細胞質でアセチルCoAを産生させる（還元的TCA回路）．細胞質のアセチルCoAは，脂肪酸や脂質合成に利用される（概念図）．このグルタミノリシスの活性化には，MYCとGLS 1（glutaminase 1：グルタミナーゼ1），それにmicroRNAが関与する（概念図）．MYCはmiR-23a/bの発現を抑制しており，miR-23a/bはGLS1のタンパク質量を抑制する．したがって，MYCの発現が上昇するとmiR-23a/bの発現が減少し，GLS1のタンパク質量が増加することでグルタミノリシスが亢進する（概念図）[11]．

> **Memo**
>
> 《グルタミノリシス》
> グルタミンがグルタミン酸，α-ケトグルタル酸，リンゴ酸，ピルビン酸を経て乳酸へ代謝される経路．TCA回路の中間体を補充する役割があると考えられている．

5）*SDH，FH，IDH*の変異

クエン酸回路に存在し，コハク酸からフマル酸に変換するコハク酸脱水酵素SDH（succinate dehydrogenase）およびフマル酸からリンゴ酸に変換するフマル酸ヒドラターゼFH（fumarate hydratase）をコードする遺伝子はがん抑制遺伝子として知られており，これらの遺伝子の変異は，家族性傍神経節腫，腎細胞がんや甲状腺乳頭がんなど多彩ながんを誘発する（図5）．また，イソクエン酸をα-KGに変換する酵素である細胞質の*IDH1*（isocitrate dehydrogenase 1：イソクエン酸脱水素酵素1）あるいはミトコンドリアの*IDH2*の変異は，グリオーマや急性骨髄性白血病患者で高頻度に認められる．*IDH1*と*IDH2*の変異は，α-KGを基質にして2-ヒドロキシグルタル酸（2HG）を産生する（図5）．

*SDH，FH，IDH1，2*の変異で生じるコハク酸，フマル酸，2HGはオンコメタボライトとよばれており，α-KGと構造が類似しているため，α-ケトグルタル酸依存性ジオキシゲナーゼ酵素群の活性を低下させる[12]．この酵素群には，PHD，DNA脱メチル化酵素であるTET（ten-eleven translocation），ヒストン脱メチル化酵素であるKDM（histone lysine demethylase）が存在する（図5）．

オンコメタボライトによりPHDの活性が低下すると，HIF-1αのユビキチン分解が抑制されてHIF-1αが安定化する（図4）．HIF-1αは，血管新生，細胞増殖，アポトーシス，糖代謝に関与する遺伝子発現を誘導する．また，TETやKDMの活性が阻害されると，DNAおよびヒストンの脱メチル化反応が抑制されて，DNAとヒストンのメチル化が促進される（図5）[12]．その結果，クロマチン構造が変化し，その領域にある遺伝子の発現を調節することによってがん化を引き起こす．HIF-1αの安定化やDNAとヒストンのメチル化異常は，がんの進展のみならず代謝変動も惹起する．

6）シグナル伝達経路

細胞内で機能している多数のシグナル伝達経路のなかで，代謝に密接に関連しているものとして，PI3K-AKT経路（生存シグナル経路）とERK-MAPK経路（増殖シグナル経路）がある（概念図）．これらのシグナル伝達経路の異常な活性化が，解糖系の活性化を誘導する．EGFR，HER2，

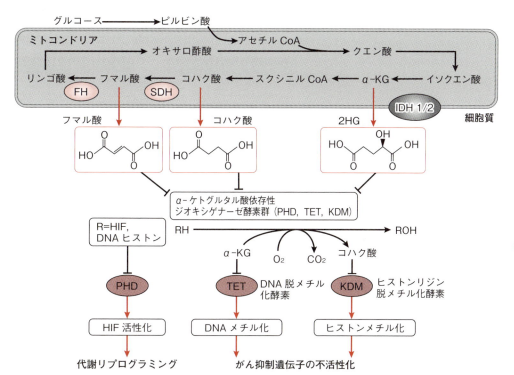

図5　オンコメタボライトによるエピゲノム制御
TCA回路の代謝酵素遺伝子である*FH*, *SDH*, *IDH1/2*の変異で生じたフマル酸，コハク酸，2HGは，α-ケトグルタル酸依存性ジオキシゲナーゼ酵素群〔プロリル水酸化酵素（PHD），DNA脱メチル化酵素（TET），ヒストンリジン脱メチル化酵素（KDM）など〕の活性を阻害する．これらの酵素活性が阻害されると，HIF-1αの安定化やDNAとヒストンのメチル化が促進され，代謝リプログラミングやがん化が惹起される．文献12をもとに作成

METなどの受容体の増幅，成長因子やインスリンなどの刺激，あるいはがん抑制遺伝子*PTEN*の発現低下によって，PI3K-AKT経路が活性化しAKT，mTORを介して解糖系が活性化する[5]．AKTは解糖系の律速酵素であるHKとPFKを活性化し，HIFはPDK1を介して酸化的リン酸化を抑制し解糖系を亢進する．ERK-MAPK経路の促進は，HIFやMYCを活性化し，やはり解糖系が亢進する（概念図）．

2　がんと免疫細胞の代謝競合

　この数年，抗PD-1抗体，抗PD-L1抗体などの免疫チェックポイント阻害薬を用いた免疫療法がめざましい治療効果を示している．この方法は，がん細胞を攻撃するT細胞にブレーキをかける分子の働きを阻害することによって，T細胞に本来の攻撃性を取り戻してがん細胞を死滅させるものである．

　近年，免疫細胞の代謝もさかんに研究されており，未成熟なT細胞が成熟T細胞に分化・活性化する際には，がん細胞同様に解糖系を亢進させることが見出された[13]．また，がん細胞が産生する代謝産物が免疫細胞の活性化や不活化に関与するという興味深い研究も報告されている．

　がん細胞も分化する際のT細胞もともに解糖系を亢進させるが，がん細胞が大量のグルコースを取り込むためT細胞の分化・活性化が抑制される（図6）[14]．さらにがん細胞で産生された乳酸

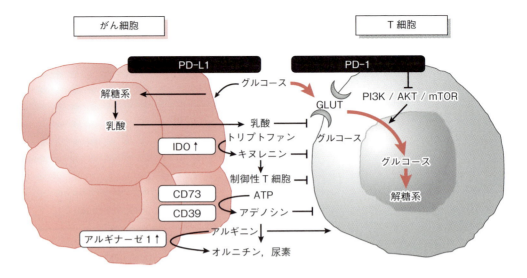

図6　がん細胞とT細胞の代謝競合
がん細胞も分化する際のT細胞も解糖系を亢進させるが，がん細胞が大量のグルコースを取り組むためT細胞の分化・活性化が抑制される．また，PD-L1/PD-1シグナルは，PI3K/AKT/mTORシグナルを不活性化させ，T細胞の解糖系を阻害する．さらに，がん細胞で産生される乳酸，キヌレニン，アデノシンが，T細胞の活性化を抑制する．一方，T細胞の分化・活性化に必要なアルギニンは，がん細胞に取り込まれるため，T細胞の活性化がやはり抑制される．これらの代謝競合により，T細胞の分化・活性化が抑制されて抗腫瘍効果が減弱する．文献15をもとに作成

が，がんを攻撃するT細胞の侵入を阻止していることも示されている[16]．

また，がん細胞では，IDO（indoleamine2,3-dioxygenase：インドールアミン2,3-ジオキシゲナーゼ）が高発現することによってキヌレニン[17]，CD73とCD38の酵素活性を介してアデノシン[18]が増加するが，キヌレニン，アデノシンともにT細胞の活性化を阻害する働きをもつ（図6）．一方，がん細胞でのARG1（arginase 1：アルギナーゼ1）の活性化によってT細胞の分化・活性化に必要なアルギニンが減少する（図6）[15]．このようにがん細胞の代謝によって増減する代謝産物がT細胞の分化・活性化を制御する例が次々に報告されている．

さらにPD-L1/PD-1シグナルは，PI3K/AKT/mTORシグナルを不活性化させ[19]，T細胞の解糖系を阻害する（図6）．

3 がん幹細胞と代謝

がん幹細胞の代謝に関しても興味深い論文が報告されている．ミトコンドリア呼吸鎖複合体Iの阻害薬であるメトホルミンは未分化型の膵がん幹細胞には有効であるが，分化した膵がん細胞には効果がないことが知られている．

Sanchoらは，膵がん幹細胞においてATPは酸化的リン酸化反応によって産生されているが，分化するとATP産生を解糖系に切り替えるため（図7），メトホルミンが効力を示さないことを見出した[20]．また，メトホルミンを投与し続けるとメトホルミンに耐性をもつ膵がん幹細胞が出現し，それが代謝を解糖系に切り替えていることも明らかになった．この代謝の可塑性は，膵がん細胞に薬剤や放射線に対する抵抗性，多様性をもたらしていると考えられる．

さらに，酸化的リン酸化反応と解糖系の代謝リプログラミングはがん遺伝子産物であるMYCと

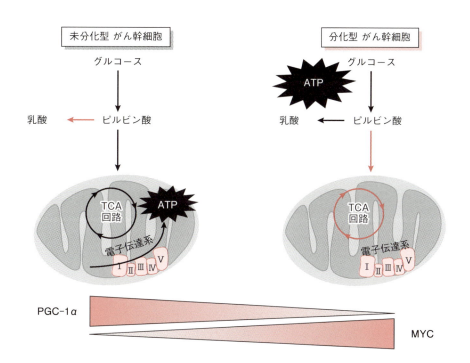

図7 未分化型および分化型膵がん幹細胞の代謝
未分化型膵がん幹細胞では酸化的リン酸化反応によってATPを産生するが，分化した膵がん細胞では解糖系を亢進してATPを産生する．この代謝の切り替えはMYC/PGC-1αの比によって制御されている．文献20をもとに作成

転写活性化因子であるPGC-1αのバランスによって制御されている（図7）[20]．

（曽我朋義）

参考文献

1) Warburg O：On the origin of cancer cells. Science, 123：309-314, 1956
2) Vander Heiden MG, et al：Understanding the Warburg effect：the metabolic requirements of cell proliferation. Science, 324：1029-1033, 2009
3) Hay N：Reprogramming glucose metabolism in cancer：can it be exploited for cancer therapy? Nat Rev Cancer, 16：635-649, 2016
4) Satoh K, et al：Global metabolic reprogramming of colorectal cancer occurs at adenoma stage and is induced by MYC. Proc Natl Acad Sci U S A, 114：E7697-E7706, 2017
5) Cairns RA, et al：Regulation of cancer cell metabolism. Nat Rev Cancer, 11：85-95, 2011
6) Dang CV, et al：The interplay between MYC and HIF in cancer. Nat Rev Cancer, 8：51-56, 2008
7) Kawauchi K, et al：p53 regulates glucose metabolism through an IKK-NF-kappaB pathway and inhibits cell transformation. Nat Cell Biol, 10：611-618, 2008
8) Vousden KH & Ryan KM：p53 and metabolism. Nat Rev Cancer, 9：691-700, 2009
9) Schofield CJ & Ratcliffe PJ：Oxygen sensing by HIF hydroxylases. Nat Rev Mol Cell Biol, 5：343-354, 2004
10) Semenza GL：Hypoxia-inducible factors：mediators of cancer progression and targets for cancer therapy. Trends Pharmacol Sci, 33：207-214, 2012
11) Gao P, et al：c-Myc suppression of miR-23a/b enhances mitochondrial glutaminase expression and glutamine metabolism. Nature, 458：762-765, 2009
12) Adam J, et al：Rare insights into cancer biology. Oncogene, 33：2547-2556, 2014
13) Peng M, et al：Aerobic glycolysis promotes T helper 1

cell differentiation through an epigenetic mechanism. Science, 354：481-484, 2016

14) Chang CH, et al：Metabolic Competition in the Tumor Microenvironment Is a Driver of Cancer Progression. Cell, 162：1229-1241, 2015

15) 高塚奈津子，茶本健司：がん局所の代謝改善による免疫抑制の解除．実験医学，36：1468-1473，2018

16) Brand A, et al：LDHA-Associated Lactic Acid Production Blunts Tumor Immunosurveillance by T and NK Cells. Cell Metab, 24：657-671, 2016

17) Mezrich JD, et al：An interaction between kynurenine and the aryl hydrocarbon receptor can generate regulatory T cells. J Immunol, 185：3190-3198, 2010

18) Deaglio S, et al：Adenosine generation catalyzed by CD39 and CD73 expressed on regulatory T cells mediates immune suppression. J Exp Med, 204：1257-1265, 2007

19) Keir ME, et al：PD-1 and its ligands in tolerance and immunity. Annu Rev Immunol, 26：677-704, 2008

20) Sancho P, et al：MYC/PGC-1α Balance Determines the Metabolic Phenotype and Plasticity of Pancreatic Cancer Stem Cells. Cell Metab, 22：590-605, 2015

Chapter 4
5 がん幹細胞

がん幹細胞は自己複製能と多分化能を有する未分化ながん細胞である．がん幹細胞はニッチとよばれる生存に有利な微小環境に局在しながら非がん幹細胞を供給する．一方で，非がん幹細胞の一部は，可逆性にがん幹細胞に戻るという可塑性を呈する．がん幹細胞は未分化性を維持し，さらに放射線や抗がん剤に対する治療抵抗性を保有することから，臨床的な腫瘍の悪性度を規定する．がん幹細胞は腫瘍の再発や転移において中心的役割を担っており，その生物学的特性を解明することで新規治療の開発が可能になると期待される．

概念図

がん幹細胞の腫瘍形成における位置づけ

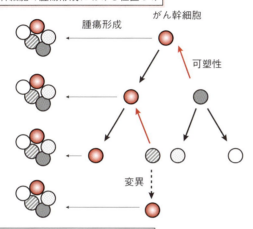

がん幹細胞は，腫瘍形成に必要である2つの生物学的特性，つまり自己複製能と多分化能を有する．腫瘍組織内には，がん幹細胞と非がん幹細胞が混在し，非がん幹細胞は腫瘍形成能力は低いが，がん幹細胞の能力を維持するための支援機能をもつと想像されている．また，細胞内外の因子によって非がん幹細胞が可塑性を発揮して腫瘍形成能をもつ細胞に戻ることがある．さらに非がん幹細胞に遺伝子の突然変異やエピゲノム変化が生じることによりがん幹細胞に変化する可能性もある

 がん幹細胞　 非がん幹細胞

腫瘍ヘテロ不均一性を説明するモデル

① stochastic model

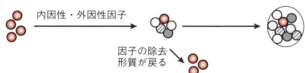

② hierarchy model

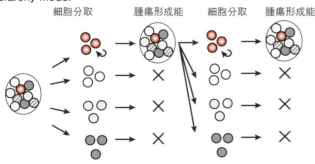

stochastic model（①）では，がん細胞は細胞レベルで均一であり，基本的に腫瘍形成能をもつが，さまざまな環境因子の影響を受けて，その能力がON/OFFする．そのため，腫瘍形成能をもつ細胞（●）ともたない細胞（○○○）を選抜することはできない．一方，hierarchy model（②）ではがん幹細胞（●）という腫瘍形成能を有する明確な分画が存在する．がん幹細胞は自己複製能（回転矢印）により自らを残しつつ，非がん幹細胞を生み出し腫瘍の不均一性を形成する．がん幹細胞では連続移植が成立し形質の同じ腫瘍を形成する

このような複雑な基礎的背景は別にして，臨床的にがん幹細胞を考える場合，「ごく少数（本質的には1個）の細胞から腫瘍組織を立ち上げることのできる能力をもち，さまざまな治療ストレスに対して抵抗性を示す細胞」と定義すると理解しやすい

1 がん幹細胞とは何か？：腫瘍生物学の新規概念

　2006年のアメリカがん学会（American Association for Cancer Research：AACR）にて，がん幹細胞は「腫瘍内に存在し，自己複製能と腫瘍組織を構成するさまざまな系統のがん細胞を生み出す能力を併せもつ細胞」と定義された（概念図）[1].

　これまで腫瘍組織を構成するすべてのがん細胞は，新たに腫瘍を形成する能力を保持していると考えられていた（確率論モデル：stochastic model）．しかし，がん幹細胞という新規概念が提唱されことで，腫瘍組織中には高い腫瘍形成能をもつがん細胞と，そのがん細胞から派生した腫瘍形成能をもたないがん細胞が存在することがわかってきた（階層性モデル：hierarchy model）[2].階層性に基づいて，がん細胞の多様性・不均一性が生じることは，治療を考えるうえできわめて重要である．

　がん幹細胞は自己複製によって未分化ながん幹細胞分画を増加させるだけでなく，非がん幹細胞を供給する．がん細胞の形質を変化させる新たな遺伝子変異（ジェネティックな変化）や，酸化ストレス・低酸素刺激をはじめとする微小環境の変化によるエピジェネティックな変化（epigenetic change）を遂げることで，生物学的特性の異なったがん細胞が出現する．こうして腫瘍組織は細胞レベルにおけるヘテロ不均一性（heterogeneity）を呈する．腫瘍組織が不均一であるという事実は，がん細胞集団が同じ治療効果を示さず一部に治療抵抗性のがん細胞が残存することで，腫瘍の再発・転移の原因となるという臨床的事実を裏付けるものである．

Memo

《エピジェネティックな変化》
ゲノムDNAのメチル化修飾と，ゲノムDNAと複合体を形成するヒストンタンパク質のメチル化修飾，アセチル化修飾に大別される．このような修飾が特定の遺伝子のプロモーター領域に生じることで，その遺伝子の発現量が変化する．エピジェネティクスが腫瘍に及ぼす影響に関する詳細は**第3章-3 エピジェネティック異常**を参照のこと．

2 腫瘍内の不均一性はどのようにして生じるのか？：2つの腫瘍発展モデル

　腫瘍組織を構成するがん細胞集団が不均一である原因は従来，がん細胞に遺伝子変異が加わること（mutation model）が原因であると考えられてきた（図1）．しかし「がん幹細胞」という概念の出現により，変異だけが不均一性の原因ではないことがわかってきた．未分化な組織幹細胞が発生学的に組織形成において必須であることと同様に，腫瘍組織においてもがん幹細胞が起点となってそこから派生する自己複製能を喪失した非がん幹細胞によって支持されるという階層性モデルが，腫瘍内の細胞レベルの不均一性を考えるうえで主流となりつつある．

　加えて近年の研究により，低酸素や酸化ストレスなどの微小環境によるがん幹細胞と前駆細胞（transit amplifying cells：TA cell）の可逆性が認められたことから，必ずしもがん幹細胞が常に階層性モデルの頂点に静的に位置しているわけではなく，可塑性（plasticity）を有する動的な存在であると認識されつつある．さらに，正常幹細胞と異なり，がん幹細胞では遺伝子不安定性（genetic instability）があるために，遺伝子変異やエピジェネティックな変異を起こしやすいことは事実であり，変異も不均一性を誘導する要因であることは間違いない．また階層性モデルではがん幹細胞は少数しか存在しないという印象があるが，悪性黒色腫ではCD20陽性のがん幹細胞

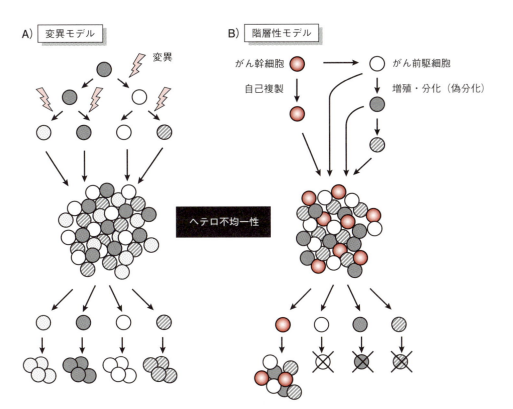

図1　腫瘍ヘテロ不均一性を説明する2つのモデル

変異モデルは，炎症，低酸素，酸化ストレスなどに伴う遺伝子変異が多段階レベルで起こることで，細胞レベルでヘテロ不均一性の遺伝子背景を有する細胞集団から腫瘍組織が形成されるようになるという考え方である．対照的に階層性モデルでは，がん幹細胞という自己複製能と多分化能を有する未分化な細胞から，下流の腫瘍細胞が供給される過程でヘテロ不均一性が生じるという考え方である

の割合が高いといった「がん種による例外」[3]や，c-MYCや$p16^{INK4A}/ARF$などのがんドライバー遺伝子により「可塑性の亢進が起こっている腫瘍」[4]では必ずしもがん幹細胞が腫瘍細胞集団のなかでまれな細胞集団であるとは限らないことに注意しなければならない．特に可塑性が亢進している腫瘍では，前駆細胞が脱分化してがん幹細胞になる頻度が高いために，一体どの細胞ががん幹細胞であるのか同定することがきわめて困難である．

> **Memo**
>
> 《ドライバー遺伝子》
> 変異や過剰発現によって，直接発がんの原因となる遺伝子群のことをいう．それに対して，変異があって，がん細胞の形質に影響を与えても，発がんそのものに働いていない遺伝子群をパッセンジャー遺伝子とよぶ．

3 転移・再発にがん幹細胞はどう関係するのか？：臨床的観点からのがん幹細胞

　がん幹細胞はさまざまなストレスに曝露されても生存する能力が非がん幹細胞よりも強く，抗

がん剤・放射線療法に対して耐性獲得を認める点が，臨床的にきわめて重要である．つまり，がん幹細胞は単に腫瘍内不均一性を説明するうえで重要な存在だけでなく，治療抵抗性という腫瘍の臨床的悪性度を規定する重要な疾患概念ともいえる．がん幹細胞は自己複製能を有し，少数の細胞から再び腫瘍を形成する能力があることから，微小残存病変（minimal residual disease：MRD）からの再発（recurrence）の原因となる．またがん幹細胞は，新たに遠隔臓器でニッチを得ることにより少数の細胞から腫瘍組織を形成することができ，転移巣成立の起源となると考えられる．

1）EMTによる間葉系細胞とがん幹細胞の生物学的類似性

　　上皮細胞は細胞同士がE-カドヘリンなどの接着分子を介して組織を構築する．上皮細胞は可動性が低いだけでなく，極性（polarity）を有している．上皮系組織の腫瘍細胞も同様の性質をもつ．しかし，炎症・低酸素・酸化ストレスなど微小環境の変化によって，がん細胞でのカドヘリンの発現量が低下し，細胞外マトリックスとの接着を主体とする可動性の高い間葉系細胞様に性質が変化することによって，組織の再構築（リモデリング）が起きる．このプロセスを上皮間葉転換（epithelial-mesenchymal transition：EMT）とよぶ（図2）．EMTは胎児の発生段階や創傷治癒の過程でも観察される細胞形質変化である．一方で腫瘍組織におけるEMTは，がん細胞の運動性亢進，接着能低下だけでなく，慢性的な組織のリモデリング亢進を介して，がんの浸潤転移を促進すると考えられる．器官や組織の発生段階でのEMTをtype 1 EMT，組織修復や線維化でのEMTをtype 2 EMTと定義したうえで，R. KalluriとR. A. Weinbergはこのようながん細胞において生じるEMTをtype 3 EMTとよんでいる[5]．ただし間葉系細胞が腫瘍化した肉腫では，起源細胞の時点ですでに細胞間接着能が低く，高い運動能を有することから，EMTのプロセスを経ないで浸潤転移すると考えられる．肉腫が上皮系腫瘍と比べて一般に悪性度が高い理由の1つとして，EMTというプロセスを介さずにがん細胞が脈管内に侵入し他臓器に定着することができることが考えられている．

　　EMTを*in vitro*で誘導した際に認められる遺伝子発現パターンは，がん幹細胞の遺伝子発現プロフィールに似ていると同時に，上皮系がん細胞にEMT誘導性転写因子を導入してEMTを人為的に誘導するとがん幹細胞と類似した形質を獲得することが示されている[6,7]．

▶ Memo ··

《EMT誘導性転写因子》
EMT関連転写因子には，zincフィンガー型Snail 1やSnail 2（Slug），zincフィンガー型ZEB1/δEF1やZEB2（SIP1：Smad-interacting protein 1），ならびにbHLH（basic helix-loop-helix）型TwistやE12/E47などがあり，これらがE-カドヘリン遺伝子の転写を抑制することによって細胞同士の接着が解離し始める．さらに，EMT関連転写因子は他の上皮系マーカー遺伝子発現を抑制するとともに，間葉系遺伝子群の発現を活性化する．EMTの分子機構に関する詳細は**第5章-2上皮間葉転換（EMT）**を参照のこと．

··

2）転移巣形成を説明する新たなモデル

　　EMTが上皮性である腫瘍細胞の運動性や浸潤能力を増加させることによって，腫瘍細胞が浸潤転移を呈しやすい形質を誘導しているという考えは一見理解しやすい．しかしながら，転移巣では腫瘍細胞の多くが再びカドヘリンなどの上皮細胞の分子マーカーを発現していることが高率に認められている．従来，転移巣においてEMTとは逆の現象である間葉上皮転換（MET）が生じる

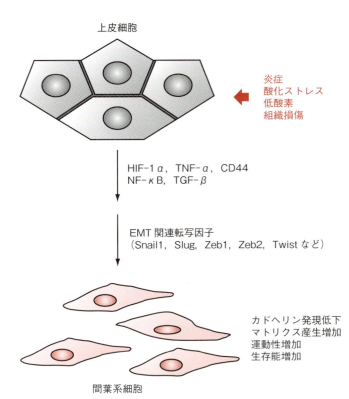

図2 上皮間葉転換（EMT）
炎症，低酸素，酸化ストレスなどが引き金となって，NF-κBやTGF-βなどのシグナル伝達が活性化される．こうして上皮系細胞としての形質を有していた腫瘍細胞が間葉系細胞としての形質を獲得する現象をEMTとよぶ．E-カドヘリンの発現低下によって細胞間接着が減弱したり，細胞外マトリックスを分泌することで浸潤転移に有利な環境をつくり出す

ことが，上皮性細胞としての形質を再獲得することに寄与していると捉えられてきた．しかし近年の研究によって，必ずしもEMTが転移巣形成の必要条件ではないという説が有力視されつつある．すなわち，原発巣においてEMTを起こすのは一部の細胞であり，これらが腫瘍組織周辺の組織のリモデリングを起こすことによって，上皮系細胞の性質をもった腫瘍細胞が容易に血管やリンパ管などの脈管系に入りやすくなり，転移の最初のステップが誘導されるという学説が実験データに基づいて提唱されてきている[8]．上皮系のがん細胞がEMTを起こした細胞にエスコートされる，あるいはEMTによって組織構築が崩れて細胞が塊となって脈管内に入っていくというモデルである．転移の過程でEMTを生じた腫瘍細胞（EMT細胞）とEMTを生じていない腫瘍細胞（non-EMT腫瘍細胞）が協調してはじめて転移が成立するというこの仮説は，がん幹細胞が形質を維持したまま前転移ニッチに生着することが可能であることを示唆している（図3）．こうして血管内に入ったEMT腫瘍細胞とnon-EMT腫瘍細胞のうち，転移巣で成育できるのは主としてnon-EMT細胞，つまり上皮性性質をもったがん細胞であるという考え方である．このEMT細胞がnon-EMT細胞を助けて転移を引き起こすという考え方はきわめて興味深く，この学説によって多くの現象が説明できることは明らかである．

> **Memo**
>
> 《前転移ニッチ》
> がん幹細胞が遠隔臓器に転移するうえで至適な微小環境を指す．形成のメカニズムとしては腫瘍随伴マクロファージ（tumor-associated macrophage：TAM）やEMTによって間葉系の性質を獲得した腫瘍細胞が形成する微小環境であるという考え方と，転移先となる遠隔臓器にすでに存在する線維芽細胞や骨芽細胞が腫瘍随伴性の炎症サイトカインの影響を受けて形成する微小環境であるという考え方の2種類の説が存在し，いまだ解明には至っていない．

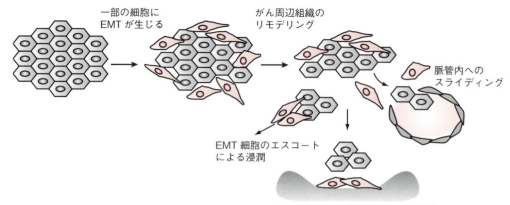

図3 転移におけるEMT細胞とnon-EMT細胞の協調性
EMT細胞がnon-EMT細胞が生着するうえで有利な微小環境である前転移ニッチをつくり出し，EMT細胞が原発巣とほぼ同じ細胞学的性質を維持しながら遠隔臓器に生着するという転移モデルである．つまりEMTは転移の必要条件ではない

　以上から，がん幹細胞とEMTは生物学的に密接な関係があると考えられるが，まだ解明しなければならない部分は多い[9]．ただし，原発巣から離れた臓器まで血行性あるいはリンパ行性に移動した腫瘍細胞が転移巣を新たに形成するためには，新しい"土壌（soil）"に対して"種（seed）"となるべきがん細胞が必要であることは間違いない．そして，そのがん細胞こそが，腫瘍形成に必要な自己複製能と多分化能を有するがん幹細胞である可能性はきわめて高い．

（吉田剛，佐谷秀行）

参考文献

1) Clarke MF, et al：Cancer stem cells--perspectives on current status and future directions：AACR Workshop on cancer stem cells. Cancer Res, 66：9339-9344, 2006
2) Ebben JD, et al：The cancer stem cell paradigm：a new understanding of tumor development and treatment. Expert Opin Ther Targets, 14：621-632, 2010
3) Quintana E, et al：Efficient tumour formation by single human melanoma cells. Nature, 456：593-598, 2008
4) Zheng H, et al：Pten and p53 converge on c-Myc to control differentiation, self-renewal, and transformation of normal and neoplastic stem cells in glioblastoma. Cold Spring Harb Symp Quant Biol, 73：427-437, 2008
5) Kalluri R & Weinberg RA：The basics of epithelial-mesenchymal transition. J Clin Invest, 119：1420-1428, 2009
6) Mani SA, et al：The epithelial-mesenchymal transition generates cells with properties of stem cells. Cell, 133：704-715, 2008
7) Santisteban M, et al：Immune-induced epithelial to mesenchymal transition in vivo generates breast cancer stem cells. Cancer Res, 69：2887-2895, 2009
8) Tsuji T, et al：Epithelial-mesenchymal transition and cell cooperativity in metastasis. Cancer Res, 69：7135-7139, 2009
9) Sato R, et al：Concise Review：Stem Cells and Epithelial-Mesenchymal Transition in Cancer：Biological Implications and Therapeutic Targets. Stem Cells, 34：1997-2007, 2016

Chapter 4

6 多段階発がん

多くのがんは正常組織より突然発生するわけではなく，良性腫瘍を経て段階的にがん化する．大腸発がんが*APC*，*KRAS*，*p53* などの遺伝子変異の蓄積により進むという多段階発がん仮説がよく知られているが，近年の大規模なゲノム・エピゲノム解析により発がん過程における多様な分子異常の詳細が明らかとなりつつある．

概念図

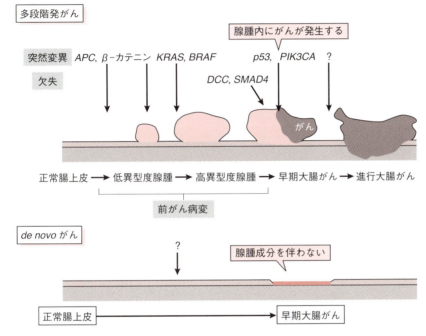

大腸がんの多段階発がん過程においてがん抑制遺伝子 *APC* の不活化により低異型度腺腫が発生，がん遺伝子 *KRAS* の活性化により腺腫の悪性化が起こる．さらにがん抑制遺伝子 *p53* の不活化が加わることによりがん化する．18番染色体長腕の *DCC* 遺伝子，*SMAD4* 遺伝子の欠失もがん化に関与する．
一方で一部の大腸がんは腺腫を経ずに正常大腸粘膜から直接がん化する *de novo* がんが存在するが遺伝子異常の詳細は不明である

はじめに

　　がんが発生するには多数のがん遺伝子やがん抑制遺伝子の異常が蓄積することが必要であり，少数の遺伝子異常が生じても修復機構が備わっており突然発がんするわけではない．このような多段階発がん説は現在でも一般に受け入れられており，大多数のがんは正常細胞から良性腫瘍，前がん病変を経てがん化する．一方で正常組織から直接がん化する *de novo* 発がん（デノボがん）の存在も大腸がんや脳腫瘍の一部で存在することが明らかとなっているが，発がんの分子機構はまだ不明な点が多い．
　　がん化に至る遺伝子異常の組合わせはさまざまであり，異常の生じる遺伝子により悪性度，

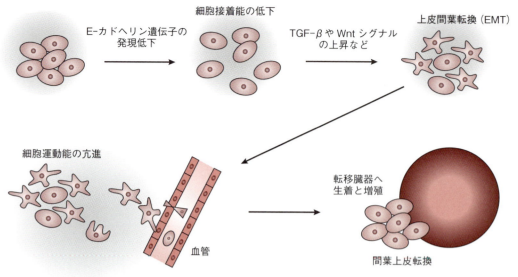

図1　転移のメカニズム

がんの転移は生命予後を左右する重要な因子である．正常細胞は，細胞同士の接着によって，容易に移動したり，他の臓器で増殖したりしないように抑制されている．がん細胞では，E-カドヘリン遺伝子の発現低下などにより細胞接着能が低下する．さらに，TGF-βやWntシグナルの亢進により，上皮から間葉系細胞様の性質に変化する．これらの細胞はRasシグナルの下流である．Rhoシグナルなどの活性化により細胞運動能が高くなり，血管内へ浸潤する．血流により肺や肝臓などの臓器に運ばれた細胞は再び，上皮様の性質を獲得し増殖を続け，転移が成立する

転移能などがんの特性は大きく異なる．多段階発がん過程における遺伝子異常を明らかにすることはがんの診断，治療法の開発にきわめて有用なことである．近年，がんの発育進展や悪性度にかかわる分子異常がしだいに明らかとなり，治療などに応用されるようになってきた．

1　発がん過程における遺伝子異常

1）発がん初期に起こる異常

　　発がん初期には細胞増殖の亢進，細胞死（アポトーシス）や細胞老化の回避，細胞分化の異常が生じる．Wntシグナル経路が活性化すると細胞増殖の亢進，細胞死の回避，細胞分化の異常が起こる．またRasシグナル経路の活性化により細胞増殖が亢進する．

　　正常なヒトの体細胞は無限に増殖できるわけではなく，一定の分裂を繰り返した後に分裂寿命を迎え，増殖を停止する．この現象は細胞老化とよばれる．細胞老化はがん化を防ぐための生体の防御反応である．細胞周期チェックポイント遺伝子 *p16* が不活化すると細胞老化を回避する．

2）発がん後期に起こる異常（図1）

　　発がん後期には血管新生の促進，低酸素抵抗性の獲得，細胞運動能と浸潤能の亢進が起こる．がんの増大に伴い，がん細胞の異常だけでなく，がんを取り巻く環境の異常も重要になってくる．がん組織の低酸素状態を回避するための血管新生がその1つである．がん細胞は血管内皮を増殖させる血管内皮細胞増殖因子を生産し，血管の増殖を促進することで，酸素を確保している．

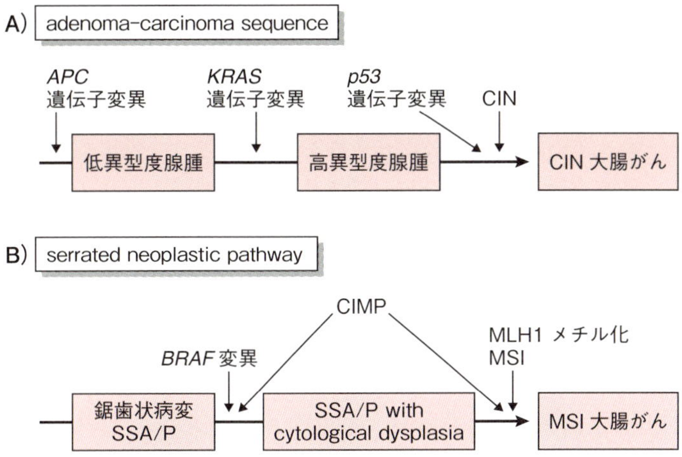

図2 大腸がんの多段階発がん経路

大腸がんの発がん経路として，*APC*，*KRAS*，*p53*遺伝子変異が段階的に蓄積されるadenoma-carcinoma sequence（**A**）と*BRAF*遺伝子変異，ゲノムワイドな異常メチル化CIMP（CpG island methylator phenotype），MLH1の異常メチル化による散発性マイクロサテライト不安定性（microsatellite instability：MSI）により発がんするserrated pathway（**B**）が認識されている

がんには転移しやすいがん（高転移性のがん）と転移しにくいがんがある．高転移性のがんでは細胞接着能が低下し，細胞同士が離れやすくなっている．転移の際，がん細胞は上皮細胞から間葉系の細胞に変化し，細胞運動能が亢進する．また，もとの臓器と異なる部位に正着し，増殖する能力を有している．

2 散発性大腸がんの多段階発がん過程における遺伝子異常

1）adenoma-carcinoma sequence （図2A）

E. R. Fearon と B. Vogelstein により複数の遺伝子変異が段階的に蓄積することにより前がん病変を経て大腸がんに至るとする多段階発がん説が提唱された[1]．Wntシグナルを制御する*APC*遺伝子の変異により低異型度腺腫，そして細胞増殖シグナル経路を制御する*KRAS*遺伝子の変異により高異型度腺腫へ進展，さらに*p53*遺伝子の変異，染色体不安定性（chromosomal instability：CIN）により発がんするadenoma-carcinoma sequenceが知られている．

*APC*遺伝子の変異は大腸がんの初期に重要であると考えられている．*APC*遺伝子が変異することにより低異型度腺腫ができる．*APC*遺伝子は家族性大腸腺腫症の原因遺伝子として同定されたが，散発性大腸がんにおいても約80％と高頻度で変異を認める．*APC*はWntシグナルを負に制御しているがん抑制遺伝子であるが，遺伝子変異が生じると*β*-カテニンの安定化を介してWntシグナルが活性化する．

*KRAS*遺伝子は大腸がんの約50％で変異を認め，*KRAS*遺伝子変異によりRasシグナルが活性化される．*p53*遺伝子はがん抑制遺伝子であり大腸がんの約60％で変異している．p53の主な機能は転写制御であり，DNAが損傷すると標的遺伝子の転写を活性化してDNA修復やアポトーシスを誘導する．*p53*遺伝子が変異すると，標的遺伝子の転写異常を引き起こしがん細胞の増殖に有利に働く．

6 多段階発がん

CINは多くのがんでみられる特徴であり，大腸がんにおいても約80％と高頻度で染色体の増幅や欠失を認める[2]．高度異型腺腫からがん化の際に，染色体8番長腕，13番長腕，20番長腕の増幅，8番短腕，15番長腕，17番短腕，18番長腕の欠失が関連するとされている．さらに18番長腕の欠失は予後不良に関連するとされている．染色体17番短腕には*p53*遺伝子，18番長腕には*DCC*遺伝子，*DPC4/SMAD4*遺伝子が存在する．

*DPC4/SMAD4*は細胞増殖を抑制するTGF–βシグナル経路に関与しており，SMAD4が不活化すると細胞増殖が亢進する．胚細胞変異は若年性ポリポーシスといわれる消化管に良性腺腫が多発し発がん高危険群とされる疾患の原因遺伝子でもある．散発性大腸がんでは変異よりも欠失により不活化することが多く，発がんの後期に関与すると考えられている．

2）serrated neoplastic pathway（図2B）

腺腫が前がん病変となる古典的なadenoma–carcinoma sequenceとは異なり，鋸歯状病変からの多段階発がん経路（serrated neoplastic pathway）の存在が明らかとなっている．鋸歯状病変は病理組織学的に過形成ポリープ，鋸歯状腺腫（traditional serrated adenoma：TSA），SSA/P（sessile serrated adenoma/polyp）の3つに分類される．SSA/Pで*BRAF*変異，CpGアイランド高メチル化の多発（CpG island methylator phenotype：CIMP）を高頻度に認め，SSA/P with cytological dysplasia（CD）を経て，MLH1がメチル化されることでマイクロサテライト不安定性（microsatellite instability：MSI）が誘導され，発がんすると考えられている[3]．

*BRAF*遺伝子は*KRAS*遺伝子と同じRasシグナルに関与し，*KRAS*遺伝子変異とは排他的でありどちらかの変異があればRasシグナルが活性化されると考えられる．*BRAF*変異は散発性大腸がんの約10〜15％で認める．

多段階発がん過程においてがん抑制遺伝子プロモーター領域の異常メチル化などのエピジェネティクス異常が関与している．CpGアイランドのメチル化は遺伝子機能の不活化につながることから，変異や欠失と同等の効果をもたらす．大腸がんの網羅的メチル化解析から，CpGアイランドの同時多発的なメチル化をきたすCpGアイランドメチル化形質（CpG island methylator phenotype：CIMP）を示す一群が存在することが明らかとなっている[4]．

*BRAF*変異，CIMPに加えて，DNAミスマッチ修復酵素をコードする*MLH1*遺伝子のメチル化が蓄積することで，MSIによる繰り返し配列が高頻度に変異し，TGFβ–II型受容体や*BAX*遺伝子などのフレームシフト変異の蓄積が誘導され発がんする．MSIを有する大腸がんではCINを有することはほとんどなく，発がんには染色体あるいはマイクロサテライトのいずれかの遺伝子不安定性が関与している[5]．

3 大腸がんの分子プロファイリング

散発性大腸がんの多段階発がん経路は，大腸腺腫を由来としたCIN大腸がんとSSA/Pを由来としたMSI大腸がんに大別され，これらは予後などのがんの特性が異なる．さらにCIN大腸がんにも治療効果や予後など臨床経過はさまざまであり，より詳細な分子異常のプロファイルから層別化することが望まれた．

米国のがんゲノムアトラス研究ネットワーク（The Cancer Genome Atlas：TCGA）による変異，DNAコピー数，DNAメチル化，遺伝子発現およびマイクロRNAの発現の包括的解析結果が報告されている[6][7]．ほぼすべての大腸がん（約94％）でWntシグナル経路を制御する遺伝子の少なくとも1つが変異しており，*APC*遺伝子変異に加えて，*FAM123B*，*ARID1A*，*SOX9*といっ

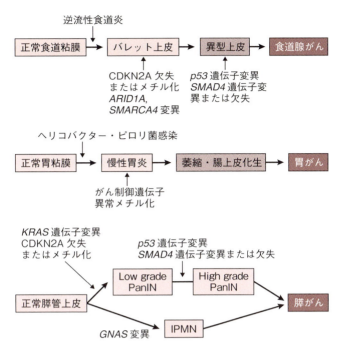

図3　各種がんにおける多段階発がん経路

たWntシグナル関連遺伝子変異が報告されている．変異解析による高頻度の変異（hypermutated：HM）の有無，メチル化の程度（CIMP-High, -Low, -Negative），CIN，遺伝子変異の情報から大腸がんを6つのサブグループに分類している．

　遺伝子発現プロファイルによる分類も複数報告されている．大腸がんサブタイピングコンソーシアム（CRCSC）は，異なるコンセプトや方法で発表された大腸がんの遺伝子発現による分子サブタイピングのデータを統合し，コンセンサスの構築を目的としている[8]．複数の大規模データーセットを統合解析した結果，大腸がんは4つのコンセンサス分子サブタイプ（CMS1～4）に分類することが提唱された．CMS1は前述したserrated neoplastic pathwayに相当し，多段階発がん過程における遺伝子異常の蓄積と臨床病理学的特徴が明らかとなっている．CMS4は特に予後不良であり，前がん病変として鋸歯状病変が考えられているがまだ詳細は不明である．

4 その他のがんにおける多段階発がん（図3）

1）食道がん

　食道がんは病理組織学的に扁平上皮がん，腺がんに大別される．どちらも前がん病変を経て多段階発がんする．食道腺がんは逆流性食道炎による炎症によってバレット上皮，異型上皮を経て発がんする．バレット上皮での $p16$ 遺伝子の欠失やメチル化，異型上皮での $p53$ 遺伝子変異の蓄積がみられるとされている[9]．この発がんの各段階における大規模シークエンス解析から，$p53$ と $SMAD4$ 変異は異型上皮やがんでのみ認め，$ARID1A$ や $SMARCA4$ など食道がんで高頻度に認める変異はバレット上皮でも認めた[10]．扁平上皮がんでもアルコール，喫煙などの要因により $p16$ 遺伝子などの異常が生じ異型上皮，さらに遺伝子異常が蓄積することによりがん化にいたると考えられている．

2）胃がん

　胃がんはヘリコバクター・ピロリ菌感染による慢性炎症による慢性胃炎，萎縮性胃炎，腸上皮化生を経て発がんすると考えられている．胃がんにおけるドライバー変異として*p53*，*ARID1A*，*CDH1*，*MUC6*，*CTNNA2*，*GLI3*，*RNF43* などが報告されているが[11]，発がん過程における遺伝子異常に関してまだ十分解明されていない．ヘリコバクター・ピロリ菌感染により多数のがん抑制遺伝子の異常メチル化が生じることが明らかとなっており，エピジェネティクス異常の蓄積ががん化の過程で生じていることが示唆されている．

3）膵がん

　膵がんにおいても前がん病変を経て段階的にがん化すると考えられている．前がん病変としては膵上皮内腫瘍性病変（pancreatic intraepithelial neoplasia：PanIN），膵管内乳頭粘液性腫瘍（intraductal papillary mucinous neoplasm：IPMN），粘液性嚢胞性腫瘍（mucinous cystic neoplasm：MCN）が知られている．膵管がんにおいて，*KRAS*，*p16*，*p53*，*SMAD4* の異常が高頻度にみられるが[12]，PanIN においてもこれらの異常が認められることが示されている[13]．IPMN では *GNAS* 変異を高頻度に認めることが明らかとなっている[14]．MCN では *KRAS* 変異，*p53* 変異が認められるが，*GNAS* 変異は認めず，IPMN とは異なる経路をとるものと考えられている[15]．

（山本英一郎，鈴木拓）

参考文献

1）Fearon ER & Vogelstein B：A genetic model for colorectal tumorigenesis. Cell, 61：759-767, 1990

2）Rajagopalan H, et al：The significance of unstable chromosomes in colorectal cancer. Nat Rev Cancer, 3：695-701, 2003

3）Leggett B & Whitehall V：Role of the serrated pathway in colorectal cancer pathogenesis. Gastroenterology, 138：2088-2100, 2010

4）Toyota M, et al：CpG island methylator phenotype in colorectal cancer. Proc Natl Acad Sci U S A, 96：8681-8686, 1999

5）Markowitz SD & Bertagnolli MM：Molecular origins of cancer：Molecular basis of colorectal cancer. N Engl J Med, 361：2449-2460, 2009

6）Cancer Genome Atlas Network.：Comprehensive molecular characterization of human colon and rectal cancer. Nature, 487：330-337, 2012

7）Liu Y, et al：Comparative Molecular Analysis of Gastrointestinal Adenocarcinomas. Cancer Cell, 33：721-735. e8, 2018

8）Guinney J, et al：The consensus molecular subtypes of colorectal cancer. Nat Med, 21：1350-1356, 2015

9）Morales CP, et al：Hallmarks of cancer progression in Barrett's oesophagus. Lancet, 360：1587-1589, 2002

10）Weaver JMJ, et al：Ordering of mutations in preinvasive disease stages of esophageal carcinogenesis. Nat Genet, 46：837-843, 2014

11）Wang K, et al：Whole-genome sequencing and comprehensive molecular profiling identify new driver mutations in gastric cancer. Nat Genet, 46：573-582, 2014

12）Australian Pancreatic Cancer Genome Initiative.：Whole genomes redefine the mutational landscape of pancreatic cancer. Nature, 518：495-501, 2015

13）Furukawa T, et al：Distinct progression pathways involving the dysfunction of DUSP6/MKP-3 in pancreatic intraepithelial neoplasia and intraductal papillary-mucinous neoplasms of the pancreas. Mod Pathol, 18：1034-1042, 2005

14）Furukawa T, et al：Whole-exome sequencing uncovers frequent GNAS mutations in intraductal papillary mucinous neoplasms of the pancreas. Sci Rep, 1：161, 2011

15）Wu J, et al：Whole-exome sequencing of neoplastic cysts of the pancreas reveals recurrent mutations in components of ubiquitin-dependent pathways. Proc Natl Acad Sci U S A, 108：21188-21193, 2011

第5章

がんの悪性化：浸潤と転移

1 細胞運動と浸潤		242
2 上皮間葉転換（EMT）		251
3 血管とリンパ管		262
4 炎症とがん		272
5 転移		280

Chapter 5

1 細胞運動と浸潤

がん浸潤は，①がん細胞と細胞外基質（ECM）の接着，②ECMの分解，③がん細胞の移動によって起こる．がん細胞はECM接着分子を介した接着能を亢進させ，マトリックスメタロプロテアーゼ（MMP）などのECM分解酵素の発現と活性化により基底膜・間質組織への浸潤能を獲得する．一方，細胞内では細胞運動を亢進する低分子量GTPaseファミリーを中心としたアクチン細胞骨格の再編を促すシグナル伝達系が活性化される．最近の研究から，ECM分解と細胞運動がどのように連動しているか，分子レベルでのメカニズムが明らかとなってきた．

概念図

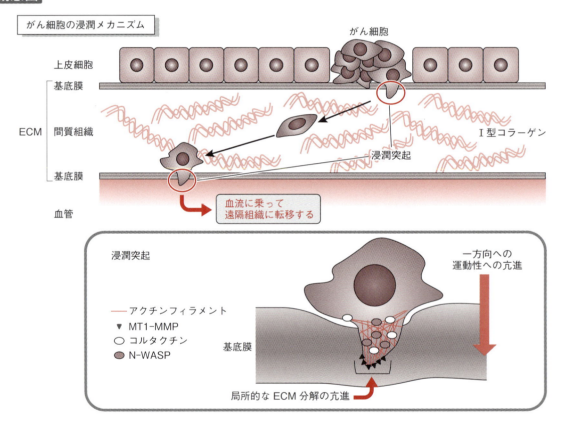

Memo

《浸潤突起》

浸潤突起（invadopodia）は，浸潤性がん細胞が形成する細胞膜構造の1つである．がん細胞とECMの接着面に形成され，ECM分解酵素である膜型マトリックスメタロプロテアーゼ1（MT1-MMP）やアクチンフィラメントおよびコルタクチンなどのアクチン骨格制御分子が集積する（表1）[1)2)]．浸潤突起を形成したがん細胞は，突起方向への高い運動性を示し，MT1-MMPによるECM分解により基底膜や間質組織を破壊し，浸潤する．類似の細胞膜構造として，破骨細胞などの正常細胞で観察されるポドソームがある．

表1　がん細胞の浸潤に関与する分子

アクチン骨格制御	コルタクチン，N–WASP, Arp2/3, WIP, コフィリン，タリン
シグナル/アダプター	RhoA, cdc42, Nck1, Src, FAK, PKCμ, AMAP1
接着	インテグリン，ヴィンキュリン，パキシリン，テンシン
ECM分解	MT1–MMP, MMP2, seprase, invadolysin
細胞膜制御	ダイナミン–2, Arf6, シナプトジャニン–2

1 細胞接着

　多細胞生物は，細胞同士あるいは細胞と細胞外基質（extracellular matrix：ECM）の接着を介して組織形態を形成・維持している．前者を細胞間接着，後者を細胞–ECM間接着とよび，浸潤性がん細胞では細胞間接着性が低下し，細胞–ECM間接着性が上昇している．

1）細胞間接着

　がん細胞の一部では上皮間葉転換（epithelial–mesenchymal transition：EMT）が起こり，E-カドヘリンの発現抑制を介した細胞間接着の消失が起こる．この結果，個々の細胞の自由度が上昇し，運動性が亢進する[3]．EMTを起こしたがん細胞では，ECM接着受容体であるインテグリンの活性化やWntシグナル伝達経路の亢進を介して，細胞–ECM間接着の上昇やMT1–MMPの発現亢進が起こり，浸潤能を獲得する．

2）細胞–ECM間接着

　細胞は，細胞膜上に発現する1回膜貫通型のECM受容体であるインテグリンを介してECMに接着する．インテグリンの細胞内ドメインには多くの細胞骨格関連およびシグナル伝達関連分子が集積しており，細胞接着斑（focal adhesion）とよばれる．細胞接着斑を形成するタンパク質複合体の分解によって，細胞体はECMから脱接着する．細胞接着斑にはアクチンストレスファイバーが連結されており，細胞接着斑が分解されると細胞体を収縮させる力が発生する．細胞運動の先端部では細胞接着斑の形成と分解の繰り返しが，尾部では分解が起こるため，細胞体の一方向への移動が可能となる．浸潤性がん細胞などの運動性の高い細胞では，細胞接着斑の形成と分解の繰り返しが活性化している[4]．

2 細胞運動性の亢進

　がん細胞が浸潤する際には，浸潤方向に細胞体を移動させる必要がある．このような細胞体の移動には，細胞骨格の再編成が必要である．

1）アクチン細胞骨格

　細胞が運動するためには，細胞の骨組みにあたる細胞骨格系の再編成が不可欠である．細胞骨格はアクチンフィラメント，中間径フィラメントおよび微小管に分類され，それぞれ構成タンパク質が異なる．細胞骨格は，細胞形態の維持や変化，オルガネラの固定，小胞輸送などに重要である．特に細胞運動はアクチンフィラメントのダイナミックな再編成により促進されるが，浸潤性がん細胞においてもアクチンフィラメントの再編成が亢進していることが知られている．

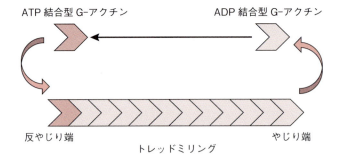

図1　トレッドミリング現象
アクチンフィラメントには方向性があり，ATP結合型G-アクチンの重合が起こる側をプラス端あるいは反やじり端，ADP結合型G-アクチンの脱重合が起こる側をマイナス端あるいはやじり端とよぶ．定常状態では，アクチンの重合と脱重合の速度が見かけ上等しくなるため，アクチンフィラメントが反やじり端の方向に移動していくように見える．これをトレッドミリング現象とよぶ

　アクチンフィラメントは，分子量42,000の細胞内タンパク質である球状（globular）アクチン（G-アクチン）が約13個重合して形成され，糸状（filamentous）アクチン（F-アクチン）ともよばれる．主に細胞膜近傍に形成され，細胞の形態を維持するだけではなく，細胞体に張力を発生させ，運動に必須な推進力を与える働きをもつ．F-アクチンを構成するG-アクチンはADPあるいはATP 1分子と結合している．
　電子顕微鏡でF-アクチンを観察すると，アクチンモーター分子であるミオシンとの結合により，やじりの先端のような構造を呈することが知られている．F-アクチンは非常に動的な構造体であり，常にG-アクチンの重合による伸長と脱重合による短縮が起こっている．このような伸長と短縮には方向性があり，それぞれ一方向でのみ起こる．特に伸長側をやじり端（pointed end），短縮側を反やじり端（barbed end）とよび，定常状態では伸長と短縮の速度が等しくなるため，F-アクチンの長さは見かけ上変化しなくなる．この状態をトレッドミリングとよぶ（図1）．ATP結合型のアクチンは重合しやすく，ADP結合型は脱重合しやすい性質をもつため，ATP結合型が重合してF-アクチンが伸長し，ATPが加水分解されてADP結合型アクチンとなり，脱重合することでF-アクチンの短縮が起こると考えられる[5]．
　運動の際には細胞体の先端でF-アクチン重合が活発に起こり，細胞体が前方へと押し出される一方で，尾部ではF-アクチンの脱重合が促進して細胞体が前方へと引っ張られる．このようなF-アクチンの重合・脱重合は，浸潤性がん細胞においてもよく認められ，運動性亢進の原因の1つと考えられている[6]．

2）Rho GTPase ファミリー

　多くのがん細胞では，運動性が亢進している．このようながん細胞では，細胞体を縦断するように形成されたストレスファイバーがしばしば観察される．ストレスファイバーは，F-アクチン同士がミオシンを介して結合したアクチンフィラメントの束である．一方，細胞膜の辺縁部では糸状仮足（フィロポディア）や葉状仮足（ラメリポディア）とよばれる細胞膜構造が形成される．これらはそれぞれ，Rho GTPaseファミリーに属する低分子量GTPaseであるRhoA，Cdc42，Racによって制御される（図2）．ストレスファイバーの両端は細胞接着斑に結合しており，細胞体に収縮力を与え，細胞体の尾部を前方へと引っ張ることで細胞運動が促進される．一方，フィロポ

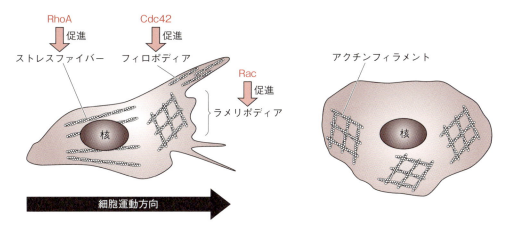

図2　アクチン細胞骨格

A)　運動性の高い細胞では，低分子量GTPaseの働きにより細胞骨格の再編成が起こる．RhoAの働きにより形成されるストレスファイバーは，アクチンフィラメントが重合した骨格で，細胞に収縮力を生み出し，運動性を亢進させる．細胞膜近傍では，Cdc42の働きにより直鎖状のアクチンフィラメントが形成され，突起状の細胞膜形態が観察される．同様に，Racは分枝状のアクチンフィラメントを形成し，細胞膜を流動性に富む波形状に広がった形態に変化させる．
B)　運動時に観察されるアクチン細胞骨格は静止時には観察されなくなる

ディアとラメリポディアは細胞膜辺縁部でのアクチン重合が活性化した結果，細胞膜が押し出されることで形成される．それぞれアクチンの重合様式が異なり，フィロポディアでは直鎖状に，ラメリポディアでは分枝状にアクチンフィラメントが重合している．フィロポディアとラメリポディアは，細胞体を前方へと押し出すことで細胞運動を促進していると考えられている．このような細胞骨格構造は，静止している細胞ではほとんど認められない（図2）．

　基底膜や間質組織への浸潤過程において，がん細胞は特に浸潤先端面でフィロポディア様の形態をとり，加えて局所的なストレスファイバーの過形成が認められる．そのためがん浸潤は特に，Cdc42とRhoAの働きにより促進されると考えられている．

　Rho GTPaseは，GTP結合型またはGDP結合型として細胞質に存在する．細胞骨格を再編成する活性を示すのはGTP結合型のみであり，自身のもつGTP加水分解活性によってGDP結合型となり，不活性化する（図3）．Rho GTPaseの働きは細胞形態をダイナミックに変化させるため，無秩序な活性化は組織構造の破綻を招く．そのため正常細胞では，活性化-不活性化のバランスが時・空間的に厳密に制御されている．GTP結合型のRho GTPaseは，GTP加水分解促進タンパク質（GAP）によってGDP結合型に変換され，活性が抑制される．一方，GDP結合型はグアニンヌクレオチド交換因子（GEF）によってGTP結合型に変換され活性型となる．またGDP結合型は，GDP解離抑制因子（GDI）によるGTP型への変換を抑制する制御も受けている（図3）．GTP結合型のRho GTPaseだけが，多様なエフェクター分子の活性化を介してアクチン細胞骨格の再編成を誘導することができる（表2）．

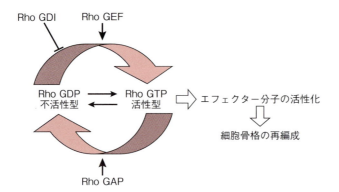

図3 Rho GTPase ファミリー分子の活性化機構
Rho A, Cdc42, Racは，グアニンヌクレオチド交換因子（GEF）の働きによりGTP結合型に変換され，エフェクター分子の活性化を介した細胞骨格の再編成を起こす．一方，GTP加水分解促進タンパク質（GAP）はGDP結合型への変換を促進し，GDP解離抑制因子（GDI）はGTP型への変換を抑制することにより，Rho GTPaseの働きを抑制する

表2 Rho GTPaseのエフェクター分子

Rho GTPaseファミリー	エフェクター分子
Rho A	ROCK1,2, mDia1,2, Rhotekin
Cdc42	WASP, N-WASP, IRSp53, Pak
Rac	WAVE1-3, sra1, IRSp53, Pak

3 ECM分解能の上昇

　がん細胞は，自身の周辺を取り囲むECMを分解して浸潤する．このようなECM分解を担う主要なタンパク質分解酵素がマトリックスメタロプロテアーゼ（matrix metalloproteinase：MMP）である．MMPは活性中心に亜鉛を結合する金属要求性のエンドペプチダーゼで，ヒトでは23種類同定されており，細胞外に分泌される可溶型と，細胞膜上に結合している膜型に分類される（表3）．可溶性MMPは，産生細胞より離れた遠隔地でプロテアーゼ活性を発揮するが，膜型は産生細胞上に濃縮され，局所的なECM分解による細胞周囲の微小環境制御を担うと考えられる．MMPは，多様なECM成分を基質とすることが知られており，ファミリー内で基質特異性が重なるものも存在する．加えて，細胞膜や細胞外に発現しているタンパク質を切断することで，さまざまな細胞機能に影響を与えることも知られている[7]．

　がんの浸潤を促進するMMPとして，MMP-1, -2, -9, -13, -14があげられる．特に，MMP-14すなわちMT1-MMPは，間質組織の主要な構成成分であるI型コラーゲンに対する強力な分解活性に加えて，基底膜中のIV型コラーゲンを分解するMMP-2の特異的な活性化因子としても働くため，がん細胞の浸潤性を促進する主要なMMPであると考えられている[8]．

　MT1-MMPは正常上皮細胞では発現しておらず，がん化に伴って発現が誘導される．がん細胞のなかでも，低浸潤性の上皮様形態を残すがん細胞では発現が認められず，EMT（**1**参照）様の変化をきたした間葉系細胞の形態を示すがん細胞に高発現している．このようなEMTによるMT1-MMPの発現誘導はSnailやWnt/β-カテニンを介したシグナル経路によることも明らかにされている．

　MMP以外にも，ゼラチン分解性のプロテアーゼ複合体であるセパレースやセリンプロテアーゼであるu-PA（ウロキナーゼ型プラスミノーゲン活性化因子）などの，細胞膜表層プロテアーゼの関与も報告されている．

表3 MMPの基質となるECM成分

名称	別称	基質
MMP1	コラーゲナーゼ-1	Ⅰ, Ⅱ, Ⅲ, Ⅹ型コラーゲン
MMP2	ゼラチナーゼA	ゼラチン, Ⅳ, Ⅴ, Ⅶ, Ⅺ型コラーゲン, ラミニン, フィブロネクチン
MMP3	ストロメライシン-1	プロテオグリカン, Ⅲ, Ⅳ, Ⅶ, Ⅸ型コラーゲン, ラミニン
MMP7	マトリライシン	プロテオグリカン, ゼラチン, フィブロネクチン, エラスチン, Ⅳ型コラーゲン, ラミニン
MMP8	コラーゲナーゼ-2	Ⅰ, Ⅱ, Ⅲ型コラーゲン
MMP9	ゼラチナーゼB	ゼラチン, Ⅲ, Ⅳ, Ⅴ型コラーゲン, フィブロネクチン
MMP10	ストロメライシン-2	Ⅲ, Ⅳ, Ⅴ型コラーゲン, フィブロネクチン
MMP11	ストロメライシン-3	フィブロネクチン, ラミニン, プロテオグリカン
MMP12	マクロファージエラスターゼ	エラスチン
MMP13	コラーゲナーゼ-3	Ⅰ, Ⅱ, Ⅲ型コラーゲン
MMP14	MT1-MMP（膜型）	Ⅰ, Ⅱ, Ⅲ型コラーゲン, ゼラチン, ラミニン, フィブロネクチン, ビトロネクチン
MMP15	MT2-MMP（膜型）	Ⅰ型コラーゲン, フィブロネクチン, テネイシン, アグリカン, ナイドジェン, パールカン
MMP16	MT3-MMP（膜型）	Ⅰ, Ⅱ型コラーゲン, ゼラチン, フィブロネクチン
MMP17	MT4-MMP（膜型）	ゼラチン, フィブリン
MMP18	コラーゲナーゼ-4	不明
MMP19	ストロメライシン-4	不明
MMP20	エナメライシン	アメロゲニン, ゼラチン
MMP23	CA-MMP	不明
MMP24	MT5-MMP（膜型）	ゼラチン, フィブロネクチン, ラミニン1, コンドロイチン硫酸プロテオグリカン
MMP25	MT6-MMP（膜型）	Ⅳ型コラーゲン, フィブロネクチン, フィブリン, ゼラチン
MMP26	マトリライシン-2	不明
MMP27	-	不明
MMP28	エピライシン	不明

細胞運動とECM分解を連動させる分子機構

　がん細胞は浸潤する過程で物理的な障壁となるECMを無作為に破壊するわけではなく，移動に必要な最小限のスペースを確保できる程度に，効率的にECMを分解していることが明らかにされつつある．そこには，浸潤先端部にECM分解酵素を配置し，分解方向に細胞体を押し出す，精密な制御メカニズムが存在しており，Rho GTPaseによる細胞骨格の再編成とMMPによるECM分解が協調的に働いていると考えられている．

　高浸潤性のがん細胞をECMの上で培養すると，アクチンがドット状に濃縮した構造体が形成される．このドット状アクチン集積部位には，コルタクチンやN-WASP，Arp2/3複合体などのアクチン骨格の再編成に関与する分子やMT1-MMPも集積している．このようなアクチンが集積した構造体を浸潤突起（invadopodia）とよぶ[9]．

　がん細胞は，浸潤突起を形成してECMを局所的に分解し，生まれたスペースに細胞体をもぐりこませるように移動することで効率的に浸潤・転移を起こすと考えられる．つまり，浸潤突起は単にECMを分解するだけではなく，細胞運動の先端面としての役割ももっている．そのため浸潤突起は，ECM分解と同時に，運動を促進する細胞骨格の再編成も制御していると考えられる．

　浸潤突起は培養ディッシュ上でのみ観察されるアーティファクトではなく，生体内においても *in vivo* イメージングを用いて観察されている．また，実験動物を用いたがん転移モデルでも浸潤

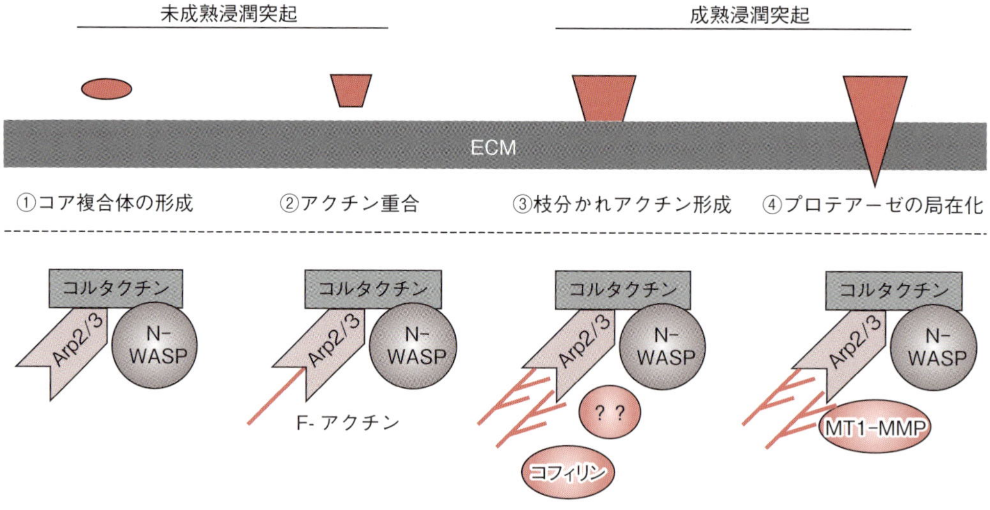

図4　浸潤突起形成の概要

浸潤突起の形成では，最初にコルタクチンやArp2/ 3複合体，N-WASPで形成されるコア複合体が形成される（①）．続いて，コア複合体でのアクチン重合が誘導され，アクチンフィラメントが連結された浸潤突起が形成される（②）．この段階ではまだ未成熟な浸潤突起であり，ECM分解能はない．続いてアクチンフィラメントの再編成が起こり，浸潤突起上に枝分かれアクチンが形成される（③）．最終段階では，MT1-MMPなどのプロテアーゼがエクソソームによって集積されて，ECM分解性の成熟型浸潤突起が形成される（④）

突起の形成を阻害することでがん転移が抑制されることが報告されている．したがって，生体内でのがん浸潤メカニズムを反映したものであると考えられる．

　浸潤突起を介したがん浸潤は，①浸潤突起の前駆体の形成，②浸潤突起の成熟，③ECM分解と細胞骨格の再編成，④ECM分解方向への細胞体の移動，の4段階を経て成立すると考えられている．

1）浸潤突起の前駆体の形成

　浸潤突起は，①コルタクチンやArp2/3複合体，N-WASPが結合したタンパク質複合体を前駆体（コア複合体の形成）として，②アクチンの重合，③枝分かれアクチン形成，④MT1-MMPなどのプロテアーゼの局在化によって形成される（図4）．枝分かれアクチンの形成の前後で，未成熟型と成熟型に区別される．未成熟型は浸潤突起の前駆体であると考えられている．

　このような前駆体は，細胞膜近傍でコルタクチンがラウス肉腫ウイルス由来のがん原遺伝子産物であるチロシンキナーゼSrcによってリン酸化され，N-WASPやArp2/3複合体と結合して形成される（図5A）．浸潤突起の前駆体の形成は，がん細胞でよく亢進が認められるEGF- EGF受容体（Growth Factor Receptor：GFR）を介したシグナル伝達経路によって誘導されることが報告されている．特に，がん細胞から分泌されるコロニー刺激因子1（colony stimulating factor 1：CSF1）によって，周辺に局在するマクロファージからのEGFの分泌が促進され，その結果，がん細胞にEGF-EGF受容体を介したシグナル応答が誘導される．このようなパラクラインループによって，がん細胞の浸潤突起形成が誘導されると考えられている．

2）浸潤突起の成熟

　前駆体の形成に続いて，コルタクチンやArp2/3複合体，N-WASPなどのアクチン調節タンパ

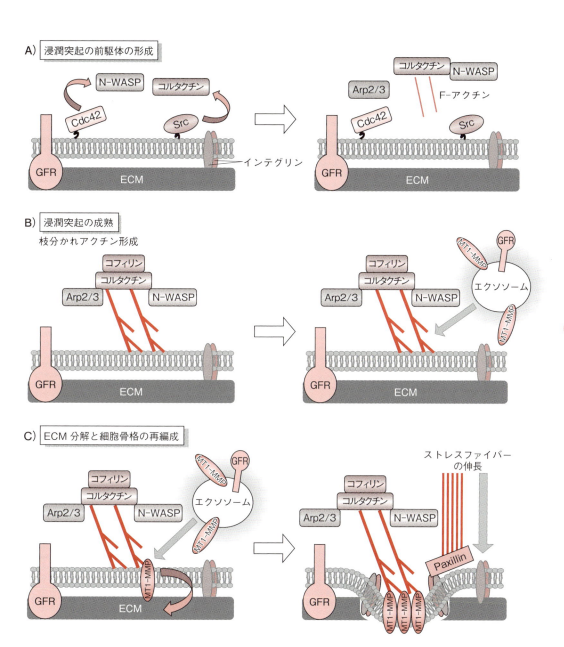

図5 浸潤突起によるECM分解の分子メカニズム
浸潤突起はA）前駆体の形成，B）成熟を経て，ECM分解性のタンパク質複合体を形成する．浸潤突起では，C）ECM分解と細胞骨格の再編成が連動して起こり，ECM分解の方向にストレスファイバーが伸長し，細胞体の移動が起こると考えられる

ク質の活性化によって，浸潤突起の前駆体から枝分かれアクチンが形成される（図5B）．続いて，浸潤突起の枝分かれアクチン近傍にMT1-MMPなどのプロテアーゼがエクソソームを介して集積する．この際，浸潤突起形成とエクソソーム分泌の間にポジティブフィードバックループが存在することが明らかとなっている[10]．

3）ECM分解と細胞骨格の再編成

　　浸潤突起に運ばれたMT1-MMPなどのプロテアーゼによって，ECMが分解される．このとき，細胞内ではアクチン線維の再編成が起こっており，ECMの分解方向にストレスファイバーの伸長による細胞膜の突起の伸展が起こる（図5C）．このとき，ストレスファイバーはパキシリンなどのアダプター分子を介して，インテグリンに連結されていると考えられる．

　　電子顕微鏡を用いた解析から浸潤突起には分解されたECMを多く含むファゴソームが観察されている．したがって，分解されたECMは細胞内に取り込まれていると考えられるが，そのような現象の意義はまだわかっていない．

4）ECM分解方向への細胞体の移動

　　ECMを分解した細胞は，細胞骨格の再編成によって尾部を浸潤方向に引き寄せながら，先端部では浸潤突起によってECMを分解していると考えられる．この結果，ECMを分解しながらの浸潤方向への移動が効率的に起こっていると考えられる．

（星野大輔，室井敦，清木元治，越川直彦）

参考文献

1 ）Buccione R, et al：Invadopodia：specialized tumor cell structures for the focal degradation of the extracellular matrix. Cancer Metastasis Rev, 28：137–149, 2009

2 ）Yamaguchi H, et al：Cell migration in tumors. Curr Opin Cell Biol, 17：559–564, 2005

3 ）Yilmaz M & Christofori G：Mechanisms of motility in metastasizing cells. Mol Cancer Res, 8：629–642, 2010

4 ）Mitra SK & Schlaepfer DD：Integrin–regulated FAK–Src signaling in normal and cancer cells. Curr Opin Cell Biol, 18：516–523, 2006

5 ）Pollard TD & Borisy GG：Cellular motility driven by assembly and disassembly of actin filaments. Cell,
112：453–465, 2003

6 ）Mogilner A & Keren K：The shape of motile cells. Curr Biol, 19：R762–R771, 2009

7 ）Kessenbrock K, et al：Matrix metalloproteinases：regulators of the tumor microenvironment. Cell, 141：52–67, 2010

8 ）Itoh Y & Seiki M：MT 1 –MMP：a potent modifier of pericellular microenvironment. J Cell Physiol, 206：1–8, 2006

9 ）Hoshino D, et al：Signaling inputs to invadopodia and podosomes. J Cell Sci, 126：2979–2989, 2013

10）Hoshino D, et al：Exosome secretion is enhanced by invadopodia and drives invasive behavior. Cell Rep, 5：1159–1168, 2013

Chapter 5
2 上皮間葉転換（EMT）

同一の細胞が，高い細胞接着性と厳格な細胞極性をもつ上皮細胞の状態から，細胞移動能の亢進した間葉細胞の状態へと変化する上皮間葉転換（EMT）は，個体発生に必須の細胞内在性プログラムである．がん細胞における病的な上皮間葉転換の活性化は，特にがんの浸潤や転移の過程に関与するとされる．また，上皮間葉転換に関連する分子の発現異常はがんの予後不良因子である．近年の研究から，上皮間葉転換はがんの浸潤・転移のみならず，がん幹細胞の機能維持や化学療法に対する薬剤耐性の獲得，あるいはがん免疫系の制御とも関連する細胞プログラムとしてもさらに注目されている．

概念図

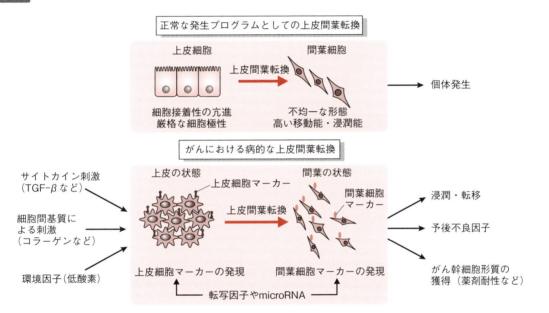

1 発生における上皮間葉転換

　一般に，上皮細胞は，①周囲の細胞や基底膜との細胞接着性の亢進，②厳格な細胞極性の存在，③上皮細胞マーカーの発現で特徴づけられる．一方，間葉細胞は，周囲の細胞との接着能が低く，形態が不均一で，ダイナミックな移動能や細胞外基質への浸潤能を示す（図1A）．

> **Memo**
> 《細胞極性》
> 同一細胞内でみられる，空間的な位置に対応した機能分化のこと．厳格な細胞極性により，上皮細胞における頭頂側と基底膜側，あるいはニューロンの軸索突起のような機能分化が認められる．

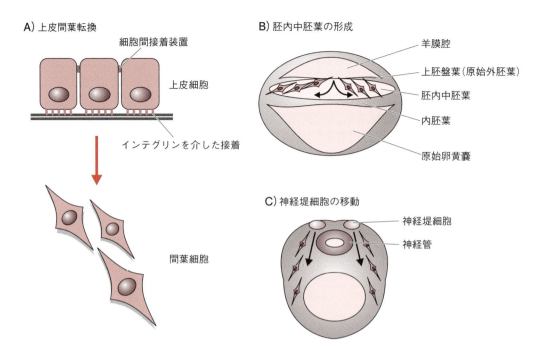

図1　発生における上皮間葉転換の役割
A) 上皮細胞は，細胞同士や細胞と基底膜間での高い接着性と，厳格な細胞極性を特徴とし，秩序だった組織の形成に働く．上皮間葉転換により間葉細胞に変化すると，これらの性質を失い，高い浸潤能や移動能を獲得する．B) ヒトでは発生第3週に，上皮間葉転換を起こした細胞が上胚盤葉（原始外胚葉）と内胚葉の間に侵入し，中胚葉組織が形成される．C) 発生第4週に，外胚葉性細胞群からなる神経堤から発生する間葉細胞群は，特に高い移動能を示し，神経節や顔面骨格の一部など多彩な細胞群の原基となる

　ヒトの胚内中胚葉は，個体発生の第3週に上胚盤葉の原始線条領域にある上皮組織より，上皮間葉転換（epithelial-mesenchymal transition：EMT）を経て形成される間葉組織であり，ダイナミックな移動を繰り返し，体節や椎体の形成，筋肉の形成，さらには，血管や血球，リンパ管などの形成に至る（図1B）．発生第4週に神経管の背外側に発生する外胚葉性細胞群からなる神経堤に由来する間葉細胞は，高い移動能をもち，神経節を構成する神経細胞や副腎髄質，メラニン産生細胞，顔面の骨格の一部など多彩な細胞群をつくり出す（図1C）．また，腎臓，肝臓，歯の発生などの過程では，上皮細胞は間葉細胞と相互作用して，臓器形成にかかわる（上皮間葉相互誘導）．逆に，間葉細胞から上皮細胞に変化する間葉上皮転換は，腎臓のネフロンの原型となる腎小胞の形成の過程でみられる．このように，上皮間葉転換，間葉上皮転換，および上皮間葉相互誘導は，細胞に内在された発生プログラムであるといえる．

2 がんにおける病的な上皮間葉転換

1）がんの浸潤・転移

　がん細胞が血行性やリンパ行性に遠隔臓器に転移する場合には，①原発巣からの離脱と間質への浸潤，②血管やリンパ管内への侵入，③転移先臓器の血管やリンパ管への定着，④血管外やリンパ管外への移動，⑤転移先臓器での定着と増殖という過程を経るとされる．上皮間葉転換は，このような転移の複雑な過程におけるがん細胞の挙動を説明できるメカニズムの1つである（図2A）．

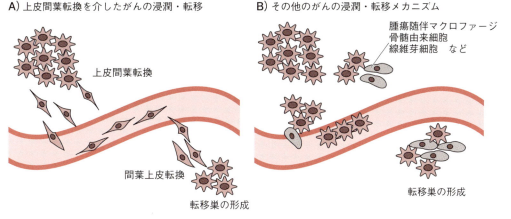

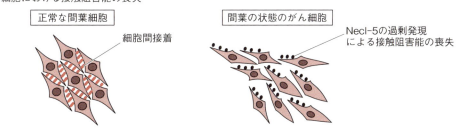

図2　がんにおける病的な上皮間葉転換

A) 上皮間葉転換を介したがんの浸潤・転移メカニズム．上皮間葉転換により，高い移動能を獲得したがん細胞は，がん組織周囲の間質へ浸潤し，さらに血管やリンパ管内に侵入するとされる．血液中を循環するがん細胞は，転移先臓器で血管外に移動し，間葉上皮転換を経て転移巣の形成にかかわると推測される．　B) その他のがんの浸潤・転移メカニズム．がん細胞の浸潤や管腔内への侵入の過程では，腫瘍随伴マクロファージや骨髄由来細胞，線維芽細胞などとがん細胞との協調作用がみられることが報告されている．また，骨髄由来細胞による転移先での微小環境の形成や，がん細胞の集団移動もがんの浸潤・転移を説明するメカニズムとして提唱されている．　C) がん細胞における接触阻害能の喪失．正常の間葉細胞と異なり，間葉の状態のがん細胞は，細胞同士が密に接触するようになっても細胞増殖が停止しないため，異常な増殖や浸潤を起こす（接触阻害能の喪失）．がん細胞におけるNecl-5の過剰発現は，異常な増殖シグナルの亢進を通じて接触阻害の過程を妨げる

　特に，がん組織から周囲の間質へがん細胞が浸潤する過程や血管内皮やリンパ管内皮を通過して管腔内に入る過程，さらには転移先臓器における管腔外への移動には，上皮間葉転換による間葉細胞の形質の獲得が重要であると考えられる．実際，間葉細胞の形質をもつがん細胞は，胃の未分化がんや，乳腺の硬がんなど悪性度が高く浸潤性の高いがんでみられる．また，上皮間葉転換を誘導する代表的なサイトカインであるTGF-βの阻害により，マウスモデルでの腫瘍形成や，血管内浸潤および転移が抑えられることが示されている[1]．一方，原発巣と転移巣のがん組織は組織学的に非常に類似した形態を示すことから，転移先臓器で定着したがん細胞は，間葉上皮転換を起こして上皮細胞の形質を獲得し転移巣の形成に関与すると考えられるが，この過程が実際に存在するかは証明されていない（図2A）．

　実際には，がん細胞は単独で移動するわけではなく，他の間質細胞などと協調して浸潤，転移するという知見も示されている（図2B）．特に腫瘍の血管内浸潤には，腫瘍随伴マクロファージや骨髄由来細胞との協調作用が報告されている[2]．がん細胞が間質中を移動する際には，細胞外

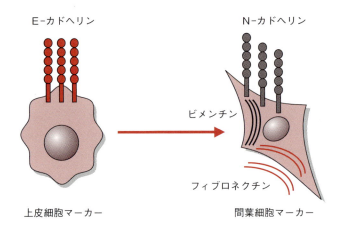

図3　上皮細胞マーカーと間葉細胞マーカー
上皮細胞の細胞接着分子であるE-カドヘリンは代表的な上皮細胞マーカーである．細胞内および細胞外基質に存在するビメンチン，フィブロネクチンや，細胞接着分子であるN-カドヘリンなどは間葉細胞マーカーとして用いられる

基質の分解作用をもつ間質の線維芽細胞が先導するという知見，がん細胞が細胞集塊として間質に浸潤しさらに血管内に遊離するという知見（細胞の集団移動：collective cell migration）[3]や，がん細胞が転移する場所には，あらかじめがんの生育に適した微小環境が転移先に形成されるという知見[4]は，がんの浸潤や転移の過程においてがん細胞と正常組織由来の細胞と協調関係が重要であることを示唆している（図2B）．近年，上皮間葉転換を抑制しても，遠隔臓器へのがん転移は変わらないという報告[5,6]もあり，がん細胞の転移を理解するうえでは，上皮間葉転換のみならず，がん細胞同士や，がん細胞と間質細胞などとの協調関係も含めて，さらに検討をすすめることが必要である．

2）がんにおける接触阻害能の喪失

接触阻害は，細胞の増殖および運動により細胞同士が密に接触するようになると，細胞増殖が停止する現象である．発生の段階でみられる正常の間葉細胞と異なり，上皮間葉転換により間葉の状態になったがん細胞では接触阻害が起こらないために，異常な細胞増殖，浸潤および転移を起こすと考えられる．ネクチン（nectin）やNecl-5（ネクチン様分子-5）は，接触阻害能の制御にかかわる細胞表面タンパク質である．そのなかでも特に，変異した細胞でみられるNecl-5の過剰発現は，接触阻害能の喪失を介して，がん細胞の増殖，浸潤および転移に関与する（図2C）[7]．

3 上皮細胞マーカーと間葉細胞マーカー

がんにおける病的な上皮間葉転換により，①細胞浸潤能の亢進，②細胞接着性の低下，③細胞極性の変化，④薬物抵抗性の上昇，⑤幹細胞性の獲得，など多岐の現象が起こるとされる．上皮細胞のマーカー（E-カドヘリンなど）の発現低下と間葉細胞のマーカー（ビメンチンやN-カドヘリンあるいはフィブロネクチンなど）の発現上昇は，がん細胞における上皮間葉転換の指標として汎用される（図3）．また，E-カドヘリンの発現制御にかかわる転写因子の発現量を解析するアプローチもみられる．しかし，細胞表面マーカーの発現の変化はその分子機構の一部を説明するにすぎず，がん細胞では，これらのマーカーの発現のみでは上皮間葉転換の状態を規定するこ

とが困難な状態も存在する.

1）E-カドヘリン

E-カドヘリンはカルシウム依存性の細胞接着分子であり，ほとんどの上皮細胞に発現する．E-カドヘリンは細胞間で相互に結合し，接着結合（adherens junction）とよばれる細胞間接着構造の形成にかかわる．E-カドヘリンの細胞内ドメインは，p120カテニンやβ-カテニンと結合し，アクチン細胞骨格と結合する．上皮間葉転換に伴うE-カドヘリンの発現低下は，β-カテニンの核内移動を促し，がん細胞の増殖シグナルを活性化する．特定のタイプの胃がんや乳がん（小葉性乳がん）でE-カドヘリンの遺伝子変異がみられる．Snail，ZEB1/2，TwistなどE-カドヘリンの発現を抑制する多くの転写因子が知られており，がんにおけるこれらの発現上昇が報告されている．また，乳がん，食道がん，頭頸部がんなど各種のがんにおいてE-カドヘリンの発現低下はがんの進展と転移にかかわる予後不良因子である．

2）ビメンチン

ビメンチンは線維芽細胞や血管内皮細胞，筋細胞など間葉系細胞の細胞内骨格を形成する主要な中間径フィラメントである．病理組織検査において，上皮組織と間質組織を区別するマーカーとして汎用される．

3）N-カドヘリン

N-カドヘリンはE-カドヘリンと同じくカルシウム依存性の細胞接着分子である．発生過程において神経のシナプス形成や，骨，軟骨，筋組織への分化にかかわる．N-カドヘリンを強制発現させた細胞では，E-カドヘリンの発現低下，細胞の運動性の上昇，細胞の浸潤能の亢進など，上皮間葉転換を起こした細胞に類似した変化が起こることが観察されている．

4）フィブロネクチン

フィブロネクチンは，細胞内，細胞外，血清中に存在し，インテグリンやコラーゲンなどと結合して，細胞接着や，細胞の移動，増殖や分化など幅広い過程にかかわる．特に，線維芽細胞を中心とした細胞から分泌されたものが細胞外基質の形成にかかわる．

4 上皮間葉転換を誘導する細胞外因子

がんは周囲の微小環境と相互に影響しながら進展する．がん細胞やがん関連線維芽細胞（cancer-associated fibroblast：CAF）などはサイトカインやシグナル伝達物質，細胞外基質を分泌し，がんにおける病的な上皮間葉転換を誘導するとされる．そのなかでも特にTGF-βによる上皮間葉転換の誘導が最もよく研究されている（図4）.

1）TGF-β

TGF-β（transforming growth factor-β）は最初に上皮間葉転換の誘導因子として報告されて以来，最も研究が進んでいる代表的なサイトカインである．TGF-βには，がん遺伝子*MYC*の発現抑制や細胞周期抑制タンパク質p21の発現増加を介した細胞増殖抑制，細胞外基質の産生，アポトーシスの誘導，免疫抑制などさまざまな作用が認められる．がんに対しては，特にがんの初期段階では腫瘍抑制的に働くが，がんの進行とともにがんの悪性化に関与するという二面性をもつ.

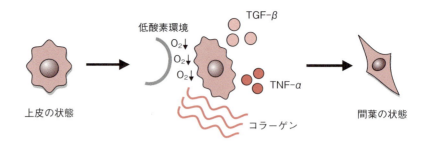

図4　がんにおける上皮間葉転換を誘導する細胞外因子
がんにおける病的な上皮間葉転換は，がん細胞やがん関連線維芽細胞より分泌されるサイトカインや細胞外基質からの刺激などにより誘導される

TGF-βは，転写抑制因子であるTwist，Snail，Slug，ZEB1/2などの発現上昇を介してE-カドヘリンの発現を抑制するとともに，接着結合の形成および維持を阻害して上皮間葉転換を促進する．TGF-βによる細胞間接着の抑制には，NotchやWntシグナル系の活性化，RhoAの分解，転写抑制因子Slugの活性化によるデスモソームの構成タンパク質の発現抑制が関与しているとされる．さらに，TGF-βはアンジオポエチン様4（angiopoietin-like 4）の発現を誘導することで肺の血管透過性を変化させ，上皮間葉転換を伴うがん細胞の血管外遊出を促進する．これらの作用により，TGF-βは，細胞接着能の低下，細胞の運動能や浸潤能の亢進，および血管外遊出を促進し，がんの進展や転移に幅広く関与する．

2）I型コラーゲン

腫瘍間質では，正常組織と比べより多くのI型コラーゲンの沈着がみられる．I型コラーゲンの沈着は，がん細胞の上皮間葉転換を誘導し，がん細胞の浸潤能を亢進させる．また，コラーゲンやエラスチンの架橋を促進する酵素であるリジル基酸化酵素（LOX）の働きにより，細胞外基質の硬化性が高まり，がん細胞内でのPI3K/AKTシグナル伝達経路が活性化されて細胞の浸潤能や生存能が高まることが報告されている．

3）TNF-α

白血球や線維芽細胞より産生されるTNF-α（tumor necrosis factor-α）は，炎症や免疫反応など各種の現象に関連するNF-κBを活性化し，SnailやZEB1/2の発現を誘導する．

4）低酸素

低酸素環境は転写因子HIF-1αの発現を誘導する．HIF-1αはさらにSnail，Slug，Twistなどの転写因子，細胞外基質分解酵素（MMP），LOX，受容体型チロシンキナーゼMETの発現亢進，およびE-カドヘリン発現低下を介して，がん細胞の浸潤および上皮間葉転換を促進する．

5　上皮間葉転換の誘導にかかわる細胞表面受容体

各種の受容体型チロシンキナーゼのほか，個体発生や幹細胞の維持機能と関連するWntシグナルやNotchシグナルが上皮間葉転換を誘導することが知られている（図5）．

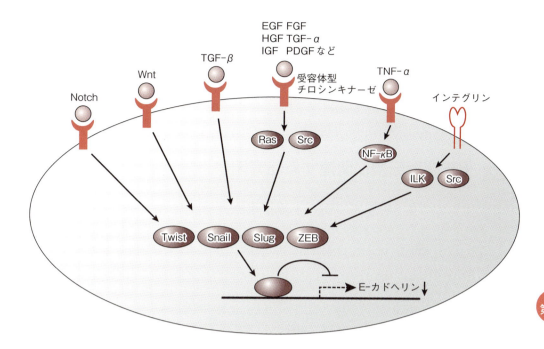

図5 上皮間葉転換の誘導にかかわる細胞表面受容体と転写因子
TGF-βにより活性化されるシグナル伝達系，各種の受容体型チロシンキナーゼ，インテグリンなどからの刺激で，転写因子Twist，Snail，SlugやZEB1/2の発現が誘導される．これらの転写因子の発現による間葉細胞の形質の誘導には，少なくともE-カドヘリンの発現抑制が関与する

1）受容体型チロシンキナーゼ

EGF（epidermal growth factor），FGF（fibroblast growth factor），HGF（hepatocyte growth factor），TGF-α，IGF-2（insulin-like growth factor 2），PDGF（platelet-derived growth factor）などの各種リガンドによる受容体型チロシンキナーゼの活性化が，非受容体型チロシンキナーゼSrcや低分子量GタンパクRasの活性化を介して，上皮間葉転換を誘導する．EGF受容体を含むErbB受容体は上皮間葉転換の誘導に関与し，そのなかでも，特にErbB2/ErbB3の働きは，腫瘍抑制因子である細胞表面タンパク質Necl-2やNecl-4により抑制される[8]〜[10]．また，HGFに対する受容体型チロシンキナーゼであるMETの発現亢進は乳がんの少なくとも20〜30％にみられ，予後不良因子である．

2）Wntシグナル

幹細胞やがん幹細胞の維持にかかわるWntシグナルは，上皮間葉転換の誘導にも関与する．Wntシグナル系は，β-カテニンとTcf/Lefを介する古典的経路（β-カテニン経路）だけでなく，protein kinase Cが関与する経路も介して，ビメンチンの発現誘導および，E-カドヘリンの転写抑制因子SnailやSlugの発現誘導に働く．Wntの発現亢進は，基底型クローディン低発現型乳がんにおける予後不良因子である．

3）Notchシグナル

Notchシグナルは，Wntシグナルとともに，幹細胞の維持にかかわるシグナル伝達系である．

Notchシグナルの活性化は，Snailの発現を誘導し，E–カドヘリンの発現を抑えることで上皮間葉転換を促進する．

4）インテグリン

インテグリンを介したインテグリン結合キナーゼ（integrin–linked kinase：ILK）やSrcの活性化は，Snailの発現を誘導し，上皮間葉転換を促進する．

6 上皮間葉転換に関連する転写因子

上皮間葉転換に関連する細胞内因子としては，E–カドヘリンの発現を直接制御する転写因子を中心に解析が進んでいる．発生の過程において中胚葉への運命を規定する転写因子であるTwist，Snail，Slugは，上皮間葉転換に関連する特に重要な転写因子である（図5）．

1）Twist

Twistは中胚葉系の遺伝子の活性化に働く塩基性ヘリックス・ループ・ヘリックス（bHLH）型転写因子であり，発生の過程では，原腸陥入，中胚葉の分化と神経堤の細胞移動に関与する．Twistは，E–カドヘリンの転写を抑制し，同じく上皮間葉転換に関連する転写因子であるSnailの発現を誘導し維持する[11]．さらに，幹細胞の自己再生にかかわるポリコームタンパク質であるBMI1のTwist1による発現制御は，上皮間葉転換とがん幹細胞を結びつける分子機構の1つである可能性がある[12]．また，Twistの発現亢進は，食道がんの予後不良因子であることが報告されている．

2）Snail（Snai1）

Snailは，プロモーター領域のEボックス配列を介してE–カドヘリンの転写を抑制するZnフィンガー型転写因子である．Snailは，中胚葉系の組織で遺伝子発現を抑制する転写抑制因子であり，原腸陥入の過程にも関与する．

3）Slug（Snai2）

SlugはSnailと同様にE–カドヘリンの発現を抑制するZnフィンガー型転写抑制因子であり，中胚葉性運命の誘導因子として知られる．SnailおよびSlugの発現亢進は乳がんや卵巣がんの予後不良因子である．

4）ZEB1，ZEB2

ZEB1/2（Zinc–finger E–box binding homeobox1/2）はE–カドヘリンの転写を抑制する代表的な転写抑制因子であり，microRNA（miRNA）によりその発現が制御されることからも特に注目されている．ZEB1/2の発現は，エストロゲン，プロゲステロン，TGF–β，TNF–α，低酸素などにより誘導される．また，各種のヒトの腫瘍においてZEB1/2の発現異常が認められる．一般に，腫瘍の先進部や間質に浸潤したがん細胞ではZEB1の発現がみられ[13]，ZEB1の発現亢進はがん患者の予後不良因子とされる．

7 上皮間葉転換にかかわるmiRNA

miRNAは，約20塩基からなる小RNAであり，ヒトのゲノム上には1,000種ほどが存在すると

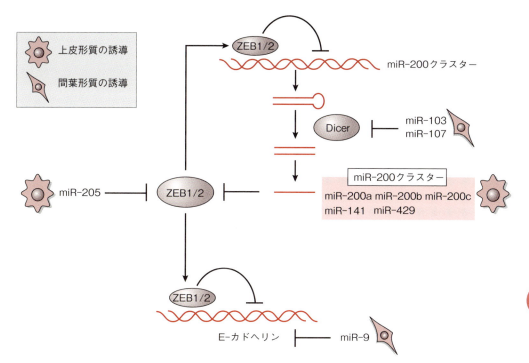

図6　上皮間葉転換の誘導にかかわるmiRNA
E-カドヘリンの発現抑制に関与する転写因子ZEB1/2とmiR-200クラスターはダブルネガティブフィードバックループを形成している．また，miRNAの生成にかかわる酵素であるDicerやE-カドヘリンを標的としてがん細胞における上皮間葉転換を誘導するさまざまなmiRNAが知られている

される．2001年にlet-7miRNAが，多くの種で保存されていることが示されて以来，その研究は急速に拡大した．miRNAは，mRNAの3'非翻訳領域に結合し，標的遺伝子からタンパク質への翻訳の過程を抑制する．miR-200b－miR-200a－miR-429およびmiR-200c－miR-141からなるmiR-200クラスターは，転写抑制因子であるZEB1/2をターゲットとする重要なmiRNAクラスターである（図6）．

1）miR-200クラスター

　　miR-200クラスターに属するすべてのmiRNAおよびmiR-205は，ZEB1/2の発現を抑制する作用があり，さらにZEB1/2は，E-カドヘリンおよびmiR-200クラスターmiRNAの発現を抑制する（図6）．miR-200クラスターとZEB1/2の間のダブルネガティブフィードバックループは，上皮間葉転換および間葉上皮転換の過程の制御にかかわる．さらに，miR-200クラスターは，幹細胞性に関連するポリコームタンパク質BMI1の発現を制御することから，上皮間葉転換と幹細胞性の制御を結びつけるきわめて重要なmiRNAであると考えられる[14]．miR-200cの発現低下は，非小細胞性肺がんの浸潤性の増大，転移の増大と関連し，膵がんにおいては予後不良因子であることが示されている．

2）miR-103，miR-107

　　miR-103とmiR-107はDicerの発現抑制を介して，miR-200クラスターmiRNAの発現低下を

起こし，上皮間葉転換を誘導する．miR-103とmiR-107の発現は，がんの転移を促進する予後不良因子である．

3）miR-9

がん遺伝子*MYC*により誘導されるmiR-9は，E-カドヘリンの発現を抑制し，Wntシグナルを活性化することで，がん細胞の転移を促進する．

4）miR-10b

miR-10bは上皮間葉転換に関連する転写因子Twistにより誘導されるmiRNAであり，特に乳がんの浸潤・転移に関連することが示されている．miR-10bの過剰発現によってPTEN（phosphatase and tensin homolog）の発現が抑制され，AKTシグナルの活性化により上皮間葉転換が起きることやがん幹細胞の幹細胞マーカーが上昇することが知られている．

8 上皮間葉転換とがんの悪性化

2008年にR. A. Weinbergらは上皮間葉転換を誘導された細胞が，正常幹細胞およびがん幹細胞としての形質を獲得することを報告した[15]．この報告により，高い腫瘍原性や薬物耐性能で特徴づけられるがん幹細胞の性質を，がんの浸潤や転移にかかわる上皮間葉転換と関連づけて解析する研究が進展している．また，上皮間葉転換に関連する転写因子は，がん抑制因子p53やRBを介したシグナル伝達系を抑制することで，細胞老化と細胞死を抑制し[16]，薬剤耐性遺伝子の発現変化を介して，化学療法に対する薬剤耐性を誘導する[5][6]．さらに，上皮間葉転換に関連する転写因子の活性化は炎症性サイトカインや免疫抑制性のサイトカインの発現誘導を介して，がん微小環境に浸潤するがん免疫システムを抑えることで，がんに対して促進的に作用することが報告されるなど[17]，上皮間葉転換ががんの悪性化の多面的な局面に関与することが明らかになりつつある．

近年上皮間葉転換は，上皮と間葉という2つの状態間の転換というよりも，上皮細胞状態から複数の中間の混成状態の腫瘍亜集団が存在することが見出され，それぞれ状態で異なった可塑性，浸潤性，転移能を有していることが明らかになった[18]．今後，上皮間葉転換ががんの転移や悪性化にどのように寄与するか，さらにがん治療において上皮間葉転換をどのように標的とするかについてさらなる研究が期待される．

（下野洋平，亀山武志，水谷清人，高井義美）

参考文献

1）Dumont N & Arteaga CL：Targeting the TGF beta signaling network in human neoplasia. Cancer Cell, 3：531–536, 2003

2）Wyckoff JB, et al：Direct visualization of macrophage-assisted tumor cell intravasation in mammary tumors. Cancer Res, 67：2649–2656, 2007

3）Rørth P：Collective cell migration. Annu Rev Cell Dev Biol, 25：407–429, 2009

4）Psaila B & Lyden D：The metastatic niche：

adapting the foreign soil. Nat Rev Cancer, 9：285–293, 2009

5）Fischer KR, et al：Epithelial-to-mesenchymal transition is not required for lung metastasis but contributes to chemoresistance. Nature, 527：472–476, 2015

6）Zheng X, et al：Epithelial-to-mesenchymal transition is dispensable for metastasis but induces chemoresistance in pancreatic cancer. Nature, 527：

525–530, 2015

7） Takai Y, et al：The immunoglobulin-like cell adhesion molecule nectin and its associated protein afadin. Annu Rev Cell Dev Biol, 24：309–342, 2008

8） Kawano S, et al：Silencing of ErbB3/ErbB2 signaling by immunoglobulin-like Necl-2. J Biol Chem, 284：23793–23805, 2009

9） Sugiyama H, et al：Interaction of Necl-4/CADM4 with ErbB3 and integrin $\alpha6 \beta4$ and inhibition of ErbB2/ErbB3 signaling and hemidesmosome disassembly. Genes Cells, 18：519–528, 2013

10） Mizutani K, et al：Nectin-like molecule-4/cell adhesion molecule 4 inhibits the ligand-induced dimerization of ErbB3 with ErbB2. Sci Rep, 7：11375, 2017

11） Leptin M：twist and snail as positive and negative regulators during Drosophila mesoderm development. Genes Dev, 5：1568–1576, 1991

12） Yang MH, et al：Bmi1 is essential in Twist1-induced

epithelial-mesenchymal transition. Nat Cell Biol, 12：982–992, 2010

13） Sánchez-Tilló E, et al：ZEB1 represses E-cadherin and induces an EMT by recruiting the SWI/SNF chromatin-remodeling protein BRG1. Oncogene, 29：3490–3500, 2010

14） Shimono Y, et al：Downregulation of miRNA-200c links breast cancer stem cells with normal stem cells. Cell, 138：592–603, 2009

15） Mani SA, et al：The epithelial-mesenchymal transition generates cells with properties of stem cells. Cell, 133：704–715, 2008

16） Puisieux A, et al：Oncogenic roles of EMT-inducing transcription factors. Nat Cell Biol, 16：488–494, 2014

17） Terry S, et al：New insights into the role of EMT in tumor immune escape. Mol Oncol, 11：824–846, 2017

18） Nieto MA, et al：EMT：2016. Cell, 166：21–45, 2016

Chapter 5

3 血管とリンパ管

がんの微小環境において，がんの増大ならびに遠隔臓器への転移に重要な役割を果たす腫瘍血管とリンパ節転移の主要経路となるリンパ管はがん治療を考えるうえで重要な標的である．近年の研究により，両者の形成を調節するシグナル因子群の多くが明らかになり，血管新生因子であるVEGF-Aとその受容体（VEGFR2）に対する阻害薬は，すでにさまざまな固形がんに対して臨床レベルで使用されている．さらに近年では腫瘍血管は抗がん剤や活性化Tリンパ球をがん細胞へ届けるためのパイプラインとしてもとらえられており，腫瘍血管を正常化して抗がん剤の作用やがん免疫療法を亢進する方法に注目が集まっている．また，腫瘍血管内皮細胞の特殊性も近年明らかになりつつある点であり，腫瘍血管内皮細胞から分化したがん関連線維芽細胞ががん細胞の増殖を促すという知見も得られている．このように急速に解明が進む腫瘍血管新生に比べて，リンパ管新生の研究の歴史はまだ浅いが，近年急速に研究が進み，リンパ管新生において重要な役割を果たすVEGF-C/VEGFR3シグナルを標的としたがんのリンパ節転移の抑制に期待が集まっている．

概念図

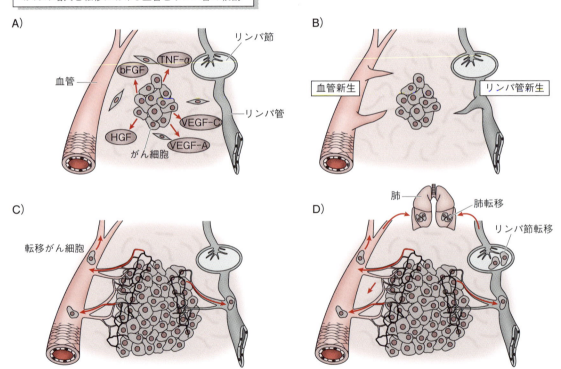

がんの増大と転移における血管とリンパ管の役割

A）がん細胞の集塊はある程度の大きさ（直径2〜3 mm）まで成長するが，成長の持続に必要な酸素と栄養分が不足し成長が止まる．低酸素状態となった腫瘍組織中心部分のがん細胞は血管内皮細胞増殖因子（VEGF-A）などの成長因子やサイトカインを分泌する．B）このような因子は近傍の既存の血管とリンパ管の内皮細胞を活性化し，新たな血管とリンパ管が腫瘍組織に向けて伸展する．C）新たに形成された腫瘍血管は腫瘍組織に酸素と栄養分を供給することで，腫瘍の成長を促進する．また悪性化が進み周辺組織に浸潤できるようになったがん細胞は腫瘍血管と腫瘍リンパ管を介して転移を開始する．D）がん細胞はリンパ管を介して，まず所属リンパ節へ，そして遠隔臓器へと転移する（リンパ行性転移）．また，がん細胞は血管を介してもさまざまな臓器へと転移する（血行性転移）．文献1をもとに作成

はじめに

　がんの増殖と転移のしやすさは，がん細胞の性質のみならず，がん細胞と周囲の環境（がん微小環境：tumor microenvironment）によって決まることがわかりつつある[2]．微小環境のなかでも，がんの進展に深く関係するのは，がん細胞に酸素と栄養を供給する「腫瘍血管」である（概念図）[1]．また，がんが悪性化するとともに，がん細胞は周囲組織へと浸潤し，血管を介して遠隔臓器へと転移する．また，がん細胞の転移にはリンパ管を介したものも知られており，これは所属リンパ節への転移を介して，全身のさまざまな臓器へと転移が起こる．

1　血管とリンパ管による閉鎖循環系の維持

1）血管系

　血管とリンパ管という2種類の脈管は正常個体においても体液の恒常性の維持のために重要な役割を果たしている（図1）[3]．血管は全身に分布し，生体内において酸素や養分の供給，老廃物の廃棄など恒常性の維持に必須の役割を果たしている．血液は心臓から動脈へ送り込まれ，毛細血管・静脈を経て心臓へ戻る．すべての血管は，血管の内腔を敷石上に完全に覆う単層の血管内皮細胞と，それを外側から取り巻き，血管構造の維持や収縮・弛緩に重要な機能をもつ壁細胞から構成される基本構造をとっている．しかし血管は管径や壁細胞の種類など，動脈や静脈などで大きく異なり，また血管内皮細胞の細胞間結合の強さなどは分布している組織によっても異なるため，多様性をもった組織であることが知られている．

2）リンパ管系

　この血管系とは別個に組織液の排水路を形成するものがリンパ管である．末梢組織において毛細リンパ管は血管から漏出した間質液，タンパク質，脂肪，細胞などを吸収し，集合リンパ管・主幹リンパ管・胸管を経て主に左静脈角より静脈系へと環流することにより血液の量や組成を一定に保ち，閉鎖循環系を維持している．毛細リンパ管はリンパ管内皮細胞からなる1層の構造をしている．血管と比較して内皮細胞同士の結合はゆるやかで，内皮細胞を取り囲む基底層は不連続的であり，壁細胞は存在しない．毛細リンパ管に流入した間質液は集合リンパ管を介して静脈角に向かうが，集合リンパ管は1層の内皮細胞によって内腔が覆われ，内皮細胞を基底膜が完全に包み，それを取り囲むように平滑筋細胞が存在する．これら平滑筋細胞は規則的に収縮し，能動的リンパ輸送の主体を担っている．また，集合リンパ管では多くの弁が存在し，リンパ液の逆流を防ぐことによって静脈角に向かう一方向の流れを形成している．

　成体においては新しく血管が形成されることは（性周期に伴う子宮内膜の増殖以外では）観察されないが，損傷した組織の修復や糖尿病性網膜症に加えて腫瘍形成などの病的状態においては，顕著な血管新生が誘導される．

2　腫瘍血管の形成と性質

　がんの進展はイニシエーション（第一段階，不死化），プロモーション（第二段階，増殖），プログレッション（第三段階，転移および浸潤）の過程を経て行われるが，プログレッションの段階で腫瘍組織は栄養不足そして血流不足による酸素不足（低酸素）状態におかれる．低酸素条件下においてはHIF-1α（hypoxia inducible factor-1α）転写因子のプロテアソームによる分解が

第5章

がんの悪性化：浸潤と転移

3　血管とリンパ管　263

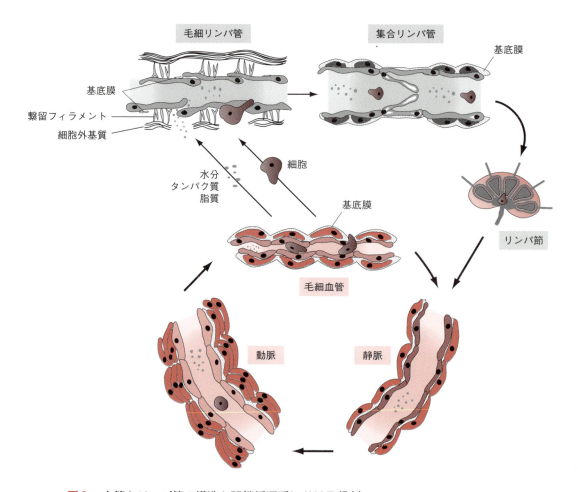

図1　血管とリンパ管の構造と閉鎖循環系における役割
血液は心臓から動脈・毛細血管・静脈を介して全身の組織に酸素と栄養分を供給する．毛細血管から漏出したタンパク質や脂質を含む間質液や細胞は毛細リンパ管に取り込まれ，集合リンパ管・リンパ節を経て静脈へと環流する

阻害され，安定化することにより，HIF-1αの標的遺伝子の発現が誘導される．発現が誘導される因子の1つである血管内皮細胞増殖因子（vascular endothelial growth factor-A：VEGF-A）は腫瘍組織周辺の既存血管を活性化し，腫瘍組織内に血管が引き込まれることにより（図2），がん細胞は不足した栄養や酸素を得ることになる．この新生血管なしでは腫瘍組織の成長が止まることは，動物実験で血管新生を阻害すると，がんは発生しても数ミリの大きさにしかならず，そのまま休眠状態になることから示されている．

　腫瘍内では血管新生促進因子と血管新生抑制因子のバランスの平衡がとれておらず，血管新生促進因子が優勢な状態であるために無秩序で異常な血管の形成が誘導されると考えられている．腫瘍内の血管は透過性が亢進し，蛇行し，動脈・静脈・毛細血管から構成される秩序をもった階層性がない．このような構造的・機能的異常は，主に血管内皮細胞への基底膜ならびに壁細胞の裏打ちが欠損することに起因すると考えられている．このように腫瘍血管は正常血管に比べて"未熟な血管"である．腫瘍血管内の構造的異常は腫瘍内の血流分布の不均衡性をもたらし，腫瘍内組織内圧の亢進を伴って，持続的な低酸素状態の結果に至る．低酸素は放射線療法が効きにくい原因となっているが，さらなる血管新生を促進し，結果として腫瘍の増大・悪性化が誘導される．

　また，近年までがん細胞には遺伝子変異があったとしても，間質に存在する血管構成細胞は遺

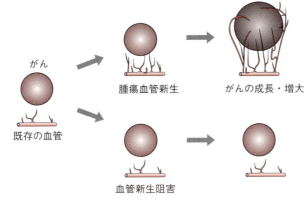

図2　腫瘍血管新生の概略
腫瘍組織はVEGF-Aなどの血管新生因子を分泌することで近傍の既存の血管の内皮細胞の増殖と運動性を亢進し，新しい血管の形成を誘導する．新生血管により酸素と栄養分が供給された腫瘍はさらに増殖することができるが（上），血管新生を阻害すると腫瘍はそれ以上増大することはできない（下）

伝的に安定であると考えられていたが，腫瘍血管内皮細胞が染色体異常や核異形などの正常血管内皮細胞との相違点をもち，培養実験系においても増殖や抗がん剤に対する抵抗性が亢進していることが明らかになりつつある．以上のような腫瘍血管の特異性は抗血管新生薬の開発において考慮に入れておかなければならない重要な点であり，それらの形質の獲得の分子機構などの解明がこれから期待される．

3　血管新生を制御する因子群

1）VEGFとその受容体

　血管形成において最も重要な役割を果たす因子がVEGF-Aである[4]．VEGF-Aは血管内皮細胞に対する増殖や運動性の亢進を介して血管新生作用を有するほかに，血管透過性亢進作用なども示す．VEGF-Aと構造が類似の因子としては，VEGF-B，-C，-D，-Eや胎盤成長因子（placental growth factor：PlGF）などがある（図3）．VEGF-C，-Dは主にリンパ管内皮細胞の増殖に関与する．腫瘍組織においてVEGF-Aは前述したように低酸素状態にあるがん細胞のみならず，がん微小環境に存在する免疫細胞により分泌される．

　VEGF-Aは血管内皮細胞に特異的に発現する受容体チロシンキナーゼであるVEGFR2を介して血管新生を誘導する．VEGFR2は，VEGFR1，VEGFR3とともに，チロシンキナーゼ型受容体であるVEGF受容体ファミリーに属し，細胞外ドメイン，単一の細胞膜貫通ドメイン，細胞内ドメインをもつ（図3）．細胞外ドメインは7つの免疫グロブリン様ドメインから，細胞内ドメインはキナーゼドメイン1，キナーゼインサート，キナーゼドメイン2，カルボキシ末端ドメインの4つのドメインから構成されている．

　おのおののVEGF受容体は，VEGFファミリーの特定のリガンドによって活性化を受ける（図3）．VEGFR1はVEGF-A，-B，PlGFと，VEGFR2はVEGF-Aおよび完全にプロセシングを受けたVEGF-C，-Dと，VEGFR3はVEGF-C，-Dと結合する．リガンドが結合することで，VEGF受容体はホモ二量体あるいはヘテロ二量体を形成し，細胞内ドメインのチロシン残基をリン酸化する．活性化されたVEGFR2は，細胞内のリン酸化チロシン部位に，さまざまなエフェクタータンパク質やアダプタータンパク質を誘引し，下流にシグナルを伝達するが，そのなかでも1,175番目のチロシン残基から伝達されるシグナルがPLCγ/PKC/MAPKシグナルを活性化し，血管内皮細胞の増殖・運動や分化を誘導することが報告されている．

　VEGFR1はVEGF-Aとの結合についてはVEGFR2よりも10倍以上強いにもかかわらず，チロ

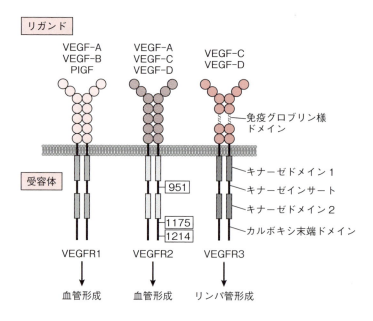

図3　VEGFファミリーとVEGF受容体ファミリーとの結合様式と役割

シンキナーゼ活性ははるかに弱いことから，VEGF-Aの血管新生作用において調節的な役割を果たすことが考えられる．

　VEGF受容体ファミリーでは他にVEGFR3が存在するが，これは成体では主にリンパ管内皮細胞において発現し，VEGF-C，-Dをそのリガンドとする．近年，VEGFR3シグナルが胎生期ならびに腫瘍血管新生において重要な役割を果たすことが報告され，注目を集めている．

2）Delta-Notchシグナル

　マウス網膜内で生後1週間以内にみられる生理的血管新生についての近年の活発な研究により，静止状態の血管構造の一部が局所的なVEGF-Aにより活性化され，新生血管の形成が誘導されるメカニズムが明らかになりつつある[5]．網膜におけるグリア細胞や腫瘍組織におけるがん細胞から分泌されるVEGF-Aに反応した血管内皮細胞は突起（フィロポディア）を伸長して遊走を開始する（図4）．この新生血管チューブは先端でリードする"tip（チップ）細胞"とそれに続くチューブを構成し，細胞分裂も活発な"stalk（ストーク）細胞"という2種類の血管内皮細胞から形成され，これら2種類の細胞相互の制御には，VEGF-Aにより活性化されるDelta-Notchシグナルが重要な役割を果たすことが明らかになりつつある．Notch受容体のリガンドの1つであるDll4（Delta-like-4）の発現はVEGF-Aによりtip細胞において誘導される．Dll4は隣接するstalk細胞において発現するNotch受容体を活性化し，新たな血管の分枝を抑制することで過剰な血管新生を抑制する．つまり，tip細胞におけるDll4は不要な血管新生を抑制することで機能的な血管の数を増やしており，腫瘍組織において中和抗体を用いてDll4の機能を阻害することによって機能しない血管新生を過剰に誘導し，結果的に腫瘍増殖が抑えられることが示されている．

3）Angiopoietin-Tie2シグナル

　新生血管が成熟するにあたって裏打ちする壁細胞が重要な役割を果たしていることは，壁細胞の血管内皮細胞へのリクルートに関与するPDGF-BB（platelet-derived growth factor-BB）/

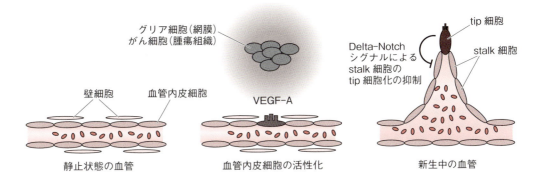

図4　血管新生におけるVEGFならびにDelta-Notchシグナルの役割

網膜のグリア細胞や，がん細胞から分泌されたVEGF-Aは近傍の血管（静止状態）の血管内皮細胞にはたらきかけて活性化する．血管内皮細胞の一部は出芽を開始するが，その先端の細胞（tip細胞）は細胞分裂をせずに突起（フィロポディア）を伸長して新生血管の伸展をリードする．tip細胞に続いて新生血管の茎（stalk）の部分を構成する血管内皮細胞（stalk細胞）は活発に分裂を行い，血管の伸長を支える．tip細胞において発現するDelta-like-4（Dll4：Notch受容体のリガンドの1つ）はstalk細胞においてNotchシグナルを活性化し，新たなtip細胞の形成を抑制することにより，機能的な血管構造を維持する

PDGF受容体βシグナルや壁細胞の成熟を促進するTGF-β（transforming growth factor-β）シグナルを阻害することにより血管の構造が脆弱化することによっても示されている．

　血管内皮細胞において発現するチロシンキナーゼ型受容体であるTie2はそのリガンドの1つであり，壁細胞や造血幹細胞において強く発現するAng1（Angiopoietin-1）による活性化により，血管内皮細胞と壁細胞の接着の亢進などを介して血管構造の安定化を促す．しかし，腫瘍組織などの低酸素状況では血管内皮細胞においてAng1のアンタゴニストであるAng2の産生が誘導され，Tie2の活性化が一時的に抑制されることから，血管内皮細胞 - 壁細胞間の接着が低下し，血管内皮細胞の低酸素部位への移動が可能となる．Ang2に対する中和抗体が腫瘍血管新生を抑制するという実験結果からも，Ang2は血管の不安定化を誘導することで継続的な血管新生を引き起こすことが示唆されている．

4）Vasohibinなど血管新生抑制因子

　前述したように成体においては血管新生促進因子と抑制因子のバランスが取れているために安定した血管構造が維持されており，腫瘍血管のようにそのバランスがくずれた結果の状態を正常化するためにはVEGF-A/VEGFR2などの促進因子の研究とともに抑制因子の理解を深めていく必要がある．これまでにプラスミノーゲンやコラーゲンがタンパク質分解を受けて生成したアンジオスタチン（angiostatin）やエンドスタチン（endostatin）などのペプチドやVEGF$_{xxx}$b（VEGF-Aにおけるエクソン8のスプライシングの違いにより生成されるバリアントの1つ）などが血管新生抑制作用をもつことが報告されてきた．

　VEGF-Aなどの血管新生促進シグナルに応答して血管内皮細胞において発現が誘導されるVasohibin-1は血管内皮細胞に選択的に働きかけ，その増殖を低下させることで，血管新生におけるネガティブフィードバック機構の調節因子として作用している[5]．Vasohibin-1は腫瘍血管新生を抑制することにより，腫瘍の増大を抑えることも示されており，さらにリンパ管新生も抑制することから，がん細胞の増大と転移に重要な役割を果たす2つの脈管系を同時に抑制する因子としてがん治療への期待が高まっている．

4 血管新生阻害薬

がん治療において腫瘍血管を標的にするという考えは1970年代前半からJ. Folkmanらによって提唱されており，近年VEGF-Aに対する抗体ベバシズマブ（Bevacizumab，アバスチン®）の成功に端を発し，他のVEGF-A/VEGFR2シグナルを抑制するさまざまな薬剤で臨床的な効果が示され，がん治療の中心的な薬剤として脚光を浴びている．

ベバシズマブは血中のVEGF，特にVEGF-Aと特異的に結合することにより，抗腫瘍効果を発揮するが，その作用機序は大きく2つが考えられている（図5）．1つ目はVEGF-A/VEGFR2シグナルを阻害することにより，腫瘍血管新生が阻害されることでがん細胞にとって必要な酸素と栄養分が供給されないために腫瘍が縮小するというものである．もう1つは血管新生促進因子が過多になっている腫瘍内環境がベバシズマブにより是正されることで，腫瘍血管が正常化し，低酸素状態から脱するというものである．後者はさらに血管透過性が低下することで組織内間質圧が低下し，併用する抗がん剤をがん細胞に効率的に運搬することができ，放射線治療や化学療法の治療効果が高まる[6]．すでに大腸がんをはじめ多種のがんで有効性が示されているが，特に腎細胞がんや肝細胞がん，GISTなど従来の抗がん剤で効果を示さなかったがんでの有効性の確立は臨床面で大きなインパクトを与えている．他にVEGF-Aを標的とした抗血管新生薬としてはVEGF受容体の細胞外ドメインとIgGのFc領域との融合タンパク質（VEGF Trap）であるafliberceptがVEGFに加えてPlGFとも結合することで腫瘍血管新生を抑制することが知られている．

また近年注目を集めているがん免疫療法が腫瘍血管の正常化を亢進することが報告された[7]．PD-1阻害薬などを用いた免疫チェックポイントの阻害により活性化されたTリンパ球はがん細胞を排除するが，効率的にがん免疫を増強するためには腫瘍血管を正常化する必要があることが見出された．さらに興味深いことに，活性化Tリンパ球を除去または不活性化することで血管正常化が低下したことから，免疫チェックポイント阻害と血管正常化の間に相互的な調節ループの存在が示唆されている．

さらにVEGF受容体のチロシンキナーゼを含む複数のチロシンキナーゼに対する低分子の阻害薬（マルチキナーゼ阻害薬）の開発が急速に進んでいる．ソラフェニブ（Sorafenib）は当初Raf-1阻害薬として開発されたが，その後B-Raf, VEGFR2, PDGFRβなどへの阻害作用が示され，がん細胞の増殖を抑制し，血管新生を阻害することが明らかとなった．現在では「腎細胞がん」，「肝細胞がん」および「甲状腺がん」に対する経口キナーゼ阻害薬として臨床応用されている．

これらのVEGF-A/VEGFR2シグナルを標的とした薬剤には限界もあり，抵抗性を示したり，徐々に効果が低下するがんの症例も報告されている．また，これらの薬剤には軽度であるが，腎障害などの副作用も報告されており，他の血管新生調節因子を標的とした治療法の開発が望まれている．

5 血管内皮間葉移行によるがん関連線維芽細胞の生成

がん微小環境においてがんの悪性化を促す間質細胞を総称してがん間質細胞（cancer-associated fibroblast：CAF）とよぶが，近年CAFの起源として血管内皮細胞が間葉系細胞へと分化転換する内皮間葉移行（endothelial mesenchymal transition：EndMT）という現象が報告された．血管内皮細胞はVE-カドヘリンなどの細胞結合因子からなるアドヘレンスジャンクションとclaudin-5などからなるタイトジャンクションによって緊密な内皮シートを形成しているが，TGF-βなどのEndMTを誘導するさまざまなシグナルによって，これらの内皮マーカーの発現は低下し，間葉系のマーカー（SMAやフィブロネクチンなど）の発現は上昇する．こうしたマーカーの発現に伴い，

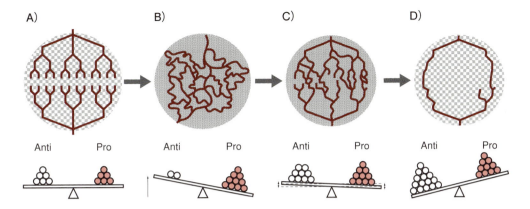

図5 ベバシズマブの抗腫瘍効果の機序
A) 正常組織においては血管新生促進因子（Pro）と抑制因子（Anti）のバランスがとれており，血管は動脈・静脈・毛細血管の階層性をもった機能的な構造を維持している． B) 腫瘍組織においてはVEGF-Aなどの血管新生促進因子の量が増加することにより，抑制因子とのバランスが崩れ，異常血管が増加する．血流が低下し，組織間質圧が上昇することで，抗がん剤などを効率的にがん細胞へ届けることができなくなる． C) ベバシズマブなどの血管新生阻害薬（Anti）を与えることで両者の均衡が保たれ，血管は正常化する．血流が復活することにより組織間質圧は低下し，抗がん剤などを効率的にがん細胞へ届けやすくなる． D) 血管新生阻害薬の量を増やすことによって，腫瘍血管は退縮し，酸素と栄養分の供給を受けられなくなった腫瘍組織は縮小する．しかし，機能的な血管が少なくなることにより，抗がん剤の効果が減少する．文献6より引用

内皮細胞はその接着性を失い，運動性を獲得して間質部分へと浸潤するようになるが，この浸潤能の獲得にはMMP-2などのプロテアーゼの発現上昇も関与している．EndMTは以前から胎生期における心臓の弁形成において観察されていたが，近年，がんの進展においてもEndMTが重要な役割を果たすことが報告された[8]．EndMTを検出できるレポーターマウスを用いて検討したところ，がん微小環境においてがんの悪性化を促すがん線維芽細胞（CAFの一種）の一部（30〜40％）が血管内皮細胞由来であることが示された．さらに，EndMTによる血管のバリア機能が低下することで，がん細胞が血管内に侵入し転移しやすくなることも報告され，EndMTはがん治療の新たな標的として注目を集めている．

6 腫瘍リンパ管新生

リンパ管は組織において，末梢血管から漏出した間質液などを汲み出すことで，体液の恒常性を維持している．がんの進行ならびに予後を評価するうえで所属リンパ節転移はきわめて重要な因子であるが，リンパ節に流入する脈管系であるリンパ管がリンパ節転移において重要な役割を果たすことがいろいろな観点から明らかになりつつある．ヒト皮膚悪性黒色腫をはじめとする多くの種類の腫瘍で，リンパ管新生が所属リンパ節転移ならびに患者の予後のリスクファクターとなることが示された．またリンパ管内皮細胞マーカーであるVEGFR3のリガンドであるVEGF-Cの発現が悪性予後患者のリスクファクターであることから，腫瘍組織において産生されるVEGF-Cが新生リンパ管の形成を誘導し，所属リンパ節ならびに遠隔臓器への転移を引き起こすことによって患者の予後を悪くするということが示唆されている（図6）[9]．

以上の臨床的知見は実験動物を用いても実証されている．膵島腫瘍モデルマウスにおいて膵島β細胞特異的にVEGF-Cを発現させると，膵島腫瘍においてもリンパ管新生が誘導され，所属リンパ節転移が観察された．また皮膚多段階化学発がんモデルマウスにおいて皮膚特異的にVEGF-C

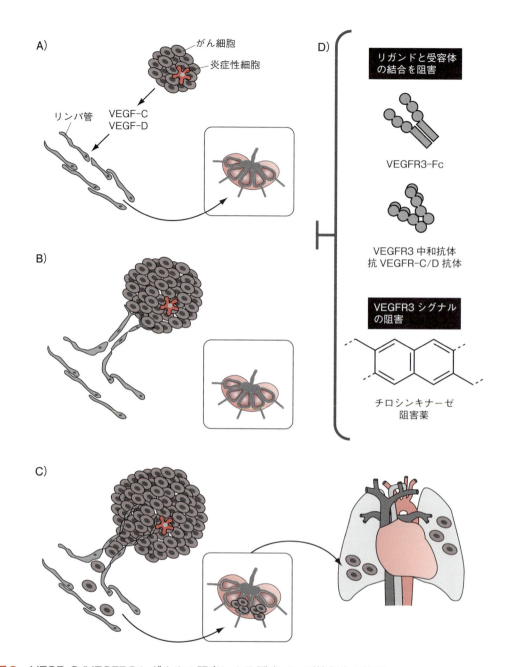

図6　VEGF-C/VEGFR3シグナルの阻害による腫瘍リンパ管新生の抑制

A) がん細胞や炎症性細胞はVEGF-C/Dを産生し，近傍のリンパ管を介して所属リンパ節へ運ばれる．　B) 近傍のリンパ管の内皮細胞は原発巣に伸展し腫瘍リンパ管が形成される．また所属リンパ節ではリンパ管新生が起こる．　C) がん細胞は新生リンパ管を経由して所属リンパ節そして遠隔臓器へと転移する．　D) VEGF-C/VEGFR3シグナルを阻害するさまざまな方法

あるいは血管新生因子であるVEGF-Aを発現させたところ，所属リンパ節転移ならびに遠隔リンパ節転移が亢進した．さらに，このモデルでは原発性腫瘍細胞が転移する以前に所属リンパ節においてリンパ管新生が誘導されることが明らかとなった．以上の結果から原発巣で産生されてリンパ流を介して所属リンパ節に運搬されたVEGF-AまたはVEGF-Cがリンパ管新生を誘導し，そ

の結果所属リンパ節への転移が促進されることが示唆された[9].

　以上の結果からVEGF–C/VEGFR3シグナルを阻害することにより腫瘍リンパ管新生を抑制し，リンパ節転移を防ぐ試みが進められている（図6）．実際にヒト乳がん細胞株を移植したマウスに対してVEGFR3に対する中和抗体などを用いたところ，リンパ管新生が抑制されリンパ節転移の頻度が低減したことが報告されている．VEGF–C/VEGFR3シグナルを抑制するための方法は他にもいくつもあり，いずれも有効な治療効果が得られており，一日も早い臨床応用の実現が待たれている．

　リンパ管の発生と新生においてはVEGF–C/VEGFR3シグナル以外にもAng1/Tie2受容体，FGF–2/FGFR3，PDGF–BB/PDGFRβ，HGF/c-Met受容体といったチロシンキナーゼ受容体を介したシグナル伝達経路がいずれもリンパ管新生を誘導することが報告されている．腫瘍血管新生において中心的な役割を果たすVEGF–A/VEGFR2シグナルを標的とした腫瘍に対する抗血管新生治療の効果が限定的であることも考慮すると，がんリンパ行性転移に対する抗リンパ管新生治療においてVEGF–C/VEGFR3シグナルのみならず複数のリンパ管新生因子を標的にする必要があるかもしれない．

■ おわりに

　がん細胞が原発巣に留まっている限り，われわれにとって大きな脅威ではないことを考えると，がんの治療において転移を防ぐことは重要な意義をもつ．がん転移を予防するために，血管・リンパ管新生を調節する因子のより詳細な理解が必要とされている．現在ではVEGF–A/VEGFR2ならびにVEGF–C/VEGFR3シグナルがそれぞれ血管とリンパ管新生阻害薬の主要な標的となっているが，より効率よく阻害を行うためにもさまざまな調節因子のさらなる理解が今後の大きな研究課題である．

（渡部徹郎）

参考文献

1 ）Avraamides CJ, et al：Integrins in angiogenesis and lymphangiogenesis. Nat Rev Cancer, 8：604–617, 2008
2 ）「がん微小環境と標的治療」（宮園浩平/監, 高倉伸幸, 他/編）, 羊土社, 2015
3 ）Welti J, et al：Recent molecular discoveries in angiogenesis and antiangiogenic therapies in cancer. J Clin Invest, 123：3190–3200, 2013
4 ）Shibuya M & Claesson–Welsh L：Signal transduction by VEGF receptors in regulation of angiogenesis and lymphangiogenesis. Exp Cell Res, 312：549–560, 2006
5 ）Sato Y：Delta–like 4 and vasohibin 1：two endothelium–produced negative regulators of angiogenesis with distinctive roles. Eur Cytokine Netw, 20：220–224, 2009
6 ）Jain RK：Normalization of tumor vasculature：an emerging concept in antiangiogenic therapy. Science, 307：58–62, 2005
7 ）Missiaen R, et al：The reciprocal function and regulation of tumor vessels and immune cells offers new therapeutic opportunities in cancer. Semin Cancer Biol, 52：107–116, 2018
8 ）Xiao L & Dudley AC：Fine–tuning vascular fate during endothelial–mesenchymal transition. J Pathol, 241：25–35, 2017
9 ）Stacker SA, et al：Lymphangiogenesis and lymphatic vessel remodelling in cancer. Nat Rev Cancer, 14：159–172, 2014

Chapter 5

4 炎症とがん

炎症は，病原体の感染や組織傷害などに対する重要な生体防御反応である．しかし，慢性的な炎症の持続は，がんの発症や進展に深く関与する．腫瘍が小さいときには，炎症反応により浸潤してきた免疫・炎症細胞は，がん抑制的な因子の産生による"抗腫瘍免疫"を介し，がんに対して生体防御的に働く．しかし，その免疫・炎症細胞はがん細胞による教育を受けると，がんの悪性進展を促進する活性を示すことが注目されている．近年，炎症とがんに関連する具体的な分子や細胞が同定され，この複雑ながんの炎症反応関連ネットワークがしだいに明らかにされはじめている．本稿においては炎症に関連する因子や細胞のがん進展への関与機序について述べ，炎症を標的とした治療開発の現状についても言及する．

概念図

A) 免疫・炎症細胞は初期にはがん抑制的に作用するが，がんの進展に伴い促進的に作用する

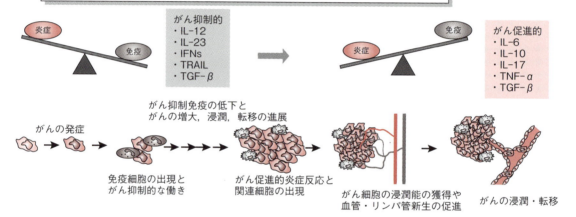

B) 炎症とがんを関連づけるマクロファージと好中球の関与

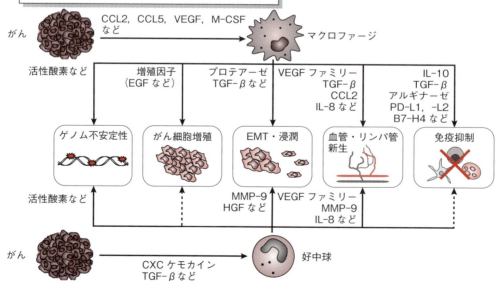

■ はじめに

　炎症とがんの関連については，18世紀にイギリスの煙突掃除人に陰嚢がんが多く，また化学工場で働いた人々においても高頻度でがんを発症していたことがすでに報告されており，この原因は化学物質への曝露による炎症であることが明らかにされた．19世紀にはドイツの病理学者R. Virchowが"がん部位には炎症細胞の浸潤が高頻度で観察され，がんと炎症には密接な関連がある"ということを提唱した．20世紀には山極勝三郎博士がウサギの耳にコールタールを塗布し，人工的にがんを発症させることに成功した．21世紀には肝炎ウイルス感染と肝がん，ヒトパピローマウイルス感染と子宮頸がん，ヘリコバクター・ピロリ菌感染と胃がんなど多くのがんの発症に感染症が関与していることが報告された（表1）[1]．すなわち，"炎症とがん"はわれわれに与えられた古くて新しいきわめて重要な問題である．

1 炎症とがんの発症と進展

　細菌，ウイルス，外的および内的因子などにより誘導される炎症が，がんの発症や進展にどのような機序により関与するかを考えていきたい．生体内外からのさまざまなストレスによって生体内では炎症が誘導される．それらの炎症応答として，反応性に富むROS（活性酸素）やRNS（窒素），COX-2（シクロオキシゲナーゼ2）が生成されて，DNAやタンパク質，また細胞へ傷害を与える．特に炎症反応により誘導される酸化ストレスは，DNAの修復障害とDNA変異の蓄積を引き起こし，細胞の増殖や抗アポトーシスシグナルを促進し，がん化の初期反応に深く関与することが報告されている（図1）．さらに，持続的に炎症反応が誘導される慢性炎症は，TNF-α（tumor necrosis factor α：腫瘍壊死因子α）やIL-1α/β（interleukin-1α/β：インターロイキ

表1　炎症は多くのがんの発症や悪性進展に関与する

誘導	炎症	がん
アスベスト，タバコ	気管支炎 アスベストーシス	肺がん，中皮腫
胃酸，アルコール，タバコ	逆行性食道炎 バレット食道炎	食道がん
ヘリコバクター・ピロリ菌	胃炎	胃がん
紫外線	皮膚炎	メラノーマ
B型肝炎ウイルス（HBV）, C型肝炎ウイルス（HCV）	肝炎	肝がん
ヒトパピローマウイルス（HPV）	子宮内膜炎	子宮頸がん
ヒトT細胞白血病ウイルスI型（HTLV-1）, エイズウイルス（AIDS）	リンパ腫	成人T細胞白血病（ATL）
エプスタイン・バール・ウイルス（EBV）	単核球症 ホジキン病	上咽頭がん バーキットリンパ腫
細菌，胆石	慢性胆管炎症	胆嚢がん
グラム陰性細菌	膀胱炎	膀胱がん
細菌感染，性交	前立腺萎縮症	前立腺がん
アルコール，タバコ，トリプシノーゲン，遺伝子変異	膵炎	膵がん

4　炎症とがん　273

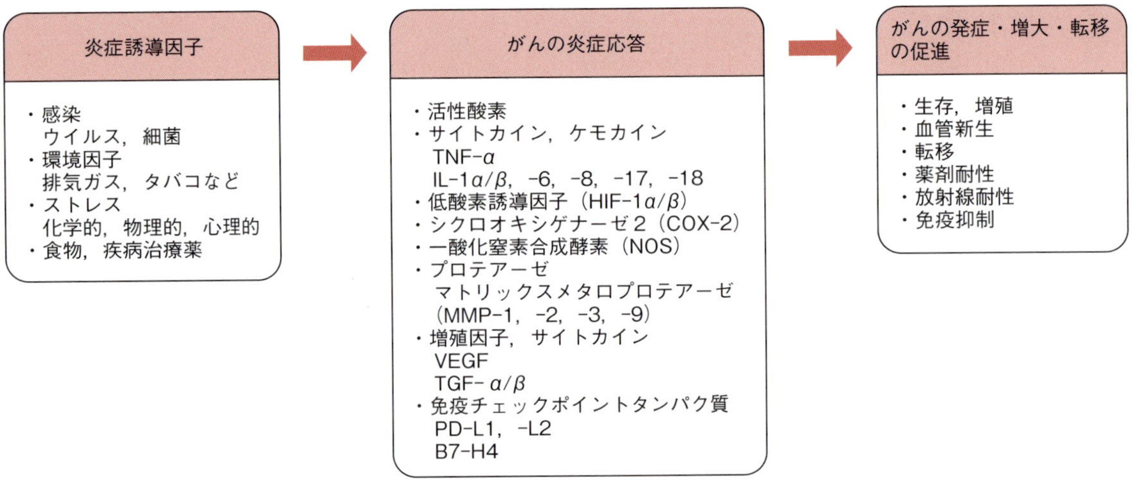

| 炎症誘導因子 | → | がんの炎症応答 | → | がんの発症・増大・転移の促進 |

炎症誘導因子
- 感染
  ウイルス，細菌
- 環境因子
  排気ガス，タバコなど
- ストレス
  化学的，物理的，心理的
- 食物，疾病治療薬

がんの炎症応答
- 活性酸素
- サイトカイン，ケモカイン
  TNF-α
  IL-1α/β，-6，-8，-17，-18
- 低酸素誘導因子（HIF-1α/β）
- シクロオキシゲナーゼ2（COX-2）
- 一酸化窒素合成酵素（NOS）
- プロテアーゼ
  マトリックスメタロプロテアーゼ
  （MMP-1，-2，-3，-9）
- 増殖因子，サイトカイン
  VEGF
  TGF-α/β
- 免疫チェックポイントタンパク質
  PD-L1，-L2
  B7-H4

がんの発症・増大・転移の促進
- 生存，増殖
- 血管新生
- 転移
- 薬剤耐性
- 放射線耐性
- 免疫抑制

図1　炎症とがんの発症・進展

ン-1α/β），IL-6などのサイトカイン，MMP-9（matrix metalloproteinase-9：マトリックスメタロプロテアーゼ-9）などの細胞運動や浸潤に重要なプロテアーゼ，また増殖因子や血管新生因子などの発現を亢進し，がんの増大や浸潤・転移などの悪性進展を促進する（図1）．さらに，慢性炎症は抗腫瘍免疫の抑制や薬剤耐性，放射線耐性を促進させ，がんの悪性進展に深くかかわっていると考えられる（図1）．

2 炎症とがんを関連づける代表的サイトカイン：IL-1α/βとTNF-α

がん組織にはがん細胞のみならず好中球，マクロファージ，樹状細胞などが存在し，これらの細胞から炎症性サイトカインが産生され，がんの発症や進展に寄与している．炎症性サイトカインにはIL-1α/βやTNF-αをはじめ，IL-6，IL-8，RANTES（regulated on activation, normal T cell expressed and secreted），CXCL12，CCL21，MIP-1（macrophage inflammatory protein-1），CXCL12/SDF-1（stromal cell-derived factor）などが含まれる[1]．その分子的背景として，細胞生存や炎症反応を担うNF-κBやSTAT3などの転写因子が重要な役割を果たしていることもよく知られている[2]．特に，炎症性サイトカインとして代表的なIL-1α/βやTNF-αとその受容体は，関節リウマチなどの炎症関連疾病の治療標的としてすでに臨床応用されている．さらに最近，がんにおいてもこれらを標的とした治療薬の臨床試験が行われており，特に炎症が関与するがんの進展を抑制する可能性が期待されている[3]~[5]．

1）IL-1

インターロイキンは免疫応答においても重要な役割を果たし，現在30種類以上の因子が同定されている．このなかでIL-1やIL-6，IL-8，IL-17などはがんの悪性進展と密接に関与することが報告されている．インターロイキンで最初に同定されたIL-1にはIL-1αとβの2種類のリガンドが存在し，IL-1αは主に細胞内と細胞膜に局在し，IL-1βは細胞外へと分泌される．IL-1は炎症の初期段階の免疫応答に重要な役割を担っており，単球やマクロファージなどの細胞から産生さ

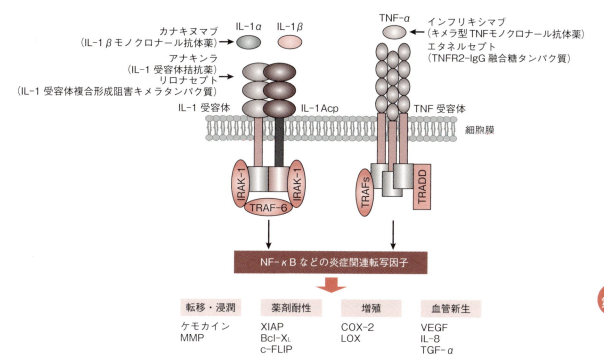

図2 炎症とがんを関連づける代表的なサイトカインIL-1とTNF-αとその標的薬

れる．その受容体はタイプⅠとタイプⅡの2種類が存在することが知られている[3)6)]．IL-1ががん微小環境で産生されると，がんの発症や増大，浸潤，転移，薬剤耐性などの悪性進展が促進される．この悪性進展への関与機序で重要となるのは，NF-κBなどの転写因子を介してCOX-2や誘導性一酸化窒素合成酵素（iNOS），ケモカインやサイトカイン，血管新生関連因子，MMPなどの発現上昇が誘導されることである（図2）．

さらに，乳がんや膵がんといった患者の腫瘍内や血液中でのIL-1の発現量は，がんの悪性度や生存期間と相関しており，患者においてもIL-1はがんの進展と密接に関連している．特に，抗ヒトIL-1βモノクロナール抗体薬であるカナキヌマブ（Canakinumab）は，炎症性アテローム性動脈硬化症患者において肺がんの発症率と死亡率を50%以上も抑制することが報告された[7)]．IL-1受容体拮抗薬であるアナキンラ（Anakinra）や，IL-1受容体複合体（IL-1RⅠとIL-1RAcp）の形成を阻害するリロナセプト（Rilonacept）のがん患者への応用は今後の課題である．IL-1シグナルのがん悪性進展への密接な関与を考えると，今後IL-1を標的とする治療薬がんの治療へ貢献することが大きく期待される．

2）TNF-α

TNF-αははじめ，高濃度で腫瘍壊死を誘導する因子として同定された．しかしその後の研究により，慢性炎症でみられる濃度域ではがん促進的に作用する因子であることが示された．TNFにはTNF-αとTNF-β（LT-α），LT-βの3種類が知られている．TNF-αの受容体にはTNFR1とTNFR2が存在し，TNFR1は多くの組織で発現しているのに対し，TNFR2は主に免疫細胞や血管内皮細胞などに発現している[5)]．

TNF-αは，がん細胞やマクロファージなどの免疫・炎症細胞から産生され，その受容体に結合するとNF-κBなどの下流シグナルが活性化され，他のサイトカインやケモカイン，増殖因子などの発現を誘導し，がんの進展に関与する（図2）．例えば子宮頸がん細胞において，TNF-αはEGF（epidermal growth factor：上皮成長因子）ファミリーの1つであるAmphiregulinの発現を上昇させ，膵がん細胞においてはEGF受容体やTGF-αの発現を上昇させることで，がん細胞の増殖を促進する．さらに，TNF-αはがん細胞のプロテアーゼの発現を促進してがん細胞の浸潤を亢進させたり，IL-8やVEGF（vascular endothelial growth factor：血管内皮細胞増殖因子）などの血管新生因子の発現を促進して腫瘍血管新生を誘導したりすることで，がんの増大や転移を促進させる．

さらに，いくつかのがん種の患者の血液中ではTNF-αの発現が増加しており，患者においてもTNF-αがんの進展と関連していることが報告されている．そのため，TNF-αを標的としたがん治療薬の開発が行われており，キメラ型TNFモノクロナール抗体薬であるインフリキシマブ（Infliximab）やTNFR2-IgG融合糖タンパク質であるエタネルセプト（Etanercept）は，進行性腎細胞がんなどを対象に臨床試験が行われ，がんの進展が抑制された患者もみられたが，臨床応用には至っていない[5]．今後さらなる研究によりTNF-αを標的とした治療薬ががん患者の治療へ貢献する可能性も期待できる．

3 炎症とがんを関連づける免疫・炎症細胞：好中球とマクロファージ

炎症とがんを関連付ける場として重要なのは，がん細胞と間質細胞との応答により構築されるがん微小環境である．がん微小環境においてがん細胞や間質細胞よりさまざまな走化性因子が産生されると，好中球やマクロファージなどの免疫・炎症細胞ががん部位へと浸潤してくる．これらの細胞はがん微小環境で活性化され，炎症関連因子や増殖因子，サイトカイン，ケモカイン，プロテアーゼなどを産生することでがん促進的な微小環境を構築し，がんの進展に深く関与している（概念図B）[8]．

1）好中球

炎症の初期反応（急性炎症）としてしばしば患部では好中球の出現が観察され，その後の後期反応としてマクロファージの出現がみられる．すなわち好中球は感染部位に早期に出現し，免疫・炎症細胞の遊走を促進するケモカインやプロテアーゼなどを放出する．がんにおいてもグリオーマや膵がん，肝がんなどさまざまながん種の患者で，がん部位への好中球の浸潤数が悪性度や予後と相関することが報告されている．さらに，血中でのリンパ球中の好中球の割合（neutrophil-to-lymphocyte ratio：NLR）は全身性炎症の指標としても用いられ，前立腺がんや膵がん，乳がんなどの患者の予後と関連しているという報告がある[8][9]．

いくつかのマウスモデル系で，好中球はTGF-βやCXCケモカインなどによりがん微小環境中へ浸潤し，活性化する．活性化した好中球は，VEGFやIL-8といった血管新生促進因子の産生によりがん血管新生を誘導し，HGF（hepatocyte growth factor）などの産生を介して，がん細胞の上皮間葉転換（epithelial to mesenchymal transition：EMT）や浸潤を促進することで，がん転移に関与することが報告されている（概念図B）[1][8][10][11]．特に，MMPファミリーのなかでもMMP-9は炎症や血管新生に重要な役割を担っている（図1）．マウスの膵がんや肝がん発症実験モデル系においてがん微小環境中にMMP-9高発現の好中球が観察され，細胞外マトリックスからのVEGFの放出を促進することで，がん血管新生を誘導することが報告されている．最近マウス

276　がん生物学イラストレイテッド　第2版

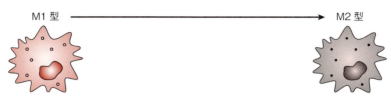

M1 型	型	M2 型
IFN-γ, TNF-α, LPS	分化・活性化因子	IL-4, IL-10, IL-13, CSF-1, CCL2, CCL3, CXCL12, VEGF
TLR2, TLR4	発現マーカー	CD163, CD204, CD206
IL-1, IL-6, IL-12, TNF-α	産生因子	・血管新生促進因子 　VEGF, IL-1, IL-8, PDGF, bFGF, TNF-α, COX-2 など ・増殖因子 　EGF, HGF, PDGF など ・免疫抑制因子 　IL-10, TGF-β, PGE2, CCL17, CCL18, CCL22, PD-L1, PD-L2, B7-H4 など ・浸潤・転移促進因子 　CCL18, MMP-2, MMPL-9, TGF-β, TNF-α, VEG など

図3 炎症により浸潤してくるマクロファージのがん悪性進展への関与

治療モデル系で，好中球の浸潤や活性化に関連するIL-8やCXCR1，CXCR2を標的とした治療により，血管新生や腫瘍の増大を抑制できることが報告されている[8]．

2）マクロファージ

他方，マクロファージは"生体防御活性"と"がん進展を促進する活性"の二面性をもつ細胞であることが知られている．生体防御活性を有するものはM1型マクロファージとよばれ，がん進展を促進する活性を有するものはM2型マクロファージとよばれる．M1型マクロファージはインターフェロン（IFN）-γやリポ多糖（LPS）などの刺激を受け，一酸化窒素（NO）やIL-1，IL-6，IL-12，IL-23やTNF-αなどの炎症性サイトカインを産生し，炎症反応の亢進に関与する．一方で，M2型マクロファージはIL-4やIL-10などの刺激を受け，IL-10やTGF-βなどの抗炎症性サイトカインを産生し，炎症反応の終息や組織修復に関与する．

近年，単球・マクロファージは炎症応答ネットワークのみならず，がんの進展にも重要な働きを示すことが注目されている．血中の単球は血管外に浸出し，がん微小環境の構成細胞となる．がん微小環境に浸潤してきたマクロファージは腫瘍随伴マクロファージ（tumor associated macrophage：TAM）とよばれ多くはM2型の性質を有し，がんの生存，増殖，浸潤や血管新生を促進させ，がんの悪性進展に深く関与する（図3，概念図B）．事実，CD163やCD204，CD206などのM2型TAMの発現マーカーを用いた病理学的解析では，その80％以上のがんでM2型TAMの浸潤数の増加が患者の予後不良因子となっている．

がん微小環境へと浸潤してきたマクロファージはがん細胞によって教育され，がんの悪性進展

に積極的に役割を果たすことが報告され注目を集めている[12) 13)]．TAMが産生する因子は実に多岐にわたっている．われわれの研究室を含む国内外の研究者から発表されたものを図3に列挙しているが，おそらくより多くの因子がTAMから生産されていると思われる．さらに，個々のがんによってTAMはより特異的な性質を獲得しており，がん微小環境を変化させることで，おのおののがんを特徴づけていると考えられる[3) 14)]．さらに最近，TAMはIL-10やTGF-βを産生し，制御性T細胞（Treg）を誘導したり，免疫チェックポイントタンパク質〔programmed death-ligand（PD-L）1，-2，B7-H4など〕を発現し，細胞傷害性T細胞（cytotoxic T lymphocyte：CTL）を抑制したりするなど，抗腫瘍免疫を抑制する詳細な機能と因子が明らかにされつつある[8)]．

マクロファージの増殖や分化，遊走に関与するColony-Stimulating Factor（CSF）-1の遺伝子ノックアウトマウスでは，野生型マウスと比較してがん部位でのTAMの浸潤数の減少とともに，血管新生と腫瘍の増大および肺への転移が抑制されることが報告されている．さらに，乳がん細胞などから産生されるCSF-1がマクロファージからのEGF/TGF-β産生を促進させ，EGF/TGF-βがさらにがん細胞からのCSF-1の産生を誘導する．このようなCSF-1とEGF/TGF-βのパラクラインループが乳がん細胞とマクロファージにより形成され，がんの進展を促進することが示されている．

われわれの研究室からも，炎症性サイトカインIL-1αがメラノーマ細胞に反応して血管新生因子，増殖因子，またMMPの産生を亢進させることを報告した．さらにメラノーマ患者において炎症に応答して活性化されたマクロファージは血管新生やがん細胞の浸潤を促進させている可能性を報告した[9)]．また高転移能を有する肺がん細胞ではIL-1αの発現が亢進しており，がん微小環境へ浸潤してきたマクロファージは，IL-1αによりM2型TAMへと性質を変え，VEGFの産生を介して血管・リンパ管新生を亢進し，腫瘍の増大やリンパ節への転移を亢進させる[15)]．またIL-1βを産生するがん細胞も，マクロファージの浸潤や活性化を亢進させ，血管新生や腫瘍増大や骨転移などを誘導する[14) 16)]．

以上のようにマクロファージは炎症反応とがんの進展に密接に関連しており，TAMの浸潤や分化を阻害するCCL/CCR2阻害薬やCSF-1/CSF-1R阻害薬，またM2型からM1型への性質転換を目的としたSTAT3阻害薬などの臨床試験がさまざまながん種で行われている．

■ おわりに

近年，炎症とがんに関する研究の発展により，がんの発症や進展に関連する非常に複雑な炎症応答ネットワークを担う因子や細胞が明らかとなってきた．前述したTNF-αやIL-1のみならず，IL-6やそれらの下流シグナル因子であるNF-κBやSTAT3など炎症に関連する因子を標的としたがんを対象とした臨床試験も活発に行われ，その治療効果も報告されつつある．

一方，がん微小環境において炎症反応の重要な役割を担う免疫・炎症細胞は，がんの発症初期においては，"抗腫瘍免疫"を介してがんに対して生体防御的に働く．しかし，その免疫・炎症細胞は生体防御活性以外に，がんの増大や浸潤，血管新生を促進し，がんの悪性進展を亢進する二面性をもっている[4) 8)]．特に，マクロファージや好中球はさまざまな因子の産生を介して，がんの発症や進展に関与していることが明らかとなってきた（概念図）．しかし現在のところ，マクロファージや好中球といった免疫・炎症細胞を標的とした臨床治療は行われていない．これまでの治療戦略のほとんどはがん促進的な機能とともに，がん抑制的な機能も同時に抑制しているためである．実験系においては炎症反応のある時点での免疫・炎症細胞の機能を容易に評価できるが，がん患者は発症から進展までに長い期間が経過しており，おのおのの組織や細胞で多様な性質を

示す細胞が混在していることが予測される．そのため今後，がん患者の悪性進展過程に伴った免疫・炎症細胞の機能や特異的な表現型（発現マーカーや産生因子）を明らかにしながら，がん促進的な細胞のみを特異的に標的とした治療戦略が求められる．

（渡公佑，小野眞弓）

参考文献

1）Aggarwal BB, et al：Inflammation and cancer：how hot is the link? Biochem Pharmacol, 72：1605–1621, 2006

2）Lin WW & Karin M：A cytokine–mediated link between innate immunity, inflammation, and cancer. J Clin Invest, 117：1175–1183, 2007

3）Apte RN & Voronov E：Is interleukin–1 a good or bad 'guy' in tumor immunobiology and immunotherapy? Immunol Rev, 222：222–241, 2008

4）Dinarello CA：Why not treat human cancer with interleukin–1 blockade? Cancer Metastasis Rev, 29：317–329, 2010

5）Shinko D, et al：Cancer–Related Systemic Inflammation：The Challenges and Therapeutic Opportunities for Personalized Medicine. Clin Pharmacol Ther, 102：599–610, 2017

6）Setrerrahmane S & Xu H：Tumor–related interleukins：old validated targets for new anti–cancer drug development. Mol Cancer, 16：153, 2017

7）CANTOS Trial Group.：Effect of interleukin–1β inhibition with canakinumab on incident lung cancer in patients with atherosclerosis：exploratory results from a randomised, double–blind, placebo–controlled trial. Lancet, 390：1833–1842, 2017

8）Galdiero MR, et al：Cancer Inflammation and Cytokines. Cold Spring Harb Perspect Biol, 10：doi：10.1101/cshperspect. a028662, 2018

9）Ono M：Molecular links between tumor angiogenesis and inflammation：inflammatory stimuli of macrophages and cancer cells as targets for therapeutic strategy. Cancer Sci, 99：1501–1506, 2008

10）Costa C, et al：Angiogenesis and chronic inflammation：cause or consequence? Angiogenesis, 10：149–166, 2007

11）Qian BZ & Pollard JW：Macrophage diversity enhances tumor progression and metastasis. Cell, 141：39–51, 2010

12）Pollard JW：Tumour–educated macrophages promote tumour progression and metastasis. Nat Rev Cancer, 4：71–78, 2004

13）Torisu H, et al：Macrophage infiltration correlates with tumor stage and angiogenesis in human malignant melanoma：possible involvement of TNFalpha and IL–1alpha. Int J Cancer, 85：182–188, 2000

14）Nakao S, et al：Infiltration of COX–2–expressing macrophages is a prerequisite for IL–1 beta–induced neovascularization and tumor growth. J Clin Invest, 115：2979–2991, 2005

15）Watari K, et al：Tumor–derived interleukin–1 promotes lymphangiogenesis and lymph node metastasis through M2–type macrophages. PLoS One, 9：e99568, 2014

16）Watari K, et al：Role of macrophages in inflammatory lymphangiogenesis：Enhanced production of vascular endothelial growth factor C and D through NF–kappaB activation. Biochem Biophys Res Commun, 377：826–831, 2008

Chapter 5

5 転移

 がん死の90％以上は転移によるものであり，その分子機構解明はがん患者の予後改善へ向けた診断法，治療法の開発に必須である．上皮内に発生したがんは基底膜を破壊して間質に浸潤し，その後，血管内への進入，血管内の移動，血管外への遊出を経て，遠隔臓器に転移腫瘍を形成する．転移するがん細胞は，接着能，浸潤能，運動能など，増殖能以外のさまざまな形質が変化している．ゲノム・エピゲノム異常の蓄積，上皮間葉転換とよばれる細胞の表現形質の変化が転移能獲得に大きくかかわっている．

概念図

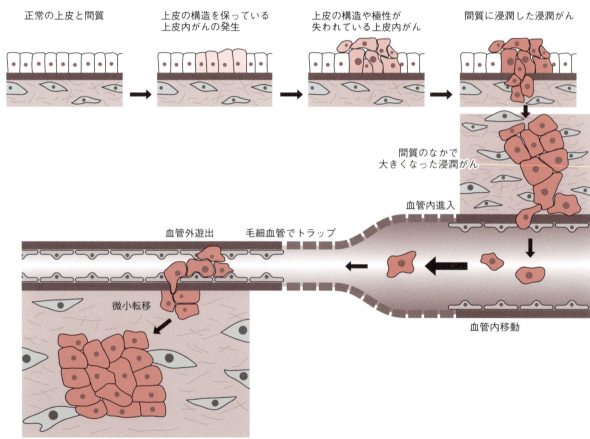

 上皮内にできたがんは上皮内がんとよばれる非浸潤がんから上皮の下にある基底膜を破壊して間質まで浸潤した浸潤がんへと悪性化していく．浸潤がんは，さらに血管外にある基底膜を破壊して血管内へ進入し，血管内を移動後，毛細血管でトラップされる．そこでもう一度基底膜を破壊して血管外へ遊出し，まず微小転移が形成される．遠隔臓器内の微小環境下で増殖できるがん細胞だけが増殖を開始して新たな転移巣を形成する

1 正常細胞のがん化とがん細胞の悪性化

1）転移能とは

　生体内の各臓器の細胞は，臓器に特異的な幹細胞が増殖しながら分化して構造と機能を保ち，機能をまっとうした成熟細胞は老化・アポトーシスなどの機構によって死に至る．このような生体としての恒常性から逸脱した細胞が「がん細胞」であり，その発生原因は体細胞に後天的に起こった遺伝子変異の蓄積である．したがって，がん細胞の基本的な特性は，正常な細胞の増殖・分化・死の制御機構から逸脱して自律的な増殖を続けること，すなわち，老化やアポトーシスによって増殖が停止したり死んだりしないこと，そして，増殖した細胞が分化異常（脱分化）を起こしていることである．

　しかし，臨床病理学的に腫瘍は良性腫瘍と悪性腫瘍に大別され，悪性腫瘍は，臨床的には転移や再発を起こし，病理学的には細胞や組織構造の異型が顕著で周辺組織への浸潤性増殖を示すのが特徴である．したがって，がんの特性としては増殖・分化・死の恒常性からの逸脱に加え，浸潤・転移・再発を起こすことがあるが，多くの場合，「細胞のがん化」はある臓器内で自律的に増殖して腫瘍を形成することを意味し，「がん細胞の悪性化」は周辺組織への浸潤，遠隔臓器への転移や治療後の再発を意味する．そして，一般的には，ゲノム異常の蓄積によって「がん化」した細胞が原発腫瘍を形成し，さらなるゲノム・エピゲノム異常の蓄積によって多段階的に「悪性化」して転移腫瘍を形成すると考えられている（**第4章-6 多段階発がん**参照）．その意味では，「転移能」はがんの「悪性化」の過程で出現するがん形質である．実際，がんが外科切除のみで治癒すれば，そのがん細胞はまだ転移能を獲得していないか，少なくとも転移していなかったことを意味し，転移や再発を起こせば，手術した時点ですでに微小な転移が起こっていたことを意味する．そして，がん死の90％以上は転移によるものなので，がんが転移しているか否かは，がん患者の予後に大きく影響を与える，がんの臨床上，最も重要な問題である．

> **Memo**
>
> 《転移の種類》
> 転移は，血行性転移，リンパ行性転移，播種性転移に大別される．血行性では，がん細胞が血管内へ進入し，血中を移動して全身の臓器へ転移するが，リンパ行性ではリンパ流に沿ってまずリンパ節へ転移し，その後は静脈に合流して血行性に他臓器に転移する．播種性転移は消化管腫瘍や卵巣がんの腹膜播種，肺がんの胸膜播種などがある．遠隔臓器への転移の主要因は血行性なので，本稿では血行性転移について詳しく述べる．

2）がん細胞の悪性化

　がんは腺腫や異形成などの前がん病変を経て形成されることが多い．前がん病変は，大腸腺腫のように遺伝子異常によって形成されることもあり，子宮頸部の異形成のようにウイルス感染によって形成されることもある．また，前がん病変は変異を起こした単一クローン細胞に由来する場合もあり，そうでない場合もある．そして，増殖動態も生体の制御機構から全く逸脱しているわけではなく，上皮内に発生した腫瘍ならば基底膜を破壊せずに発生部位に留まっている．その後，何らかの遺伝子異常によって出現した変異クローン細胞の増殖によって原発腫瘍ができる．この段階のがん細胞は生体の増殖制御機構から逸脱し，周辺の組織を押し退けて浸潤性の自律性増殖を続ける．したがって，細胞のがん化は生体の増殖制御機構から逸脱した変異クローン細胞の増殖から始まると考えてよい．ヒトがん細胞でゲノム異常を起こしている多くのがん遺伝子・が

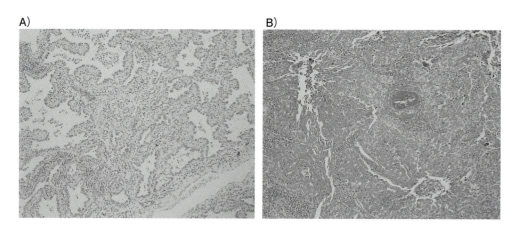

図1 非浸潤性と浸潤性のヒト肺腺がんの病理像（カラーアトラス❸参照）
Aは細気管支肺胞がんとよばれる上皮内がんで基底膜上に上皮の構造を保って増殖している高分化腺がんである．一方，Bは低分化腺がんで，極性のないがん細胞が間質で浸潤性に増殖している．文献1より転載

ん抑制遺伝子の産物が細胞の増殖・分化・死を制御する分子なので，それらの異常によって細胞のがん化が始まるという考え方は理に適っている．

しかし，既知のがん遺伝子・がん抑制遺伝子の異常だけではまだ浸潤や転移の機構を十分には説明できてはいない．それは，転移腫瘍が生体内のさまざまな組織に特異的な微小環境との相互作用を経て形成され，以下に述べるように，自律的な増殖能以外のさまざまな形質が，がん細胞で変化していないと転移腫瘍を形成できないからである．

2 生体内におけるがん細胞の浸潤と転移の工程

1）上皮性腫瘍とその悪性化

悪性腫瘍の大部分（80％以上）は上皮細胞に由来するがん腫（carcinoma）である．がん腫は基底膜の上皮側にあるいわゆる上皮細胞から発生し，細胞が上皮側に留まっている限りは上皮内がん（carcinoma in situ）とよばれ，間質には浸潤していないので，非浸潤がん（non-invasive tumor）ともよばれる．非浸潤がんのほとんどは転移がなく，外科切除でほぼ100％治癒するので，TNM分類ではTisと分類され，病期（stage）はTisN0M0で最も予後のよい0期である．しかし，多くの腫瘍は悪性化の過程で基底膜を破る（浸潤：invasion）能力を獲得し，上皮内で増えていたがん細胞は近接の間質に浸潤し始める．このような浸潤性の細胞塊が悪性腫瘍であり，一般的には「がん」とよばれる．非浸潤性（上皮内がん）と浸潤性のヒト肺腺がんの病理像を図1に示す．

> **Memo**
> 《TNM分類》
> TNM分類とは，治療指針の決定，予後の推測，治療効果の評価，施設間の情報共有などの目的で定められた世界共通のがんの進展度の分類法である．Tはtumor（原発腫瘍の進展度），Nはlymph node（所属リンパ節転移の有無や範囲），Mはmetastasis（遠隔転移の有無）を表し，おのおのの組み合わせによって病期（stage）が0〜Ⅳ期までに分類されている．治療前に得られた臨床情報から病変の拡がりを評価する臨床分類（cTNM）と，手術と病理学的検査の結果を追加して評価する病理学的分類（pTNM）がある．

2）肉腫とその悪性化

　一方，結合組織や神経組織などに発生する非上皮性腫瘍，すなわち肉腫（sarcoma）は間葉組織に発生するので上皮内がんの段階はなく，最初から間葉組織腫瘍としての腫瘍塊が形成される．しかし，肉腫が転移性腫瘍を形成する工程は上皮細胞に由来する浸潤がんとほぼ同じである．上皮内に発生したがん腫は基底膜を破壊して周辺の間質に浸潤してから次のステップである血管内進入（intravasation）を経て血管やリンパ管の壁を抜けて内腔へと移動するが，肉腫では間葉組織へ浸潤するステップがなく，間葉組織内での浸潤性増殖の後に血管内進入のステップへと進む．血管内皮細胞の周囲にも基底膜があるので，この過程でもがん細胞は基底膜を破壊する．細胞が血管内へ進入する工程以降はがん腫細胞も肉腫細胞も同じ足跡を辿るので，以後は特にがん腫と肉腫を区別せず，ともにがんと表記する．

3）血管内進入から血管外遊出の工程

　血管内へ進入したがん細胞は，血管内を移動（transport）する間に，増殖の足場を失ってアノイキス（anoikis）とよばれる細胞死を起こしたり，血液の流れによる流体力学的な力で破壊されたり，免疫細胞の攻撃を受けたりしてほとんど死滅するが，生き延びて心臓まできた細胞はまず肺の毛細血管でトラップされる．毛細血管の内腔（$< 8 \mu$m）が腫瘍細胞の直径（$\sim 20 \mu$m）より小さいからである．多くのがんで肺に転移が好発する理由の1つは，血中に出たがん細胞は他の臓器に達する前に必ず肺内の毛細血管を通過するからだと考えられている．がん細胞がさまざまな臓器内で毛細血管にトラップされると細胞は血管内から血管外へ出るが，この過程を血管外遊出（extravasation）とよぶ．血管外への遊出には，上皮内がんが浸潤がんへ移行するとき，あるいは，浸潤がんが血管内進入を起こすときと同じように基底膜の破壊が必要だが，血管内で増殖を始めたがん細胞が周辺組織を物理的に破壊して遊出することも考えられる．

▶Memo

《アノイキス》
アノイキスとは，細胞が細胞外基質のような足場から離れたことで誘発される細胞死で，がん抑制遺伝子の代表である*p53*が介在しないアポトーシスが起こる．アノイキスを起こさないがん細胞は実験的に転移腫瘍を形成することが多く，転移能の指標に使われることもある．

4）転移巣の形成

　転移工程の最後の段階が転移先でのがん細胞の増殖で，転移巣の形成という意味でcolonizationという言葉を使う．しかし，ある臓器内で増殖して腫瘍を形成した細胞が別の臓器内で再び腫瘍性の増殖を開始するのはまれで，多くのがん細胞は微小転移（micrometastasis）とよばれる単独の細胞あるいは小さな細胞塊として増殖せずに存在し，その一部が増殖を開始して転移腫瘍を形成する．そして，転移腫瘍を形成しやすい臓器ももともとのがんの種類によって異なっている．このような転移腫瘍をつくる確率の違いや転移しやすい臓器の違いはがん細胞自身の特性と転移先の臓器の微小環境との適合性によって決まるという考え方を「seed and soil（種子と土壌）説」といい，130年前にPaget博士により提唱され，がん転移の臓器特異性の本質を示す概念と考えられている．最近，この説の一端を説明できる報告があった[2)3)]．がん細胞が分泌する細胞外脂質膜小胞の1つ，エクソソームの膜表面に局在するインテグリン分子の種類（ヘテロ二量体を形成するサブユニットの組合わせの違い）によって，がん細胞が将来的に転移する臓器が選択されることである．すなわち，がん細胞から分泌されたエクソソームがあらかじめ転移先の臓器で適切な

第5章　がんの悪性化：浸潤と転移

5　転移

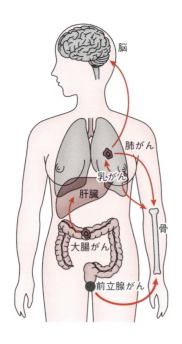

図2　がん転移の臓器特異性

がんの種類によって転移しやすい臓器が異なっている．例えば，肺がんは脳や骨，乳がんは肺や骨，大腸がんは肝臓，前立腺がんは骨へ転移しやすい．乳がんの肺転移，大腸がんの肝転移などは血液循環の経路に依存していると考えられるが，乳がん，前立腺がん，肺がんの骨転移は seed and soil 説のように転移先の臓器の微小環境の違いによって転移しやすい臓器が異なっていることを示している

表1　転移の工程とその工程に関与する主な分子

転移の工程	がん細胞と微小環境の相互作用	関与する分子
構造や極性の変化	細胞間接着	E-カドヘリン
間葉組織への浸潤	基底膜の破壊	マトリックスメタロプロテアーゼ
間葉組織内での生存	細胞と間質との接着	インテグリン
間葉組織内での移動	運動	増殖因子とその受容体，インテグリン，Rhoタンパク質群
血管内進入	基底膜の破壊	マトリックスメタロプロテアーゼ
血管内生存と移行	アノイキス	
血管外遊出	基底膜の破壊	マトリックスメタロプロテアーゼ
転移巣の形成	環境への適合	増殖因子とその受容体

土壌（前転移ニッチ）をつくり出すことが示された．いまだ，転移の臓器特異性の分子メカニズムは不明な点が多いが，今後の研究からさらなるブレイクスルーと診断・治療への応用展開が期待できる．転移の臓器特異性については図2として解説を加えた．一方，微小転移を起こした後に転移部位で増殖を開始できる細胞はがん幹細胞であるという考え方もあるが，これについては後に詳しく述べる．

3 浸潤と転移に関与する分子

　上述のように上皮内にできたがんは基底膜を通過して間質へ浸潤し，浸潤がんを形成する．次に血管内進入を経て血液内を移動し，血管外遊出の後に転移巣を形成する（概念図）．ここでは，転移の各工程で重要な分子をいくつか取り上げ，がん細胞と微小環境との関連を分子レベルで説明する（表1）．

1）E-カドヘリン

　上皮内がんから浸潤がんへの移行に最も重要な細胞変化は上皮細胞間の接着（adhesion）に必須なE-カドヘリン（E-cadherin）の機能消失である．E-カドヘリンの機能が消失すると隣り合った細胞が接着している石畳様の上皮細胞の構造が破壊され，組織としての極性を失って構造異型が起こる．図1で示した細気管支肺胞がんは上皮内がんだが，E-カドヘリンを発現しており，単層の腺上皮の構造を保っている．一方，低分化腺がんではE-カドヘリンの発現が消失して腺上皮の構造や極性が失われている．また，概念図には，E-カドヘリンを発現して上皮の構造を保っている上皮内がんがE-カドヘリン発現の消失によって構造異型を起こしていく過程を示してある．

2）マトリックスメタロプロテアーゼ

　マトリックスメタロプロテアーゼ（matrix metalloproteinase：MMP）に代表されるタンパク質分解酵素は，上皮細胞と間葉組織の間，あるいは血管内皮細胞の周囲にある基底膜（basement membrane）とよばれる細胞外基質（extracellular matrix）の破壊・分解に関与し，がん細胞の浸潤能獲得に重要な分子である．マトリックスメタロプロテアーゼは基底膜の主な構成タンパク質であるラミニンとIV型コラーゲンを分解する．詳細は**第5章-1 細胞運動と浸潤**の稿で説明されているが，この酵素群は，がん細胞が上皮内から間質へ浸潤する工程，血管内へ進入する工程，血管外へ遊出の工程のそれぞれで基底膜を分解する役割を担っている．

3）インテグリン

　インテグリンは，αおよびβサブユニットのヘテロ二量体で形成され，さまざまな細胞外基質との接着を担う主たる細胞表面受容体である．シグナル分子としても多彩な機能を有し，細胞骨格の再構築や成長因子受容体（growth factor receptor）依存的な細胞運動・浸潤能の制御を行う．また，転移巣形成（colonization）や，循環がん細胞（circulating tumor cells）の足場非依存的増殖にも必須な因子である．さらに，がん細胞が分泌するエクソソームに運ばれて遠隔臓器に前転移ニッチを形成し，転移の臓器特異性にも深く関連する分子である．インテグリンは，原発腫瘍から転移までのがん悪性化プロセスの多くに関連すると考えられるきわめて重要な分子である．

4）運動能制御因子

　がん細胞のもつ運動能も転移過程で重要だが，運動能を誘導する外的な液性因子としては，肝細胞増殖因子（hepatocyte growth factor：HGF），上皮増殖因子（epidermal growth factor：EGF）などに加え，後述する上皮間葉転換（epithelial mesenchymal transition：EMT）の誘導因子の1つである腫瘍増殖因子β（transforming growth factor-β：TGF-β）も重要である．運動時の細胞の形態と運動性の細かい制御はRASがん遺伝子の近縁タンパク質であるRhoファミリーのタンパク質群が請け負っているが，細胞運動についての詳細は**第5章-1**を参照されたい．

4 転移能獲得の分子機序

　がん細胞が転移能を獲得するためには，上述のように多くの分子が個々のがん細胞内で活性化あるいは不活性化されていなければならない．これらの分子は，発現レベルではがん細胞で特異的に変動していることがしばしばあるが，ゲノムレベルでがん細胞に異常が蓄積していることは，後述するE-カドヘリンを除けば稀である．となると，がん細胞が転移しやすくなるようながん細胞自身の大きな変化はどのようにして起こるのであろうか．

5 転移 **285**

1）EMT

　EMTとは，上皮細胞が細胞接着・極性の喪失により間葉系様の運動・浸潤能を有する細胞形質に転換することを示す．すなわち，転移の早期段階で生じるがん細胞の間質への浸潤はEMTを介する．EMTは胚発生や創傷治癒など，特定の形態形成の場で正常な生理的作用として広範に生じている．EMTの誘導は，TGF-βなどの液性因子に加えて，低酸素状態などの特異ながん微小環境下でも誘導される．転移能を有するがん細胞に特徴的なE-カドヘリンの発現抑制は，Twist，SNAIL，ZEBsなどに代表されるEMT-TFs（EMT-activating transcription factors）によって，間接的および直接的に実行される．EMT-TFsは，がん幹細胞形質の誘導やがん細胞の治療抵抗性の獲得にまで関与する因子である．EMTに関しては他稿〔**第5章-2上皮間葉転換（EMT）**〕に詳しく述べられているが，EMTによりE-カドヘリン発現の消失だけでなく，メタロプロテアーゼの分泌，インテグリンの発現変化などが同時に起こり，上皮細胞の極性が失われて，基底膜を分解し，間質内を移動する浸潤と運動を可能にする[4)~6)]．

2）腫瘍の不均一性

　一方，通常の原発腫瘍組織には，増殖能，分化能，浸潤能，転移能，抗がん剤や放射線に対する感受性など，さまざまながん特性の異なるがん細胞が混在しており，これを腫瘍の不均一性（tumor heterogeneity）という．この要因の1つは，それぞれのがん細胞に蓄積しているゲノム・エピゲノム異常の違いである．また，がん幹細胞の非対称分裂により自己複製した幹細胞と分化した細胞が混在する[7)8)]．転移に関しては，原発腫瘍細胞のうち，一部の細胞が転移腫瘍を形成することがわかっている（**図3**）．昨今の次世代シークエンサーを用いた腫瘍組織内でのさまざまな部位のゲノム変化の比較解析により，多段階，かつ，多岐化しながら，がんが進化する系譜が個々の症例で大きく異なり，単一の腫瘍内ではきわめて高い不均一性が存在することが明らかになってきた[9)]．したがって，ある特定の遺伝子変化がんの転移能を増強しているのではなく，さまざまな遺伝子の組合わせや進化のパターンがんの転移能の差異をもたらし，高転移クローンの発出をもたらしている可能性が高い．

　がん幹細胞は，自己複製能をもつという点では転移部位で再増殖できる細胞と考えられるが，自己複製能以外に運動能や浸潤能など，転移形質の獲得に必須の特性ももっていることが知られている[6)]．一方，EMTを起こした細胞ががん幹細胞の性質を獲得することも報告されており[4)~6)]，今後のEMTとがん幹細胞の研究は転移能を有するがん細胞の発生機構を明らかにするうえで重要な鍵になると思われる．

5　浸潤能・転移能獲得の原因となるゲノム・エピゲノム異常

　「がんは体細胞に後天的に起こった遺伝子変異の蓄積によって発生する病気」なので，最後に，その観点から転移腫瘍の形成に必要な悪性形質獲得の過程を説明する．

1）EMTやがん幹細胞化を起こしやすくさせるゲノム・エピゲノム異常

　近年のEMT研究の結果から，EMTに関与する分子，あるいは，EMTを起こしやすくするような分子のゲノム・エピゲノム異常が上皮内がんから浸潤がんへの悪性化の原因と考えられるようになってきた．E-カドヘリン遺伝子はEMTの誘導によって転写レベルで抑制されている場合もあるが，遺伝子自身の変異やメチル化によっても失活しており，組織の線維化を伴うスキルス型の胃がんや乳がんの原因となるがん抑制遺伝子である．実際に，E-カドヘリンの失活は細胞にEMT

286　がん生物学イラストレイテッド　第2版

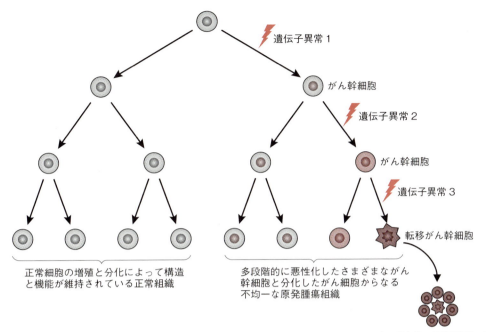

図3　多段階的に発生する転移がん幹細胞
左側の図のように，各臓器内ではある種の正常幹細胞が非対称分裂しながら成熟した細胞へと分化して臓器の構造と機能を保ち，機能をまっとうした成熟細胞は老化・アポトーシスによって死ぬ．しかし，右側の図のように，増殖の過程で遺伝子異常により生まれたがん幹細胞が非対称分裂を起こして浸潤性のがんを形成し，遠隔臓器に転移腫瘍を形成する．原発腫瘍内の細胞は形質の異なるさまざまな細胞の不均一な集団であり，それは，非対称分裂で分化・成熟したがん細胞の混在だけでなく，蓄積した遺伝子異常の違いによる悪性形質の違うがん細胞が混在している

を起こしやすくさせる．また，*KRAS*，*EGFR*，*ERBB2* などのがん遺伝子，*PTEN* や *LKB1* などのがん抑制遺伝子の異常も実験的にはがん細胞の浸潤能や運動能を増強し，がん細胞がEMTを起こしやすくなると考えられる．さらに，染色体不安定性という形質そのものが，EMTを誘発するdriving forceとなるという知見もある[9)10)]．一方，がん幹細胞化との関連では*MYC*遺伝子の活性化や*PTEN*遺伝子の失活が，がん幹細胞の形成にかかわって転移腫瘍を形成している可能性が論じられている[11)12)]．また，臨床的には，例えば大腸がんや肺がんでは上皮内がんから浸潤がんへの移行時に*p53*遺伝子の変異・欠失が高頻度に起こっているが，*p53* の失活（loss-of-function）によって細胞は増殖抑制やアポトーシスから回避されるだけでなく，変異型p53によって浸潤能や運動能の亢進（gain-of-function）が誘導されることを示す報告がある[13)14)]．

2）原発腫瘍と転移腫瘍のゲノム比較

近年のゲノム網羅的解析で，固形がん細胞のゲノムには10,000カ所以上，数百遺伝子内に塩基置換があり，複雑な染色体変化が蓄積していることがわかってきた[15)]．また，1回の細胞分裂時に広範な染色体変化が同時に起こって，複数の遺伝子の発現異常を誘発していることもわかってきた[16)]．さらに，昨今の次世代シークエンサーを用いた腫瘍組織内におけるさまざまな部位のゲノム変化の比較解析により，さまざまな遺伝子の組合わせや進化のパターンがんの転移能の差

異をもたらし，高転移クローンの発出をもたらすことが明らかになってきた[9]．実際，同一患者の原発腫瘍と転移腫瘍のゲノムの比較研究では，転移と関連するのは特定の遺伝子の変異ではなく，染色体レベルでのゲノム変化や染色体不安定性という形質そのものであるという報告もなされている[10][17]．今後，さまざまながん種でこのような解析が行われることで，転移能と関連するゲノム変化ががん種を超えて共通なものか，がん種や個々人で大きく違うものか，明らかになると考える．

《Memo》

《遺伝子異常と染色体異常》
ヒト細胞のがん化過程で広範な染色体異常が1回の細胞分裂時に同時に起こることがある．また，遺伝子配列の1塩基置換は1回の分裂で数十カ所に起こっているので，正常細胞が50回分裂して生理的な死に至るまでには数千カ所の塩基置換が蓄積している．がん化や転移に関与する遺伝子の異常もこのような大きな，あるいは継続的なゲノムの変化に巻き込まれて起こっている可能性がある．

（横田淳，土屋直人，河野隆志）

参考文献

1) Iwakawa R, et al：Association of p16 homozygous deletions with clinicopathologic characteristics and EGFR/KRAS/p53 mutations in lung adenocarcinoma. Clin Cancer Res, 14：3746–3753, 2008

2) Hoshino A, et al：Tumour exosome integrins determine organotropic metastasis. Nature, 527：329–335, 2015

3) Hamidi H & Ivaska J：Every step of the way：integrins in cancer progression and metastasis. Nat Rev Cancer, 18：533–548, 2018

4) 「The biology of Cancer」(Weinberg RA), Garland Science, 2008

5) Kalluri R & Weinberg RA：The basics of epithelial–mesenchymal transition. J Clin Invest, 119：1420–1428, 2009

6) Brabletz T, et al：EMT in cancer. Nat Rev Cancer, 18：128–134, 2018

7) Yokota J：Tumor progression and metastasis. Carcinogenesis, 21：497–503, 2000

8) Visvader JE & Lindeman GJ：Cancer stem cells in solid tumours：accumulating evidence and unresolved questions. Nat Rev Cancer, 8：755–768, 2008

9) Turajlic S & Swanton C：Metastasis as an evolutionary process. Science, 352：169–175, 2016

10) Bakhoum SF, et al：Chromosomal instability drives metastasis through a cytosolic DNA response. Nature, 553：467–472, 2018

11) Eilers M & Eisenman RN：Myc's broad reach. Genes Dev, 22：2755–2766, 2008

12) Hill R & Wu H：PTEN, stem cells, and cancer stem cells. J Biol Chem, 284：11755–11759, 2009

13) Kogan–Sakin I, et al：Mutant p53 (R175H) upregulates Twist1 expression and promotes epithelial–mesenchymal transition in immortalized prostate cells. Cell Death Differ, 18：271–281, 2011

14) Tapia N & Schöler HR：p53 connects tumorigenesis and reprogramming to pluripotency. J Exp Med, 207：2045–2048, 2010

15) Meyerson M, et al：Advances in understanding cancer genomes through second–generation sequencing. Nat Rev Genet, 11：685–696, 2010

16) Stephens PJ, et al：Massive genomic rearrangement acquired in a single catastrophic event during cancer development. Cell, 144：27–40, 2011

17) Turajlic S, et al：Tracking Cancer Evolution Reveals Constrained Routes to Metastases：TRACERx Renal. Cell, 173：581–594. e12, 2018

第6章
がんと免疫

1 がん抗原 ———————————————— 290

2 サイトカインとケモカイン ———————— 301

3 免疫チェックポイント阻害薬 ——————— 316

Chapter 6

1 がん抗原

免疫学の進歩により，腫瘍を直接的に殺傷する能力をもつCD8⁺キラーT細胞（細胞傷害性T細胞，cytotoxic T lymphocytes：CTL），その働きを調節するCD4⁺ヘルパーT細胞，両者に抗原を提示して活性化させる抗原提示細胞などのさまざまな免疫担当細胞の役割が解明されてきた．また，T細胞が認識する抗原は，腫瘍細胞表面上のMHC分子に結合した腫瘍細胞自身が産生するタンパク質に由来する8〜十数個のアミノ酸からなるペプチドであることが明らかとなり，多くのがん抗原とそのエピトープが同定された．これらの抗原を標的とした特異的免疫応答を高める治療法の開発が行われており，医療現場に登場している．近年，PD-1/PD-L1分子やCTLA-4分子を標的とした免疫チェックポイント阻害薬による治療がきわめて有効ながん免疫療法として実用化され脚光を浴びているが，免疫チェックポイント阻害薬により活性化されたT細胞が標的としているがん抗原として，がんの変異遺伝子産物，いわゆるネオアンチゲンが大きく注目されている．

概念図

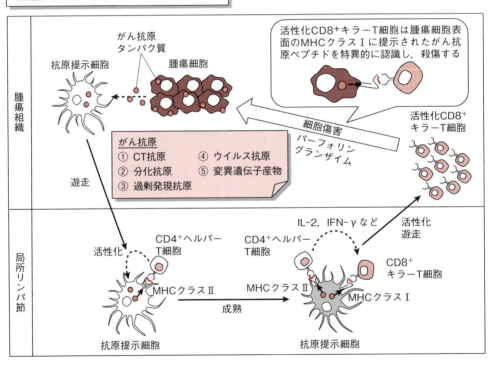

がん抗原を標的とした特異的な細胞破壊機構の主役はCD8⁺キラーT細胞である．キラーT細胞が腫瘍細胞に細胞傷害を呈するまでのメカニズムを示す．腫瘍局所でがん抗原を取り込んだ抗原提示細胞は局所リンパ節へ遊走し，CD4⁺ヘルパーT細胞に抗原を提示し，これを活性化する．CD4⁺ヘルパーT細胞との接触は樹状細胞を成熟させ，CD4⁺ヘルパーT細胞から産生されるIL-2，IFN-γなどにより樹状細胞のさらなる成熟，CD8⁺キラーT細胞の活性化が誘導される．CD8⁺キラーT細胞は腫瘍局所へ遊走し，腫瘍細胞表面のMHCクラスⅠ分子に提示されたがん抗原を特異的に認識し，殺傷する．このように，T細胞による抗腫瘍免疫応答が効率よく誘導されるには，CD4⁺ヘルパーT細胞とCD8⁺キラーT細胞の両方が抗原提示細胞により提示された同一のがん抗原を認識し，感作される必要がある．さらに，抗原提示細胞による抗原の効率よい提示，T細胞の活性化，がん局所への遊走などには自然免疫系にかかわる細胞，サイトカイン，抑制性細胞の阻害など多くのファクターが関与している

> **Memo**
>
> 《MHC（major histocompatibility complex：主要組織結合遺伝子複合体）分子》
> MHCは細胞表面に発現する膜結合型糖タンパク質で，細胞内で抗原が分解されてできた8〜十数個のアミノ酸からなるペプチドを分子の先端にある溝に結合して細胞表面に発現する．CD8⁺キラーT細胞はMHCクラスⅠ分子に提示されるペプチドを，CD4⁺ヘルパーT細胞はMHCクラスⅡ分子に提示されペプチドを認識する．ヒトのMHCをHLA（human leukocyte antigens：ヒト組織結合抗原）とよぶ．
> 《エピトープ：epitope（抗原決定基：antigenic determinant）》
> 抗体やT細胞受容体の抗原結合部位に接合する抗原の一部分．抗体は抗原タンパク質の立体構造を認識することが多く，一次構造上不連続な場所にあることが多い．これに対し，T細胞のエピトープは，MHC分子に結合した抗原タンパク質由来のペプチドである．CD8⁺キラーT細胞（＝CTL）が認識するエピトープをCTLエピトープ，CD4⁺ヘルパーT細胞が認識するエピトープをヘルパーエピトープとよぶ．がん抗原タンパク質は複数のCTLエピトープとヘルパーエピトープを含んでいると考えられる．

1 がん抗原の発見の歴史

　免疫系は外来異物（非自己）を排除するが，自己細胞を攻撃しない（免疫寛容）ため，自己細胞に由来するがん細胞が免疫系に認識されうるのか，ということは長らく疑問であった．1953年，E. J. Foleyは化学発がん剤で誘発した腫瘍をマウスに移植し，ある程度発育してから摘出すると，このマウスは同一腫瘍の再移植を拒絶することを示し，がん抗原の存在を証明した．しかし，1976年に自然発生腫瘍は発がん剤誘発腫瘍と比較して免疫原性はほとんどない，またはあっても非常に低いことが報告されると，ヒトがんの免疫療法の開発は難しいのではないかと考えられるようになる．1980年代後半になり悪性黒色腫患者の末梢血や腫瘍浸潤リンパ球から自己腫瘍を特異的に認識する細胞傷害性T細胞が培養できるようになり，1991年，T. Boonらは悪性黒色腫の患者から樹立した腫瘍特異的T細胞が認識する抗原としてMAGE-1（後のMAGE-A1）を単離した[1]．以来，数多くのCD8⁺キラーT細胞およびCD4⁺ヘルパーT細胞が認識することのできるがん抗原とそのエピトープの同定がされてきた[2][3]．2001年以降は，免疫不全マウスにおける高い発がん率が確認され，免疫によるがんのコントロールが再認識されている[4]．

　2010年に抗CTLA-4抗体が悪性黒色腫に体する治療薬として米国で薬事承認され，2014年には2つの抗PD-1抗体がそれぞれ日本と米国で薬事承認された．現在では非小細胞肺がん，腎細胞がん，胃がん，ホジキンリンパ腫など多くのがん種に置いて承認され，がん免疫療法実用化という歴史的転機をつくり出し，今後さらなる発展が期待されている．これら免疫チェックポイント阻害薬による治療は体内に存在しているがん反応性T細胞への抑制シグナルを除くことにより効果を発揮すると考えられているが，これらがん反応性T細胞が標的としているがん抗原の有力な候補としてがんの変異遺伝子産物，いわゆるネオアンチゲンが大きく注目されている[5]~[7]．また，がんを認識する抗原受容体遺伝子を導入した遺伝子改変T細胞輸注療法が免疫チェックポイント阻害薬による治療に続くがん免疫療法として期待されており，後述するごとく抗原受容体として抗体の反応性を利用したキメラ抗原受容体を遺伝子導入したCAR-T療法が日本でも保険適応になった．CAR-T細胞の場合，抗原はがん細胞表面に存在する分子そのものであり，現在米国などで承認薬となったCD19-CAR-T療法はB細胞の分化抗原であるCD19分子を標的としている．がん免疫におけるT細胞応答の重要性に比較すると，抗体による液性免疫が果たす役割についてはいまだに明らかになっていない点が多い．しかしCAR-T療法の成功により，自然ながん免疫応答

表1　がん抗原の同定方法

cDNAクローニング法	腫瘍細胞とこれを認識するCTLクローンを用いたcDNAの発現クローニング法である．まず，腫瘍細胞からcDNAライブラリーを作製し，標的がん抗原陰性の細胞株に遺伝子を導入する．これをCTLクローンの反応性によりスクリーニングして抗原をコードする遺伝子を同定する．CTL株と標的となる培養がん細胞株を樹立する必要があるため，適用は限られているが，悪性黒色腫からMAGE，gp100などが同定された
直接抽出法	腫瘍細胞表面からMHC分子に結合するペプチドを酸処理によって抽出する方法である．細胞を直接酸処理するあるいはMHC分子をまず精製し，これからペプチドを回収しアミノ酸配列を決定する．この方法を行うためには，ペプチドの量にして数十pM程度，細胞数にして10^{11}個前後の大量の材料が必要である
SEREX法	1995年，Pfreundschuhらが開発した方法で，がん細胞から調整したcDNAファージライブラリーを大腸菌で発現させ，患者血清でスクリーニングしてIgG抗体が認識する抗原を同定する方法である．SEREX法にはCTL株，培養がん細胞株ともに必要なく，がん組織と患者血清があればよい．また，同定された抗原をコードする遺伝子がすでにcDNAの形でファージにクローニングされているため，その塩基配列を調べるだけで遺伝子の同定が可能である．がん抗原の大規模スクリーニングが可能となり，多くのがんに適用されてきた．なお，この方法で同定された抗原はヘルパーT細胞には認識されるが，必ずしもCTLに認識されるとは限らないため，同定されたタンパク質を用いて動物を免疫することによりT細胞を誘導し，そのT細胞が元の腫瘍細胞に反応することを確認する作業が必要である．NY-ESO-1，SSX，XAGEなどがこの方法で同定された
reverse immunology法	DNAマイクロアレイなどの網羅的解析で腫瘍細胞内で強発現している分子や変異がん遺伝子など，先にがん抗原タンパク質を仮定し，アンカーモチーフなどからMHC拘束性のエピトープペプチドを予測・合成して腫瘍特異的細胞傷害性T細胞株を誘導することで腫瘍抗原であることを証明する方法．HER-2/neu，CEAなどがこの方法で同定された

の標的とは意味合いが異なるながらも，抗体が認識する細胞表面抗原が改めて注目されはじめている．

2 がん抗原同定法

　　がん抗原の同定方法には，腫瘍を認識するCD8$^+$キラーT細胞を用いたcDNAクローニング法，腫瘍細胞からペプチドを抽出する直接抽出法，患者抗体が認識する抗原を解析するSEREX（serological identification of antigens by recombinant cloning）法，DNAマイクロアレイやRDAなどのDNAサブトラクション法を用いたがんと正常組織の比較による方法，がん抗原候補タンパク質からエピトープを予測して確認する reverse-immunology法などがある[8]．主なものの特徴を表1に示す．

3 がん抗原の分類

　　免疫療法の標的として理想的ながん抗原の特徴として，がん幹細胞を含むすべてのがん細胞に安定して高発現するが正常細胞では発現しないもの，多くのがん種に高い割合で発現するもの，免疫原性が強いもの，がん細胞の増殖生存にかかわるために抗原消失が起こりにくいもの，などがあげられる．2009年，米国国立癌研究所（NCI）は橋渡し研究を加速させるためのパイロットプロジェクトとして，免疫療法の応用に適しているがん抗原の順位付けを発表した．臨床試験に用いられている抗原を中心に75個のがん抗原について，①治療への反応性，②免疫原性，③腫瘍原性，④発現の特異性（がん細胞のみに発現されるものが良好），⑤発現レベルと陽性率（ともに高い方がよい），⑥がん幹細胞における発現，⑦抗原陽性腫瘍の患者数，⑧ペプチドの長さ（長く，複数のエピトープを含むものがよい），⑨細胞内局在と発現（細胞表面に発現し，循環血液中の発

現はないものがよい），の項目についてスコア化し，ランク付けしたものである．WT1，MUC1，LMP2，HPV E6 E7，EGFRvⅢ，HER-2/neu，idiotype，MAGE-A3，p53 nonmutant，NY-ESO-1などが上位にランクインしている[9]．がん抗原の分類法はいくつか報告されているが，その成因と特徴から以下のように分類できる[2]．

1）がん/精巣抗原（CT抗原）

がん/精巣抗原（cancer-testis antigens：CT抗原，またはcancer-germline antigen）とは胎児期には広く発現しながらも成人の正常組織では精巣（および胎盤）のみにしか発現が認められないが，腫瘍組織では，悪性黒色腫，膀胱がん，肺がんなどさまざまな種類のがん細胞に発現するものを指す．精巣にはHLAクラスⅠの発現がなくCD8$^+$キラーT細胞の標的とはならないので，実質的にはがん細胞のみに発現している抗原であり，免疫原性が高いものが多く，免疫療法の標的抗原として大きく期待されている[10]．1991年T. BoonらによりMAGEが発見されて以来，BAGE，NY-ESO-1など次々に抗原が同定され，2011年1月までに，100個以上のファミリーが同定されており，データベースが公開されている[11]．CT抗原は，その約半数がX染色体にコードされ（CT-X抗原），それ以外の抗原（non-X CT抗原）はゲノムに広く分布している．いずれも精子形成過程にかかわる遺伝子であり，CT-X抗原の多くは精原細胞に発現している．non-X CT抗原は精母細胞や精細胞など，やや分化の進んだ時期に発現するものが多く，減数分裂に関与しているものが多い．CT-X抗原は反復配列をもつことが多く，複数の遺伝子でファミリーを形成することも多い．1つの腫瘍細胞に複数のCT-X抗原が発現していることもしばしば認められる．

2）分化抗原（組織系列特異的抗原）

分化抗原（differentiation antigens）とは腫瘍細胞だけでなく，正常細胞にも発現が認められるが，特定の細胞・組織の分化に伴い発現するもの．悪性黒色腫で同定されたgp100，Melan A，チロシナーゼなどは，いずれも正常色素細胞（メラノサイト）に存在するメラノソーム内の酵素であるが，腫瘍で発現が増強している．悪性黒色腫患者ではこの抗原に対するCD8$^+$キラーT細胞により，皮膚の白斑が誘導されることがある．共通抗原として治療に利用しやすいが，がん細胞にとって必須ではないので抗原消失が起こりやすく，発現を共有する正常細胞に対する自己免疫反応を起こす可能性がある．

3）過剰発現抗原

過剰発現抗原（overexpressed antigens）とは正常組織にも発現しているが，がん細胞に過剰に発現するもの．がん細胞の増殖，生存にかかわるものが多い．乳がんや胃がんで高発現するHer-2/neu，大腸がんで発現するCEAなどがあげられる．

4）ウイルス抗原

ウイルスのなかには腫瘍の発生に関与するものがある．ウイルス遺伝子産物が細胞内でプロセッシングを受け，腫瘍抗原ペプチドとなっていることが多い〔ウイルス抗原（viral antigens）〕．したがって，ウイルス誘発腫瘍のがん抗原は共通抗原となることが一般的で，この点が物理・化学的に誘発された腫瘍細胞にみられる固有抗原とは異なる．ウイルス抗原は前述のCT抗原，分化抗原，過剰発現抗原と異なり非自己抗原なので，高い新和性のTCR（T cell receptor：T細胞受容体）を持つT細胞による強い反応を誘導し易い．

HPV（human papillomavirus：ヒトパピローマウイルス）は子宮頸がんの発症に関連してお

り，子宮頸がん細胞では，HPVタンパク質（E6，E7）が発現し，CD8$^+$キラーT細胞の標的抗原となることがわかっている．また，エプスタイン・バーウイルス（Epstein Barr virus：EBV）はB細胞リンパ腫，鼻咽頭がんなどの発症に関与し，EBV–EBNA–2，–3，–4，–6はEBV–LMP2などのタンパク質が抗原となることが示されている．CD4$^+$ヘルパーT細胞に感染し，成人T細胞白血病の原因となる ヒトT細胞白血病ウイルス（HTLV–1）の遺伝子産物であるTaxもCD8$^+$キラーT細胞の標的抗原ペプチドとなる．

5）変異遺伝子産物（ネオアンチゲン）

　変異遺伝子産物に由来する抗原，いわゆるネオアンチゲンはがん細胞の遺伝子異常に由来する変異ペプチド抗原であり，ウイルス抗原と同様に自己正常細胞には存在しない非自己抗原で免疫原性が高く，腫瘍特異的である．がん細胞の増殖生存にかかわるドライバー変異である場合には抗原消失を起こしにくいが，頻度的にはがん細胞の増殖生存とは関連がないか少ないパッセンジャー変異が多い．古くよりβ カテニン，CDK4，ERK2などの変異が報告されてきたが，従来は同定に時間と労力を要し，また患者ごとに異なることより治療への応用は難しいと考えられて来た．しかし，近年実用化された免疫チェックポイント阻害薬におけるエフェクターT細胞の標的抗原候補としてその重要性が再認識され，また次世代シーケンサーをはじめとした技術的進歩がその同定を容易にしつつあることも相まって，将来の有効ながん治療の標的抗原として改めて注目されている．

4　がん抗原を標的とした特異的免疫療法

　がん抗原が同定されて以来，がん特異的なT細胞の活性化によりがんを治療する特異的免疫療法が試みられ，特に，細胞破壊機構の主役であるCD8$^+$キラーT細胞を活性化させる治療法の開発が行われてきた．特異的免疫療法は図1に示すように「がんワクチン療法」と「免疫細胞療法」の2つに大きく分けられる．

1）がんワクチン療法

　がん抗原をさまざまな形で直接患者に投与することにより，患者体内で特異的免疫応答の誘導を図る方法である．がんワクチンとして使用できる分子には，がん抗原タンパク質そのもの，エピトープペプチド（CTLエピトープ，ヘルパーエピトープ，または両者を含むロングペプチドなど），それらをコードするmRNA，cDNAなどがある．腫瘍細胞そのものや，がん抗原を提示させた樹状細胞などの抗原提示細胞を投与することも試みられている．これまでに薬剤として承認されている治療用がんワクチンとして，脳腫瘍に対するDCVax–Brain（腫瘍細胞由来抽出物で感作させた自己樹状細胞，米Northwest Biotherapeutics社，2007年7月にスイスで承認），転移性腎がんに対するOncophage（患者腫瘍細胞より抽出した熱ショックタンパク質–ペプチド複合体，米Antigenics社，2008年4月にロシアで承認），前立腺がんに対するProvenge〔PAP（prostatic acid phosphatase）抗原とGM–CSF融合タンパク質で感作した自己樹状細胞，Dendreon社，2010年4月に米国で承認，2017年1月にSan power Groupが取得〕がある．また，予防用がんワクチンとして，子宮頸がんに対するGardasil（HPV6，11，16，18型のL1タンパク質の非感染性ウイルス様粒子＋アジュバント（adjuvant），米Merck社，2006年6月に米で承認），Cervarix（HPV16型および18型のL1タンパク質の非感染性ウイルス様粒子＋アジュバント，英GlaxoSmith Kline社，2007年5月に豪で承認，日本でも2009年10月に承認）がすでに広く用

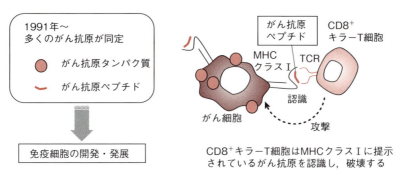
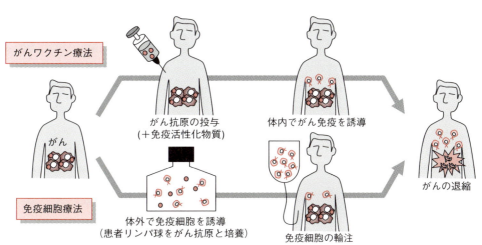

図1　がん抗原を標的とした特異的がん免疫療法

がん抗原が同定されて以来，抗原に対する特異的な免疫応答を高める治療法の開発が行われてきた．特異的免疫療法にはがん抗原をさまざまな形で直接患者に投与することにより患者体内で特異的免疫応答の誘導を図る「がんワクチン療法」と患者由来のリンパ球（腫瘍浸潤リンパ球や末梢血）を体外で放射線照射した患者自身のがん細胞と共培養したり，がん抗原で刺激するなどして，がん抗原特異的な免疫細胞を誘導し，患者に輸注するという「免疫細胞療法」がある

いられている．その他多くのがんワクチン製剤開発の臨床試験[12]が行われてきたが，第III相試験までに有効性を示すことができない事例が頻出している．慢性感染症の場合と同様に，担がん患者への治療的ワクチンの開発については，体内に抗原がないわけではなく，抗原はすでに存在しながらも効果的な免疫応答が起きていない状況を克服する工夫が必要となる．がんがその進展に伴い免疫抑制/免疫逃避のメカニズムを獲得していること，自己抗原に対しては高親和性TCRをもつT細胞が体内に存在しないことなどの問題を解決する必要がある．

> **Memo**
>
> 《アジュバント》
> ワクチンの反応を非特異的に増強させる分子群．各種免疫担当細胞を刺激するサイトカインやToll-like受容体の刺激分子，抗原分子の投与部位における停留時間を長くする作用をもつものなど，さまざまなものが利用されている．

2）免疫細胞療法

　　体外でがん抗原特異的な免疫細胞を誘導し，患者に輸注する方法である[13]．NCIのS. A. Rosenbergらのグループは悪性黒色腫の患者の腫瘍浸潤リンパ球から腫瘍特異的リンパ球を調整し，患者に輸注するという治療を行っている．最新の報告では，化学療法および全身放射線療法を用いた骨髄破壊性の強い前処置を行うことにより，RECIST基準での奏効率49〜72％という良好な成績を示している[14]．材料として腫瘍浸潤リンパ球を用いるこの方法はがん抗原が分子レベルまで同定されていなくても行える．しかしながら，そもそも腫瘍から腫瘍特異的リンパ球を増殖させる技術は（特に悪性黒色腫以外では）非常に難しく，治療が適用できる患者は限定される．そこで，最近では遺伝子導入の技術を用いて，人工的に大量の腫瘍特異的リンパ球を作製する方法（遺伝子改変T細胞輸注療法）が試みられている．図2に示すように，がん抗原特異的なキラーT細胞クローンや抗体から抗原認識部位の遺伝子を取り出し，ウイルスベクターなどを用いて，患者リンパ球に体外で遺伝子導入するものである[15)16]．B細胞の細胞表面抗原であるCD19抗原に対するCAR（Chimeric antigen receptor：キメラ抗原受容体）遺伝子導入T細胞であるCD19-CAR-T細胞の輸注療法が2017年8月30日に小児/若年成人の急性リンパ球性白血病の治療法として，続く2017年10月18日にはびまん性大細胞性リンパ腫の治療法として米国FDAに承認された．また，2019年5月には日本においてもこれらの疾患を対象に保険適用が決定した．免疫チェックポイント阻害薬による治療に続いて実用化が進むがん免疫療法として近年大きく注目が集まっている．

ⅰ）T細胞受容体（TCR）遺伝子導入T細胞療法

　　TCR遺伝子導入T細胞療法とはがん抗原特異的キラーT細胞クローンから得られたTCR遺伝子を患者末梢血より得られた$CD8^+$キラーT細胞に導入して輸注細胞を調整した遺伝子改変細胞を輸注する治療法である．S. A. Rosenbergらは，MART-1を標的とした悪性黒色腫に対する試験[17)18]，CEAを標的とした大腸がんに対する試験[19]，NY-ESO-1を標的とした悪性黒色腫・滑膜細胞腫に対する試験[20]などを行い，12〜67％の奏効率を報告している．ただし，抗原陽性細胞を直接殺傷することのできるT細胞を輸注するこの治療法では正常細胞に対する副作用の報告もある（分化抗原であるMART-1を発現している皮膚，眼，内耳や，がん胎児抗原であるCEAを発現している大腸粘膜の傷害）．このことは，T細胞輸注療法を適切な条件で行うとトレランスや免疫抑制の問題を打開しうるという希望と，それゆえの副作用への配慮の必用性を示している．わが国では，三重大学とタカラバイオ株式会社が共同研究として，MAGE-A4とNY-ESO-1を標的としたTCR遺伝子導入T細胞療法の臨床試験を行っている．特にNY-ESO-1に対して人為的に高親和性に改変したTCR遺伝子を用いた試験では滑膜肉腫患者において顕著な腫瘍縮小効果が報告されており[21]，今後の迅速な実用化が期待される．

　　TCR遺伝子導入T細胞療法の問題点の1つとして，遺伝子導入した腫瘍特異的TCRのα鎖β鎖と患者T細胞がもともともっている内在性TCRのα鎖β鎖との間のハイブリッド形成があげられる．ハイブリッドTCR形成により，期待される腫瘍特異的TCR形成の確率が低下するだけでなく，予測不可能な特異性をもつTCRが出現しうる．最近，マウスを用いたTCR改変T細胞療法のモデルにおいて，導入TCRと内在性TCRのα鎖β鎖のハイブリッドの結果，形成されたTCRヘテロダイマーが自己抗原反応性を獲得し，輸注療法後に致死的な移植片対宿主病を引き起こすことが報告され，注意喚起されている[22]．ハイブリッド形成を防ぐための戦略もいくつか報告されており[13]，筆者らも内在性TCRの定常域に対するsiRNAを組み込み，内在性TCRの発現を抑える新しいベクターを開発中である[23]．

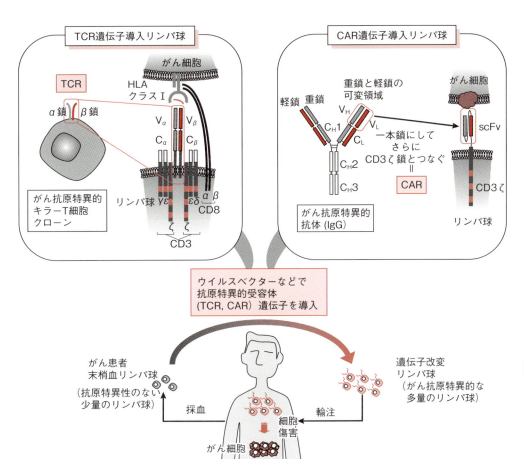

図2 遺伝子改変T細胞輸注療法
T細胞受容体（TCR）は腫瘍細胞上のHLAクラスI分子とペプチドの複合体を認識する．TCR遺伝子を導入されたリンパ球が抗腫瘍効果を発揮するためには，患者とHLAの型が一致していること，およびがん細胞にHLA分子が発現していることが条件となる．キメラ抗原受容体（CAR）は抗体の重鎖可変領域（V_H）と軽鎖可変領域（V_L）を一本鎖で繋いで単鎖Fvフラグメント（scFv）とし，さらにCD3ζ鎖またはFcεRIγ鎖の細胞内シグナルドメインを融合したものである．TCRと異なり，CARはがん細胞表面のタンパク質を直接認識できるため，HLAの拘束性を受けない．抗原に対する親和性もTCRと比較すると数十倍から数千倍と非常に強い．CH1-3：constant region of heavy chain, CL：constant region of light chain, scFv：single chain of variable fragment, VH：variable region of heavy chain, VL：variable region of light chain

ii）キメラ抗原受容体（CAR）遺伝子導入T細胞療法

　CAR遺伝子導入T細胞療法とは腫瘍細胞表面に発現する抗原に対する抗体分子とT細胞活性化に必要な分子の細胞内ドメインとの融合分子の遺伝子を，患者末梢血リンパ球に導入する方法である[24]．前述のTCRと異なりHLAによる拘束を受けないので，患者のHLA型や，腫瘍細胞のHLA分子の発現低下による腫瘍の免疫エスケープ機構の影響を受けないこと，$CD8^+$キラーT細胞だけでなく$CD4^+$ヘルパーT細胞にも抗原特異性を付与可能であることが特徴である．CARは，抗体のFabフラグメントまたは単鎖Fvフラグメント（scFv）にCD3ζ鎖またはFcεRIγ鎖の細胞内シグナルドメインを繋いだものが第一世代として考案された．このCAR遺伝子導入T細胞は抗原特異的に活性化され，*in vitro*で抗原陽性腫瘍細胞を傷害することが示されたが，臨床試験（葉

酸受容体αを標的とした卵巣がんに対する試験，炭酸脱水酵素IXを標的とした腎細胞がんに対する試験，CD20を標的としたリンパ腫に対する試験）における効果は非常に限られたものであった．これは，共刺激分子からの適切な刺激が入りにくい第一世代のCARでは，T細胞の不完全な活性化により，*in vivo* におけるT細胞の増殖と生存性が限られることが原因と考えられる．この問題点の解決法として，CD28，OX40，4-1BBといった共刺激分子の細胞内シグナル伝達ドメインをベクターに組みこんだ第二世代CAR，さらにこれらの共刺激分子を複数もつ第三世代CARが開発されている．B細胞の表面抗原CD19に特異的な抗体を利用したCAR-T細胞を用いてB細胞性腫瘍であるリンパ球性白血病やリンパ腫を治療する試みにおいて顕著な効果が報告された．再発，難治の小児の急性リンパ球性白血病（Acute lymphocytic leukemia：ALL）の患者を対象とした臨床試験では約90％が完全寛解（Complete response：CR）を示すとともに，6カ月 event-free survival が67％，6カ月 overall survival が78％との結果が報告された[25]．慢性リンパ球性白血病やリンパ腫の患者でもCRを示す患者が約40％程度報告されている．前述のようにこれらの疾患を対象にCD19-CAR-T細胞療法が2017年米国で承認治療となり，2019年に日本においても保険適用となった．優れた有効性の反面，高頻度のサイトカイン遊離症候群（cytokine release syndrome：CRS），マクロファージ活性化症候群 MAS（macrophage activating syndrome：MAS）の発生や慢性的な正常B細胞の消失による抗体産生能の消失など深刻な副作用の発生も報告されている[24]~[26]．

TCRおよびTCR遺伝子導入T細胞療法は大きく期待される新規治療法である．本治療法をより多くのがん患者の治療に有効で安全な治療法としてさらに発展させるためには多くの課題が残されている．それら課題には，抗原の選択，抗原受容体の親和性の最適化とその安全性の向上，固形がんへの応用，免疫抑制的な腫瘍微小環境の克服，腫瘍への遊走と浸潤の向上，輸注T細胞の体内生存性やメモリー形成能の向上，非自己細胞の利用，CRSなどの副作用の克服，自殺遺伝子の組込みなどがあげられ，今後の進展が期待される．

Memo

《自殺遺伝子》
HSV-TK（単純ヘルペスウイルスがもつチミジンキナーゼ）は，ガンシクロビルなどの抗ウイルス薬をリン酸化してDNA合成阻害作用を有する最終産物を生成する．遺伝子改変細胞療法を行う場合，この遺伝子を同時に導入しておけば，患者にガンシクロビルを投与することにより，遺伝子導入細胞を自殺させることが可能となり，副作用対策として利用できる．HSV-TK以外にも，プロアポトーシス遺伝子であるカスパーゼ9を発現させアポトーシスを誘導する，即効性のある自殺遺伝子も開発されつつある．

5 今後の展望

免疫チェックポイント阻害薬の臨床的成功というがん免疫療法の歴史において画期的な変換点が訪れている．そこには免疫が存在する生体でがんが成長する過程では免疫抑制/免疫逃避が形づくられるという理解に基づく「抑制の抑制」という逆転の発想があった．がん抗原という目線で眺めれば，免疫チェックポイント薬による治療の成功はネオアンチゲンへの再注目を促しつつある．ウイルス抗原やネオアンチゲンに対しては一般に体内に高親和性のT細胞クローンが存在し，それらT細胞やそのTCRを用いた治療法は高い腫瘍効果が期待される．一方で過剰発現抗原，分化抗原，がん精巣抗原などの共通腫瘍抗原の多くは自己抗原であり，厳密にはがん特異的ではな

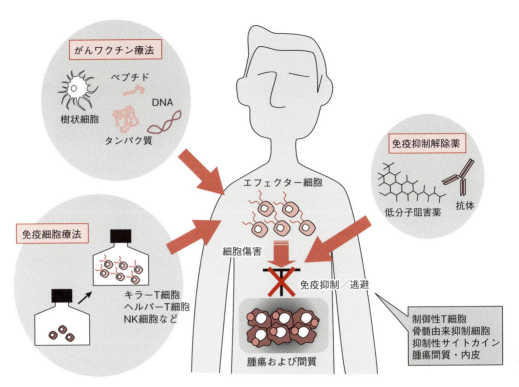

図3 複合的がん免疫療法
腫瘍の微小環境は，制御性T細胞や骨髄由来抑制性細胞を誘導し，抑制性サイトカイン類を産生するなど，担がん生体ではさまざまな免疫抑制機構が働いている．がん免疫療法をより効果のあるものにするためには，エフェクターT細胞の直接的な投与（免疫細胞療法），生体内での増幅・活性化（がんワクチン療法）および免疫抑制解除薬などを組み合わせた複合的免疫療法を行うことが必要と考えられている

く，体内に高親和性のT細胞クローンがほとんど存在しない．したがって有効性向上にはTCRの改変による高親和性化や免疫抑制解除法との組合わせによる複合的免疫療法（図3）などの工夫が今後活発に検討されるだろうと考えられる．

（今井奈緒子，池田裕明，珠玖洋）

参考文献

1) van der Bruggen P, et al：A gene encoding an antigen recognized by cytolytic T lymphocytes on a human melanoma. Science, 254：1643-1647, 1991
2) Van den Eynde BJ & van der Bruggen P：T cell defined tumor antigens. Curr Opin Immunol, 9：684-693, 1997
3) van der Bruggen P et al：Peptide Database. 2001 (http://www.cancerimmunity.org/peptidedatabase/Tcellepitopes.htm)
4) Dunn GP, et al：The three Es of cancer immunoediting. Annu Rev Immunol, 22：329-360, 2004
5) Rizvi NA, et al：Cancer immunology. Mutational landscape determines sensitivity to PD-1 blockade in non-small cell lung cancer. Science, 348：124-128, 2015
6) Snyder A, et al：Genetic basis for clinical response to CTLA-4 blockade in melanoma. N Engl J Med, 371：2189-2199, 2014
7) Le DT, et al：PD-1 Blockade in Tumors with Mismatch-Repair Deficiency. N Engl J Med, 372：2509-

2520, 2015

8) Wang RF : Tumor antigens discovery : perspectives for cancer therapy. Mol Med, 3 : 716–731, 1997

9) Cheever MA, et al : The prioritization of cancer antigens : a national cancer institute pilot project for the acceleration of translational research. Clin Cancer Res, 15 : 5323–5337, 2009

10) Caballero OL & Chen YT : Cancer/testis (CT) antigens : potential targets for immunotherapy. Cancer Sci, 100 : 2014–2021, 2009

11) Almeida LG, et al : CTdatabase : a knowledge-base of high-throughput and curated data on cancer-testis antigens. Nucleic Acids Res, 37 : D816–D819, 2009

12) Neller MA, et al : Antigens for cancer immunotherapy. Semin Immunol, 20 : 286–295, 2008

13) June CH : Adoptive T cell therapy for cancer in the clinic. J Clin Invest, 117 : 1466–1476, 2007

14) Dudley ME, et al : Adoptive cell therapy for patients with metastatic melanoma : evaluation of intensive myeloablative chemoradiation preparative regimens. J Clin Oncol, 26 : 5233–5239, 2008

15) Hawkins RE, et al : Development of adoptive cell therapy for cancer : a clinical perspective. Hum Gene Ther, 21 : 665–672, 2010

16) Brenner MK & Heslop HE : Adoptive T cell therapy of cancer. Curr Opin Immunol, 22 : 251–257, 2010

17) Morgan RA, et al : Cancer regression in patients after transfer of genetically engineered lymphocytes. Science, 314 : 126–129, 2006

18) Johnson LA, et al : Gene therapy with human and mouse T-cell receptors mediates cancer regression and targets normal tissues expressing cognate antigen. Blood, 114 : 535–546, 2009

19) Parkhurst MR, et al : T cells targeting carcinoembryonic antigen can mediate regression of metastatic colorectal cancer but induce severe transient colitis. Mol Ther, 19 : 620–626, 2011

20) Robbins PF, et al : Tumor regression in patients with metastatic synovial cell sarcoma and melanoma using genetically engineered lymphocytes reactive with NY-ESO-1. J Clin Oncol, 29 : 917–924, 2011

21) Kageyama S, et al : Cytokine Release Syndrome and Tumor Responses in a First-in-Man Trial of a Novel Affinity-Enhanced TCR-Gene Transduced T Cell Transfer Targeting NY-ESO-1 Antigen. 58th American Society of Hematology Annual Meeting & Exposition 2017

22) Bendle GM, et al : Lethal graft-versus-host disease in mouse models of T cell receptor gene therapy. Nat Med, 16 : 565–70, 1p following 570, 2010

23) Okamoto S, et al : Improved expression and reactivity of transduced tumor-specific TCRs in human lymphocytes by specific silencing of endogenous TCR. Cancer Res, 69 : 9003–9011, 2009

24) Sadelain M, et al : The promise and potential pitfalls of chimeric antigen receptors. Curr Opin Immunol, 21 : 215–223, 2009

25) Maude SL, et al : Chimeric antigen receptor T cells for sustained remissions in leukemia. N Engl J Med, 371 : 1507–1517, 2014

26) Rosenberg SA & Restifo NP : Adoptive cell transfer as personalized immunotherapy for human cancer. Science, 348 : 62-68, 2015

Chapter 6

2 サイトカインとケモカイン

サイトカインは，骨髄，胸腺でのさまざまな免疫細胞の"造血"だけでなく，感染防御における迅速かつ非特異的な免疫応答レベルの調整，ケモカインによる免疫担当細胞の局所への遊走など"自然免疫"で重要な役割を担う．また，サイトカイン環境はT細胞の分化や抗体産生など，抗原特異的な応答である"獲得免疫"への橋渡しとしても重要である．産生細胞の多様性，サイトカインの重複性，多機能性に加え，異なるサイトカインによる正負の調整機構も存在し，生体内において複雑なネットワークを形成する（サイトカインネットワーク）．これにより，生体内の恒常性，炎症反応は，実に微妙なバランスで制御され，腫瘍組織においても炎症・抗炎症の状態を大きく変化させる．これらの特徴を利用し，サイトカイン・ケモカインは炎症疾患のみならずがん治療の分野においても，腫瘍の治療や支持療法の標的として応用され，実臨床で使用されている．

概念図

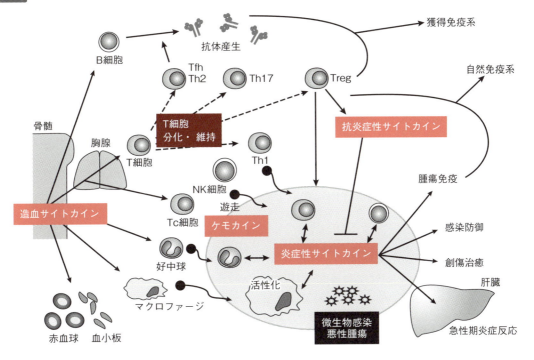

1 サイトカインとサイトカイン受容体

1) サイトカインとは

サイトカインとは，炎症や免疫応答を迅速かつ抗原非特異的に活性化する生理活性物質であり，活性化されたリンパ球が産生するタンパク質であるリンホカインに加え，単球やマクロファージの産生するモノカインなど，他の類縁のものを加えた総称である．その産生細胞は多様で，免疫に関連するサイトカインの多くがリンパ球以外から産生されている．その遺伝子が単離同定され

2 サイトカインとケモカイン　301

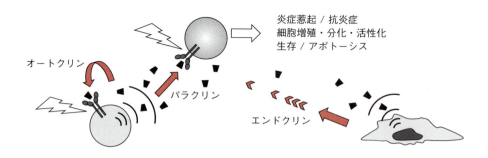

図1 サイトカイン細胞間情報伝達
サイトカインはきわめて微量で作用を示す物質である．産生細胞は多様であることが多く，産生細胞自身への作用（autocrine：自己分泌）や，近くの他細胞への作用（paracrine：傍分泌）のみならず，遠隔部の細胞への作用（endocrine）も起こす．分泌されたサイトカインは，それぞれの特異的サイトカイン受容体を発現する細胞（標的細胞）と結合し，シグナルが伝達され，機能を発揮するが，その細胞応答は，そのサイトカイン濃度によって異なることがある．また標的細胞にも多様性があり，標的細胞によっても同じサイトカインへの応答は異なる．これらによって，サイトカインは多機能性という特徴をもつ

独立性が確立されたものの一部がインターロイキン（interleukin：IL）として番号を付されているが，その他にも，インターフェロン（interferon：IFN），TNF（tumor necrosis factor：腫瘍壊死因子），コロニー刺激因子などの造血因子，白血球の遊走にかかわるケモカイン（後述），TGF-β（transforming growth factor-β）などの細胞増殖因子など多種類のものがある．その多くは糖タンパク質で，それに対する受容体をもつ細胞のみに作用し（特異的受容体），炎症反応の惹起のみならず，細胞の増殖，機能発現，分化などを誘導する．サイトカインはさまざまな種類の細胞に作用する多機能性物質であり，また，異なるサイトカインが同じ活性を示すこともしばしばである（重複性）．

このように「生体の恒常性維持にも重要な役割」を果たす物質であるが，「免疫システムの調整に重要な因子」であることが臨床応用で最も重要な点である（図1）．

2）サイトカイン受容体

サイトカイン受容体は典型的にはリガンド特異的なサブユニットをもち，サイトカインは，それぞれの標的細胞において特異的かつ特有の機能をもつ．サイトカイン受容体は大きく分けて6つのグループに分けることができ，それぞれが特徴的なシグナル伝達様式をもつ（図2）[1]．

主要なサイトカイン受容体とそのファミリー，および対応するサイトカインを表1に示し，なかでもがん免疫に重要なものについて記述する．

2 炎症性サイトカイン

1）γcサイトカインと腫瘍免疫

γcサイトカインは，主にT細胞に作用するサイトカインで，免疫記憶や感染防御に重要であり，その一部は抗腫瘍免疫にも寄与する．

なかでもよく検討されているのが，IL-2である．高用量のIL-2単独療法は，進行性メラノーマおよび腎がんにおいて米国FDA（食品医薬品局）にて承認されている．その効果は十分ではないが，今後，免疫チェックポイント阻害薬とのコンビネーション治療での効果が期待される．

A) 主なサイトカイン受容体とそのシグナル伝達

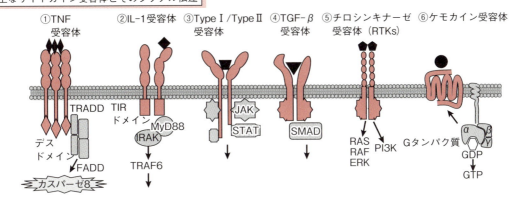

B) Type I 受容体の共通サブユニットによる分類

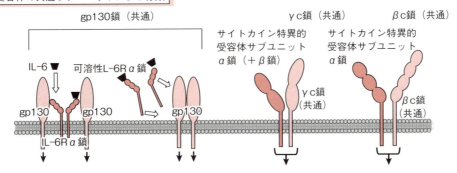

図2 サイトカイン受容体ファミリー

A) ①TNF受容体1（TNFR1）はTNF（三量体で作用）の結合によりデスドメインにTRADD（TNFRSF1A-associated via death domain）が結合，さらにTRADDは，FADD（Fas-associated death domain）と結合してカスパーゼ8活性を引き起こし，最終的にアポトーシスを誘導する．また，別にTRAF（TNF受容体関連因子）を介して下流の転写調節因子を活性化する経路も存在する．②IL-1受容体（IL-1R I）の細胞内ドメインは，Toll様受容体と相同性の高いTIR（Toll/interleukin-1 receptor）ドメインである．③Type I受容体（ヘマトポエチン受容体ファミリー）は，ホモ二量体またはヘテロ二量体の受容体であり，その構造によりさらに分類される（B）．④TGF-β受容体はセリン/スレオニンキナーゼの細胞内ドメインがリン酸化され，転写因子ファミリーであるSMADタンパク質をリン酸化しシグナル伝達を行う．⑤チロシンキナーゼ受容体（receptor tyrosine kinase：RTKs）では，細胞内キナーゼドメインが活性化し，チロシン残基をリン酸化する．⑥ケモカイン受容体ファミリーは7回膜貫通型受容体であり，Gタンパク質の三量体と結合し，細胞内にシグナルを伝達する．B) Type I受容体の1つであるIL-6受容体は，IL-6結合タンパク質（α鎖）と糖タンパク質であるgp130（glycoprotein 130，CD130）の会合を起こしJAKをリン酸化する．造血サイトカインでもあるIL-3，IL-5，GM-CSFの受容体はベータ鎖（βc鎖）が共通であり，また，IL-2，IL-4，IL-9，IL-21などのサイトカイン受容体は，共通のガンマ鎖（γc鎖）をもつ．サイトカインの特異性はα鎖に依存する．インターフェロン様サイトカイン受容体（Type II受容体）はヘテロ二量体で，Type I受容体と似ているが，Type I受容体の特徴であるWSXWS（トリプトファン-セリン-X-トリプトファン-セリン）配列をもたない

IL-15は，IL-2と同様に重要な免疫増強効果をもち，受容体もβ（CD122），γc鎖（CD132）で共通しているが，腫瘍免疫を抑制してしまうTreg（制御性T細胞）の増殖を誘導しない点がIL-2とは大きく異なる．IL-15単独のサイトカイン療法は，in vivoでの半減期がきわめて短く治療効果の期待が薄いため，IL-15サイトカインとIL-15受容体α鎖の複合体（IL-15：IL-15Rα-FcやALT803など）によるアゴニストが作成され，固形腫瘍および血液悪性腫瘍の臨床試験が行われている．その結果末梢血のCD8⁺T細胞やNK細胞の増加がみられ，また腫瘍転移部位へのT細胞の浸潤が確認されており，今後Nivolumabなどの免疫チェックポイント阻害薬とのコンビネーション治療の可能性が模索されている（ClinicalTrials.gov NCT01885897，NCT02523469）[2]．

表1　サイトカインとサイトカイン受容体ファミリーの役割

サイトカイン	シグナル	産生細胞	作用	受容体ファミリー	
TNF-α		マクロファージ, NK細胞, T細胞	炎症促進, リンパ節発生	TNFR1, 2	
LTα		T細胞, B細胞	細胞傷害, 内皮細胞活性化	TNFR1, 2	
LTβ		T細胞, B細胞	リンパ節発生	LTβ受容体	
CD40L		T細胞, 肥満細胞	B細胞・樹状細胞活性, クラススイッチ	CD40	
Fasリガンド		T細胞	アポトーシス	Fas	TNFファミリー
TRAIL		T細胞, 単球	T細胞, 腫瘍細胞のアポトーシス	DR4, 5 DcR1, 2	
RANK-L		骨芽細胞, T細胞	骨吸収, 抗原提示細胞刺激	RANK	
APRIL		T細胞	B細胞増殖	TACI, BCMA	
BAFF		B細胞	B細胞増殖	TACI, BAFF-R	
IL-1α, β	IRAK, MyD88, TRAF6	マクロファージなど	発熱, 急性期炎症反応, T細胞・マクロファージの活性化		
IL-18	IRAK, MyD88, TRAF6	マクロファージ, 肝クッパー細胞, 樹状細胞, 腸・気道上皮細胞など	炎症性サイトカイン分泌（IFN-γなど）	IL-1/TLRファミリー	
IL-33	IRAK, MyD88, TRAF6	気道上皮, 樹状細胞, マクロファージなど	Th2応答増強		
IL-6	JAK, STAT	T細胞, マクロファージ, 内皮細胞, 線維芽細胞など	急性期炎症反応, T細胞B細胞分化		
IL-27	JAK1, STAT1, STAT3, STAT4, STAT5	樹状細胞, 単球, マクロファージ	Th1応答増強,（低IL-12下で）IL-10産生	gp130	
IL-31		Th2細胞	ケモカイン誘導		
GM-CSF	JAK1, STAT3	T細胞, マクロファージ, 内皮細胞, 線維芽細胞など	分化, 成熟		
IL-3	JAK2, STAT5	T細胞	分化, 成熟, 生存	βc	
IL-5	JAK2, STAT5	Th2細胞, 肥満細胞	好酸球増殖, 活性化		
IL-2	JAK1, JAK3, STAT5	T細胞, NK細胞, NK-T細胞	T細胞増殖, サイトカイン産生, 抗体産生		
IL-4	JAK1, JAK3, STAT6	Th2細胞, 肥満細胞	Th2分化, B細胞活性化, IgG1・IgE抗体産生		
IL-7	JAK1, JAK3, STAT5	骨髄, 胸腺ストローマ細胞, 脾臓	胸腺, リンパ球の分化・増殖	γc	Type I受容体（ヘマトポエチン受容体）
IL-9	JAK1, JAK3, STAT5	Th2細胞, Th9細胞, 肥満細胞	肥満細胞増殖, 活性化		
IL-15	JAK1, JAK3, STAT5	単球, マクロファージ, 内皮細胞, 線維芽細胞など	メモリーT細胞・NK細胞・NK-T細胞の増殖・維持・活性化		
IL-21	JAK1, JAK3, STAT5	Th17細胞, Th2細胞	リンパ球増殖, 形質細胞分化, Th17分化　IgGへのクラススイッチ		
GH	JAK2, STAT3, STAT5	下垂体, 胎盤	成長, 発達		
Epo	JAK2, STAT5	腎臓, 肝臓	赤血球の分化	ホモ二量体	
G-CSF	JAK2, STAT3	マクロファージ, 内皮細胞, 線維芽細胞など	顆粒球の分化, 活性化		
IL-12	JAK1, TYK2, STAT6	マクロファージ, 樹状細胞, B細胞	Th1分化, NK細胞活性化		
IL-23	JAK2, TYK2, STAT3, STAT5	マクロファージ, 樹状細胞	IL-17産生, Th17細胞分化	ヘテロ二量体	
IL-35		Treg	増殖抑制		
IFN-α, β	JAK1, TYK2, STAT1, STAT2	樹状細胞, マクロファージ, 線維芽細胞など	発熱, ウイルス増殖・細胞増殖の抑制, サイトカイン分泌, MHC（I）発現増強		
IFN-γ	JAK1, JAK2, STAT1	Th1細胞, NK細胞	マクロファージ活性化, 抗原提示能（MHC）増強	ヘテロ二量体	Type II受容体（インターフェロン受容体）
IL-10	JAK1, TYK2, STAT3	Th2細胞など	マクロファージ抗原提示能減弱		
IL-22	STAT1, STAT3	T細胞, NK細胞, 単球	炎症性サイトカイン分泌		
IL-17A		Th17, γδT細胞, CD8T細胞, NK細胞	上皮細胞, 内皮細胞による炎症, 好中球誘導		
IL-25 (IL-17E)	TRAF2	Th2細胞, 肥満細胞	Th2応答増強	IL-17ファミリー	
TGF-β1,2,3	SMAD	T細胞, マクロファージ, 軟骨細胞など	細胞増殖抑制, 活性化抑制, T細胞分化	TGF-β受容体	
stem cell factor	RAS, RAF, MAPK	骨髄	活性化, 増殖	チロシンキナーゼ受容体	

2）TNFスーパーファミリー

TNFスーパーファミリーは，初期の炎症反応，細胞生存，アポトーシス，細胞分化などにおけるシグナル経路を活性化する多機能な炎症誘発性サイトカインである．

その主要なサイトカインであるTNF-α（腫瘍壊死因子）は，17kDa（ホモ三量体で51kDa）の可溶性タンパク質であり，活性化マクロファージをはじめ，B細胞やT細胞，NK細胞などさまざまな細胞から産生される．TNF-αの作用は，大きくその濃度により異なり，局所炎症による感染封じ込め（低濃度）から，全身性の発熱，炎症（中濃度），そして，高濃度にいたっては，敗血症として血圧低下（ショック）や血栓傾向（播種性血管内凝固）など重篤な病態をきたす．また線維芽細胞の増殖作用により，組織の修復にも関与する．関節リウマチなどの自己免疫，炎症性疾患に重要な因子であり，この阻害治療は臨床応用されきわめて高い効果をあげている．

3）IL-1

IL-1（interleukin-1：17.5kDa）は，TNF-αとともに，初期の炎症反応に重要なサイトカインである．単球，マクロファージのみならずリンパ球や好中球，線維芽細胞など産生細胞も多様であり，炎症，組織の修復などにかかわる．IL-1α，IL-1β，IL-18がこのファミリーに属する．IL-1はT細胞増殖や血管内皮細胞や線維芽細胞などからのIL-6の産生を導き，肝臓においてCRPなどの急性期反応物質を放出させるなど，感染防御に関与する．多くの組織からPGE2（プロスタグランジンE2）を誘導して炎症の疼痛を惹起する．他にも，キラーT細胞の発現を助け，NK細胞の活性を高め，マクロファージの細胞傷害作用を増強するなど，ウイルス感染細胞や腫瘍細胞の排除にも関与する．

4）IL-6

IL-6（interleukin-6：21kDa）は主に活性化されたT細胞，マクロファージ，線維芽細胞などから産生され，主にB細胞の成熟B細胞への分化，T細胞の分化（Th17），造血細胞の増殖などの役割を担う炎症性サイトカインである．他にもマクロファージ分化や，肝細胞での急性期反応物質の誘導，腎メサンギウムの増殖など，炎症のみならず，免疫，造血など多面的な作用がある．

抗IL-6受容体抗体（トシリズマブ：Tocilizumab）は，IL-6の産生異常により全身性リンパ節腫脹などを呈するCastleman病において最適な分子標的薬となる．抗IL-6モノクローナル抗体（シルツキシマブ：Siltuximab）は骨髄腫において臨床試験が行われている[3]．

また，抗IL-6受容体抗体は，がん免疫療法が引き起こす炎症病態の改善にも有用である．CAR-T療法は，遺伝子技術を用いてキメラ抗原受容体（chimeric antigen receptor：CAR）を患者T細胞に発現させ（CAR-T細胞）体内に戻し，これにより標的を発現する腫瘍細胞を殺傷する新規免疫療法である．CD19を標的としたCD19-CAR-T細胞療法は，新規のがん治療として造血器腫瘍に驚異的な臨床効果が期待されているが，その際の最も重篤な有害事象としてサイトカイン放出症候群（CAR T cell-induced cytokine release syndrome）がある．抗IL-6受容体抗体がこういったサイトカイン放出症候群に著効したことで，今後さまざまな標的で適応拡大が期待されるCAR-T療法が比較的安全に安心して施行できる道を開いている[4]．

> **Memo**
>
> 《IL-17》
>
> IL-17（Interleukin-17）は多様な細胞に作用する炎症性サイトカインで，G-CSF（顆粒球コロニー刺激因子）やIL-8などのケモカインの産生を誘導し，特に好中球誘導による強力な炎症を惹起する．IL-17は感染防御において重要であるばかりでなく，近年，IL17産生性CD4ヘルパーT細胞（Th17）

2　サイトカインとケモカイン

が，自己免疫をはじめとする多彩な炎症性疾患に重要な役割を担うことがわかっており，乾癬を中心に治療薬の標的として臨床応用されている．腫瘍免疫において，Th17の炎症持続性や血管新生の誘導など腫瘍増殖を一部促進させる部分もあるが[5]，IL-17欠損マウスやCCR6欠損の腫瘍モデルマウスの検討などからもTh17はCD8[+]T細胞の抗腫瘍免疫を促進すると考えられる[6]．

3 炎症性サイトカインと腫瘍

1）炎症性サイトカインによる腫瘍促進効果

　サイトカインは，腫瘍微小環境を形成する主要構成因子であり，そこでの炎症を調整する．炎症性サイトカインの多くは，腫瘍を増悪させる効果があることが知られてきた[7]．

　TNF-αは，腫瘍細胞上のTNFR1に結合し標的腫瘍細胞を傷害する作用がある．しかし近年，最も注目すべき点は，炎症によるその腫瘍促進効果である．TNF欠損マウスの解析から[8]，TNF-αが皮膚の発がん性や，腫瘍の増大・進展の重要な増悪因子であることが確認されている（TNF-mediated tumor promotion）[9]．

　IL-1においても，IL-1R I 欠損マウスなどの解析より，転移の増強や，腫瘍促進（浸潤や血管新生）の効果があることがわかっている．またヒトの胃がんにおいて，IL-1遺伝子多型系のハプロタイプと胃がんの病態との強い相関が指摘されている[10]．

　IL-6は，腫瘍増殖と抗アポトーシス作用をもつ主要なサイトカインであり，さらに発がん促進における活性化NF-κBのシグナル分子である．腫瘍の進展におけるIL-6の重要性は，主に骨髄腫におけるオートクリン，パラクリンでの腫瘍細胞自らの増殖維持がある[11]．また，炎症関連発がんを惹起するサイトカインであり，大腸炎関連発がん（colitis-associated-cancer：CAC），慢性肝炎からの肝細胞がん発がんにおいて重要である．ヒト乳がんにおいても，IL-6プロモーター領域の遺伝子多型や血清IL-6の上昇が予後に影響することが知られている．

2）サイトカインとがん治療

　炎症性サイトカインは，がん免疫治療に重要なT細胞およびNK細胞などを強力に活性化するため，抗腫瘍効果を期待してさまざまなサイトカイン療法が検討されてきた．前述の高用量IL-2やIFN-α療法など臨床応用されているもののほか，PEG化IL-10製剤（AM0010），IL-15アゴニスト（ALT803など）などは臨床試験中である．

　その他にも顆粒球マクロファージコロニー刺激因子（GM-CSF），IL-7，IL-12，IL-15，IL-18，IL-21などによるサイトカイン療法も期待されたが，サイトカイン療法単独で十分な効果をもたらすものは少ない．その原因として，しばしば，あるサイトカインが多種類の免疫細胞に影響し，それらが相反する作用を有していることがあげられる．一例として，IL-2はCD8[+]T細胞やNK細胞の活性化による腫瘍免疫の活性化が期待されるが，腫瘍免疫を抑制するTregの増殖維持にも重要なサイトカインである．また，生体内においてあるサイトカインの腫瘍免疫への効果が，別のサイトカインによって補償されてしまい効果がみられないことも起こりうる．さらに，サイトカインの*in vivo*での半減期が短いことなどもあり，サイトカイン療法にはしばしば困難を伴う[12]．しかし，免疫チェックポイント阻害薬の有効性が明らかとなった現在，コンビネーション治療などの検討により，効率的な抗腫瘍活性を引き起こすサイトカイン療法の併用療法の発展にも今後注目される．

4 その他のサイトカイン

1）抗ウイルス活性／抗腫瘍免疫をもつサイトカイン

I型インターフェロン（IFN-α, IFN-β）は主にウイルスや腫瘍細胞などの異物の侵入に反応して，ウイルス増殖の阻止や細胞増殖の抑制免疫・炎症の調節などの働きをする．ウイルス非感染細胞においてはmRNAを不安定化し，ウイルスの複製を抑制する．また，ウイルス感染細胞や腫瘍細胞を選択的に傷害するNK細胞などの免疫担当細胞を活性化させる．このことから，B型肝炎，C型肝炎などのウイルス性肝炎としての治療薬に用いられる．

その他にも，腫瘍細胞に対して直接的に増殖抑制作用を認めることから，IFN-α療法はメラノーマの補助療法として使用され，がん治療のための薬剤としてFDA承認を得ている[13]．その他にもフィラデルフィア染色体陰性の骨髄増殖性腫瘍（myeloproliferative neoplasms：MPN），本態性血小板増加症，真性赤血球増加症，および骨髄線維症などにおいて使用されている．

2）インターフェロンγシグナルと免疫チェックポイント阻害薬治療抵抗性

IFN-γも，抗ウイルス作用の分子として同定されたが，I型とは全く異なる．IFN-γはIFN-γ受容体に結合し，JAK/STAT経路を介してシグナル伝達を開始し，遺伝子発現を調節する．主に活性化T細胞やNK細胞などから産生され，マクロファージの活性化やMHCなど抗原提示に関与する分子の誘導，Fc受容体の発現上昇を誘導する．その一方，T細胞の分化にも強く関与する．

腫瘍免疫において，IFN-γは腫瘍細胞の発現するMHCクラスI発現を高め，CD8$^+$T細胞（CTL）による抗腫瘍免疫を増強するなど，重要な役割を担っている．

免疫チェックポイント阻害薬によるがん治療のパラダイムシフトのなか，悪性黒色腫などの腫瘍細胞におけるIFN-γシグナル伝達経路に関連する遺伝子の喪失が，免疫チェックポイント治療に対する治療抵抗性を導く可能性も指摘されている[14][15]．

3）T細胞の分化を担うサイトカイン

自然免疫によって活性化される抗原提示細胞は，次に抗原依存的にT細胞を活性化し，獲得免疫を惹起する．その際，T細胞の分化にもさまざまなサイトカインが重要な役割を果たす（図3）．CD4$^+$T細胞は，サイトカイン環境によって図3で示すさまざまなサブセットに分化する．それぞれのサブセットで異なるケモカイン受容体を発現し，それぞれ異なるサイトカインを放出して，ときに免疫病態を引き起こす．

CD8$^+$T細胞やTh1細胞は抗腫瘍免疫の主役であり，腫瘍組織内への浸潤が多いほど治療予後がよいことが複数で報告されている．

一方，腫瘍組織内にはTregが多数浸潤し，IL-10，IL-35などの抑制性サイトカインを産生し，Th1応答活性の抑制により抗腫瘍免疫を抑制することで，腫瘍細胞の生存，増殖に関与する．このように腫瘍微小環境内のサイトカインは，腫瘍に浸潤した，ヘルパーT細胞やTregの分化や働きを制御し，腫瘍免疫に大きく影響を与える．

4）抗炎症性サイトカイン

サイトカインには免疫寛容の誘導や維持に重要なサイトカインも存在し，これらを抗炎症性サイトカインとよぶ．その代表は，IL-10，そしてTGF-β，IL-35である．

IL-10は，主にTh2，マクロファージ，B細胞，Treg，Tr1（抑制性T細胞）など多彩な細胞から産生され，Th1細胞からのIFN-γ産生の抑制，マクロファージからのTNF-α，IL-1，IL-6，IL-12

2 サイトカインとケモカイン

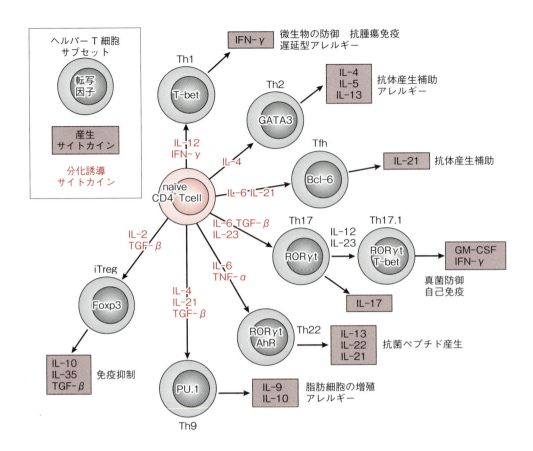

図3　CD4⁺T細胞サブセットとサイトカイン
Th1は腫瘍免疫や感染防御，Th17は自己免疫病態をはじめとする炎症病態や真菌感染防御，Tfh（濾胞性ヘルパーT細胞）は抗体産生，Th2やTh9はアレルギー，iTreg（誘導性Treg）は免疫寛容の維持にそれぞれ関与する．これらは，末梢において，ナイーブCD4⁺T細胞から分化するが，その際，図に示すようなさまざまなサイトカイン，転写因子が関与する．Tregは腫瘍微小環境内においても抗腫瘍免疫を抑制するため，腫瘍増殖の環境を促進する

などの炎症性サイトカインの産生を抑制する．また，Tr1の分化誘導サイトカインであり，その抑制機能にも重要な役割を担う．IL-10の抗炎症作用としては，T細胞からの産生が重要である．IL-10は低用量で抗炎症特性を有する一方で，特に高濃度で腫瘍内CD8⁺T細胞の活性化および増殖をもたらすことが明らかとなっており，進行固形がんの治療への治験が進められている．ポリエチレングリコール（PEG）に連結されることで体内において長時間CD8⁺T細胞へ作用するPEGylated human IL-10（AM0010，ペギロデカキン）は，進行膵がんの臨床第3相試験が行われており，単剤，化学療法あるいは免疫チェックポイント阻害薬との併用療法が検討されている[16)17)]．

一方，TGF-βは，全身の血小板や肺，骨髄，胎盤など多くの細胞から産生される．その免疫抑制作用は，IL-2やIFN-γといった炎症性サイトカインの産生抑制があり，またリンパ球の増殖分化を抑制する働きをもつ．特筆すべき役割として，このサイトカインはTreg（Foxp3＋Treg）の誘導に必須であり，Tregも自らTGF-βを産生し免疫寛容を維持する．

IL-35は，IL-27のEBV誘導遺伝子3（EBI3）およびIL-12α鎖のp35からなるヘテロ二量体である．他のIL-12サイトカインファミリーメンバーとは対照的に，IL-35は主にTregから産生され，TregおよびB細胞の誘導によって媒介される抗炎症および免疫抑制特性を有する．

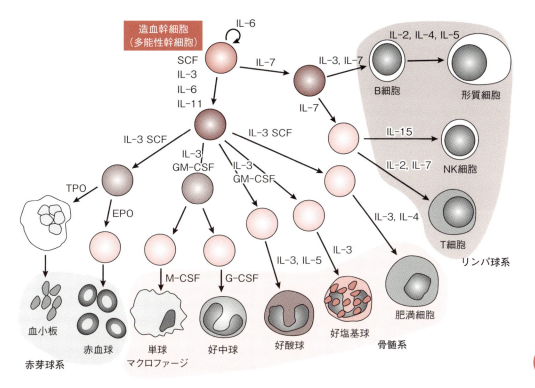

図4 造血系サイトカイン[18]

造血幹細胞は，IL-7によってリンパ球系統へ，SCF（幹細胞因子）やIL-3（multi-CSF）などによって骨髄系統，赤芽球系統へ分化する．幹細胞自体は，IL-6などにより自己増殖を繰り返す．骨髄系は，最終的に単球や顆粒球など自然免疫を主に担う細胞に分化する．単球系は主にM-CSF（マクロファージコロニー刺激因子）によって，顆粒球はG-CSF（顆粒球コロニー刺激因子）によって分化誘導される．リンパ球系は，T細胞やB細胞など獲得免疫を主に担う細胞やNK細胞に分化する．赤芽球系統はトロンボポエチン（TPO）により血小板に，エリスロポエチン（EPO）により赤血球に分化し，生体の恒常性を維持する

5）造血系サイトカイン

免疫系のすべての細胞は骨髄からの造血幹細胞に由来し，造血サイトカインによって分化，増殖する（図4）．これらを知ることは，血液腫瘍の分化や，化学療法時の血球減少など治療を知るうえで重要でもある．事実，発熱性好中球減少症におけるG-CSF製剤（好中球の増加）や，血小板減少時のTPO（トロンボポエチン）受容体作動薬，腎性貧血におけるEPO（エリスロポエチン）製剤など，一部のものは臨床応用されている．

5 ケモカインとケモカイン受容体

1）ケモカインとは

サイトカインのなかでも，主に白血球遊走作用をもち，類似したアミノ酸配列をもつものをケモカイン（chemotactic cytokines）とよび，構造によって定義される．

その正常での役割は主に免疫システムにおける宿主防御と修復の促進であり，白血球が病原体進入部位にいち早く集まり攻撃するのに必要な物質の代表である．それぞれのケモカインは通常1つ，もしくは1つ以上の受容体と結合し，標的細胞は発現したケモカイン受容体により，ケモカインの濃度勾配を感知して"方向性をもつ移動"が可能になる（ケモタキシス）．また，ケモタキシス以外にも，血管新生，細胞の生存，分化の促進，方向性をもたない細胞の自動促進など非免疫的な過程もしばしば制御する．さらに，ケモカインの過剰，もしくは不適切な発現は，がんや自己免疫・アレルギーなどの免疫現象の病的側面を増悪させうる．

> **Memo**
>
> 《ケモカインの構造》
> 機能性の小タンパク質であるケモカインは互いに相同性をもつが，その構造から異なる2つのサブグループに分かれる．CXCケモカインとはその2つのシステイン残基の間に1つのアミノ酸が挿入されている．CCケモカインは2つの隣接するシステイン残基をもつものである．それぞれヒトでは17番染色体，4番染色体上の一定の領域に遺伝子群を形成してコードされている．CXCケモカインは，さらに，2つのシステイン残基のうちの最初のものの前に3つのアミノ酸配列（ELR：Glu-Leu-Arg）があるかどうかによって分類される．好中球を呼び寄せるケモカインのすべてはこのモチーフをもっており，CXCR3，4，5に結合するケモカインをはじめとする他のCXCケモカインはそのモチーフを欠いている．CXCケモカイン，CCケモカイン以外にもこの位置に1つだけのシステイン残基をもつCケモカインや，FractakineというCX3Cケモカインがあり，これらは染色体上の異なった領域にコードされている．

2）ケモカイン受容体

ケモカイン受容体は機能によって定義されている．一方，特定の病原体（HIVなど）はその宿主への感染に特定のケモカイン受容体（CCR5とCXCR4）を利用するなど病的側面にも関与する．主要なケモカイン，およびケモカイン受容体とその機能について，表2に示す．

6 ケモカインと腫瘍

細胞の"方向性をもつ移動"は，腫瘍の播種や白血球浸潤，血管新生や転移など，がん生物学においても重要な役割を担い，最も重要なものがケモカインである．

腫瘍内への白血球や腫瘍随伴マクロファージ（tumor-associated macrophage：TAM）の動員にも重要である[19]．一方，炎症性CCケモカインのおとり受容体であるD6欠損マウスで，皮膚の発がん，および大腸炎関連発がんの感受性が高まるなど，発がんにもケモカインは重要な役割を担うと考えられる．

1）ケモカイン受容体のがん細胞での発現

CXCR4は，卵巣がんやメラノーマ，肺小細胞がん，腎がんや甲状腺がんなどがん細胞において最も高頻度に発現が増強され，その発現は進行がんや転移と関連する．

また，他にもCCR6（直腸がんや膵がん），CXCR6（前立腺がん），CXCR2（メラノーマ，食道がん）などの腫瘍細胞での発現が報告される．こういったケモカイン受容体のがん細胞での発現は，一般的に転移の誘導へ重要である．興味深いことに，ケモカイン受容体には腫瘍細胞の増殖を阻害する働きをもつものもある．CCR5は乳がんで発現がみられるが，この発現によりp53の活性化を誘導し腫瘍増殖を阻害する．CCR5のシグナルを減弱するアレルにおいて，腫瘍の増大傾

表2 ヒトにおけるケモカインファミリー

	ケモカイン	通常名称	産生	標的細胞	免疫学的役割	特異的受容体
CXC ケモカイン (ELR+)	CXCL1	GROα, MGSA	造血細胞中心にさまざま, 多くの腫瘍	好中球, 線維芽細胞	好中球の遊走	CXCR2
	CXCL2	GROβ				CXCR2
	CXCL3	GROα				CXCR2
	CXCL5	ENA-78	胃, 肺の上皮細胞,	好中球, 内皮細胞		CXCR2
	CXCL6	GFP-2	肺血管内皮細胞, 肺胞上皮細胞など			CXCR2
	CXCL7	NAP-2	血小板	好中球, 線維芽細胞, 内皮細胞など		CXCR2
	CXCL8	IL-8	さまざま	好中球, CD8T細胞, 内皮細胞など		CXCR2
	CXCL14	BRAK	さまざま, 乳がん, 腎がんなど	T細胞, B細胞, 単球など	マクロファージの遊走	－
(ELR-)	CXCL4	PF-4	血小板	内皮細胞, 線維芽細胞	凝血など	CXCR3B
	CXCL9	Mig	好中球, マクロファージ, T細胞, アストロサイトなど	活性化T細胞, NK細胞, B細胞など	Th1 免疫応答	CXCR3A,B
	CXCL10	IP-10	内皮細胞, 単球, ケラチノサイトなど	活性化T細胞, NK細胞, B細胞など		CXCR3A,B
	CXCL11	I-TAC	内皮細胞, 単球	活性化T細胞, NK細胞, B細胞など		CXCR3A,B, CXCR7
	CXCL12	SDF-1	骨髄, stromal cell ; most tissues	CD34＋骨髄細胞, 胸腺細胞, 末梢リンパ球など	Myelopoiesis, 好中球の骨髄へのホーミングなど	CXCR4,CXCR7
	CXCL13	BCA-1	リンパ組織のHEV (high endothelial venule)	ナイーブB細胞, 活性化CD4 T細胞, 線維芽細胞など	抗体産生, B細胞T細胞の濾胞へのホーミングなど	CXCR5,CXCR3
	CXCL16	Sexckine	脾臓	活性化T細胞, NK細胞, 内皮細胞など	T細胞樹状細胞の脾臓へのホーミング	CXCR6
CC ケモカイン	CCL1	I-309	単球, T細胞	好中球, T細胞, 単球	Th2 免疫応答	CCR8
	CCL2	MCP-1	単球, 線維芽細胞, ケラチノサイト, 好中球など	T細胞, 単球, 樹状細胞など	自然免疫, Th2 免疫応答	CCR2
	CCL3	MIP-1α	単球, マクロファージ, CD8T細胞, 血小板など	単球, マクロファージ, T細胞, 樹状細胞, アストロサイトなど	自然免疫, Th1 免疫応答	CCR1,5
	CCL4	MIP-1β	単球, マクロファージ, CD8T細胞, 血小板など	単級, マクロファージ, T細胞, NK細胞など	自然免疫, Th1 免疫応答	CCR5,1
	CCL5	RANTES	内皮細胞, 上皮細胞, 単球, 線維芽細胞など	単級, マクロファージ, T細胞, NK細胞など	自然免疫, Th1,Th2 免疫応答	CCR1,3,5
	CCL7	MCP-3	単球, 血小板, 線維芽細胞など	リンパ球, 単球, 樹状細胞, NK細胞など	Th2 免疫応答	CCR1,2,3,5,10
	CCL8	MCP-2	線維芽細胞, アストロサイト, 好中球	リンパ球, 単球, 樹状細胞, NK細胞など	Th2 免疫応答	CCR2,3,5
	CCL11	Eotaxin	上皮細胞, 内皮細胞, 平滑筋, 心筋など	Th2細胞, 好酸球, 好塩基球	Th2免疫応答, 好酸球, 肥満細胞, 好塩基球の遊走	CCR3,CCR5
	CCL13	MCP-4	鼻腔, 気管支上皮細胞 など	T細胞, 単球, 好酸球など	Th2 免疫応答	CCR1,2,3
	CCL14a	HCC-1	さまざま	単球	－	CCR1,5
	CCL14b	HCC-3	骨格筋, すい臓除く, ほとんどの組織	単球	－	－
	CCL15	HCC-2	単球, 樹状細胞	T細胞, 単球, 樹状細胞	－	CCR1,3
	CCL16	HCC-4	肝臓など	単球, T細胞, NK細胞, 樹状細胞	－	CCR1,2,5
	CCL17	TARC	樹状細胞, ホジキン細胞	Th2細胞, 樹状細胞, 胸腺, 制御性T細胞	Th2 免疫応答	CCR4,8
	CCL18	DC-CK1/PARC	単球, マクロファージ, 樹状細胞	B細胞, 活性化T細胞, 樹状細胞,	ナイーブT細胞の樹状細胞への誘導	－
	CCL19	ELC/MIP-3β	(二次リンパ組織の) 指状突起細胞	T細胞, 樹状細胞, B細胞	T細胞, 樹状細胞のリンパ節へのホーミング	CCR7
	CCL20	LARC/MIP-3α	リンパ節, 末梢血白血球, 胸腺など	T細胞, 樹状細胞, B細胞, NK細胞	樹状細胞のパイエル板へのホーミング	CCR6
	CCL21	SLC/ 6 Ckine	リンパ内皮細胞, HEV	T細胞, B細胞, 胸腺, NK細胞	T細胞, 樹状細胞のリンパ節へのホーミング	CCR7
	CCL22	MDC	樹状細胞, マクロファージ, 単球, リンパ球	樹状細胞, NK細胞, T細胞, 胸腺細胞, 制御性T細胞など	Th2 免疫応答	CCR4
	CCL23	MPIF-1	すい臓, 骨角筋	単球, T細胞, 好中球	－	CCR1,5
	CCL24	Eotaxin-2/MPIF-2	単球	好酸球, 好塩基球, T細胞	好酸球の移動	CCR3
	CCL25	TECK	胸腺stromal細胞	マクロファージ, 胸腺細胞, 樹状細胞, 形質細胞など	胸腺細胞の移動 (migration), 消化管へのT細胞の移動	CCR9
	CCL26	Eotaxin-3	心臓, 卵巣	好酸球, 好塩基球, 線維芽細胞	Th2 免疫応答	CCR3
	CCL27	CTACK	胎盤, ケラチノサイト, 精果, 脳	T細胞, B細胞	T細胞の皮膚へのホーミング	CCR10
	CCL28	MEC	消化管, 気道の上皮細胞	T細胞, B細胞, 好酸球	粘膜へのT細胞のホーミング	CCR10, 3
C, CX3C ケモカイン	CX3CL1	Fractalkine	内皮細胞, 神経, 単球など	T細胞, 単球, 好中球, NK細胞, 樹状細胞など	Th1細胞, NK細胞, 単球などの移動	CX3CR1
	XCL1	Lymphotactinα	T細胞 (皮膚), NK細胞, NKT細胞, Th1CD4細胞など	T細胞, NK細胞	CD62L (low) T細胞の移動	XCR1
	XCL2	Lymphotactinβ				XCR1

2　サイトカインとケモカイン

向があることの報告などで支持されている[20].

CCR4は主にヒトではTh2細胞，Tregに発現するが，90％の成人T細胞性白血病（ATL）において発現を認め，予後不良因子でもある[21]．抗CCR4抗体（KW-0761）によるATLの治療は，臨床試験で好成績をおさめている．

2）血管新生と，サイトカイン・ケモカイン

腫瘍へのTAMの集積は血管新生と血管新生因子の産生に関連している[22]．TAMは低酸素領域に集積し，低酸素状態はこれらの細胞の血管新生プログラムを促進させる．VEGFやTNF-α，b-FGF（basic fibroblast growth factor），CXCL8など血管新生に影響するたくさんのサイトカインなどの分子が，低酸素状態でのマクロファージで発現し，血管新生が促進され腫瘍増殖に間接的な作用を引き起こす．

> **Memo**
>
> 《CXCケモカイン（ELR＋）による血管新生の促進》
> 一般的に，CXCケモカインのなかで，ELRモチーフを有するもの（ELR＋）が，血管新生性のケモカインであり，これらは血管内皮細胞のケモタキシスを刺激する．特に，CXCL8/IL-8やCXCL1/GROαなどのケモカインが，血管新生因子として働き腫瘍増殖を促進している[23]．一方，興味深いことに，CXCケモカインのなかでもELRモチーフをもたないもの（ELR－）は，血管新生抑制性（抗血管新生性）であり[24]，内皮細胞のケモタキシスを阻害する．CXCL10/IP-10のようなELR－ケモカインを，SCIDマウスやヌードマウスを用いた実験で腫瘍に注入すると腫瘍増殖と新生血管（neovascularization）が減弱する．これらはヒトの非小細胞性肺がんなどで産生される．

3）ケモカインの治療への適応

CXCR4アンタゴニストであるAMD3100（plerixafor）は，CXCR4の選択的拮抗薬として初めて臨床応用された薬剤である．CXCR4は造血幹細胞の骨髄内保持に関与しているため，AMD3100によりCXCR4を阻害により造血幹細胞が末梢へ動員される．非ホジキンリンパ腫や多発性骨髄腫など血液腫瘍の患者の自家移植の際，造血幹細胞の増殖，動員に有用であり，2008年に米国FDAで承認され，臨床応用されている[25]．

また，ATLはCCR4を高発現するが，CCR4に対するフコース除去ヒト化抗体（Mogamulizumab）は，フコース除去によるADCC増強効果により，低濃度で強い抗腫瘍効果を示し，高い臨床効果を示すと同時に[26]，抗腫瘍免疫を抑制する働きをもつTregにもCCR4が高発現することがわかり，がん免疫療法としての応用が期待されるようになった．

4）ケモカイン受容体CCR4とTreg標的治療

免疫チェックポイント阻害薬（イピリムマブ：Ipilimumab，ニボルマブ：Nivolumab，ペンブロリズマブ：Pembrolizumab）は，従来の抗がん療法に不応性であった一部の患者において耐久性のある治療効果をもたらした．その一方で，いまだ多くの患者には，満足できる十分な効果までは得られていない．残された課題として，耐性機構の解明と免疫関連有害事象がある．その耐性機構の1つに，腫瘍環境内においてエフェクターT細胞機能に直接的に負の効果を引き起こすTregや骨髄由来サプレッサー細胞などの免疫抑制細胞，M2マクロファージ，他の阻害性免疫チェックポイントの発現などがある[12]．

なかでもTregは腫瘍組織に浸潤し，腫瘍の免疫逃避や免疫チェックポイント阻害薬治療への抵

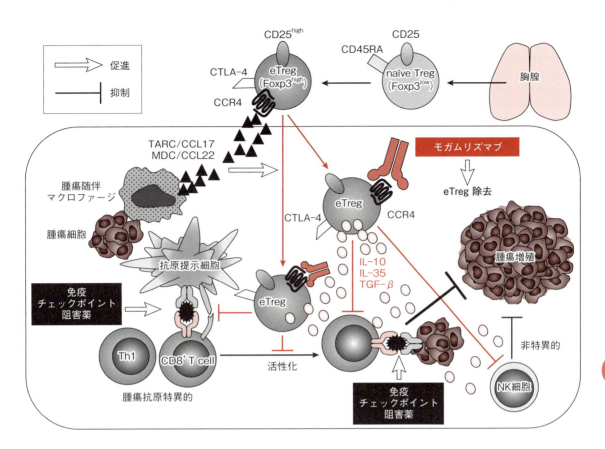

図5　腫瘍環境とTreg

抗性に大きく関与する．そのメカニズムとして，Tregが恒常的に高発現するCTLA4分子による，抗腫瘍活性をもつT細胞の抑制や，Tregが産生する抗炎症性サイトカイン（IL-10, IL-35, TGF-β）による腫瘍免疫応答の抑制がある．これらの知見から，Tregを標的とした治療の開発は，腫瘍免疫への抵抗性を解除するという目的においてその有用性が期待され，検討されてきた．その1つが抗CD25抗体（ダクリズマブ：Daclizumab）である[27)28)]．CD25は，分子量55kDaの単鎖糖IL-2低親和性受容体α鎖で，Tregの代表的な表面マーカーであり，高発現している．ダクリズマブによるTreg除去の抗腫瘍効果がマウスモデルで確認され臨床応用に期待されたが，人においては十分な効果が得られていない．これは，CD25がTregのみならず，抗腫瘍活性をもつ活性化T細胞においても発現し，これらをも除去することで腫瘍免疫をも減弱させてしまうためと考えられている．

　そのため，腫瘍環境内のTregに発現し，かつ抗腫瘍活性をもつT細胞での発現が低い表面分子が最適な治療標的分子として期待され，Gタンパク質共役型受容体であるケモカイン受容体の1つであるCCR4がその候補として注目されている．ヒトのTregは活性化すると，CD45RA（−）CD25^{high}Foxp3^{high}のeffector Treg（eTreg）に分化すると同時にCCR4を高発現する．腫瘍微小環境における樹状細胞やマクロファージが産生するTARC/CCL17やMDC/CCL22はCCR4のリガンドであり，これによりCCR4陽性のeTregは腫瘍微小環境に集簇し，腫瘍免疫応答への抵抗性を引き起こすことが示されている（図5）[29)30)]．

また，モガムリズマブ（Mogamulizumab）は本邦で開発されたヒト化抗CCR4抗体で，抗体を構成する糖鎖の一部分のフコースを減少させ抗体依存性細胞傷害作用を増強するポテリジェントという技術を用いた初の抗体製剤である．成人T細胞白血病（ATL）細胞でのCCR4高頻度発現は，石田らによってATL患者の組織検体で確認された[31]．2012年2月に血液領域で，モガムリズマブの直接的な抗腫瘍効果によるATL治療薬として日本ではじめて承認され，その後CCR4陽性のT細胞リンパ腫などにも承認されている．注目すべきことに，モガムリズマブ使用のATL患者の末梢血において，腫瘍細胞と同時にeTregが減少し，一部の患者において重症薬疹などの免疫病態を引き起こすことが確認された[32]．さらに，その後の詳細な検討により，モガムリズマブは抗腫瘍免疫に重要なCD8$^+$T細胞やTh1細胞を減少させないで，eTregを著明に減少させる効果が確認されている[33]．

　このように，効率的に活性型のeTregを除去し，腫瘍免疫にかかわるCD8$^+$T細胞やTh1細胞への影響を最小限にとどめるモガムリズマブは，優れたTreg標的治療製剤として期待されている．現在，単剤によるTregの除去効果や，モガムリズマブとニボルマブ併用ネオアジュバント治療の治験などにより，安全性が確認されてさらに末梢血中や腫瘍局所の免疫応答の解析も進められていることから，今後のがん治療への展開が期待されている．

おわりに

　これまでの幾多の研究は，サイトカイン・ケモカインの腫瘍への影響を明確にした．一部のサイトカインは発がんや腫瘍増殖を促進し，その一方でサイトカインにより抗腫瘍免疫が増強される．ケモカインは腫瘍の転移，増殖，血管新生の重要な因子である．また，サイトカイン・ケモカインのなかには，腫瘍組織内の免疫抑制細胞に影響し，腫瘍の免疫逃避を促進するものもある．そのバランスを抗腫瘍活性に向けるため，さまざまなサイトカイン療法，ケモカイン療法が検討される一方で，単独治療での一定の限界も明らかになりつつある．免疫チェックポイント阻害薬によりがん免疫療法の可能性が示された現在，抗腫瘍活性をもつサイトカイン療法や免疫細胞の遊走を阻害するケモカイン療法なども含め，コンビネーション治療の開発にむけたさらなる継続的な研究努力により，将来多くの患者に利益をもたらす可能性がある．

（前田伸治，上田龍三）

参考文献

1）Cytokines and cytokine receptors.「Clinical Immunology」pp138-171, MOSBY, 2008

2）Miller JS, et al：'First-in-human' phase I dose escalation trial of IL-15N72D/IL-15R α-Fc superagonist complex（ALT-803）demonstrates immune activation with anti-tumor activity in patients with relapsed hematological malignancy. blood, 126：1957, 2015

3）Shah JJ, et al：Siltuximab（CNTO 328）with lenalidomide, bortezomib and dexamethasone in newly-diagnosed, previously untreated multiple myeloma：an open-label phase I trial. Blood Cancer J, 6：e396, 2016

4）Norelli M, et al：Monocyte-derived IL-1 and IL-6 are differentially required for cytokine-release syndrome and neurotoxicity due to CAR T cells. Nat Med, 24：739-748, 2018

5）Kim HJ & Cantor H：CD4 T-cell subsets and tumor immunity：the helpful and the not-so-helpful. Cancer Immunol Res, 2：91-98, 2014

6）Martin-Orozco N, et al：T helper 17 cells promote cytotoxic T cell activation in tumor immunity. Immunity, 31：787-798, 2009

7）Mantovani A, et al：Cancer-related inflammation. Nature, 454：436-444, 2008

8) Balkwill F & Mantovani A：Inflammation and cancer：back to Virchow? Lancet, 357：539–545, 2001

9) Germano G, et al：Cytokines as a key component of cancer–related inflammation. Cytokine, 43：374–379, 2008

10) El–Omar EM, et al：The role of interleukin–1 polymorphisms in the pathogenesis of gastric cancer. Nature, 412：99, 2001

11) Klein B, et al：Paracrine rather than autocrine regulation of myeloma–cell growth and differentiation by interleukin–6. Blood, 73：517–526, 1989

12) 「Clinical Immunology 5th Edition」(Rich R,, et al, eds), Elsevier, 2018

13) Dranoff G：Cytokines in cancer pathogenesis and cancer therapy. Nat Rev Cancer, 4：11–22, 2004

14) Gao J, et al：Loss of IFN–γ Pathway Genes in Tumor Cells as a Mechanism of Resistance to Anti–CTLA–4 Therapy. Cell, 167：397–404. e9, 2016

15) Zaretsky JM, et al：Mutations Associated with Acquired Resistance to PD–1 Blockade in Melanoma. N Engl J Med, 375：819–829, 2016

16) Todd MB, et al：A first–in–human study of pegylated recombinant human IL–10 (AM0010), daily administered for four months in selected advanced solid tumors. J Clin Oncol, 32：15 suppl tps3126, 2014

17) Naing A, et al：Safety, Antitumor Activity, and Immune Activation of Pegylated Recombinant Human Interleukin–10 (AM0010) in Patients With Advanced Solid Tumors. J Clin Oncol, 34：3562–3569, 2016

18) Kaushansky K：Lineage–specific hematopoietic growth factors. N Engl J Med, 354：2034–2045, 2006

19) Balkwill F：Cancer and the chemokine network. Nat Rev Cancer, 4：540–550, 2004

20) Mañes S, et al：CCR5 expression influences the progression of human breast cancer in a p53–dependent manner. J Exp Med, 198：1381–1389, 2003

21) Ishida T, et al：Clinical significance of CCR4 expression in adult T–cell leukemia/lymphoma：its close association with skin involvement and unfavorable outcome. Clin Cancer Res, 9：3625–3634, 2003

22) Lee CC, et al：Tumor–Associated Macrophage：Its Role in Tumor Angiogenesis. J Cancer Molecules, 2：135–140, 2006

23) Strieter RM, et al：The functional role of the ELR motif in CXC chemokine–mediated angiogenesis. J Biol Chem, 270：27348–27357, 1995

24) Arenberg DA, et al：Interferon–gamma–inducible protein 10 (IP–10) is an angiostatic factor that inhibits human non–small cell lung cancer (NSCLC) tumorigenesis and spontaneous metastases. J Exp Med, 184：981–992, 1996

25) Peled A, et al：Development of novel CXCR4–based therapeutics. Expert Opin Investig Drugs, 21：341–353, 2012

26) Yamamoto K, et al：Phase I study of KW–0761, a defucosylated humanized anti–CCR4 antibody, in relapsed patients with adult T–cell leukemia–lymphoma and peripheral T–cell lymphoma. J Clin Oncol, 28：1591–1598, 2010

27) Jacobs JF, et al：Dendritic cell vaccination in combination with anti–CD25 monoclonal antibody treatment：a phase I/II study in metastatic melanoma patients. Clin Cancer Res, 16：5067–5078, 2010

28) Jacobs JF, et al：Regulatory T cells in melanoma：the final hurdle towards effective immunotherapy? Lancet Oncol, 13：e32–e42, 2012

29) Ishida T, et al：Specific recruitment of CC chemokine receptor 4–positive regulatory T cells in Hodgkin lymphoma fosters immune privilege. Cancer Res, 66：5716–5722, 2006

30) Ketcham JM, et al：CCR4 Antagonists Inhibit Treg Trafficking into the Tumor Microenvironment. ACS Med Chem Lett, 9：953–955, 2018

31) Ishida T, et al：Clinical significance of CCR4 expression in adult T–cell leukemia/lymphoma：its close association with skin involvement and unfavorable outcome. Clin Cancer Res, 9：3625–3634, 2003

32) Ishida T, et al：Stevens–Johnson Syndrome associated with mogamulizumab treatment of adult T–cell leukemia/lymphoma. Cancer Sci, 104：647–650, 2013

33) Kurose K, et al：Phase Ia Study of FoxP3 + CD4 Treg Depletion by Infusion of a Humanized Anti–CCR4 Antibody, KW–0761, in Cancer Patients. Clin Cancer Res, 21：4327–4336, 2015

Chapter 6

3 免疫チェックポイント阻害薬

　がん細胞の排除には，多くのがん細胞が発現するMHCクラスI（HLA-A, -B, -C）と腫瘍抗原の複合体をT細胞受容体（TCR）で認識するCD8⁺T細胞の活性化が重要である．T細胞上には免疫抑制性（CTLA-4, PD-1, TIM3, LAG3, TIGIT, CD96, BTLA, VISTAなど）と免疫刺激性（CD28, OX40, 4-1BB, GITR, CD27, HVEMなど）の副刺激分子が発現しているが，その制御は抗腫瘍T細胞やNK細胞などの活性化につながる（概念図）．がん細胞は，その形成過程で，T細胞やNK細胞による免疫監視機構から多様な機序で逃避しているが，がん細胞や腫瘍浸潤マクロファージが発現するPD-L1やPD-L2によるPD-1を発現する抗腫瘍CD8⁺T細胞の抑制はがんの免疫抵抗性機構のなかでも重要な機序である．CTLA-4は抗原未感作ナイーブT細胞の活性化のネガティブフィードバック機構であるだけでなく，恒常的に免疫抑制性の制御性T細胞（Treg）に発現し，その免疫抑制作用に関与する．PD-1やCTLA-4などの抑制性副刺激分子は免疫チェックポイント分子とよばれ，その阻害抗体の投与は，多くのがん種で10～30％の奏効率を示し，すでに多くのがんで承認されている．本稿では，PD-1/PD-L1阻害とCTLA-4阻害を中心に解説する．

概念図

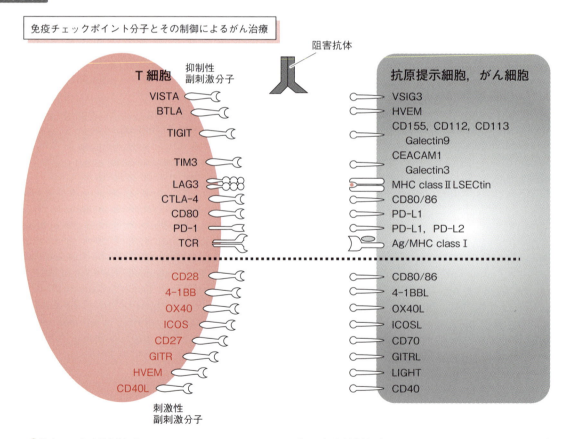

T細胞上には免疫抑制性（CTLA-4, PD-1, TIM3, LAG3 など）と免疫刺激性（CD28, OX40, 4-1BB, CD27 など）の副刺激分子が発現し，がん細胞の免疫逃避の原因の重要な原因となっている．免疫抑制性副刺激分子の阻害や免疫刺激性副刺激分子の刺激は抗腫瘍T細胞やNK細胞などの活性化により，がん免疫療法に利用できる

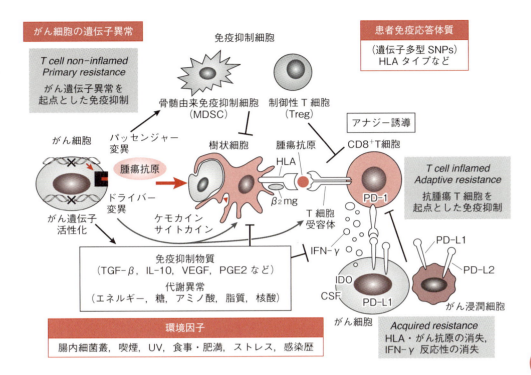

図1　がん細胞に対する正負の免疫応答とその原因

担がん生体では，抗腫瘍免疫応答に対して，正と負に作用する免疫細胞群が存在する．がん細胞に対して，主にパッセンジャーDNA突然変異由来のネオ抗原やがん精巣抗原などの免疫原性が高い腫瘍抗原に対する特異的なT細胞が誘導される．一方，がん細胞は，がん遺伝子などの遺伝子異常を起点とした免疫抑制（primary immune resistance）と，治療前に誘導されている腫瘍抗原特異的T細胞が腫瘍組織でがん細胞に反応後に分泌されるIFN-γなどで誘導される免疫抑制（adaptive immune resistance）により，免疫逃避する．後者では，抗PD-1/PD-L1抗体が効きやすい．このようながん細胞の遺伝子異常に加えて，HLAタイプも含めた遺伝子多型性で規定される患者の免疫応答体質や腸内細菌叢などの環境因子もがん免疫病態に影響し，がん免疫病態には個体差があり，免疫療法も含めて広くがん治療に影響する．効果的な免疫療法のためには，患者の免疫状態を評価して適切な治療を行うことが重要である

1　免疫チェックポイント阻害薬の効果と関係するがんの免疫病態

　　がんの免疫病態には大きな個人差があり，免疫チェックポイント阻害薬を含めて，広くがん治療の反応性や予後に関与する．原因として，がん細胞の遺伝子異常（T細胞の標的抗原をコードするパッセンジャーDNA由来の突然変異，免疫抑制系を作動させるがん遺伝子活性化など）を主因として，HLAタイプや免疫関連遺伝子の多型（SNPs）で規定される患者の免疫応答能，さらに腸内細菌叢，喫煙，UV，食事・肥満，ストレスなどの環境因子が関係する（図1）．近年の免疫チェックポイント阻害薬による治療における臨床検体を用いたリバースTRは，ヒトがん免疫病態の解明に大きな貢献をしている．

　　がん免疫状態は，治療前から抗腫瘍T細胞が誘導されて腫瘍組織に集積している状態（T cell inflamed：hot tumor）と，T細胞が集積していない状態（T cell non-inflamed：cold tumor）に大きく分けられる（図1）．T cell inflamedではDNA突然変異由来の腫瘍特異的なネオ抗原などの腫瘍抗原に反応するT細胞が，腫瘍組織でがん細胞を認識して分泌するIFN-γなどのサイトカインが，がん細胞や腫瘍浸潤マクロファージ（tumor associated macrophage：TAM）などの細

胞にPD-L1やIDO〔トリプトファン（Trp）を代謝してTrp欠乏や免疫抑制性代謝産物Kynを産生させる酵素〕を発現させたり，CSF1Rを介して免疫抑制性TAMやMDSCを動員させるCSFやCCR4$^+$エフェクター制御性T細胞（Treg）を腫瘍内にリクルートさせるCCL22などのケモカインを誘導する．その結果PD-1陽性エフェクターCD8$^+$T細胞（Teff）は抑制され，がん細胞は排除されない（adaptive immune resistance）．このようなT cell inflamedがんは，パッセンジャーDNA突然変異由来のネオ抗原などの免疫原性が比較的高い腫瘍抗原をもち，抗PD-1抗体が効きやすい免疫状態である．UV誘導悪性黒色腫や喫煙関連肺がん，DNAミスマッチ修復酵素異常により起こるMSI（microsatellite instability）がん，その他，*POLE/D*，*BRCA1/2*，*p53*などDNA修復にかかわる遺伝子に異常をもつがんでは，DNA突然変異が多くみられ，T cell inflamedになりやすく抗PD-1抗体が効きやすい．ただし，CD8$^+$T細胞が浸潤していても，腫瘍抗原特異的でないバイスタンダーT細胞であったり，突然変異のためにHLAなどの免疫誘導認識系にかかわる遺伝子まで障害されていたりと，さまざまな理由で抗PD-1抗体ではがん細胞を排除できない場合も多く，T細胞の浸潤状態（hot tumor）だけで免疫チェックポイント阻害薬の反応性が決まるわけではない．持続的な腫瘍抗原の刺激により，エフェクターT細胞は疲弊してPD-1$^+$CTLA4$^+$exhausted CD8$^+$T細胞（Tex）になる．IFN-γは分泌するがTNF-αなどを産生できないpartial TexはPD-1/PD-L1阻害により再活性化しうるが，エピジェネテック変化により完全に疲弊したcomplete Texは再活性化されない．

　多くのがんでは，T cell non-inflamed状態が多い（primary immune resistance）．その原因として，*EGFR*変異や*ALK*変異などのドライバー変異をもつ非喫煙肺腺がんや若年者に起こる造血器腫瘍や肉腫などでT細胞標的となるネオ抗原が少ない場合，また免疫原性の高い抗原が存在しても，抗腫瘍T細胞誘導経路に重要なCCL4などのケモカインやIL15などのサイトカインなどが欠如している場合，また免疫抑制分子や免疫抑制細胞などの免疫抑制系が強い場合に抗腫瘍T細胞が誘導されないことがあげられる（図1）．また，ドライバー変異などのがん遺伝子の活性化は，免疫抑制にかかわる場合がある．例えば，悪性黒色腫では，β-カテニンやAKT（PTEN欠失）シグナルの亢進は，腫瘍抗原特異的T細胞の誘導に必要な樹状細胞をリクルートするCCL4などのケモカインの低下や免疫抑制性VEGF産生などのためにT cell non-inflamedがんとなりやすい．BRAF変異やRAS変異などのMAPKシグナルの亢進では，CD8$^+$T細胞の腫瘍浸潤は起こるが，腫瘍内での免疫抑制性サイトカインの作用などによりT細胞機能が抑制される．またTGF-βなどが関与する間葉系がん微小環境では，免疫抑制細胞TAMやTregなども多く，T cell non-inflamedがんとなりやすい．また染色体数的異常（aneuploidy）などのchromosome SCNA（somatic copy number alteration）では，その機序はまだ明らかでないが，T cell non-inflamedになる．T cell non-inflamedでも，T細胞標的抗原が存在する場合は，前述の負の因子の除去や正の因子の追加などを患者ごとに適切に行うことにより，PD-1/PD-L1阻害が効くT cell inflamed状態に変換できる可能性があり，複合がん免疫療法の重要な治療標的となっている．

　腫瘍組織は，血管状態などのため低酸素状態にあり，またがん細胞は解糖系優位で（ワールブルグ効果），グルコース・エネルギー代謝，核酸（細胞外ATPやCD39/CD73で分解されたアデノシン），脂質（プロスタグランジン，コレステロール，脂肪酸），アミノ酸（グルタミン，アルギニン，トリプトファン）代謝が異常な状態にある．がん細胞と同様に解糖系とグルタミンなどを必要とするエフェクターCD8$^+$T細胞は，腫瘍組織内では代謝競合状態となり，ミトコンドリア機能も低下し機能障害が起こっている（図1）．逆にTreg，MDSC，M2-TAMなどの免疫抑制性細胞は脂肪酸酸化（FAO）などのミトコンドリア代謝により免疫抑制機能を維持し，がん微小環境は代謝的にも免疫抑制状態となっている．このようながん特有な免疫代謝の制御により，免疫

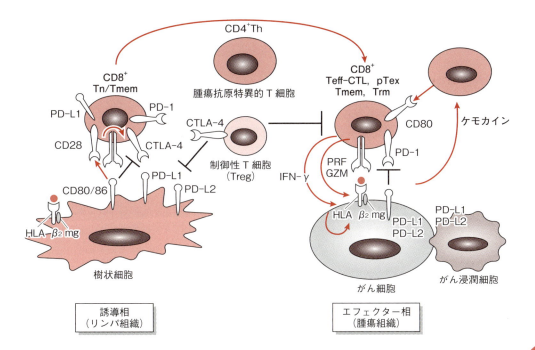

図2　抗腫瘍免疫応答における免疫チェックポイント分子CTLA-4とPD-1/PD-L1の役割

CTLA-4はT細胞活性化の直接的抑制とTregを介した間接的抑制により，抗腫瘍T細胞の抑制にかかわる．PD-1は，活性化した腫瘍抗原特異的T細胞に発現しており，エフェクターT細胞が腫瘍組織で抗原認識後に分泌するIFN-γなどによって，がん細胞や腫瘍浸潤マクロファージなどに発現誘導されるPD-L1やPD-L2により抗腫瘍T細胞は抑制される．また腫瘍やリンパ組織における腫瘍抗原特異的メモリー様T細胞の増殖・活性化・エフェクター細胞への分化を起し，がん細胞の排除にかかわる．PD-1/PD-L1阻害抗体やCTLA-4阻害抗体は，抗腫瘍T細胞活性化とがん細胞による免疫抑制を阻害して，がん細胞の排除にかかわり，免疫療法として利用できる．がん細胞は，HLAやがん抗原の消失やIFN-γへの反応性消失により免疫抵抗性を獲得し，免疫チェックポイント阻害薬による治療において再発をきたす原因となる

チェックポイント阻害薬の効果を高めることができる可能性がある．

2　免疫チェックポイント阻害薬（CTLA-4阻害抗体の作用機序）

　T細胞の抗原提示樹状細胞による活性化では，HLA-抗原ペプチド複合体による抗原未感作ナイーブT細胞（Tn）のT細胞受容体（TCR）刺激による第1シグナル，樹状細胞上のCD80/86を認識するT細胞上の副刺激分子CD28を介した第2シグナル，さらに誘導された高親和性IL2受容体（IL2Ra，CD25）へのIL2の作用によってT細胞は活性化・増殖し，獲得免疫として強力な作用を発揮する．T細胞は，この活性化過程でCTLA-4（cytotoxic T-lymphocyte antigen 4, CD152）を発現する．CTLA-4はCD28にCD80/86よりも高親和性で結合するために，CTLA-4を発現した活性化T細胞はCD28刺激が入らなくなり，またCTLA-4シグナルは，脱リン酸化酵素SHP2やPP2AによるTCR下流シグナルの抑制によりT細胞増殖活性化を阻害するため，CTLA-4はT細胞活性化のネガティブフィードバック機構として働く（図2）．またCTLA-4は免疫抑制性Tregに恒常的に発現し，樹状細胞のCD80/86発現抑制などにより，T細胞活性化を間接的にも抑制する．Tregは胸腺での自己抗原特異的T細胞の除去（中枢性自己免疫寛容）から逃れた自己反応性T細胞を抑制する末梢性自己免疫寛容に重要であるため*CTLA-4*遺伝子ノックアウ

トマウスでは，致死的な自己免疫反応が起こる．

　マウス腫瘍モデルにCTLA-4阻害抗体を投与すると，T細胞の活性化と腫瘍内Tregの減少が認められ，後者が抗腫瘍効果に重要な役割を果たす．臨床で承認されている抗CTLA-4抗体（イピリムマブ：Ipililumab）はCDCC/ADCC活性をもつIgG1であり，投与後末梢血T細胞の活性化（HLA-DR発現など）が認められ，マクロファージによるADCCにより腫瘍内Tregが減少するとの報告もある．抗CTLA-4抗体のADCC活性が得られるFcRの遺伝子多型と抗腫瘍効果が相関するとの報告もあるが，ヒトにおける腫瘍内Treg除去作用では，抗CTLA-4抗体の抗腫瘍作用を十分に説明できないと考える研究者も多く，ヒトでの抗CTLA-4抗体の抗腫瘍機序についてはまだ明確ではない．

　CTLA-4は，活性化したT細胞やTregに加えて，抗原感作後に疲弊したTexや他の免疫抑制性T細胞などのT細胞でも発現しており，抗CTLA-4抗体投与後のT細胞の動態はまだ完全には解明されていない．抗CTLA-4抗体投与では，CD4$^+$T細胞有意にT細胞の誘導相を増強しており，腫瘍抗原も含めて，より広いT細胞レパトアの活性化が期待されている．また，抗CTLA-4抗体投与では，大腸炎や下垂体炎などの自己免疫性副作用（immune related Adverse Effect：irAE）が比較的強い傾向にある．

③ 免疫チェックポイント阻害薬（PD-1/PD-L1阻害抗体の作用機序）

　CD28ファミリーのPD-1（programed cell death-1：CD279）は，抗原刺激で活性化・分化したエフェクターT細胞に発現し，樹状細胞やがん細胞などのさまざまな組織細胞で発現が誘導されるB7ファミリーのPD-L1（programed cell death ligand-1：CD274）やPD-L2（CD273）に結合する（図2）．PD-1はB細胞やDC，マクロファージにも発現して，抗体産生や炎症の調節機能をもつが，がん免疫応答においては活性化T細胞，特にエフェクターCD8$^+$T細胞において高発現し，がん細胞や腫瘍浸潤免疫細胞が発現するPD-L1やPD-L2の結合により，PD-1シグナルの下流では，脱リン酸化酵素SHP2によるZAP70などのT細胞受容体シグナルや副刺激分子CD28シグナルの抑制によりT細胞の活性化が抑制される．PD-1はPD-L1とPD-L2に，PD-L1はPD-1とCD80に結合することが報告されており，抗PD-1抗体と抗PD-L1抗体では作用が異なる可能性がある．がん種によっては，PD-L2が免疫抑制作用をもつとの報告もあり，抗PD-1抗体が有利な場合もあるかもしれないが，臨床における作用の違いはまだ明確ではない．

　PD-1/PD-L1阻害抗体投与では，腫瘍抗原特異的PD-1$^+$エフェクターCD8$^+$T細胞によるPD-L1/L2$^+$がん細胞の排除の抑制解除に加えて，近年のシングルセルRNA-seqなどによる腫瘍組織や末梢血の詳細なT細胞の解析により，さまざまなCD8$^+$T細胞サブセットの活性化・増殖や分化が起こることが判明している（図3）．抗PD-1/PD-L1抗体投与後，腫瘍組織や末梢血でKi67$^+$CD8$^+$T細胞の増殖が認められ，抗腫瘍効果と相関する．腫瘍内で増殖するT細胞レパトアは縮小し，ネオ抗原などの高免疫原性腫瘍抗原に対するT細胞の選択的な増殖が考えられる．抗体投与前からすでに腫瘍抗原で感作され腫瘍組織や末梢に存在するPD-1$^+$CTLA4$^+$CD8$^+$partial Tex細胞あるいはメモリー様CD8$^+$T細胞〔腫瘍組織のresident memory様CD8$^+$T細胞（Trm）や腫瘍組織や末梢のメモリー様CD8$^+$T細胞など〕が，抗体投与後に再活性化し，末梢血では最初の抗体投与後2〜4週後に一過性の増殖が認められ，その反応は抗腫瘍効果と相関する．また腫瘍組織や末梢血における持続的なTCF7$^+$メモリー様CD8$^+$T細胞の増殖とTCF7-エフェクターCD8$^+$T細胞への分化が認められ，PD-1/PD-L1阻害治療におけるがん細胞の排除機構として重要である可能性が報告されている．抗体投与後に増殖するTCF7$^+$メモリーCD8$^+$T細胞は，腫瘍組

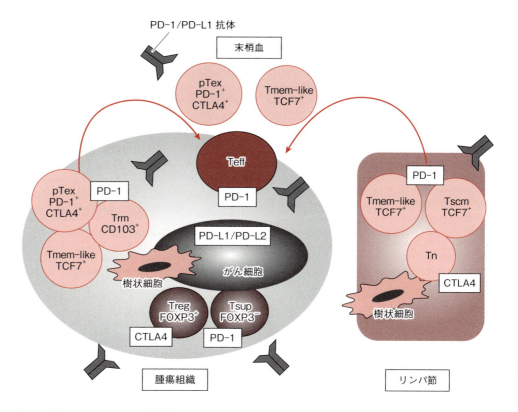

図3 抗PD-1/PD-L1抗体投与後の腫瘍抗原特異的CD8⁺T細胞動態と抗腫瘍効果

抗PD-1/PD-L1抗体投与後には，腫瘍組織の腫瘍抗原特異的な部分疲弊PD-1⁺CTLA4⁺CD8⁺T細胞の再活性化・増殖に加えて，腫瘍組織やリンパ組織に存在するメモリー様TCF7⁺CD8⁺T細胞の増殖・活性化・エフェクターT細胞への分化が起こり，がん細胞の排除にかかわる．このようなT細胞動態の詳細はまだ完全には解明されていない

織とリンパ組織の両方から由来する可能性，また抗PD-1/PD-L1抗体により直接的に活性化されるPD-1⁺メモリーT細胞と，PD-1/PD-L1⁺骨髄系細胞などへの作用を介して間接的に増殖するPD-1⁻メモリーT細胞の両方が抗腫瘍効果に関与する可能性が報告されているが，抗PD-1/PD-L1抗体による抗腫瘍T細胞サブセットの動態とがん細胞排除への関与については，まだ全貌解明には至っていない．このようにPD-1/PD-L1阻害の抗腫瘍作用機序としては，T細胞のがん細胞認識と拒絶の効果相とT細胞増殖の誘導相の両方が重要と考えられる．

抗PD-1/PD-L1抗体投与後に活性化されたPD-1⁺エフェクター細胞傷害性CD8⁺T細胞はパーフォリンやグランザイムなどの細胞傷害性分子によるがん細胞傷害と，分泌したIFN-γなどのサイトカインによるがん細胞増殖抑制により，がん細胞を排除する（図2）．近年，抗体投与後，いったんがんが縮小した後に再発する症例が認められている．その機序として，腫瘍抗原提示にかかわるHLAクラスIの消失とがん細胞のIFN-γ反応性の消失がそれぞれ多様な原因で起こり，2大獲得性の免疫抵抗性機序となっていることが判明した．HLAクラスI消失では，β_2-ミクログロブリンやHLA重鎖の突然変異や遺伝子欠損（LOH）やその他の抗原提示関連分子の異常，IFN-γ不応答では，*JAK1/2*変異といったIFN下流シグナル分子の異常など，さまざまな原因が見つかっている．IFN-γの不応答でがん細胞の再発をきたすということは，生体内でのがん細胞排除には単なるキラー活性だけでなく，IFN-γによるがん細胞のHLA発現上昇，それに伴うがん細胞の細胞傷害性の上昇，またケモカイン誘導による新たなエフェクターT細胞のリクルートなどの一連

の反応が重要であることを示している.

4 免疫チェックポイント阻害薬の臨床

抗PD-1/PD-L1抗体単独投与では,悪性黒色腫,腎がん,肺がん,尿路上皮がん,胃がん,肝がん,食道がん,悪性中皮腫,MSI⁺がん,メルケル皮膚がん,ホジキンリンパ腫などで治療効果が認められ,すでに約10種類のがん種で承認されている.奏効率は多くのがんで10〜30%程度であるが,治療効果は比較的持続的(durable response)であり,全生存期間が延びる特徴がある.また治療時期を早め,悪性黒色腫と肺がんではファーストライン治療での使用が承認されている.手術後再発を防ぐアジュバント治療も悪性黒色腫において承認され,手術前のネオアジュバント治療の臨床試験も進められている.単独治療では,効く症例が限られるため,治療前や治療早期に効果を予測できるバイオマーカーの同定(ネオ抗原が由来するパッセンジャーDNA突然変異数,抗腫瘍T細胞誘導を反映するエフェクターT細胞・IFN-γシグニチャー,TGF-β,Treg,MDSC/TAMなどの免疫抑制分子や免疫抑制細胞,その原因となるがん遺伝子活性化,染色体異常,抗腫瘍免疫応答に影響する腸内細菌叢など),単独投与では効かない症例を効くように変える複合がん免疫療法の開発が進められており,そのために,さらなるがん免疫病態の解明が期待されている.がんの免疫病態は,がん種,同じがん種でもサブタイプや患者ごとに異なり,ネオ抗原特異的CD8⁺T細胞の活性化・疲弊などのがん種共通の機序と,がん種やサブタイプに特有な免疫抑制機構などがあり,それらを個別に適切に制御する複合免疫療法の開発が期待されている.

5 複合的がん免疫療法による抗腫瘍効果の増強

免疫系ががん細胞を排除するために必要な過程を描いたがん免疫サイクル(cancer immunity cycle)が提唱され,患者ごとに異なるサイクルの各ポイントにおける問題を評価したうえで,適切に負の因子を除いたり増強する操作を組合わせる複合的な免疫制御で治療効果を上げることが試みられている.複合がん免疫療法のなかでも,T細胞によるがん細胞排除における重要な負の因子であるPD-1/PD-L1の阻害を基軸として,他の標準がん治療や各種免疫制御薬を併用する複合がん免疫療法の開発が進められ,すでに米国を中心に1,000以上の臨床試験が進行中である.化学療法,分子標的薬,放射線治療などは,がん細胞の減少に相加的に働くだけでなく,がん免疫サイクルに作用し,免疫増強効果にも関与する.

免疫制御のポイントとして,①がん幹細胞にも発現し,がん細胞の排除に重要な腫瘍抗原(ネオ抗原やがん精巣抗原など)を用いたワクチン,②ネオ抗原などの内在性がん抗原を効果的に抗原提示樹状細胞に受け渡しT細胞誘導を促進させる生体内腫瘍破壊法〔immunogenic cancer cell death(化学療法剤,分子標的薬,抗腫瘍抗体,がん融解性ウイルス,放射線照射など)〕,③T細胞活性化に重要な樹状細胞などの専門的抗原提示細胞の機能増強法(TLR3/STINGアゴニスト,抗CD40アゴニスト抗体,腸内細菌などのアジュバント),④抗腫瘍T細胞の体内での増殖・活性化の増強法(IL15,IL21,CD134/CD137アゴニスト抗体,培養抗腫瘍T細胞など),⑤がんの免疫抑制・抵抗性の解除法(各種免疫チェックポイント阻害薬,IDO阻害薬,TGF-β阻害薬,Treg/MDSC/TAM抑制薬,シグナル阻害薬など)などがあり,患者ごとに適切な組合わせが重要である(図4).悪性黒色腫や腎がんでの抗CTLA4抗体と抗PD-1抗体の併用,肺がんでの化学療法・放射線治療・抗VEGF薬と抗PD-1/PD-L1抗体との併用など,すでに併用効果が示され承認されているが,他にもさまざまな免疫調節剤との併用効果が期待されている.一方,複合免疫療法では,

322　がん生物学イラストレイテッド　第2版

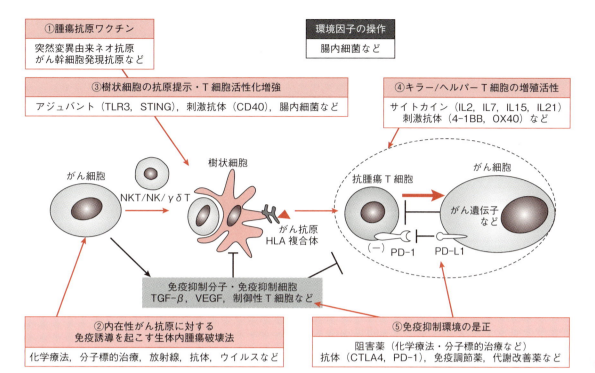

図4 抗腫瘍T細胞応答の主要調節ポイントに対する免疫制御法を組合わせる複合がん免疫療法

効果的ながん免疫療法の開発のためには、①腫瘍抗原ワクチン、②内在性腫瘍抗原に対するT細胞誘導を促進させる生体内腫瘍破壊法、③抗原提示細胞の機能増強法、④抗腫瘍T細胞の体内での増殖・活性化の増強法、⑤がんの免疫抑制・抵抗性の解除法などの患者ごとに適切な組合わせが重要である。特に、多くのがんに抗腫瘍効果を示したPD-1/PD-L1阻害を中心とした複合がん免疫療法の開発が進められている

副作用が増強して治療に使えない場合もある。ナイーブT細胞（Tn）の誘導相に関与するCTLA4は、その阻害により、TCRレパトアを広げ、より多くの腫瘍抗原に対するT細胞を誘導して、T cell non-inflamed 状態をT cell inflamed に変えられる可能性も報告されているが、抗PD-1抗体の併用では、抗腫瘍効果だけでなくirAEも増強する。腫瘍浸潤T細胞（tumor infiltrating lymphocyte：TIL）やTCR/CAR遺伝子導入T細胞を用いた養子免疫療法は、免疫チェックポイント阻害薬が効かない症例でも効く場合があること、さらに抗PD-1/PD-L1抗体との併用で治療効果が上がることも報告されている。

6 免疫チェックポイント阻害薬による自己免疫性有害事象（irAE）

免疫チェックポイント阻害では、腫瘍抗原特異的T細胞以外の免疫応答も増強しうるために、副作用としてirAEが、患者の遺伝子・環境背景に応じて起こりえる（図5）。皮膚炎、甲状腺炎などが起こる頻度は高く、また致死的になり得る重篤な大腸炎や間質性肺炎、心筋炎などが起こる場合があるので早期マネジメントが重要である。内分泌系の傷害は非可逆的となりやすい。通常の自己免疫疾患様の副作用が起こることもあるが、よりT細胞依存性の自己免疫反応が起こるのが特徴で、ステロイドなどの免疫抑制薬や抗TNF-α抗体で比較的コントロールしやすい。また、irAEの出現は抗腫瘍効果とは正に相関する。免疫抑制薬の投与は、irAEを抑制しても抗腫瘍効果を阻

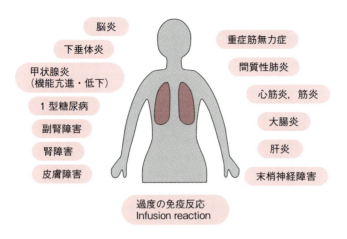

図5 免疫チェックポイント阻害薬で起こる自己免疫性有害事象（irAE）

免疫チェックポイント阻害では，患者の遺伝子・環境背景に応じてさまざまな自己免疫性有害事象が起こりうる．間質性肺炎，心筋炎などの致死的な場合もあるので早期マネジメントが重要である．PD-1/PD-L1阻害とCTLA4阻害ではirAEの種類も少し異なり，その併用ではirAEも起こりやすい

害しないことが多いが，早期の免疫抑制薬の大量投与は抗腫瘍効果も妨げると考えられている．PD-1/PD-L1遺伝子ノックアウトマウスは，CTLA-4遺伝子ノックアウトマウスよりも自己免疫反応が軽いように，抗PD-1/PD-L1抗体薬は，すでに抗原に感作されたT細胞の活性化を主体とするため，抗CTLA-4抗体薬と比較して，自己免疫性副作用は軽い傾向にあり，より広いがん種に用いることができている．

おわりに

免疫チェックポイント阻害薬の抗腫瘍機序はまだ完全には解明されておらず，がん種ごとのさらなるがん免疫病態の解明が，臨床的な重要課題であるバイオマーカーや複合免疫療法における治療標的の同定につながる．また，免疫チェックポイント阻害薬は，体内で抗腫瘍免疫を誘導可能な症例には期待できるが，免疫原性が低い症例では効果が期待できないため，その場合，がん免疫療法としては，人工的な遺伝子改変T細胞療法などが必要となる．今後，さらなる個別化・複合がん免疫療法の進展により，多くのがんに対して免疫チェックポイント阻害薬を基軸としたがん免疫療法が承認されていくことが期待されている．

（河上 裕）

参考文献

1)「がん免疫療法 腫瘍免疫学の最新知見から治療法のアップデートまで」(河上 裕/編)，実験医学増刊号，羊土社，2016
2) Chen DS & Mellman I: Elements of cancer immunity and the cancer-immune set point. Nature, 541: 321-330, 2017
3) Yaguchi T & Kawakami Y: Cancer-induced heterogeneous immunosuppressive tumor microenvironments and their personalized modulation. Int Immunol, 28: 393-399, 2016
4) Kawakami Y, et al: Improvement of cancer immunotherapy by combining molecular targeted therapy. Front Oncol, 3: 136, 2013
5) Khalil DN, et al: The future of cancer treatment: immunomodulation, CARs and combination immunotherapy. Nat Rev Clin Oncol, 13: 273-290, 2016
6) Weber JS, et al: Management of Adverse Events Following Treatment With Anti-Programmed Death-1 Agents. Oncologist, 21: 1230-1240, 2016
7) 河上 裕: 腫瘍免疫．「標準免疫学 第3版」(谷口 克/監，宮坂昌之，小安重夫/編)，医学書院，2013
8)「The Biology of Cancer 2nd edition」(Weinberg RA, eds)，Garland Science, 2013

第7章
Chapter

がんの
分子標的治療

1 ABLキナーゼ阻害薬，FLT3阻害薬と耐性克服 ⋯⋯⋯⋯⋯ 326

2 HER2抗体（トラスツズマブなど） ⋯⋯⋯⋯⋯⋯⋯⋯⋯⋯ 333

3 EGFR阻害薬（ゲフィチニブなど） ⋯⋯⋯⋯⋯⋯⋯⋯⋯ 339

4 血管新生阻害薬（ベバシズマブなど） ⋯⋯⋯⋯⋯⋯⋯⋯ 344

5 ALK阻害薬（クリゾチニブなど） ⋯⋯⋯⋯⋯⋯⋯⋯⋯⋯ 350

Chapter **7**

1 ABLキナーゼ阻害薬，FLT3阻害薬と耐性克服

抗体薬やシグナル伝達分子を標的とした分子標的薬が使用されるようになり，新たな耐性出現が臨床上の問題となっている．分子標的薬の耐性の原因として，標的分子の構造変化あるいは発現変化などがあげられる．慢性骨髄性白血病に対してはBCR-ABLチロシンキナーゼ阻害薬のイマチニブが開発され，第一選択とされていた．その後，効果・耐性などの面で，一部の次世代阻害薬も第一選択となった．急性骨髄性白血病に対してはFLT3阻害薬が開発されている．分子標的治療と従来の化学療法の併用によるさらなる治療効果の改善や，分子標的薬に対する耐性の克服が期待されている．

1 分子標的治療に対する耐性機構

分子標的薬は，腫瘍におけるドライバー遺伝子（標的分子）に特異的に作用することで殺腫瘍効果が期待できる薬剤である．一方，標的分子のタンパク質構造の変化による効果の減弱や耐性化が問題となる．また，標的分子への依存性が変化することで耐性となる場合がある．ABLキナーゼ阻害薬，FLT3阻害薬の場合，チロシンキナーゼ活性非依存性の耐性も生じる．

2 CMLに対するABLキナーゼ阻害薬の耐性機構とその克服

1）CMLの病態とイマチニブ

CML（chronic myeloid leukemia：慢性骨髄性白血病）は，造血幹細胞レベルの細胞に染色体転座t（9；22）（q34；q11）が起こり，*BCR-ABL1*融合遺伝子にコードされて産生されるBCR-ABL1チロシンキナーゼ（tyrosine kinase：TK）が恒常的に活性化することで造血細胞に過剰な増殖をもたらし発症する．CMLは無治療の場合，一般的に数年間の慢性期を経て，その間に付加的染色体異常，SRCファミリーキナーゼの活性化，複数の遺伝子異常が複雑に関与することで，移行期・急性転化期へ進展する．治療薬として，BCR-ABL融合タンパク質の活性阻害を目的にイマチニブ（グリベック®）が開発された．イマチニブは，ABLチロシンキナーゼの活性化に必須であるATP結合部位に競合的に結合して活性を阻害し（図1），さらにPDGFR（platelet-derived growth factor receptor），c-KITの阻害も認める．

2）イマチニブの耐性機構（図2）

イマチニブは，初発のCML慢性期に対し10年全生存率83.3％と優れた効果を示すが[1]，耐性クローンの出現や，治療効果の面で第二世代チロシンキナーゼ阻害薬（TKI）の優位性が示されている[2][3]．イマチニブ耐性機構はBCR-ABLチロシンキナーゼ活性依存性および，非依存性の2つに大別される．

ⅰ）BCR-ABLチロシンキナーゼ活性依存性耐性

*BCR-ABL*遺伝子のABLキナーゼドメインでの点突然変異が代表的である[4][5]．その他，*BCR-ABL*遺伝子の増幅や過剰発現などがある．

326　がん生物学イラストレイテッド　第2版

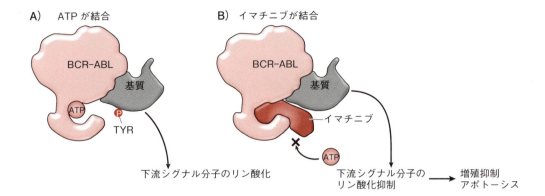

図1 CMLに対するイマチニブの作用機序
A) CMLでは，BCR-ABLにATPが結合し，恒常的にチロシンキナーゼ活性が亢進した状態となる．B) イマチニブは，BCR-ABLのATP結合部位にATPと競合的に結合し，BCR-ABLの活性を阻害する．下流の細胞内シグナル伝達系タンパク質のリン酸化が抑制されることにより，腫瘍細胞の増殖抑制やアポトーシスが起こる

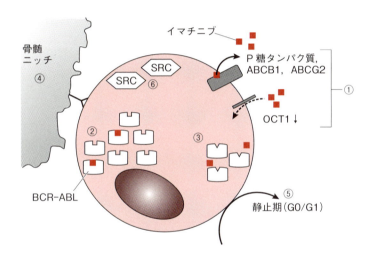

図2 慢性骨髄性白血病（CML）におけるイマチニブ耐性機構
① イマチニブの細胞内濃度の低下：薬剤性トランスポーターの過剰発現による細胞内からのイマチニブ排出の増加や，OCT1の発現低下による取り込みの低下，② BCR-ABL過剰発現：イマチニブ標的分子が増加することによる耐性の獲得，③ BCR-ABL遺伝子変異：ABLキナーゼドメインでの点突然変異，④ 骨髄内ニッチ（niche）による保護，⑤ 静止期細胞（幹細胞），⑥ 他の増殖生存シグナルの活性化：SRCキナーゼであるLYNなどの細胞内シグナル伝達系の活性化

ii）BCR-ABLチロシンキナーゼ活性非依存性耐性

　イマチニブを細胞内に取り込むトランスポーターOCT-1（organ cation transporter-1）の低下，多剤耐性遺伝子（P糖タンパク質）の発現による薬物排出増加により，イマチニブの腫瘍細胞内濃度低下を引き起こす[6)7)]．また，血中におけるイマチニブに結合するα_1酸性糖タンパクの増加によりイマチニブの血中濃度が低下する可能性もある[7)]．

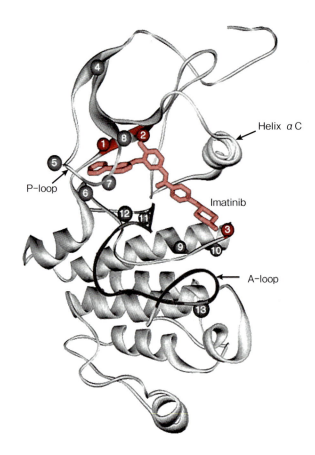

図3　ABLキナーゼ領域における耐性遺伝子変異

ABLのATP結合部位は，A-loop（activation loop：活性ループ）とP-loop（phosphate binding loop：リン酸結合ループ）の間に存在する．イマチニブは，ABLキナーゼのATP結合部位にATP競合的に結合することにより，活性を阻害する．ABLキナーゼドメインでの点突然変異は，イマチニブ結合部位のアミノ酸変化を起こす．ATP直接結合部位（①～③），P-loop（④～⑧）やA-loop（⑨～⑬），catalytic domain（触媒ドメイン）の変異によって起こる構造変化によってイマチニブの結合が妨げられる．①F317，②T315，③F359，④M244，⑤G250，⑥Q252，⑦Y253，⑧E255，⑨M351，⑩E355，⑪V379，⑫L387，⑬H396．文献5より改変して転載

　CMLにおける白血病幹細胞は，CD34$^+$/CD38$^-$の分画に濃縮されており，この分画がイマチニブ治療中に残存することが報告されている[8]．CML幹細胞は，骨髄のニッチ（niche）に存在することで保護され，BCR-ABL非依存性となることで，イマチニブによる細胞死が誘導されないと考えられている．さらに，他の増殖生存シグナルであるSRCファミリーキナーゼの過剰発現によるシグナル伝達の変化もイマチニブ抵抗性の原因である[7]．

　また近年，CML発症時に体細胞変異（*TET2*，*TP53*変異など）と*BCR-ABL*変異が混在した症例では治療抵抗性となる割合が高く，ドライバー変異である*BCR-ABL*出現前に存在していた体細胞変異も耐性機構にかかわっていることも示唆されている[9]．

3）イマチニブ耐性に対する克服

　イマチニブ耐性CMLに対しては，第二世代TKIであるダサチニブ（スプリセル®），ニロチニブ（タシグナ®），ボスチニブ（ボシュリフ®）が開発され，ダサチニブとニロチニブは初発CMLにも保険適応となっている．

　ダサチニブは，イマチニブと比較して約300倍のABL親和性をもち，SRC・PDGFR・c-KITなど50種類以上のキナーゼを強力に阻害する．T315IあるいはF317Lなどの変異株に対しては無効である（図3）[5]．

　ニロチニブは，イマチニブと比較して約10～50倍のABL親和性をもち，ABL/ARG・c-KIT・PDGFRを阻害するが，SRCに対する抑制活性はない．T315IあるいはY253H，E255K/Vなどの

変異株に対しては無効である.

　ボスチニブは，イマチニブと比較して約50倍のABL親和性をもつが，SRCやLYNの阻害作用はダサチニブより約10倍強力である[10].PDGFR・c-KITの阻害作用が弱いため，副作用の心血管障害が少ないことが特徴である.しかしやはりT315I変異株に対しては無効である.

　そこで第三世代TKIとして発売されたポナチニブ（アイクルシグ®）は，第二世代までのTKIsで無効であったT315Iを含む変異*BCR-ABL*にも有効である.T315I変異のために結合を阻害していたイソロイシンの側鎖の部分を，長く柔軟性のある炭素間三重結合様式となることで回避でき，T315I変異を有するATP結合部位へのアクセスが可能になったためである[11].

　TKIsに関してはそれぞれ副作用が異なるが，第二・三世代はその作用機序から共通して特に心血管障害に注意が必要である.今後期待される新規薬剤は，第四世代TKIやATP結合ドメイン非依存的にBCR-ABLキナーゼを抑制するアロステリック阻害薬などがある.

　フィラデルフィア染色体陽性急性リンパ性白血病に対してはイマチニブ，ダサチニブ，ポナチニブが保険適応されている.

3 AMLとFLT3阻害薬

1）AML治療の現状

　初発AML（acute myeloid leukemia：急性骨髄性白血病）に対する治療は，アントラサイクリン系抗がん剤とシタラビンの併用療法が寛解導入療法の標準治療として確立している.一方で一部の化学療法のみでは良好な長期予後が得られない患者，治療抵抗性の患者には造血幹細胞移植を必要とする.近年AMLの網羅的遺伝子変異解析が進み，それぞれが有する遺伝子変異および染色体異常に基づく予後因子の層別化がされたことにより，AMLで認められる遺伝子変異を標的とした分子標的薬が開発され，寛解導入療法に加える臨床試験も行われてきている.

2）FLT3とその変異

　FLT3（FMS-like tyrosine kinase 3）は，主に幼弱骨髄細胞に発現し，細胞外の5つの免疫グロブリン（Ig）様領域，細胞内の膜貫通（juxtamembrane：JM）領域，および2つのTK領域からなるⅢ型チロシンキナーゼである.FLT3リガンド（FLT3L）が結合することにより，TKが活性化され，血液細胞の分化・増殖と造血幹細胞の自己複製に重要なシグナル伝達に関与する[12].FLT3分子は定常時には単量体として存在するが，FLT3LがFLT3分子の細胞外領域に結合すると，二量体を形成するとともに立体構造の変化が生じ，ATPが結合することによりTKが活性化される（図4）[13].また，FLT3は血液細胞のほか，肝臓・脳・胎盤でも確認されている.

　*FLT3*遺伝子変異は成人AMLの約30％に認められ，2種類に大別される.1つは傍JM領域の一部が繰り返される*FLT3*-ITD（internal tandem duplication），もう1つはTK領域に位置するD835周辺の残基における変異*FLT3*-TKD（tyrosine kinase domain）である.いずれの変異においてもFLT3キナーゼは恒常的に活性化され，主にRAS/ERK，PI3K/AKTなどの下流分子を活性化させ，*FLT3*-ITDではさらにSTAT5の活性化も誘導することで白血病細胞を増殖促進させる（図5）.

3）FLT3阻害薬（図5）

　FLT3阻害薬はFLT3に対する特異性により第一世代と第二世代に，FLT3との相互作用の機序によりType ⅠとType Ⅱに分類される.代表的な第一世代はレスタウルチニブ，スニチニブ，ミドスタウリン，タンデュチニブ，ソラフェニブがあるが既存のTKであり，FLT3へは特異性は欠く

1　ABLキナーゼ阻害薬，FLT3阻害薬と耐性克服　**329**

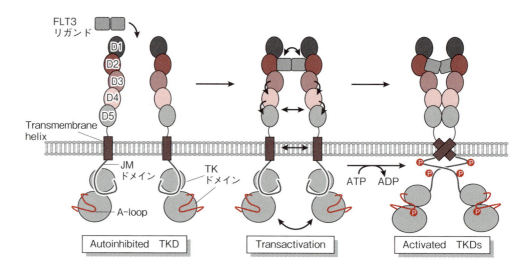

図4　FLT3キナーゼの構造
FLT3は正常血液細胞では主に造血幹細胞や前駆細胞に発現しており，FLT3LがFLT3受容体に結合すると，チロシンキナーゼが活性化され，血液細胞の分化・増殖が正常にコントロールされる．文献13より引用

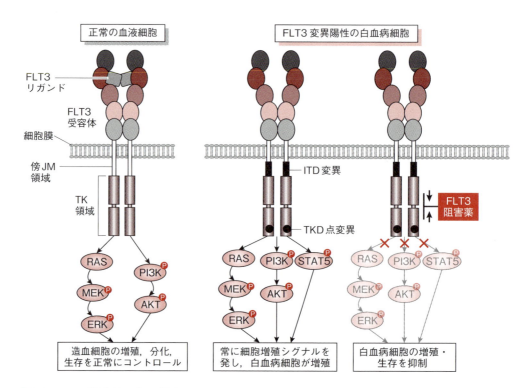

図5　FLT3阻害薬の作用機序
ITDやTKDの生じた変異型FLT3分子は，FLT3L非依存的に，リガンドが結合しなくても二量体を形成することで恒常的な活性化が引き起こされる．RAS/ERK，PI3K/AKTに加え，STAT5のリン酸化を介して活性が誘導され，白血病細胞の増殖促進と細胞死抑制に関与する．FLT3阻害薬はこのようなFLT3を介したシグナル伝達を阻害し，*FLT3*遺伝子変異を有する白血病細胞の増殖・生存を抑制する．TK領域部位のATP結合ポケットに結合するものもある

一方，FLT3の下流シグナルが抑制され抗白血病効果は強化される．臨床試験が施行されている第二世代にはクレノラニブ，ギルテリチニブ，ポナチニブ，キザルチニブがあり，FLT3に高い選択性と親和性を指標にして開発され，off-targetに関連した合併症もほとんどない．FLT3はFLT3Lと結合し主に酵素活性ドメインの立体構造が変化して活性型となる．Type I阻害薬は，不活性型と活性型の両方に結合してその阻害効果を発揮できる．Type II阻害薬は不活性型しか結合できないため*FLT3*-TKDを阻害することはできない[14]．臨床的には，未治療*FLT3*変異陽性AMLを対象とした，寛解導入療法，地固め療法にミドスタウリンの併用と1年間のミドスタウリン維持療法を行うランダム化比較試験の結果が報告され，ミドスタウリン群で全生存期間と無イベント生存期間の有意な延長が示された[15]．よってFDAは2017年4月に初発*FLT3*変異陽性AMLにミドスタウリンを承認した．また日本でも，ギルテリチニブが2015年に「初回再発又は治療抵抗性の*FLT3*変異陽性AML」で先駆け審査指定制度の対象として指定を受け，国際共同第III相試験（日本人を含む上記患者を対象にした，ギルテリチニブ単剤群または救援化学療法群に2：1の割合で無作為に割り付けた非盲検試験）の中間解析における寛解割合の結果を受け，「再発又は難治性の*FLT3*変異陽性AML」を効能・効果として2018年9月に承認を取得した．また，ギルテリチニブは米国においても2018年11月に承認を取得した．

4）FLT3阻害薬に対する耐性機構

FLT3阻害薬に対する耐性の機序として，イマチニブ同様，FLT3の付加的変異（FLT3依存性）や，非依存性の耐性があるとされ，①*FLT3*-ITDに加えて新たな変異（D835変異やゲートキーパーであるF691L変異）の獲得による，FLT3分子のATP結合部位周辺の立体構造の変化，②*FLT3*の過剰発現，③FLT3Lのオートクリン作用，④骨髄微小環境の影響，⑤代替的な細胞内サイトカインシグナルの活性化（NRAS変異など）などの可能性が考えられている[16][17]．

（平野大希，直江知樹）

参考文献

1）Hochhaus A, et al：Long-Term Outcomes of Imatinib Treatment for Chronic Myeloid Leukemia. N Engl J Med, 376：917-927, 2017

2）Cortes JE, et al：Final 5-Year Study Results of DASISION：The Dasatinib Versus Imatinib Study in Treatment-Naïve Chronic Myeloid Leukemia Patients Trial. J Clin Oncol, 34：2333-2340, 2016

3）Hochhaus A, et al：Long-term benefits and risks of frontline nilotinib vs imatinib for chronic myeloid leukemia in chronic phase：5-year update of the randomized ENESTnd trial. Leukemia, 30：1044-1054, 2016

4）Quintás-Cardama A & Cortes J：Molecular biology of bcr-abl 1-positive chronic myeloid leukemia. Blood, 113：1619-1630, 2009

5）Shah NP, et al：Multiple BCR-ABL kinase domain mutations confer polyclonal resistance to the tyrosine kinase inhibitor imatinib（STI571）in chronic phase and blast crisis chronic myeloid leukemia. Cancer Cell, 2：117-125, 2002

6）White DL, et al：Chronic phase chronic myeloid leukemia patients with low OCT-1 activity randomized to high-dose imatinib achieve better responses and have lower failure rates than those randomized to standard-dose imatinib. Haematologica, 97：907-914, 2012

7）Krause DS & Van Etten RA：Tyrosine kinases as targets for cancer therapy. N Engl J Med, 353：172-187, 2005

8）Valent P：Emerging stem cell concepts for imatinib-resistant chronic myeloid leukaemia : implications for the biology, management, and therapy of the disease. Br J Haematol, 142 : 361-378, 2008

9) Kim T, et al : Spectrum of somatic mutation dynamics in chronic myeloid leukemia following tyrosine kinase inhibitor therapy. Blood, 129 : 38-47, 2017

10) Puttini M, et al : In vitro and in vivo activity of SKI-606, a novel Src-Abl inhibitor, against imatinib-resistant Bcr-Abl + neoplastic cells. Cancer Res, 66 : 11314-11322, 2006

11) Cortes JE, et al : A phase 2 trial of ponatinib in Philadelphia chromosome-positive leukemias. N Engl J Med, 369 : 1783-1796, 2013

12) Kiyoi H & Naoe T : Biology, clinical relevance, and molecularly targeted therapy in acute leukemia with FLT3 mutation. Int J Hematol, 83 : 301-308, 2006

13) Verstraete K & Savvides SN : Extracellular assembly and activation principles of oncogenic class III receptor tyrosine kinases. Nat Rev Cancer, 12 : 753-766, 2012

14) Smith CC, et al : FLT3 D835 mutations confer differential resistance to type II FLT3 inhibitors. Leukemia, 29 : 2390-2392, 2015

15) Stone RM, et al : Midostaurin plus Chemotherapy for Acute Myeloid Leukemia with a FLT3 Mutation. N Engl J Med, 377 : 454-464, 2017

16) Weisberg E, et al : Drug resistance in mutant FLT3-positive AML. Oncogene, 29 : 5120-5134, 2010

17) Kindler T, et al : FLT3 as a therapeutic target in AML : still challenging after all these years. Blood, 116 : 5089-5102, 2010

Chapter 7

2 HER2抗体（トラスツズマブなど）

HER2はHERファミリーと二量体形成を起こすことにより，細胞内のチロシンキナーゼドメインの活性化が生じ，がん細胞増殖が促進される．乳がんにおけるHER2過剰発現は予後不良因子であったが，抗HER2治療の開発によりその予後は大きく改善した．

現在，臨床応用されているHER2を標的とした抗体薬にはトラスツズマブ，ペルツズマブ，T-DM1がある．これらの抗体薬の有用性がさまざまなセッティングで評価され，HER2陽性乳がん治療におけるキードラッグとされる．

概念図

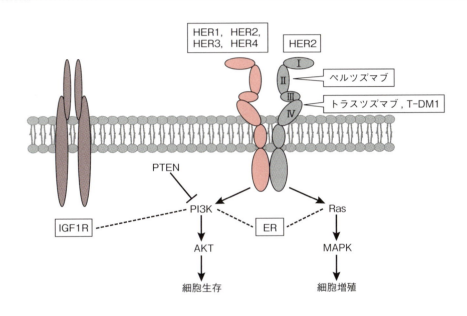

1 HER2（HERファミリー）の構造

1）受容体の構造

　　HER2はHER（human epidermal receptor）ファミリーに属する．HERファミリーにはHER1からHER4まで存在し，いずれも膜貫通型受容体である．その細胞外領域は4つのドメイン（Ⅰ，Ⅱ，Ⅲ，Ⅳ）から形成され，細胞質にはチロシンキナーゼを有する[1]．ドメインⅡは二量体形成に重要な役割をもつ．

2）二量体形成とシグナル伝達

　　HERは胎生期や成人において組織の増殖・分化に不可欠なメディエータであり，その異常な活性化は多くのがんの成長に関与する．乳がんの約20％にHER2過剰発現がみられ，高い悪性度と予後不良とを示唆する[2]．
　　HER2以外のHERファミリーは単量体で存在する場合にはドメインⅡが折りたたまれており，

ヘアピン構造がドメインIVと相互作用を起こし「閉じた」状態となっている．細胞外領域にリガンドが結合すると，「開いた」状態となり，ドメインIIのヘアピン構造が突き出て二量体形成が起こる．そしてチロシンキナーゼが活性化された結果，自己リン酸化が生じ，シグナリングが開始される．HER2の細胞外領域だけは単量体の状態でも常に「開いた」状態となっている[3]．HERファミリーに対するリガンドは10種類以上存在し，それらの多くはホモ二量体形成を活性化させる．しかしシグナルの大部分はHER2を含むヘテロ二量体形成が起こることによって生じる．HERファミリーのうち，HER2のみ特異的なリガンドが発見されておらず，HER2が過剰発現する際にはリガンドに依存せずに細胞を形質変換させる，HERファミリーのなかでも他とは異なる受容体である．

多くの膜タンパク質がそうであるように，HER2の細胞外領域はADAM 10（a disintegrin and metalloproteinase 10）によって切断され（shedding），細胞外液中に放出される．残存した受容体がp95タンパク質であり，これが形成されることが引き金となってHER2シグナリングが活性化される．HER2のシグナルには主に，PI3K-AKT経路とRas-MAPK経路がある．PI3K-AKT経路は細胞生存にかかわり，Ras-MAPK経路は，細胞増殖を促進する．

3）他の増殖因子とのクロストーク

HERファミリーのシグナルネットワークにはクロストークが存在し，がんの異常増殖および薬剤耐性に関与すると考えられている．HER2とIGF1R（insulin-like growth factor 1 receptor）との間にクロストークが存在する[4]．IGF1Rが活性化されると，下流のPI3K-AKT経路やRas-MAPK経路を介したシグナリングが起こり，細胞増殖が促進される．in vitroにおいて，IGF1Rはトラスツズマブ（Trastuzumab）耐性細胞のHER2リン酸化を誘導するがトラスツズマブ感受性細胞では誘導しないことが報告されており，トラスツズマブ耐性細胞ではトラスツズマブ感受性細胞に比べてIGF1R発現レベルには差がないものの，シグナリング速度が速いことが示されている．

乳がんではER（estrogen receptor）のノンジェノミック経路とHER2シグナリングとのクロストークが存在し，内分泌療法の抵抗性との関連が示唆されている[5]．in vitroでER陽性乳がん細胞にHER2を強発現させると，タモキシフェンに耐性を示すようになる．また，タモキシフェン耐性の乳がん細胞株ではHER1・HER2の発現が増加することが報告されている．

2 HER2抗体の種類，作用機序

1）トラスツズマブ

トラスツズマブはHER2に対する遺伝子組換えヒト化モノクローナル抗体であり，細胞外領域のドメインIVに結合し，PI3K-AKT経路やRas-MAPK経路のシグナリングを阻害する．p95タンパク質形成を阻害したり，HER2二量体形成を阻害して，HER2シグナリングを減少させる．また，がん細胞を溶解するNK（natural killer）細胞を活性化するADCC（antibody-dependent cellular cytotoxicity）を有する．さらに，HER2のエンドサイトーシスを促し分解を促進するなど，トラスツズマブの作用機序は多彩である．

HER3，HER4のリガンドであるHeregulinはVEGF（vascular endothelial growth factor）の生産を制御しており，トラスツズマブはHER2とHER3，HER4との二量体形成を阻害することにより血管新生抑制作用を有する[6]．

トラスツズマブはまた多様な機序で耐性を生じる[7]．p95タンパク質のみ残存したり，がん細胞表面に糖タンパク質のMUC4（mucin4）やCD44/ヒアルロン酸複合体が強発現してトラスツ

表1 トラスツズマブの作用機序

トラスツズマブの作用機序	①シグナリングの阻害	HER2結合によりPI3K–AKT経路やMAPK経路を阻害，p95タンパク質形成を阻害，HER2二量体形成を阻害
	②ADCC	
	③HER2のエンドサイトーシスを促進	
	④血管新生抑制	
トラスツズマブの耐性機序	①HER2への結合障害	HER2の細胞外領域が切断された結果p95タンパク質が形成，がん細胞表面にMUC4やCD44/ヒアルロン酸複合体が強発現
	②HER2シグナルの発現増加	*PTEN*の突然変異による機能喪失，PI3Kの突然変異による活性上昇，AKTの活性化
	③代替経路の活性化	HER1のホモ二量体やHER1/HER3のヘテロ二量体の形成，IGF1Rやc-METが過剰発現し，PI3K–AKT経路の活性化，HER1やHER3に対するリガンドの増加
	④免疫介在性機序の誘因不全	Fcγ receptorの遺伝子多型によるADCCの低下

マブが結合するエピトープを被覆した場合，トラスツズマブのHER2への結合が不可能となる．また，*PTEN*の突然変異による機能喪失や，PI3Kの突然変異による活性上昇により，PI3K–AKT経路が活性化され，HER2シグナルが増加する場合がある．さらに，HER1のホモ二量体やHER1/HER3のヘテロ二量体が形成されたり，IGF1Rやc-METが過剰発現しPI3K–AKT経路が活性化されるなど，HER2シグナル代替経路の活性化が生じる．HER1やHER3のリガンドであるTGF–α，heregulin，EGFなどが増加する場合にもシグナリングが増強する．免疫細胞表面に発現しているFcγ receptorの遺伝子多型がある場合，ADCCが低下することが示唆されている（表1）．

2）ペルツズマブ

ペルツズマブ（Pertuzumab）はトラスツズマブと同じHER2に対する遺伝子組換えヒト化モノクローナル抗体である．ペルツズマブはHER2細胞外領域のドメインⅡに結合し，トラスツズマブが結合するドメインとは重複しない．ドメインⅡは二量体形成に重要な役割をもつ．HER2発現レベルに関係なく，HER2のホモおよびヘテロ二量体形成を阻害することによりシグナリングを遮断し，HER2発現レベルの低いがんでも効果を認めている．トラスツズマブとは異なり，ECD切断を阻害する作用はもたない．また，トラスツズマブと同様にADCCを有する．

3）T-DM1

T–DM1はトラスツズマブ（T）1分子にMCC（mutated in colorectal cancer protein）をリンカーとしてチューブリン重合阻害薬（DM1）平均3.5分子が結合する，抗体薬物複合体である．DM1は全体の分子量の1.7％に相当する．DM1はmaytansine1の誘導体であり，ビンカアルカロイドと類似した様式で微小管に結合し，細胞分裂を妨害する．

作用機序としては，①トラスツズマブと同等の親和性でHER2の細胞外ドメインに結合し，②T–DM1とHER2の複合体として，細胞内に取り込まれ，③ライソソームにより抗体部分が分解され，DM1が細胞質中に遊離する．

結果として，正常組織に比しHER2陽性腫瘍内のDM1濃度は高く保たれる．T–DM1はトラスツズマブを介したシグナル伝達阻害作用やADCCも有する．

4）エルツマキソマブ

エルツマキソマブ（Ertumaxomab）はHER2とCD3に結合するモノクローナル抗体である．

2 HER2抗体（トラスツズマブなど）

HER2陽性がん細胞，T細胞，樹状細胞またはマクロファージの3種類の細胞に結合し，腫瘍細胞の貪食を誘導する．*in vitro*ではHER2低発現の細胞株に対しても細胞毒性を誘導した．重篤な副作用にリンパ球減少症，肝酵素濃度上昇が報告されている．

3 HER2抗体を併用した臨床試験(表2)

トラスツズマブ単剤使用でも腫瘍増殖を抑制するが，化学療法と併用することで相乗効果が得られる．D.J.Slamonらは，トラスツズマブを化学療法と併用した場合に，化学療法のみ使用した場合に比べてTTP（time to progression），OS（overall survival）において優れた効果を認めることを証明した．さらに近年ではペルツズマブとT-DM1が開発され，その予後改善効果について検証された．

1）転移乳がん

標準的な一次治療であったトラスツズマブ＋化学療法へのペルツズマブ上乗せ効果を検証したCLEOPATRA試験では，ペルツズマブの追加によりPFS（progression free survival），OSのいずれも有意に延長した．OS中央値はプラセボ群40.8カ月に対して，ペルツズマブ群56.5カ月と約15カ月の延長を認めており，HER2陽性乳がんに対する標準的な一次治療はペルツズマブ＋トラスツズマブ＋化学療法にとってかわった．

二次治療以降について，TH3RESA試験，EMILIA試験によりT-DM1の有用性が示された．TH3RESA試験では主に三次治療としてT-DM1と医師選択治療が，EMILIA試験では主に二次治療としてT-DM1とラパチニブ＋カペシタビンが比較され，T-DM1群でPFS，OSともに有意に改善した．これらによりHER2陽性乳がんに対する標準的な二次治療はT-DM1となった．

2）術前・術後治療

トラスツズマブの術後療法に関しては，NSABP B-31，NCCTG N9831，BCIRG006，HERA，FinHer試験など複数の大規模臨床試験が行われた．これらのうち一部のレジメンが類似しているため統合解析が行われている．いずれの試験でも，トラスツズマブを化学療法と併用することによりDFS（disease free survival）やOSを有意に延長することが証明された．

転移乳がんと同様に術前・術後治療においてもペルツズマの上乗せ効果が期待され，まず術前治療のセッティングにて評価が行われた．第II相試験であるNeoSphere試験およびTRYPHAENA試験において，ペルツズマブの上乗せによりpCR（pathological complete response）率の有意な改善を認めた．引き続き，術後治療における予後改善効果が第III相試験であるAPHINITY試験により評価された．主要評価項目であるiDFS（invasive disease free survival）において有意な改善を認めるも，ペルツズマブ群，プラセボ群のそれぞれの3年iDFSは94.1％，93.2％とその差は小さかった．リンパ節転移陽性のサブグループでみると，ペルツズマブ群，プラセボ群のそれぞれの3年iDFSは92.0％，90.2％であり，ハザード比は0.77（95％CI 0.62-0.96；$p = 0.02$）であった．

> **Memo**
>
> 《pCR》
> がん浸潤巣が完全に消失することをいう．術前化学療法は術後化学療法と同等の生存期間における効果を有し，術前化学療法後のpCRは予後因子となることがランダム化大規模臨床試験（NSABP B-18試験など）で証明されている．

表2 HER2抗体に関連する臨床試験

臨床試験名	レジメン	結果	
転移乳がん			
一次治療			
		TTP	OS
Slamon, NEJM 2001	化学療法	4.6カ月	20.3カ月
	化学療法＋H	7.4カ月	25.1カ月
		PFS	OS
CLEOPATRA Swain, NEJM 2015	T＋H	12.4カ月	40.8カ月
	T＋H＋PER	18.5カ月	56.5カ月
		PFS	OS
MARIANNE Perez, J Clin Oncol 2017	T＋H	13.7カ月	50.9カ月
	T-DM1	14.1カ月	53.7カ月
	T-DM1＋PER	15.2カ月	51.8カ月
2次治療			
		PFS	OS
EGF100151 Cameron, Oncologist 2008	Cp	4.3カ月	15.3カ月
	Cp＋Lap	6.2カ月	15.6カ月
		PFS	OS
von Minckwitz, Eur J Cancer 2011	Cp	5.6カ月	20.5カ月
	Cp＋H	8.2カ月	25.5カ月
		PFS	OS
EMILIA Dieras, Lancet Oncol 2017	Cp＋Lap	6.4カ月	25.1カ月
	T-DM1	9.6カ月	30.9カ月
3次治療			
		PFS	OS
TH3RESA Krop, Lancet Oncol 2017	医師選択治療	3.3カ月	15.8カ月
	T-DM1	6.2カ月	22.7カ月
術前治療		pCR率	
NOAH Gianni, Lancet 2010	AT→T→CMF	23.0％	
	AT＋H→T＋H→CMF＋H	43.0％	
Neo-Sphere Gianni, Lancet Oncol 2012	T＋H	29.0％	
	T＋H＋PER	45.8％	
	H＋PER	16.8％	
	T＋PER	24.0％	
術後治療			
		DFS（4年）	OS（4年）
NSABP B-31 Perez, J Clin Oncol 2014	AC→P	67.1％	86.6％
	AC→P＋H	85.3％	91.4％
		DFS（3年）	OS（3年）
BCIRG006 Slamon, NEJM 2011	AC→D	77.0％	86.0％
	AC→D＋H	83.0％	92.0％
	D＋Cb＋H	82.0％	91.0％
		iDFS（3年）	DFS（3年）
APHINITY Minckwitz, NEJM 2017	化学療法＋H	93.2％	93.4％
	化学療法＋H＋PER	94.1％	92.3％

AC：ドキソルビシン＋シクロホスファミド，AT：アントラサイクリン＋タキサン，Cb：カルボプラチン，Cp：カペシタビン，CMF：シクロホスファミド＋メトトレキサート＋5-FU，D：ドセタキセル，H：トラスツズマブ，Lap：ラパチニブ，P：パクリタキセル，PER：ペルツズマブ，T：タキサン

第7章 がんの分子標的治療

2 HER2抗体（トラスツズマブなど）

これにより，米国食品医薬品局（FDA）と欧州医薬品庁（EPA）は，再発リスクの高いHER2陽性早期乳がんに対する術後治療として，トラスツズマブと化学療法との併用でペルツズマブを使用することを承認した．本邦でも「HER2陽性乳がんにおける術前・術後薬物療法」に対する効能・効果追加の承認が取得された．どのような患者群にペルツズマブの併用が望ましいか検討を要する．

（古武剛，戸井雅和）

参考文献

1）Cho HS, et al：Structure of the extracellular region of HER2 alone and in complex with the Herceptin Fab. Nature, 421：756-760, 2003

2）Slamon DJ, et al：Human breast cancer：correlation of relapse and survival with amplification of the HER-2/neu oncogene. Science, 235：177-182, 1987

3）Franklin MC, et al：Insights into ErbB signaling from the structure of the ErbB2-pertuzumab complex. Cancer Cell, 5：317-328, 2004

4）Nahta R, et al：Mechanisms of disease：understanding resistance to HER2-targeted therapy in human breast cancer. Nat Clin Pract Oncol, 3：269-280, 2006

5）Lin SX, et al：Molecular therapy of breast cancer：progress and future directions. Nat Rev Endocrinol, 6：485-493, 2010

6）Hudis CA：Trastuzumab--mechanism of action and use in clinical practice. N Engl J Med, 357：39-51, 2007

7）Pohlmann PR, et al：Resistance to Trastuzumab in Breast Cancer. Clin Cancer Res, 15：7479-7491, 2009

Chapter 7

3 EGFR阻害薬（ゲフィチニブなど）

膜貫通型チロシンキナーゼ受容体であるEGFRは自己リン酸化により，がん細胞の増殖，進展に深く関与することが知られ，がんの恰好の治療標的分子として阻害薬の開発が進められてきた．EGFRチロシンキナーゼ阻害薬は肺がん治療で広く用いられ，*EGFR* 活性型変異を有する患者において，現在は，一次治療や薬剤耐性後の治療で使用されている．EGFRに対する抗体は，結腸・直腸がんで用いられ，完全ヒト型EGFR抗体も臨床診療で用いられている．その一方で，薬剤耐性の解明に関する研究も急速に進められている．

概念図

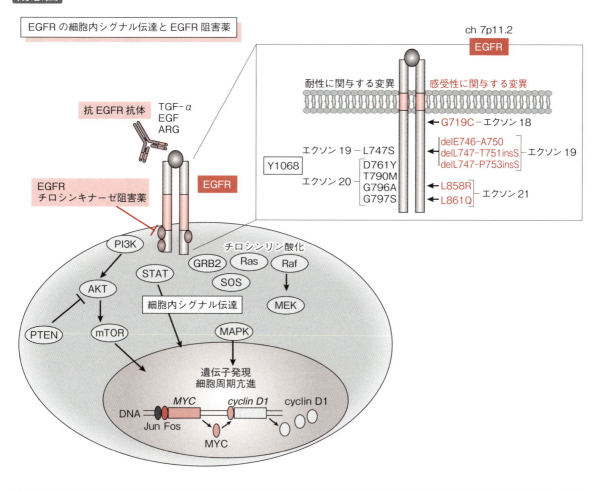

EGFRの細胞内シグナル伝達とEGFR阻害薬

1 EGFR

EGFR（epidermal growth factor receptor：上皮成長因子受容体）は分子量170 kDaの膜貫通型チロシンキナーゼ受容体である．そのリガンドであるTGF-αやEGF，アンフィレグリン（ARG）

などがEGFRの細胞外領域に結合することでEGFRの二量体形成が引き起こされた結果，細胞内チロシンキナーゼ領域の活性化，EGFRの自己リン酸化が惹起される．この自己リン酸化は，がん細胞の増殖，進展に深く関与しうるシグナル伝達を活性化することが知られており，非小細胞肺がんではEGFRの高発現が予後不良と相関することが報告されている．その他にも，頭頸部がん，卵巣がん，子宮頸がん，膀胱がん，食道がん，胃がん，大腸がん，乳がんなどの多くのがん腫でEGFRの発現が報告され，がんの恰好の治療標的分子として広く認識され，精力的な研究が進められている（**概念図**）．

2 EGFRチロシンキナーゼ阻害薬

　ゲフィチニブ（Gefitinib），エルロチニブ（Erlotinib），アファチニブ（Afatinib），オシメルチニブ（Osimertinib）はEGFR-TKI（EGFR tyrosine kinase inhibitor：EGFRチロシンキナーゼ阻害薬）としてEGFRチロシンキナーゼドメインを選択的に阻害し，現在，非小細胞肺がんの臨床において重要な治療薬として用いられている．本邦では，2002年7月に世界に先駆けて手術不能または再発非小細胞肺がんに対し，ゲフィチニブが承認された．続いて，2007年10月に手術不能再発進行非小細胞肺がんにエルロチニブが承認され，2018年6月時点では，前述の4種類の薬剤が使用可能である．臨床的な背景としては女性，腺がん，非喫煙者がEGFR-TKIに対し，良好な奏効性を示すことが知られており，複数の前向き臨床試験において，これらの背景を有する症例では約70〜75％の奏効が示されることが報告されている．

　2004年にEGFRの活性型遺伝子変異が非小細胞肺がん症例の一部で発見され，EGFR-TKIの治療効果と相関することが示された[1]．変異EGFRは恒常的に活性化を示し，がん細胞はEGFRシグナルにいわゆるoncogene addictionとなっている．その一方で，結合部位におけるEGFR-TKIとの親和性が高まり，がん細胞のアポトーシスを誘導し，腫瘍縮小効果を示すことが知られている．この活性型遺伝子変異のうち実に約90％はエクソン19欠失およびエクソン21のL858R点突然変異が占めている（**概念図**）．変異症例の約80％がEGFR-TKIに対し奏効し，そのうちエクソン19欠失変異は84％，L858Rは71％と高い奏効率を示している．*in vitro*において複数の*EGFR*変異の遺伝子導入を行い，各EGFR-TKIの感受性について検討された研究が行われ，エクソン19欠失やL858R点突然変異はすべてのEGFR阻害薬に高感受性を示すが，T790M点突然変異はオシメルチニブにのみ高感受性を示した結果が報告されている[2]．また，活性型遺伝子変異は欧米人に比べ，日本人を含めた東洋人の非小細胞肺がん患者で多くみられることが知られ，これまでに東洋人を対象に行われた複数のランダム化第Ⅲ相比較試験では，EGFR-TKI治療が，従来の標準治療である殺細胞性抗がん剤よりも，有意にPFS（progression-free survival：無増悪生存期間）の延長効果を示すことが証明されている（**表1**）[3][4]．

　2018年に改訂された本邦における肺癌診療ガイドラインでは，*EGFR*遺伝子変異陽性が確認された非小細胞肺がん患者の初回治療としてEGFR-TKIが推奨されている．しかしその一方で，EGFR-TKIによる急性肺障害・間質性肺炎が約5〜6％で発症し，約2％が死亡に至ることが報告され，副作用を予測するバイオマーカーの開発も望まれる．

　アファチニブは第一世代EGFR-TKIであるゲフィチニブおよびエルロチニブとは異なり，EGFRに加えHER2，HER4に対しても不可逆的に競合阻害することでさらなる抗腫瘍効果が期待されている第二世代EGFR-TKIである．*EGFR*遺伝子変異陽性肺がんを対象にした第Ⅲ相試験（LUX-Lung3試験，LUX-Lung6試験）でアファチニブはプラチナ製剤併用療法と比較して有意にPFSを延長させ，さらにこれらの統合解析でEGFR-TKIではじめて全生存期間（overall survival：OS）

340　がん生物学イラストレイテッド　第2版

表1 *EGFR*変異陽性肺がんの初回治療におけるEGFR-TKIと標準化学療法の第Ⅲ相比較試験

	Study	奏効率（%）	無増悪生存期間（月）	生存期間中央値（月）
ゲフィチニブ	NEJSG002（Ⅲ）	74	10.8	30.5
	WJTOG3405（Ⅲ）	62	9.2	30.9
エルロチニブ	OPTIMAL（Ⅲ）	83	13.1	22.8
	EURTAC（Ⅲ）	58	9.7	19.3
アファチニブ	LUX-LUNG3（Ⅲ）	56	11.1	28.2
	LUX-LUNG6（Ⅲ）	67	11.0	23.1
オシメルチニブ	FLAURA（Ⅲ）	80	18.9	NR

を有意に延長させた．ゲフィチニブと比較した第Ⅱ相試験において，アファチニブは有意にPFSを延長させたものの，EGFR-TKIに特有な下痢，皮疹・爪囲炎の副作用がゲフィチニブと比較して強く，肺癌診療ガイドラインではPS（performance status：全身状態）良好例や若年例に対して推奨されている．

オシメルチニブは変異*EGFR*を標的として開発された第三世代のEGFR-TKIである．*EGFR*遺伝子変異陽性肺がんに対する一次治療を検討した第Ⅲ相試験であるFLAURA試験では，第三世代EGFR-TKIであるオシメルチニブがゲフィチニブに対して有意にPFSを延長させたことが報告されている[5]．さらにわが国で行われた*EGFR*遺伝子変異陽性肺がんに対する一次治療として，ゲフィチニブとゲフィチニブに殺細胞性抗がん剤であるCBDCA＋PEMの併用治療を検討した第Ⅲ相試験（NEJ009試験）では併用群が有意にOSを延長させることが報告されており，今後の*EGFR*遺伝子変異陽性肺がん治療のさらなる進展が期待されている．

3 抗EGFR抗体

ヒト・マウスキメラ化モノクローナル抗体であるセツキシマブ（Cetuximab）は，本邦においてEGFR陽性の治癒切除不能な進行・再発の結腸・直腸がんに対し保険適応を得ている．セツキシマブは，EGFRのリガンドと拮抗してEGFRと結合し，EGFRの二量体化を阻害する．また，セツキシマブでは，抗体依存性細胞介在性細胞傷害作用（ADCC）や補体依存性細胞傷害活性（CDC）の誘導に加え，EGFRの内在化を促進させることでEGFR発現量を低下させる作用を有するとされる．

これまでに行われた第Ⅲ相臨床試験ではEGFR陽性転移性結腸・直腸がんを対象とした一次治療FOLFIRI治療に対するセツキシマブのPFSにおける上乗せ効果が証明されている[6]．また，局所進行頭頸部扁平上皮がんでは，放射線照射との併用治療により局所制御や生存期間におけるセツキシマブの有意な上乗せ効果が示されている．その一方で，腫瘍細胞における*KRAS*遺伝子変異の有無がセツキシマブの効果と相関することが報告されている．*KRAS*遺伝子変異はEGFRの下流シグナルに位置し，転移性結腸・直腸がんの約40％に認めるが，*KRAS*の野生型腫瘍においてのみセツキシマブの有効性が確認されている．主な有害事象としては，ざ瘡様皮疹，口内炎，爪囲炎，間質性肺炎があり，初回投与時のinfusion reactionも問題となる．

IgG2型完全ヒト型モノクローナル抗体であるパニツムマブ（Panitumumab）は，infusion reactionが少ない特長を有している．作用機序はセツキシマブと同様にEGFRを標的にもち，転移性結腸・直腸がんの二次治療症例を対象とした第Ⅲ相臨床試験ではPFSに関してFOLFIRI治療へのパ

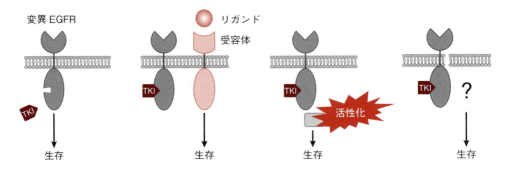

図1　EGFRチロシンキナーゼ阻害薬に対する主な耐性のメカニズム

ニツムマブの上乗せ効果が示された．また，フルオロピリミジン，イリノテカン，オキサリプラチンなどのキードラッグに耐性化した転移性結腸・直腸がん患者を対象とした支持療法群との第Ⅲ相比較試験においてもパニツムマブ治療群は有意なPFSの延長効果を示した．

> **Memo**
>
> 《infusion reaction》
> 分子標的薬（特に抗体医薬品）の投与後24時間以内に生じるアレルギー反応である．ほてり，潮紅，胸部不快感，熱感，悪心などの症状が出現し，重篤な場合には血圧低下，呼吸状態悪化を呈することがある．ステロイド治療により軽快することが多いが，初回投与時には注意が必要である．一方で，初回投与よりも数回投与後に突然出現する薬剤もある．

4　EGFRチロシンキナーゼ阻害薬の耐性機構とその治療法開発

　*EGFR*活性型遺伝子変異を有する肺がん症例のうち20〜30％では，EGFR-TKIに対し治療抵抗性を示し，また著明な効果を示した症例でさえ治療開始後一定の期間治療を加えることにより例外なく耐性化をきたすことが知られている．

　これまでに第一世代EGFR-TKIに対する耐性因子としてEGFR-T790M二次的遺伝子変異[7]や*Met*遺伝子増幅，さらに小細胞肺がんへの転化などが次々に発見されている（図1）．*EGFR*遺伝子の二次的変異はエクソン20のEGF受容体触媒領域にあるATP-binding pocketに存在し，ゲフィチニブやエルロチニブの結合部位において重要な役割を示すとされている．このT790M二次的遺伝子変異の獲得により，ATPとの結合能が高まる．その結果，EGFR-TKIによる阻害作用は相対的に低下し，耐性化が惹起されると考えられている．一方，METの遺伝子増幅はErbB3との会合を介して下流のPI3K/AKTを活性化し，獲得耐性が誘導される．

　第三世代EGFR-TKIオシメルチニブは，第Ⅲ相試験（AURA3試験)[8]でEGFR-TKIによる既

治療非小細胞肺がんのうちT790M変異陽性症例においてプラチナ製剤併用療法と比較して有意に
PFSを延長させることが示された．この結果，2017年肺癌診療ガイドラインではT790M変異を
有する*EGFR*遺伝子変異陽性肺がん患者の治療選択薬としてオシメルチニブが推奨されている．

　さらに，T790M変異陽性腫瘍に対するオシメルチニブ治療は，新たな点突然変異（C797S）を
獲得して耐性化することが報告されており，その耐性克服治療法の開発についても，すでに基礎
研究において報告され，今後の臨床開発が期待されている．

（山田忠明）

参考文献

1) Lynch TJ, et al : Activating mutations in the epidermal growth factor receptor underlying responsiveness of non-small-cell lung cancer to gefitinib. N Engl J Med, 350 : 2129-2139, 2004

2) Hirano T, et al : In vitro modeling to determine mutation specificity of EGFR tyrosine kinase inhibitors against clinically relevant EGFR mutants in non-small-cell lung cancer. Oncotarget, 6 : 38789-38803, 2015

3) Maemondo M, et al : Gefitinib or chemotherapy for non-small-cell lung cancer with mutated EGFR. N Engl J Med, 362 : 2380-2388, 2010

4) Zhou C, et al : Erlotinib versus chemotherapy as first-line treatment for patients with advanced EGFR mutation-positive non-small-cell lung cancer (OPTIMAL, CTONG-0802) : a multicentre, open-label, randomised, phase 3 study. Lancet Oncol, 12 : 735-742, 2011

5) Soria JC, et al : Osimertinib in Untreated EGFR-Mutated Advanced Non-Small-Cell Lung Cancer. N Engl J Med, 378 : 113-125, 2018

6) Van Cutsem E, et al : Cetuximab and chemotherapy as initial treatment for metastatic colorectal cancer. N Engl J Med, 360 : 1408-1417, 2009

7) Kobayashi S, et al : EGFR mutation and resistance of non-small-cell lung cancer to gefitinib. N Engl J Med, 352 : 786-792, 2005

8) Mok TS, et al : Osimertinib or Platinum-Pemetrexed in EGFR T790M-Positive Lung Cancer. N Engl J Med, 376 : 629-640, 2017

第**7**章

がんの分子標的治療

Chapter 7

4 血管新生阻害薬（ベバシズマブなど）

血管新生はがん微小環境における重要な特性の1つである．血管新生促進因子のなかで最も重要と考えられているのがVEGFであり，主な血管新生阻害薬はVEGFシグナルを阻止する薬剤である．血管新生阻害薬により未熟な構造の腫瘍血管は一時的に正常化し，そのことが抗がん剤や放射線療法などとの併用効果につながっている．

概念図

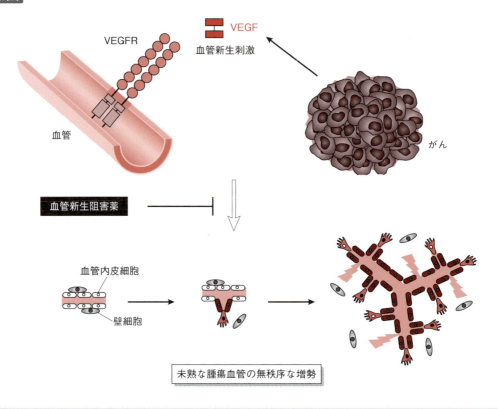

はじめに

　血管新生は，新しい血管ネットワークが形成される生理的な現象であるが，さまざまな病態とも深くかかわっており，特にがん微小環境における重要な特性の1つとして広く認知されている[1]．1989年にVEGF-A（vascular endothelial growth factor-A：血管内皮増殖因子）が発見されたことを皮切りに[2]，血管新生に関する理解が飛躍的に深まり，血管新生阻害薬の臨床導入に結びついた．

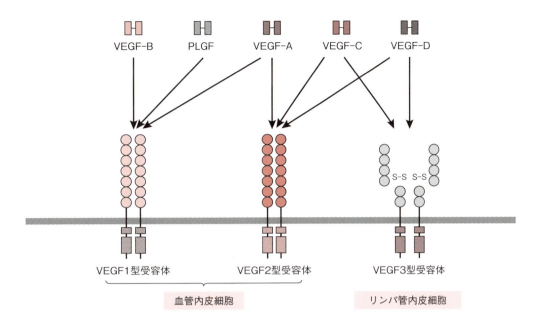

図1 VEGFファミリーとその受容体
VEGF-A, VEGF-B, PLGF VEGF-C, VEGF-DとVEGF1型受容体, VEGF2型受容体, VEGF3型受容体との結合を示す．VEGF1型受容体とVEGF2型受容体は主に血管内皮細胞に，VEGF3型受容体は主にリンパ管内皮細胞に発現している

1 VEGFファミリーとその受容体（図1）

　血管新生の調節において中心的な役割を果たしているのがVEGFファミリーである．ヒトを含む哺乳類は，VEGFファミリーのうちVEGF-A，-B，-C，-D，PLGF（placenta growth factor）の5つの分子を発現しているが，これらのなかでも最も重要なのが低酸素で発現誘導される代表的な血管新生促進因子VEGF-Aである．ヒト*VEGF-A*遺伝子は8つのエクソンで構成されており，選択的スプライシングによって少なくともVEGF-A$_{121}$，VEGF-A$_{165}$，VEGF-A$_{189}$，VEGF-A$_{206}$などいくつかの異なるサイズのタンパク質として産生される．これらのうちVEGF-A$_{121}$はヘパリン結合ドメインを欠失しているため，分泌されたあと自由に拡散する一方，VEGF-A$_{189}$とVEGF-A$_{206}$はヘパリンに強い親和性があるため，細胞外に分泌されたあと細胞膜や細胞外マトリックスのヘパラン硫酸に強く結合する．VEGF-A$_{165}$は両者の中間的性質をもっている[3]．

　VEGF受容体（VEGFR）には1型受容体（VEGFR1），2型受容体（VEGFR2），3型受容体（VEGFR3）があり，いずれも膜型チロシンキナーゼである．VEGFR1とVEGFR2は主に血管内皮細胞に，VEGFR3は主にリンパ管内皮細胞に発現しており，血管新生のシグナル伝達で最も重要なのはVEGFR2である．VEGF-A，-B，PLGFはVEGFR1と，VEGF-A，-CおよびVEGF-Dの一部はVEGFR2と，VEGF-C，-DはVEGFR3と結合する[3]．

表1　血管新生阻害に基づく分子標的薬

名称	作用機序および性状	用法	適応疾患
ベバシズマブ	ヒト化抗VEGF-Aモノクローナル抗体	点滴静注	治癒切除不能な進行・再発の結腸・直腸がん 扁平上皮がんを除く切除不能な進行・再発の非小細胞肺がん 手術不能または再発乳がん 卵巣がん 悪性神経膠腫
ラムシルマブ	完全ヒト型抗VEGFR2モノクローナル抗体	点滴静注	切除不能な進行・再発の胃がん 切除不能な進行・再発の結腸・直腸がん 切除不能な進行・再発の非小細胞肺がん
アフリベルセプト	VEGFR1, VEGFR2のリガンド結合部分とFcとの融合タンパク製剤	点滴静注	治癒切除不能な進行・再発の結腸・直腸がん
ソラフェニブ	RAF, VEGFR, PDGFR, c-KITなどのマルチターゲット型TKI	経口	根治切除不能または転移性の腎細胞がん 切除不能な肝細胞がん 根治切除不能な分化型甲状腺がん
スニチニブ	VEGFR, PDGFR, c-KIT, CSFRなどのマルチターゲット型TKI	経口	イマチニブ抵抗性の消化管間質腫瘍 根治切除不能または転移性の腎細胞がん 膵神経内分泌腫瘍
パゾパニブ	VEGFR, PDGFR, c-KITのマルチターゲット型TKI	経口	悪性軟部腫瘍 根治切除不能または転移性の腎細胞がん
アキシチニブ	VEGFR-1〜3の選択的TKI	経口	根治切除不能または転移性の腎細胞がん
レゴラフェニブ	VEGFR, TIE2, PDGFR, FGFR, c-KIT, RET, RAF-1, BRAFなどのマルチターゲット型TKI	経口	治癒切除不能な進行・再発の結腸・直腸がん がん化学療法後に増悪した消化管間質腫瘍 がん化学療法後に増悪した切除不能な肝細胞がん
レンバチニブ	VEGFR, PDGFR, FGFR, c-KIT, RETなどのマルチターゲット型TKI	経口	根治切除不能な甲状腺がん 切除不能な肝細胞がん
バンデタニブ	EGFR, VEGFR, RETのマルチターゲット型TKI	経口	根治切除不能な甲状腺髄様がん

2 血管新生阻害薬

　　がん治療に使用されている主な血管新生阻害薬は，VEGFとその受容体との結合あるいは下流の細胞内シグナル伝達経路を遮断する分子標的薬である（表1）．

1）細胞外でVEGFシグナルをブロックする薬剤

　　この系統の薬剤は，VEGFファミリーの受容体への結合を阻害して，それらのシグナルを遮断するものであり，作用スペクトルムはVEGFファミリーに特化している．

　　ベバシズマブは，ヒトVEGF-Aに対するヒト化モノクローナル抗体であり，VEGF-Aの受容体への結合を特異的にブロックする．VEGF-Aと結合する相補性決定領域がマウス由来，フレームワークがヒト由来のIgG1で構成されている．アフリベルセプトは，VEGFR1とVEGFR2のリガンド結合ドメインをIgGのFc領域に融合させた可溶性のデコイ型受容体製剤であり，VEGF-A，-BおよびPLGFと天然の受容体よりも高い親和性で結合することで，それらのVEGFR1およびVEGFR2への結合を競合的に阻害する．ラムシルマブは，VEGFR2に対する完全ヒト型モノクロー

346　がん生物学イラストレイテッド　第2版

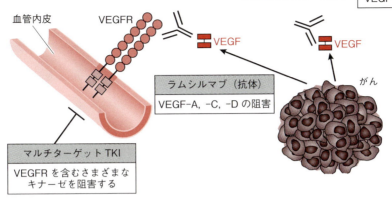

図2 VEGFシグナルを標的とした血管新生阻害薬
VEGFシグナルを細胞外でブロックする薬剤としては，VEGF-A抗体のベバシズマブ，可溶性のデコイ型受容体製剤であるアフリベルセプト，VEGFR2抗体のラムシルマブがある．ベバシズマブはVEGF-Aを，アフリベルセプトはVEGF-A，VEGF-BおよびPLGFをトラップする．ラムシルマブはVEGF-A, -C, -DのVEGFR2への結合をブロックする．VEGFシグナルを細胞内でブロックする薬剤としては，VEGFRを含むさまざまなキナーゼを標的とするマルチターゲットTKIがある

ナル抗体であり，VEGFR2のリガンド結合ドメインを認識するVEGF-A, -C, -DのVEGFR2への結合を阻害してシグナル伝達を遮断する（図2）．

2）細胞内でVEGFシグナルをブロックする薬剤

この系統の薬剤は，チロシンキナーゼのATP結合領域に結合して作用を阻害する低分子量のTKI（tyrosine kinase inhibitor：チロシンキナーゼ阻害薬）であり，いずれも複数のチロシンキナーゼを同時に阻害するマルチターゲット型で，そのなかにVEGF受容体も含まれることから血管新生阻害薬に分類される．薬剤によって阻害できるチロシンキナーゼの組合わせは異なっており，アキシチニブを除いて作用スペクトルはVEGFRには特化しておらず，したがってその作用は必ずしも血管新生阻害に依るとは限らない．

ソラフェニブは，セリン/スレオニンキナーゼであるRaf1の阻害薬として開発されたが，VEGFR，PDGFR，c-KITなどの受容体チロシンキナーゼも阻害することが明らかとなったマルチターゲット型TKIである．その他，スニチニブ，パゾパニブ，アキシチニブ，レゴラフェニブ，レンバチニブなどがある（表1）．バンデタニブは，EGFR，VEGFR，RETのマルチターゲット型TKIである（図2）．

3 血管新生阻害薬によるがん微小環境の改善（図3）

腫瘍血管は，ペリサイトによる被覆と内皮細胞同士の接着が不完全で未熟な構造であり，血管透過性亢進のため血漿成分が漏出し，腫瘍の増大とも相まって間質圧が上昇して血流不全をきたしている．血管が新生されても循環不全に基づく腫瘍組織の低酸素状態は改善されず，VEGF-Aの過剰産生が持続して未熟な血管が無秩序に増勢するという悪循環に陥っている．このため，腫瘍組織への薬剤到達は不良であり，内皮細胞間の接着不全によりがん細胞は容易に血管内に侵入

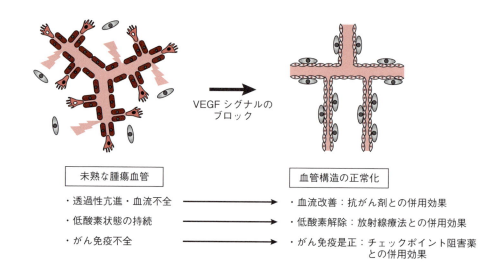

図3　腫瘍血管の正常化から見た血管新生阻害療法
腫瘍血管は未熟な構造を呈し，血流不全のため腫瘍組織は低酸素状態にあり，がん免疫も不全である．VEGFシグナルをブロックすると，血管の構造は一時的に正常化し，そのことが血管新生阻害薬と抗がん剤，放射線療法，免疫チェックポイント阻害薬との併用効果につながる

する．このような状態に対してVEGFシグナルをブロックすると，腫瘍血管の構造は一時的に正常化し，前述のがん微小環境の異常は是正され，そのことが血管新生阻害薬と抗がん剤や放射線療法との併用効果につながると考えられている[4]．

最近のがん治療の最大のトピックスは，PD-1，PD-L1やCTLA-4を阻害する免疫チェックポイント阻害薬による治療であるが，免疫チェックポイント阻害薬が適応となるがん患者の半分以上が，がん微小環境の異常に基づく免疫不全であるためにこの治療法に反応できないといわれており，その要因の1つとしてVEGF-Aの過剰産生があげられている．すなわち，VEGF-Aは細胞障害性Tリンパ球の侵入と増殖および樹状細胞の成熟と抗原提示能を抑制するとともに，制御性T細胞（regulatory T cell：Treg）や骨髄由来免疫制御細胞（myeloid derived suppressor cell：MDSC）の侵入と増殖を促進し，さらに腫瘍随伴マクロファージの極性をM1からM2に傾ける作用を有している．VEGFシグナルを阻害することで，このようながんの免疫不全が是正され，免疫チェックポイント阻害薬による治療への反応性の改善が期待される[5]．

おわりに

以上，血管新生阻害薬によるがん治療の現状を概説した．

Folkmanによってがん治療における血管新生制御の有用性が提唱されてから40年以上が経過し[6]，VEGFとそのシグナル伝達経路を分子標的とした血管新生阻害薬はがん治療の1つの選択肢として確立した．血管新生阻害薬はがん微小環境を改善し，そのことが抗がん剤や放射線療法との併用効果につながると考えられている．また最近，免疫チェックポイント阻害薬との併用療法をはじめとして，さまざまな薬剤とのコンビネーションが検証され，がんの治療成績に，これまでになかったような改善が得られようとしている．今後の展開に期待したい．

（佐藤靖史）

参考文献

1) Hanahan D & Weinberg RA：Hallmarks of cancer：the next generation. Cell, 144：646-674, 2011

2) Ferrara N & Henzel WJ：Pituitary follicular cells secrete a novel heparin-binding growth factor specific for vascular endothelial cells. Biochem Biophys Res Commun, 161：851-858, 1989

3) Ferrara N, et al：The biology of VEGF and its receptors. Nat Med, 9：669-676, 2003

4) Carmeliet P & Jain RK：Principles and mechanisms of vessel normalization for cancer and other angiogenic diseases. Nat Rev Drug Discov, 10：417-427, 2011

5) Fukumura D, et al：Enhancing cancer immunotherapy using antiangiogenics：opportunities and challenges. Nat Rev Clin Oncol, 15：325-340, 2018

6) Folkman J：Tumor angiogenesis：therapeutic implications. N Engl J Med, 285：1182-1186, 1971

Chapter 7

5 ALK阻害薬（クリゾチニブなど）

　肺腺がんの4～5％前後において，2番染色体短腕内に微小な逆位が生じた結果，融合型がん遺伝子 *EML4-ALK* が生じる．この逆位により，受容体型チロシンキナーゼALKの細胞内領域が微小管会合タンパク質EML4と融合したタンパク質が産生されるが，EML4内の二量体化領域によりEML4-ALKは恒常的に二量体化・活性化され肺がんの直接的原因となる．臨床の場におけるEML4-ALKの検出は，FISH法による染色体再構成の検出，RT-PCR法による融合cDNAの増幅法および高感度免疫組織染色法によるALKタンパク質の検出が用いられている．ALK活性阻害薬として第1世代のクリゾチニブ（Crizotinib）が2012年に承認されたが，クリゾチニブ耐性変異が *EML4-ALK* 内に次々と報告され，その情報に基づく新世代のALK阻害薬も日本ですでに3種類が承認されている．

概念図

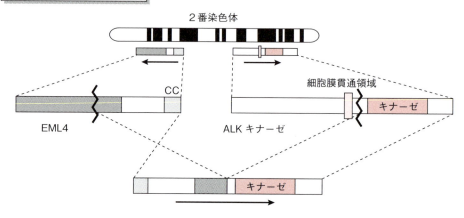

ヒト2番染色体短腕内の12 Mbp離れたところに，*EML4* 遺伝子と *ALK* 遺伝子が互いに逆向きに存在する．肺腺がんの一部において，両遺伝子を挟む領域が逆位を形成することで，EML4の5'領域とALKの3'領域とが融合した遺伝子がつくられる．CC：coiled-coil ドメイン

1 EML4-ALKとは

　肺がん細胞内において2番染色体短腕内p21とp23で逆位〔inv(2)(p21p23) と表す〕が生じた結果，*EML4*（echinoderm microtubule-associated protein-like 4）遺伝子と *ALK*（anaplastic lymphoma kinase）遺伝子の融合が生じる[1]．正常細胞において *EML4* と *ALK* は互いに反対向きに12 Mbp離れた箇所で2番染色体短腕内にマップされているが，両遺伝子を挟む領域が微小な逆位を形成することで，*EML4-ALK* 遺伝子がつくられるのである（概念図）．*EML4* は微小管会合タンパク質の一種を，また *ALK* は受容体型チロシンキナーゼをそれぞれコードするが，染色体転座の結果ALKの酵素活性領域がEML4のアミノ末端約半分に融合した異常タンパク質が産生されることになる．EML4のアミノ末端には二量体化ドメインであるcoiled-coil領域があり，

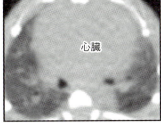

図1　EML4-ALK発現マウスの治療実験
EML4-ALK発現マウスにALK阻害薬である2,4-pyrimidin-ediamine（10 mg/kg/日）を1日1度経口投与した．治療前と治療開始後25日目の時点でCTスキャンを行い，腫瘍サイズの変化を計測した．左肺にあった巨大な2個の腫瘍が，治療後はほぼ消失していることが明らかである．文献2より改変して転載

この部位を使ってEML4-ALKは恒常的に二量体化し活性化されて強力な発がん能を獲得する．実際EML4-ALKを肺胞上皮特異的に発現する遺伝子改変マウスを作製すると，同マウスは生後速やかに両肺に数百個の肺腺がんを多発発症し，しかもこのマウスにALK酵素活性阻害薬を投与すると肺がんは速やかに消失するのである（図1）[2]．すなわちEML4-ALKこそが同タンパク質陽性肺がんの本質的な原因分子であり，だからこそその酵素活性を阻害する薬物は有効な分子標的治療法となることが生体において証明されたのだ．

2 EML4-ALKの診断

1）喀痰を用いた診断

EML4，*ALK*両遺伝子は本来染色体内で反対向きに存在しているため，*EML4-ALK*の融合点を挟むように設置したプライマーによるRT-PCR（reverse transcription-polymerase chain reaction）法は，同融合遺伝子が存在しない限り決してPCR産物を生じない．したがって正常肺細胞あるいは2番染色体短腕の逆位がない肺がん細胞においては決してPCR反応は陽性とならないのである．すなわち臨床試料を用いたRT-PCR法により*EML4-ALK* mRNAを検出するシステムは，鋭敏かつ精度の高い肺がんの分子診断法になると期待される．

当初発見された*EML4-ALK*は*EML4*のエクソン13が*ALK*のエクソン20に結合したものであったが，その後直ぐに*EML4*のさまざまなエクソンが*ALK*のエクソン20に融合するバリアントも存在することが明らかになった（図2）[3]〜[6]．したがってRT-PCR法で*EML4-ALK*陽性肺がんを精度よく検出するためには，これらバリアントのすべてを検出できるmultiplex RT-PCRシステムを構築する必要がある．

2）生検標本を用いた診断

ホルマリン固定後のパラフィン包埋標本ではRNAが変性していることも多く，RT-PCRによる

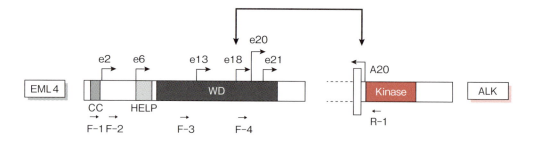

図2 *EML4-ALK*検出のmultiplex RT-PCR法
EML4タンパク内にはcoiled-coil（CC）ドメイン，HELPドメイン，WDリピートが存在し，矢印で示すエクソン（e）は，いずれも*ALK*のエクソン20にin-frameで結合しうる．したがって複数のフォワードプライマー（F）と1種類のリバースプライマー（R）からなるマルチプレックスRT-PCR法が必要．文献6より改変して転載

診断に不適である．このような検体を用いる診断法としてFISH（fluorescent in situ hybridization）法と免疫組織染色法が存在する．日常診療に用いられるFISH法は，*ALK*遺伝子座の5'領域と3'領域別々にプローブを用意し，*ALK*遺伝子座が再構成を起こすと，両プローブが離れて別々のシグナルになることで判定する．

一方，免疫組織染色法は，*EML4*遺伝子プロモーター活性が肺胞上皮において弱いため，EML4-ALKタンパク質量が少なく，旧来の免疫組織染色法では検出が困難であった．これを克服するためがん研究会がん研究所の竹内賢吾らは微量のEML4-ALKタンパク質を安定に検出する高感度免疫組織染色法iAEP（intercalated Antibody-Enhanced Polymer）法を開発した[3]．これは抗ALK抗体（一次抗体）を反応させたあと，一次抗体に対する二次抗体を加え，その後で発色用ポリマーを添加する方法であり，簡便にALK抗体による免疫組織染色の感度を上昇させることができる．

これらを含むさまざまな診断法が，利用可能な臨床検体に応じて使い分けて利用されている．

3 EML4-ALKの分子標的治療

最初にEML4-ALK肺がんに対して臨床試験に入ったALK酵素活性阻害薬はクリゾチニブであり，その成果は2010年に報告された．FISH法で*ALK*転座陽性と診断された症例において奏効率が約6割におよび，完全寛解も生じるという目覚ましい成果であった[7]．これを受けて，クリゾチニブは2011年8月26日に米国FDAから薬剤として承認された．2007年のわれわれの*EML4-ALK*の発見からわずか4年での薬剤の承認・販売は，がんの治療薬開発史上最速のスピードと言えよう．またわが国においても2012年5月から保険収載され臨床使用が開始された．この記録的な開発スピードを可能にしたポイントは私見では2種類ある．1つは，*ALK*転座陽性の肺がんだけに限って臨床試験を行ったことであり，もう1つは，第Ⅰ／Ⅱ相臨床試験の成果だけで薬剤を承認し，大規模な第Ⅲ相臨床試験を承認に不要としたことであろう．患者にALK阻害薬を早く届けたアプローチは，これからのがん分子標的薬開発の新しいパラダイムになると予想される．

われわれは，EML4-ALK陽性肺腺がん症例でクリゾチニブの臨床試験に参加し当初は著効したものの，約半年後に突然再発しクリゾチニブ不応性となった症例を経験した．本症例の治療前と再発後の肺がん検体を次世代シークエンサーによって解析することで，再発時にのみEML4-ALK

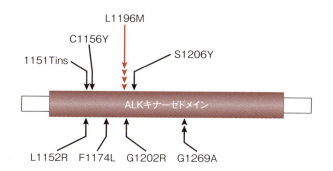

図3 クリゾチニブ耐性変異
ALK融合陽性がん細胞の解析の結果明らかになった，クリゾチニブ耐性原因変異を図示する．L1196Mはゲートキーパーとよばれるアミノ酸部位であり，活性型EGFRやBCR-ABL1がそれぞれのキナーゼ阻害薬に耐性を獲得する変異部位と一致する

のキナーゼドメイン内に生じる新たな付加変異を2種類発見したのである[8]．その1つはALK内の1156番目のシステインをチロシンに置換し，もう1つは1196番目のロイシンをメチオニンに置換する（L1196M変異）．興味深いことにこれら2種類の変異は互いに別々のcDNA上に存在していたことから，腫瘍内に新たに独立した2種類の耐性細胞クローンが出現したと考えられた．これら2種類の変異以外にも数多くのクリゾチニブ耐性変異がさまざまなグループによって報告されている（図3）．

なお変異EGFR陽性肺がんにEGFR阻害薬治療をした場合の耐性原因としてT790M変異が最も多く，同様にBCR-ABL1陽性CMLがイマチニブ（Imatinib）に耐性を獲得する原因としてT315I変異が知られる．興味深いことにEML4-ALK（L1196M）はこれらT790M，T315Iと同じ場所に生じた変異であった．同部位はATP結合ポケットの最深部に位置し，ゲートキーパー部位とよばれている．

現在，ゲートキーパー変異があっても有効な「第2世代のALK阻害薬」が次々と開発され，臨床試験に入っている．なかでもアレクチニブ（Alectinib）は第I/II相臨床試験で奏効率93.5%と言う驚くべき有効性を示し[9]，日本で2014年7月に承認が得られている．またセリチニブ（Ceritinib）も，クリゾチニブに耐性となった症例に対して56%という高い奏効率を示して[10]，米国で2014年4月に，また日本では2016年3月に承認された．さらに，第3世代のALK阻害薬とよばれるロルラチニブ（Lorlatinib）[11]もわが国で2018年9月に承認されたところである．

（間野博行）

参考文献

1) Soda M, et al : Identification of the transforming EML4-ALK fusion gene in non-small-cell lung cancer. Nature, 448 : 561-566, 2007
2) Soda M, et al : A mouse model for EML4-ALK-positive lung cancer. Proc Natl Acad Sci U S A, 105 : 19893-19897, 2008
3) Takeuchi K, et al : KIF5B-ALK, a novel fusion oncokinase identified by an immunohistochemistry-based diagnostic system for ALK-positive lung cancer. Clin Cancer Res, 15 : 3143-3149, 2009
4) Takeuchi K, et al : Multiplex reverse transcription-PCR screening for EML4-ALK fusion transcripts. Clin Cancer Res, 14 : 6618-6624, 2008
5) Choi YL, et al : Identification of novel isoforms of

the EML4-ALK transforming gene in non-small cell lung cancer. Cancer Res, 68 : 4971-4976, 2008

6) Soda M, et al : A prospective PCR-based screening for the EML4-ALK oncogene in non-small cell lung cancer. Clin Cancer Res, 18 : 5682-5689, 2012

7) Kwak EL, et al : Anaplastic lymphoma kinase inhibition in non-small-cell lung cancer. N Engl J Med, 363 : 1693-1703, 2010

8) Choi YL, et al : EML4-ALK mutations in lung cancer that confer resistance to ALK inhibitors. N Engl J Med, 363 : 1734-1739, 2010

9) Seto T, et al : CH5424802 (RO5424802) for patients with ALK-rearranged advanced non-small-cell lung cancer (AF-001JP study) : a single-arm, open-label, phase 1-2 study. Lancet Oncol, 14 : 590-598, 2013

10) Shaw AT, et al : Ceritinib in ALK-rearranged non-small-cell lung cancer. N Engl J Med, 370 : 1189-1197, 2014

11) Zou HY, et al : PF-06463922, an ALK/ROS1 Inhibitor, Overcomes Resistance to First and Second Generation ALK Inhibitors in Preclinical Models. Cancer Cell, 28 : 70-81, 2015

第8章 がんの診断と治療

1 腫瘍マーカー 356

2 診断法の進歩（大腸がんを例として） 363

3 手術法の進歩 370

4 放射線・診断と治療 375

5 がんゲノム医療（Precision Medicine） 386

6 エクソソーム 395

7 ドラッグデリバリーシステム 404

8 遺伝子治療 411

9 人工知能（AI）の支援によるがん診断の将来 423

Chapter 8

1 腫瘍マーカー

腫瘍マーカーは腫瘍細胞などより産生され，腫瘍患者の組織，血液などの体液，排泄物（尿，便）中に検出されるタンパク質やペプチド，糖鎖などの物質で，さまざまな腫瘍の診断や鑑別診断，治療効果の判定，治療後の経過観察などに役立つものである．一方最近はバイオマーカーという腫瘍マーカーより広い意味の言葉もよく使われる．prognostic biomarker は治療介入とかかわりなく，患者の予後を予測するバイオマーカーであり，predictive biomarker は特定の治療による利益や有害事象を診断するものである．こうしたバイオマーカーを用いて患者の層別化・個別化治療を行うことで治療成績を向上させる試みもすでに始まっている．

概念図

わが国で用いられている腫瘍マーカー

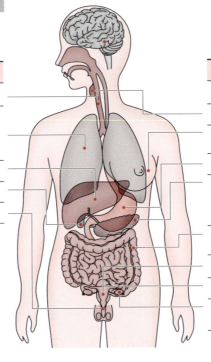

腫瘍	腫瘍マーカー
食道がん	SCC
肺がん	CA-125, CEA, SLX
扁平上皮がん	CYFRA, SCC
小細胞がん	NSE, ProGRP
肝細胞がん	AFP, PIVKA-II
胆道がん	CA19-9, CEA
前立腺がん	PSA

腫瘍	腫瘍マーカー
神経芽細胞腫	NSE
甲状腺髄様がん	NSE
乳がん	CA-125, CA15-3, CEA, NCC-ST-439
胃がん	CEA, STN
膵がん	CA-125, CA19-9, CEA, Elastase I, NCC-ST-439, SLX, STN
大腸がん	CEA, NCC-ST-439, STN
子宮頸部がん	βHCG, SCC, STN
子宮体部がん	βHCG, SCC
卵巣がん	βHCG, CA125, STN, SLX

1 腫瘍マーカー

1）腫瘍マーカーの定義

腫瘍マーカー（tumor marker）は腫瘍細胞などより産生され，悪性腫瘍患者の血液，尿などの体液中に健常者よりも高値に検出されるタンパク質やペプチド，糖鎖などの物質，あるいはこれらに対する自己抗体などであり，さまざまな腫瘍の診断，進行度の判断，治療効果の判定，経過観察など臨床上の有用性のあるものを指す．

2）腫瘍マーカーによるがんのスクリーニング・早期診断

　腫瘍から細胞外に分泌された分子の一部は循環血中に入り，それが末梢血中で腫瘍マーカーとして検出される．がんが進行すれば腫瘍組織量が多くなり，腫瘍マーカー値は上昇する．逆に腫瘍組織量が少なければ循環血中で希釈され，腫瘍マーカー値は低くなり，早期がんの多くの場合は検出限界以下になる．そのため腫瘍マーカーは，がんの早期診断を目的とした検診には一般的には有用ではなく，もっぱらがんの進行，治療効果や再発のモニタリングに使われている．

　現在用いられている多くの腫瘍マーカーのなかで，唯一PSA（prostate specific antigen）だけが，早期診断への応用が期待されている．PSAは前立腺から分泌されるセリンプロテアーゼ（serine protease）で，精漿中のゼリー化成分であるタンパク質を分解して精子の運動性を高める役割をもつ．健常者であれば，血液中にPSAが漏出することはないが，前立腺に何らかの疾患があると流血中のPSA値が上昇する．PSAは前立腺という臓器に特異性が高いため，そのわずかな上昇でも前立腺疾患の存在を反映し，早期の前立腺がんの検出に広く利用されている．PSAのがん検診への応用については多くの議論があるが，最近PSAによる前立腺がんのスクリーニングの有用性を明らかにするために，ほぼ同時期に米国と欧州で開始された大規模な臨床研究の結果が2つ報告された．欧州7カ国で18万2千人を対象として行われたERSPC（European Randomized Study of Screening of Prostate Cancer）では中間値9年間のフォローアップで，PSAスクリーニング群で8.2％の前立腺がんが発見され，対照群の4.8％より多かった．前立腺がんによる死亡率を約20％減少させ，PSAによるスクリーニングの有用性を示した[1]．一方，米国で行われたPLCO（Prostate, Lung, Colorectal, and Ovarian）Cancer Screening TrialではPSAと直腸診によるスクリーニングで前立腺がんによる死亡率は7〜10年のフォローアップで減少しなかったと報告している[2]．

3）腫瘍マーカーとしての自己抗体

　上記のように循環血中で希釈されることから腫瘍マーカーの多くはがんの早期診断には不向きであると考えられているが，微小な腫瘍であっても生体が異物と認識し，免疫反応を惹起し，自己抗体を産生すれば，それを流血中で検出することで早期のがんが検出できる可能性がある．現在わが国ではp53タンパク質に対する自己抗体が保険収載されている．がん抑制遺伝子*TP53*の変異は多くのがんでみられ，変異p53タンパク質ががん細胞の核内に蓄積している．p53タンパク質に対する自己抗体は食道がん，大腸がん，乳がんなどにおいて従来の腫瘍マーカーより早期のがんでの陽性率が高く[3]，また陽性症例の分布が異なることから，他の腫瘍マーカーと組み合わせることで陽性率を向上させることができる．またJ. Qiuらはannexin-I，14-3-3ζ，LAMR1に対する自己抗体で発症・診断1年前の検体で肺がん患者を検出することができたと報告している[4]．さらにX. Wangらは前立腺がん由来のcDNAでファージディスプレイライブラリー（phage display library）を作製し，前立腺がん患者の血清中の自己抗体を大規模にスクリーニグし，22種類のペプチドとの反応を調べることで前立腺がんが高い特異度（88％）と感度（82％）で検出でき，その成績はPSAより優れていたと報告している[5]．驚くべきことに，これら22種のペプチドのうち，18種類はcDNAのタンパク質に翻訳されていない領域に由来するものであった．これらの自己抗体が真に臨床に応用できるかについては，今後十分な検証が必要であることはいうまでもない．

2 新しい腫瘍マーカー

1）新しい分子の腫瘍マーカー

　最近ではタンパク質や糖鎖に限らず，変異やメチル化したDNA（断片），また糞便中の変異DNA，さらに流血中の腫瘍細胞（CTC：circulating tumor cell，血中循環がん細胞）なども腫瘍マーカーとしての有用性が報告されている．S. Nagrathらは早期の症例でもCTCが検出され，治療の効果とともに減少したと報告している[6]．microRNA（miRNA）はタンパク質をコードしないわずか20塩基余りの低分子RNAであり，タンパク質の翻訳などを制御し，さまざまな腫瘍で異常が報告されている．最近miRNAはエクソソーム（exosome）とよばれる膜の構造体で包んだうえで，細胞外へ輸送され，血液，唾液，尿，母乳などの体液中で検出できることが明らかになった[7]．miRNAは流血中で安定しており，腫瘍マーカーとしての利用が期待されている．

2）マルチマーカーによる診断

　がんは多様な疾患であり，現在の診断技術では同一のカテゴリーに分類される悪性腫瘍であっても，その臨床像・病理組織像はさまざまであり，単一のマーカーですべてを診断することは困難であるかもしれない．そのため多数のマーカーを組み合わせて，診断精度を上げる試みがされている．このマルチマーカー解析は特にマイクロアレイ（microarray）を用いた大規模な遺伝子発現解析の結果を臨床に用いる際に，しばしば取られるアプローチである．例えば卵巣がんの複数のタンパク質マーカーを用いた診断法がFDA（Food and Drug Administration：米国食品医薬品局）で承認されている．肺がん，乳がん，神経芽細胞腫などで，複数の遺伝子の発現プロファイル（signature）がprognostic biomarkerとなることが報告されている[8]．われわれは切除不能膵がん患者のゲムシタビン（Gemcitabine，ジェムザール®）単剤治療による血液毒性の程度をさまざまなパラメーター用いて予測するスコアシステム（nomogram）を考案した（図1）[9]．このように簡単な方法を用いることで，複雑な統計処理を行わなくてもマルチマーカー解析が可能となり，実地臨床への普及が期待される．

3 バイオマーカー

1）バイオマーカーとは

　最近，従来型の腫瘍マーカーに代わり，新たなバイオマーカーの開発が盛んになってきている．バイオマーカー（biomarker）は腫瘍マーカーより広い意味で用いられる言葉である．FDAはバイオマーカーをさまざまな生理的な状態，疾患の病態の変動や，さまざまな治療に対する反応などと相関する生体試料から得られる何らかの客観的な指標と定義している．さらにバイオマーカーによって治療の奏功性，再発や転移，患者の予後を予測し，個々の症例に適した個別化治療の応用にまで範囲が拡大されている．例えばI期肺がんで術前CEA（carcinoembryonic antigen）高値症例は無増悪期間（disease-free survival）で有意に短く，予後予測のバイオマーカーと考えられる．

> **《バイオマーカー》**
> さまざまな生理的な状態，疾患の病態の変動や，さまざまな治療に対する反応などと相関する生体試料から得られる何らかの客観的な指標であり，疾病の診断や，鑑別に用いられる．近年，バイオマーカーの応用範囲が拡大され，将来罹患する疾病や，将来の病態，これから行おうとする治療の効果や副作用を予測することも期待されている．

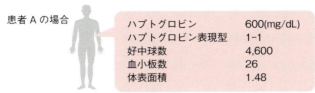
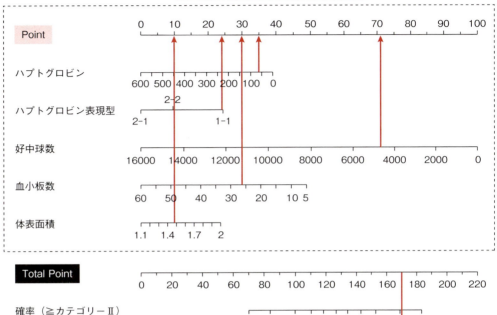

図1 切除不能膵がん患者のゲムシタビン単剤治療による血液毒性の程度をさまざまなパラメーター用いて予測するスコアシステム

ハプトグロビン，ハプトグロビンの表現型，好中球数，血小板数，体表面積をそれぞれスコア化し，その総得点でゲムシタビン投与による血液毒性を予測する．この例では総得点（total point）が170となり，高い確率で血液毒性がでるものと考えられる．文献9をもとに作成

2) prognostic biomarker と predictive biomarker

このようなバイオマーカーのうち，治療介入とかかわりなく，患者の予後を予測するバイオマーカーを prognostic biomarker とよび，特定の治療による利益や有害事象を予測する predictive biomarker と区別している．上記のCEAは特定の治療法と関係なく，予後を予測できるので，prognostic biomarker である．

> **Memo**
>
> 《prognostic biomarker》
> 治療介入とは無関係に疾病の転機（がんであれば転移・再発，症例の予後）を予測する情報を提供するバイオマーカー.
> 《predictive biomarker》
> 薬剤など特定の治療によってもたらされる毒性や効果を予測する情報を提供するバイオマーカー. 例えばEGFR遺伝子の変異はEGFRチロシンキナーゼ阻害薬の効果を予測できるpredictive biomarkerである.

　近年新たなprognostic biomarkerの発見を報告する多くの論文が発表されているが，ただ単に患者の予後と相関しKaplan-Meier法による解析で統計学的な有意差が得られればすべてprognostic biomarkerとなるわけではない. prognostic biomarkerを用いて患者を層別化することで，治療法の選択などで何らかの臨床上の利益が得られなければならない.

　HER2（*ERBB2*）の遺伝子増幅，*EGFR*（epidermal growth factor receptor）遺伝子の変異，*KRAS*遺伝子の点突然変異はそれぞれ乳がんの分子標的薬のトラスツズマブ（Trastuzumab），肺非小細胞がんに対するEGFRチロシンキナーゼ阻害薬であるゲフィチニブ（Gefitinib）やエルロチニブ（Erlotinib），大腸がんに対する抗EGFR抗体のセツキシマブ（Cetuximab）の治療効果を予測できるpredictive biomarkerである. こうしたバイオマーカーを用いて患者の層別化・個別化治療を行うことで治療成績を向上させるこころみもすでに始まっている.

　また臨床試験の真のエンドポイントとの因果関係があり，早期解析に応用されている代理マーカーをsurrogate biomarkerとよぶが，安易な使用は慎むべきである.

3）コンパニオンバイオマーカー

　医薬品の開発の初期段階から効果や毒性を予測・評価するバイオマーカーを同時に開発することがFDAなどの規制当局によって推奨されており，コンパニオンバイオマーカー（companion biomarker）とよばれている. このようなバイオマーカーを用いれば医薬品の有害事象を未然に防ぐことが可能になるのみならず，有効性を証明するのに必要な対象を絞ることで臨床試験の期間やコストが削減できることが期待され，特に新規の分子標的薬の開発では重要視されている. 最近，早期の臨床試験に関するバイオマーカーの開発について最近NCI（National Cancer Institute：米国国立がん研究所）のIDSC（Investigational Drug Screening Committee）よりガイドラインが出された[10]. このガイドラインで特に注目に値するのはバイオマーカーと治療薬の応答の間に生物学的な論理性を求めている点である.

4 国内外の腫瘍マーカーに関する研究活動

1）日本分子腫瘍マーカー研究会

　診療報酬点数表には「腫瘍マーカーは，悪性腫瘍の患者であることが強く疑われる者に対して検査を行った場合に，悪性腫瘍の診断の確定または転帰の決定までの間に1回を限度として算定する」，「腫瘍マーカーは，原則として，区分番号特定疾患治療管理料の悪性腫瘍特異物質治療管理料と同一月に併せて算定できない」とされており，一部の疾患を除いて原則として月1回しか測定できない. もちろん不適切な目的でむやみに腫瘍マーカーを測定することは医学的にも，医療経済上からも慎まなければならないが，現在の保険医療制度のなかで新しい腫瘍マーカーが保険医療として承認されるにはかなり高いハードルがある. 少なくとも新しい腫瘍マーカーが承認

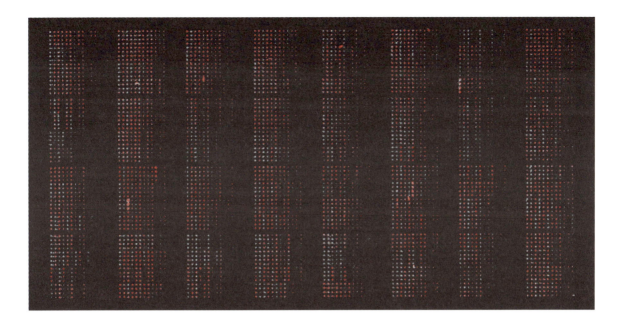

図2 逆相担体をコートしたスライドガラス上に高密度にタンパク質を定量マイクロスポットする技術を用いて作成した逆相タンパク質アレイ（reverse phase protein array：RPPA）
蛍光強度を測定することで1枚のアレイで6,144検体が定量解析可能である．文献11より転載

されるためには，既存の腫瘍マーカーにない臨床上の利点がなければならない．このような状況で今後の新規腫瘍マーカーの開発は，少なくとも商業的にはだんだん困難になっているように思える．

日本分子腫瘍マーカー研究会は「腫瘍マーカーに関する基礎と臨床の研究」を通じて「臨床で役に立つ分子の発見」を目的として，1982年に発足したわが国の腫瘍マーカー研究の中心的な組織である．さらに新規バイオマーカーの開発と保険承認の実現のため，本研究会では「新規腫瘍マーカーの許認可に関するワーキンググループ」を立ち上げ，臨床応用のニーズを抽出，バイオマーカーの許認可に関する日本の現状と改善方法を検討している．さらに，2016年10月には「分子腫瘍マーカー診療ガイドライン」を発行し，診療現場における分子腫瘍マーカーの使用意義や注意点について指針を示している．このような活動を通じて真に臨床に有用な腫瘍マーカーやバイオマーカーが開発され，早期に臨床応用されることが期待される．

2）国立がん研究センターにおける腫瘍マーカー開発

国立がん研究センターでは，所謂ポストゲノム時代で重要性が増すと考えられるプロテオーム研究を推進するため，研究所のプロテオーム解析の基盤設備の整備を行い，定量質量分析や高密度のタンパク質マイクロアレイ（図2）の開発に取り組んできた．

血漿・血清のタンパク質は採血や保存状況によってはしばしば不安定であり，腫瘍マーカー開発のためには，タンパク質解析用に厳密に管理された検体バンクが必要である．厚生労働省の第三次対がん総合戦略研究事業の研究課題「がん検診に有用な腫瘍マーカーの開発」では多施設共同研究により膵がん，胃がん，大腸がん，肝細胞がんなどの消化器がん患者，鑑別疾患の対象となる良性疾患患者，および健常者より血漿・血清検体を1,500検体以上，同一の採血・保存方法

で収集し，腫瘍マーカーの探索・検証に使えるよう整備している．

3）Early Detection Research Network

　　従来わが国では特定の疾患に関して収集した血清・血漿サンプルのストックが大学の臨床講座などにあったが，症例数が少なく，対照となる健常者や良性疾患患者の検体がなかったり，採血方法，保存状態，凍結融解の回数が異なっていたりして，大規模な腫瘍マーカー研究を行える検体ではなかった．米国のNCIはEDRN（Early Detection Research Network）という組織を構築し，外部で同定された腫瘍マーカーに対して，全米規模のネットワークで医療機関から検体を集め，第三者による科学的な検証を行っている（http://edrn.nci.nih.gov/）．わが国にもこのような組織があれば，腫瘍マーカーの開発にさらに弾みがつくものと思われる．

（山田哲司）

参考文献

1）Schröder FH, et al：Screening and prostate-cancer mortality in a randomized European study. N Engl J Med, 360：1320-1328, 2009

2）Andriole GL, et al：Mortality results from a randomized prostate-cancer screening trial. N Engl J Med, 360：1310-1319, 2009

3）Shimada H, et al：Serum p53 antibody is a useful tumor marker in superficial esophageal squamous cell carcinoma. Cancer, 89：1677-1683, 2000

4）Qiu J, et al：Occurrence of autoantibodies to annexin I, 14-3-3 theta and LAMR1 in prediagnostic lung cancer sera. J Clin Oncol, 26：5060-5066, 2008

5）Wang X, et al：Autoantibody signatures in prostate cancer. N Engl J Med, 353：1224-1235, 2005

6）Nagrath S, et al：Isolation of rare circulating tumour cells in cancer patients by microchip technology. Nature, 450：1235-1239, 2007

7）Kosaka N, et al：Circulating microRNA in body fluid：a new potential biomarker for cancer diagnosis and prognosis. Cancer Sci, 101：2087-2092, 2010

8）Ohira M, et al：Expression profiling using a tumor-specific cDNA microarray predicts the prognosis of intermediate risk neuroblastomas. Cancer Cell, 7：337-350, 2005

9）Matsubara J, et al：Identification of a predictive biomarker for hematologic toxicities of gemcitabine. J Clin Oncol, 27：2261-2268, 2009

10）Dancey JE, et al：Guidelines for the development and incorporation of biomarker studies in early clinical trials of novel agents. Clin Cancer Res, 16：1745-1755, 2010

11）Matsubara J, et al：Reduced plasma level of CXC chemokine ligand 7 in patients with pancreatic cancer. Cancer Epidemiol Biomarkers Prev, 20：160-171, 2011

Chapter 8

2 診断法の進歩（大腸がんを例として）

がんの死亡率を低下させるには，がん検診が最も重要である．そのなかでも大腸がんにおける便潜血検査は世界中で広く用いられており，大腸がんの死亡率を低下させると報告されている．しかし便潜血検査は大腸がんに特異的なものではないとの考えもあり，新しい分子生物学的手法を自然排泄便に応用したがん特異的な検査も研究・開発されている．便タンパク検査，便DNA検査，便RNA検査などの新しい解析法と便潜血検査を組合わせた方法が報告され，新たながん検診法として期待されている．

概念図

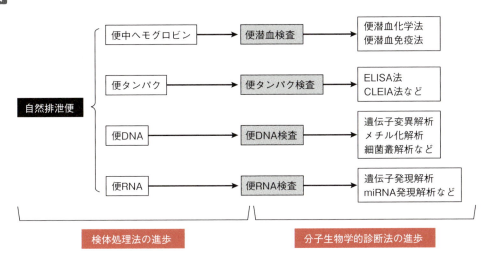

1 がん検診

　がん医療に関する最近の話題は，分子標的薬，抗体薬剤複合体などの武装抗体および免疫チェックポイント阻害薬などさまざまなタイプの抗腫瘍薬の開発・臨床応用が中心となっている．しかしながら，有望な抗腫瘍薬も延命に寄与するのみで，がん死亡率低下への効果は限定的である．一方で，多くのがんは早期に発見し，外科的切除を含む治療が行えれば根治可能である．つまり，がんの死亡率を低下させるにはがん検診が最も重要である．

　がん検診はがんの早期発見とがんによる死亡率の低下を目的としており，①罹患率，死亡率の高いがんであること（重要性），②検診に適したスクリーニング法があること（効率性），③早期発見による早期治療効果があること（治療効果），④検診方法に危険がなく安全であること（安全性），⑤検診精度が高いこと（測定能力），⑥検診の目的にかなった有効性があること（有効性），⑦費用が安いこと（経済性），⑧総合的に見てメリットがデメリットを上回ること（総合純利益），という8個の条件が求められている[1]．これをふまえて日本におけるがん検診は，胃がん，肺がん，大腸がん，子宮頸がんおよび乳がんの5つのがん種を対象に行われているが，最新の調査によると検診受診率は30～50％といまだに十分とは言えない（図1）[2]．

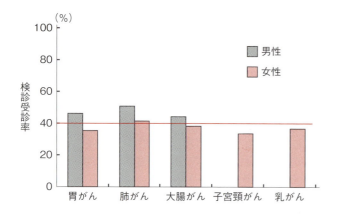

図1 がん検診受診率
日本におけるがん検診受診率（過去1年間）．40歳以上が対象．子宮頸がんのみ20歳以上が対象．検診受診率は30〜50％程度である．文献2をもとに作成

2 大腸がん検診としての便潜血検査

　大腸がん検診法として世界中で広く用いられているのが便潜血検査であり，便潜血化学法と便潜血免疫法の2種類に大別できる．便潜血化学法はヘモグロビンのペルオキシダーゼ反応を用いたもので，ヒトヘモグロビン以外にも食事中の肉や鉄剤の影響を受けるため食事制限が一般的に行われる．一方の便潜血免疫法は抗ヒトヘモグロビン抗体を用いたもので，化学法よりも感度，特異度ともに高いとされており，食事制限は不要である．以前より日本では便潜血免疫法の2日法が一般的に行われており，近年欧米でも免疫法の有用性が報告されている．

　便潜血化学法による大腸がん検診の科学的根拠として3つの大規模無作為化比較対照試験があげられ，そのうちの1つであるミネソタ研究は30年間の追跡結果を報告し，全死亡率は変わらなかったものの，毎年の受診で32％，2年ごとの受診で22％の大腸がん死亡率の低下がみられたとの結果であった[3]．一方で，全被験者を対象に大腸内視鏡検査と便潜血検査を行った研究によると，大腸がん診断の感度は20〜60％程度であると報告されていることから[4]，便潜血検査は便中の微量な血液を検出する精度は優れているものの大腸がんを特異的に診断するものではない．また，大腸がん患者の便には多くの剥離大腸がん細胞が含まれており，がん細胞そのものを検出する試みも過去にはあったが，細胞診に適した形状を保っている細胞は少なく臨床応用はされていない．しかし便には大腸がん細胞由来のタンパク質，DNAおよびRNAが検査に適した状態で存在しており，世界中の研究者により多くの研究が行われている．

3 便タンパク検査（表1）

　便タンパク検出法の多くは，enzyme-linked immunosorbent assay（ELISA法）による血清タンパク診断用のキット製品を便タンパクに応用することで検討されはじめた．便の溶解方法などいくつかの技術が必要であったが，便タンパクは劣悪な条件でも比較的安定しており，抗体が認識するエピトープが保存されていればELISA法による便タンパク検査は可能であることが明らかになったことから，大腸がんを診断するための便タンパク検査の報告が2000年頃よりさかんに行われるようになった．

　便潜血検査も便タンパク検査の1つであり，特にヒトヘモグロビンを特異的に認識する抗体を使用している便潜血免疫法は特異性が高い方法であるが，便潜血検査は間接的に大腸がんを診断

表1　便タンパク検査

候補分子	著者（発表年）	大腸がん患者	健常者
		感度	特異度
MCM2	Davies（2002）	93 %	100 %
CEA	Kim（2003）	86 %	93 %
DAF	Mizuno（2003）	72 %	92 %
Clusterin	Pucci（2008）	67 %	84 %
Tumor M2-PK	Hardt（2004）	73 %	78 %
	Shastri（2004）	81 %	71 %
	Tonus（2006）	78 %	93 %
	Haug（2007）	68 %	79 %
	Shastri（2008）	78 %	74 %

するものであるため，大腸がん細胞由来のタンパク質を対象とした研究が報告されてきた[5]．血清腫瘍マーカーとして使用されているCEAがバイオマーカー候補として報告されたが，検討した症例数が少ない，便潜血検査との比較検討ではない，再現実験を行われていないことなどを考慮すると，エビデンスレベルは不十分であった．大腸がん細胞由来の便タンパクとして最も多く報告されているのは，がん細胞における解糖系に重要な働きをもつ腫瘍M2-ピルビン酸キナーゼ（Tumor M2-PK）である．2004年頃より複数の研究機関から報告されており有望なタンパク質バイオマーカー候補と考えられているが，5編の論文における感度は68〜81 %で，特異度は71〜93 %と精度は十分ではない．その後，便tumor M2-PKに関しては2012年に2本のメタ解析が報告され，Liらは感度が79 %で特異度が81 %であるとまとめ，便潜血検査より特異度が低い点で劣っていると報告した[6]．一方でTonusらは感度が80 %で特異度が95 %と精度が高く，便Tumor M2-PK検査を大腸がん検診として推奨すると報告しており[7]，この2本の論文においても統一した見解ではなかった．便Tumor M2-PKを含めて便タンパク検査の有効性を示すためには再現性に優れた結果が求められたが，2010年以降に発表された便タンパク検査はほとんどない．

　以上のように便タンパク検査は，その検出を市販のキットに頼っているために対象となるタンパク質は限られている．つまり標的となる優れたタンパク質バイオマーカーを発見しても，ELISA法などの検出系確立のためには優れた特異的抗体が必須であるため越えるべきハードルは高い．一方で微量なタンパク質を検出するためにはELISA法以上に検出感度を高めた検出法の確立が必要であり，抗体を付加した磁性ビーズと磁石を用いてほぼ完全な洗浄が可能で，バックグラウンドをできるだけ低減し化学発光により感度を高めたCLEIA法（chemiluminescent enzyme immunoassay）などの高感度タンパク検出法も1つの方法となる[8]．いずれにしても，現時点で大腸がんを診断する感度と特異度という点において便潜血検査を上回る便タンパク検査は報告されていない．

4　便DNA検査（表2）

　便を用いた新しい大腸がん診断法の開発では，便DNA検査が最もよく検討されている．2000年頃には大腸がん組織で確認された*APC*や*KRAS*などの遺伝子変異を便DNAへ応用する研究が報告されはじめ，2004年にImperialeらによって第一世代便DNA検査が報告された[9]．大腸内視鏡検査を施行された被験者に対して便潜血検査化学法と便DNA検査（*KRAS, APC, p53*の遺伝

2　診断法の進歩（大腸がんを例として）　365

表2　便DNA検査

候補分子	著者（発表年）	大腸がん患者	健常者
		感度	特異度
KRAS, NDRG4, BMP3, VIM, TFPI2	Ahlquist (2012)	85 %	89 %
PHACTR3	Bosch (2012)	62 %	96 %
KRAS, p53	Li (2012)	59 %	97 %
TFPI2	Zhang (2012)	68 %	100 %
SPG20	Zhang (2013)	80 %	100 %
HPP1, ESR1, p14, APC	Elliott (2013)	65 %	81 %
AGTR1, WNT2, SLIT2	Carmona (2013)	78 %	89 %
FBN1	Guo (2013)	72 %	93 %
p33^{ING1b}	He (2014)	74 %	95 %
SFRP2, GATA4/5, NDRG4, VIM	Lu (2014)	96 %	65 %
multi-target便検査	Imperiale (2014)	92 %	87 %
multi-target便細菌叢検査	Baxter (2016)	92 %	90 %

子変異，マイクロサテライト不安定性およびlong DNA）が比較され，大腸がんを検出する感度は便潜血検査が12.9 %であるのに対し便DNA検査の感度は51.6 %であると報告された．この結果を受けて，2008年に米国癌学会（American Cancer Society）と関連4学会は検診間隔を不明としながらも便DNA検査を大腸がん検診のオプションとして推奨した[10]．その後，便DNA検査の研究チームは2008年に第二世代便DNA検査，2012年に第三世代便DNA検査を報告し，第三世代便DNA検査をベースとしたmulti-target便DNA検査（*NDRG4*および*BMP3*のメチル化，*KRAS*遺伝子変異，ヘモグロビン）による1万人規模の臨床試験が行われた．2014年に結果が発表され，大腸がんを検出する感度は便潜血検査免疫法の74 %に比べてmulti-target便DNA検査は92 %と報告された[11]．このmulti-target便DNA検査は2014年8月にFDAに認可されている．しかし，感度は向上したものの特異度は94.9 %の便潜血検査に比べてmulti-target便DNA検査は86.6 %と劣っており，偽陽性健常者が3倍に増えることは内視鏡医不足の観点から問題である．また，1検査599ドルと高額であり，そのまま対策型検診へ導入することは困難である．

　次世代シーケンス機器が普及しさまざまな解析が行われ，原核生物由来の16S rRNAをシーケンス解析することで便中細菌叢と炎症性腸疾患や発がんの関係性が解明されつつある．便中細菌叢をベースにしたmulti-target便細菌叢検査（20種類の細菌叢とヘモグロビン）と便潜血検査免疫法が比較され，感度75.0 %で特異度97.1 %の便潜血検査と比べてmulti-target便細菌叢検査は感度91.7 %で特異度90.1 %と報告された[12]．しかし，multi-target便DNA検査と同様に感度は向上しても特異度が劣るためさらなる改良が必要である．最も重要な点はいずれの報告も便DNA検査に便ヘモグロビン検査（便潜血検査）を組合わせていることである．

5 便RNA検査（表3）

　一般的なRNA検査にはRT-PCR法や定量的なreal-time RT-PCR法，DNA chip法など簡便・容易で安価な検査法が用いられており，比較的高価なDNA検査よりもがん検診への応用という点で有利であるが，生体試料においてRNA，特に遺伝子発現解析に使用されるメッセンジャーRNA（mRNA）はDNAに比べて容易に分解され不安定であるため，便RNA検査は便DNA検査よりも研究や開発が遅れ発表論文数も少ない．便RNA検査は，2004年に効率よく便RNAを抽出する方法が確立されてから報告が増えてきた．Kanaokaらは大腸がん組織に高発現しているCOX2の発現をRT-PCRにて診断する方法を開発し，便RNA検査の感度は90％で特異度100％と報告した[13]．その後，同研究グループからはCOX2発現にMMP7発現を加えることで特異度を減少させることなく感度を上昇できると報告された．われわれも便中剥離細胞由来のmRNAを用いて，定量的real-time RT-PCR法によるCOX2とMMP7，MYBL2，p53の組合せによる便RNA検査を報告し，現時点での便mRNA検査のバイオマーカー候補はCOX2とMMP7と思われるが，2施設からの報告のみであり十分な確証研究が必要である．

　mRNAよりも安定で近年さかんに研究が行われているのがマイクロRNA（miRNA）である．miRNAは，17〜25塩基程度のタンパク質を翻訳しない小さなRNA分子であり，がんの発生・増殖・浸潤・転移などに関与していると報告されている．一方でmiRNAはエクソソームという50〜90 nmサイズの粒子に守られて細胞外へ放出されており，血清中や便中，ホルマリン固定パラフィン包埋組織中でも比較的保存されているため，がん診断や治療効果・予後予測のバイオマーカーとしての報告も数多くされている．大腸がんの診断に便miRNAが有用であることは，2010年に世界ではじめてLinkらとわれわれの研究グループからほぼ同時に報告され，miR-106aとmiR-21，miR-17-92クラスター，miR-135がバイオマーカー候補として発表された[14)15]．最近ではPCRベースのアレイ解析やDNA chipによるmiRNAアレイ解析によってmiRNAの網羅的解析が行われ，多くのバイオマーカー候補が報告されてきた．そのなかで，便miRNAバイオマーカーはmiR-106aとmiR-92a，miR-223などが候補となり得るが，便miRNAのみで大腸がんを診断する精度は不十分である．そこでmulti-target便DNA検査と同様に，便miRNAと便ヘモグロビンを併用する試みを行い，複数のmiRNAを組合わせることで便潜血検査の精度を上回るmulti-target便miRNA検査の可能性も報告されている[16]．

　miRNAの安定性は便RNA検査の種類にも影響を及ぼしており，以前はmRNAを用いた遺伝子発現解析が多く報告されていたが，最近では便miRNAの発現解析が多くを占めている．Changらは，同一被験者による組織・便・血漿それぞれのmiRNA発現量の比較を報告した[17]．組織miRNAに比べて，血漿miRNA，便miRNAの順に発現量が低下しているものの，それぞれのmiRNAはおおむね正の相関があった．つまり，大腸がん組織で高発現しているmiRNAは血漿や便でも高発現しているが，特に便ではより高レベルで発現しているmiRNAを解析の対象とすべきである．

第8章 がんの診断と治療

表3　便RNA検査

候補分子	著者（発表年）	大腸がん患者 感度	健常者 特異度
COX2	Kanaoka（2004）	90 %	100 %
COX2, MMP7, MYBL2, p53	Koga（2008）	58 %	88 %
COX2, MMP7	Takai（2009）	90 %	100 %
miR-21, miR-17-92, miR-135	Koga（2010）	74 %	79 %
miR-144*	Kalimutho（2011）	74 %	87 %
IFITM1, IFITM2	Miyamoto（2011）	86 %	96 %
miR-92a	Wu（2012）	72 %	73 %
miR-106a＋便潜血検査	Koga（2013）	71 %	96 %
miR-34a methylation miR-34b/c methylation	Wu（2014）	77 % 95 %	94 % 100 %

6　今後の大腸がん検診

　以上のように便には，タンパク質やDNA，RNAなど大腸疾患の診断に役立つ多くの情報が含まれている．便タンパク検査，便DNA検査，便RNA検査など大腸がんの診断法は進歩しているが，感度および特異度の点で便潜血検査に替わるような検査法はいまだに確立されていない．大腸がん検診の場合は便潜血検査というエビデンスの高い検査法が存在しているため，multi-target便DNA検査のようにこの検査を利用しつつ，新しい便タンパク検査，便DNA検査，便RNA検査を組合せた診断法を検討する価値はある．

（古賀宣勝，松村保広）

参考文献

1）久道 茂：がん検診の科学的検証．日本消化器がん検診学会雑誌，47：28-34，2009

2）厚生労働省：平成28年国民生活基礎調査の概況．(https://www.mhlw.go.jp/toukei/saikin/hw/k-tyosa/k-tyosa16/dl/04.pdf)

3）Shaukat A, et al：Long-term mortality after screening for colorectal cancer. N Engl J Med, 369：1106-1114, 2013

4）Morikawa T, et al：A comparison of the immunochemical fecal occult blood test and total colonoscopy in the asymptomatic population. Gastroenterology, 129：422-428, 2005

5）Koga Y, et al：New molecular diagnosis and screening methods for colorectal cancer using fecal protein, DNA and RNA. Expert Rev Mol Diagn, 14：107-120, 2014

6）Li R, et al：Diagnostic value of fecal tumor M2-pyruvate kinase for CRC screening：a systematic review and meta-analysis. Int J Cancer, 131：1837-1845, 2012

7）Tonus C, et al：Faecal pyruvate kinase isoenzyme type M2 for colorectal cancer screening：a meta-analysis. World J Gastroenterol, 18：4004-4011, 2012

8）Fujiwara Y, et al：A new chemiluminescent enzyme immunoassay for plasma tissue factor detection. Biosens J, 3：111, 2014

9）Imperiale TF, et al：Fecal DNA versus fecal occult blood for colorectal-cancer screening in an average-risk population. N Engl J Med, 351：2704-2714, 2004

10）Smith RA, et al：Cancer screening in the United States, 2008：a review of current American Cancer

Society guidelines and cancer screening issues. CA Cancer J Clin, 58 : 161-179, 2008

11) Imperiale TF, et al : Multitarget stool DNA testing for colorectal-cancer screening. N Engl J Med, 370 : 1287-1297, 2014

12) Baxter NT, et al : Microbiota-based model improves the sensitivity of fecal immunochemical test for detecting colonic lesions. Genome Med, 8 : 37, 2016

13) Kanaoka S, et al : Potential usefulness of detecting cyclooxygenase 2 messenger RNA in feces for colorectal cancer screening. Gastroenterology, 127 : 422-427, 2004

14) Link A, et al : Fecal MicroRNAs as novel biomarkers for colon cancer screening. Cancer Epidemiol Bio-

markers Prev, 19 : 1766-1774, 2010

15) Koga Y, et al : MicroRNA expression profiling of exfoliated colonocytes isolated from feces for colorectal cancer screening. Cancer Prev Res (Phila), 3 : 1435-1442, 2010

16) Koga Y, et al : Fecal miR-106a is a useful marker for colorectal cancer patients with false-negative results in immunochemical fecal occult blood test. Cancer Epidemiol Biomarkers Prev, 22 : 1844-1852, 2013

17) Chang PY, et al : MicroRNA-223 and microRNA-92a in stool and plasma samples act as complementary biomarkers to increase colorectal cancer detection. Oncotarget, 7 : 10663-10675, 2016

Chapter 8

3 手術法の進歩

1881年にビルロートが胃がんに対する幽門側胃切除を成功させてから，がんに対する本格的な手術の歴史がはじまった．がんの手術では原発臓器と一緒にリンパ節を郭清することの重要性が認識されるようになり，拡大郭清手術が徐々に普及していった．しかし，ランダム化比較試験で科学的に検証される時代になり，一定以上の拡大郭清は予後を改善しないことが明らかにされ，最近は縮小・機能温存手術が主流である．内視鏡手術やロボット支援手術が低侵襲手術の発達に拍車をかけている．一方で補助化学療法の有効性が検証されて多くのがんで標準的治療になりつつある．さらにこれまで手術できない，しても助からないといわれていた遠隔転移がん，隣接臓器浸潤がんも化学（放射線）療法を行い奏効すれば，その後に手術をしてしばしば根治に至ることが明らかになった．これらはコンバージョン手術，サルベージ手術とよばれ今後が期待されている．

概念図

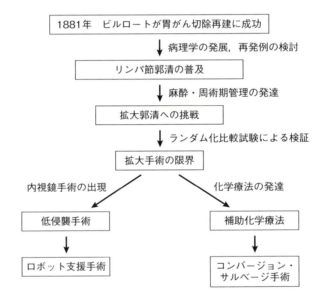

1 手術の歴史と変遷

手術の歴史は麻酔の発達とともにはじまる．1804年，華岡青洲は世界ではじめて通仙散による全身麻酔下に乳がん手術を成功させた．欧米では，華岡青洲に遅れること40年，モートンが1846年に頸部腫瘍の患者に対してエーテル麻酔下で手術を行ったのが最初といわれている．どちらも最初の手術はがんの手術であるが，がんを切りとるだけというのが手術の主目的であった．

本格的ながんの手術は，1881年にビルロートが行った胃がんに対する幽門側胃切除が最初といわれている．彼は胃を切除した後，残胃と十二指腸を吻合し再建した．なお，日本で最初の胃がん手術成功例は，1898年に近藤次繁による．

1900〜1920年頃はがんに対する切除と再建に手一杯であったが，がんはリンパ節に転移する

ことが多いため，原発臓器と一緒にリンパ節をとる（郭清する）ことの重要性が認識されるようになり，より広範囲のリンパ節まで郭清する拡大手術が徐々に普及していった．それから近年までの長い歴史の間，どの範囲のリンパ節まで郭清すればよいのかという非常に難しい課題に対する取り組みが行われてきたのである．以前は，経験豊富な外科医の経験論，あるいは限られた過去のデータのなかから治療成績を検討するといった"後ろ向き研究"によって，治療法が決定されることがほとんどあった．しかし，これらの方法はさまざまな因子の影響（バイアス）が入るために正確ではないことが認識されるようになり，正しいエビデンスに基づいた医療（evidence based medicine：EBM）の実践が望まれるようになった．正しいエビデンスを得るためには"前向き研究"，なかでもランダム化比較試験（randomized controlled trial：RCT）という無作為に治療方法を分けて比較する研究が重要であり，適切な統計手法を用いた解析が必要不可欠である．1990年代から，手術法どうしを比較するRCTが徐々に世界中で実施されるようになり，最も適切な手術法すなわち標準手術といわれる手技が確立されるようになってきた．

2 胃がんの標準手術の確立

　ここで胃がんに対する標準手術の確立の例を挙げてみよう．胃がん手術における胃の切除範囲は，胃をすべて切除する胃全摘と，噴門（胃の入口）側の胃を一部残す幽門側胃切除のどちらかが選択されることがほとんどである．胃全摘に比べて幽門側胃切除は術後の後遺症が少ないため，腫瘍の存在部位から胃を残すことが可能かどうかを判断し術式が選択される．一方，胃の周りには多くのリンパ節が存在しており，たとえ早期がんであってもリンパ節に転移することが多い．しかし，どのリンパ節に転移しているかを術前や術中に正確に知ることは不可能であるため，予防的にある程度の範囲までリンパ節を郭清しなくてはならず，もし取り残したリンパ節に転移が存在した場合には術後に再発して命を落とすことになる．しかし，リンパ節を郭清すればするほど，術後の合併症や後遺症が起こる可能性は高くなるというジレンマが存在する．

1）D1とD2のRCT

　欧米では胃の近くにある1群リンパ節のみを郭清する手術法（D1）が普及していた（図1A）．一方，胃がんの罹患率が欧米よりも極端に高い日本は，世界の胃がん治療開発をリードしていたという歴史があり，1970年代には胃から少し離れたところにある2群リンパ節までを郭清する手術法（D2）が全国で広く行われるようになっていた．欧州において，D1とD2を比較するRCTが実施されたところ，D1に比べてD2の術後合併症が非常に多いにもかかわらず（D1：25〜28％，D2：43〜46％），生存期間は両群でほぼ同等であった[1) 2)]．しかし，日本と同じく胃がん罹患率の高い台湾においてD1とD2を比較するRCTが実施されたところ，欧州のRCTの結果に反して，5年生存率はD1が54％であったのに対しD2は60％であり，統計学的有意差（P＝0.04）をもってD2の生存期間延長効果が確認された[3)]．また，術後に合併症が発生した割合はD1が7％，D2が17％であり，D2の手術は慣れた外科医が行えば安全にできることが確認された．このように，胃がん手術および術後管理に慣れていない施設でD2を行うことは推奨されないものの，本来の標準手術はD2であることが証明されたのである．

2）D2とD3のRCT

　さらに日本では，進行胃がんに対して腹部大動脈の周囲にある3群リンパ節までも予防的に郭清する手術法（D3）が1980年代からさかんに行われるようになっていた（図1A）．そこで，D3

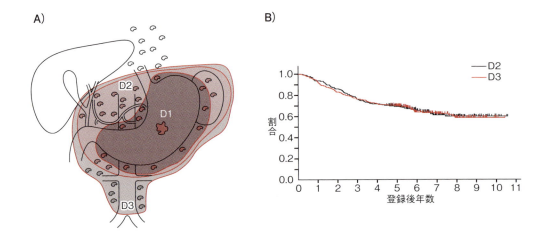

図1　胃がんのリンパ節郭清範囲とJCOG9501試験
A) 胃癌取扱い規約第15版におけるリンパ節郭清程度の分類．B) JCOG9501試験．D2を行った症例とD3を行った症例の全生存曲線．文献4より引用

と標準手術であるD2を比較するRCTが1995～2001年にかけて日本臨床腫瘍研究グループ（Japan Clinical Oncology Group：JCOG）で実施された．その結果，D2とD3の合併症発生割合はそれぞれ21％，28％と統計学的有意差は認めなかったものの，出血量は有意にD3の方が多く，手術時間も有意にD3の方が長かった．また肝心の生存率においても，D2の5年生存率69％に対してD3は70％と同等であった（図1B）[4]．以上より，進行胃がんに対する予防的D3の臨床的意義は否定され，日本における標準手術は引き続きD2であるという結論が得られた．

3）開腹と左開胸のRCT

この他にも，食道にまで浸潤している胃がんに対して，標準手術である開腹からの郭清に加えて左開胸による下縦隔リンパ節郭清を追加するという拡大手術もある（図2A）．開胸による郭清を追加することは侵襲的ではあるものの，転移している可能性のある下縦隔のリンパ節を予防的に郭清することで生存率の改善が期待され，開腹と左開胸とを比較するRCTが1995年～2001年にかけてJCOGで実施された．しかし，左開胸を追加することで合併症や後遺症が増えたにもかかわらず，生存率はむしろ左開胸を行った方が悪いという結果であった（図2B）[5)6)]．このように，手術を大きくしすぎると術後合併症や後遺症が増えるだけでなく，かえって寿命を縮めるかもしれないというエビデンスが生まれ，拡大手術の限界が見えたのである．

3 縮小手術・低侵襲手術の普及

早期がんに対する手術成績は大変よく，胃がんや大腸がんの場合stage Iであれば90％以上の人が手術によって治癒する時代である．つまり，がんは今や不治の病ではなくなったため，次はいかに体の負担を少なく治すかを考える時代になった．また先述のとおり，がんはある程度以上進行すると全身に広がり，いくら大きな手術をしても手術の領域外に再発することも多い．もし手術成績が同じなのであれば，より体の負担の少ない手術の方が望ましいといえる．したがって，術後の後遺症軽減を目的とした縮小手術が考案され，胃がん手術の例で言うと，幽門（胃の出口）を切除しないで温存する幽門保存胃切除や，噴門（胃の入口）側だけを切除する噴門側胃切除，胃

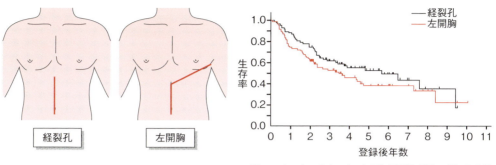

図2 食道浸潤胃がんに対する経裂孔と左開胸のランダム化比較試験（JCOG9502）

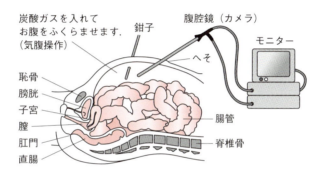

図3 腹腔鏡手術のイメージ図

のまわりの迷走神経を温存する手術などが実施されることも増えてきた．

1）腹腔鏡下手術

　さらに，低侵襲手術として急速に普及してきたのが腹腔鏡下手術である．腹腔鏡下手術とはお腹を二酸化炭素でドーム上にふくらませ，小さな傷から鉗子とカメラを腹腔内に入れて行う手術である（図3）．腹腔鏡手術は，導入当初は胆石症などの良性疾患で実施されることが主であったが，手術機器や手術手技の進歩とともに，現在ではさまざまながん治療に応用されるようになってきた．欧米では大腸がんに対する開腹手術と腹腔鏡下手術を比較するRCTが行われ，両者の間の生存期間に差はないと報告され[7]，早期大腸がんに対しては欧米でも日本においても腹腔鏡下手術が標準手術とみなされるようになった．

　一方，胃がんは大腸がんに比べると手術手技の難易度が高いため，腹腔鏡下手術の普及は遅れていたものの，2004年のアンケート調査の時点では全国で約4,000人の患者が腹腔鏡下の胃切除を受けていた．その後も早期胃がんに対する腹腔鏡下胃切除の実施数は急速に増加しており，現在早期胃がんに対する開腹手術と腹腔鏡下手術を比較するRCTが進行中であるものの，腹腔鏡下

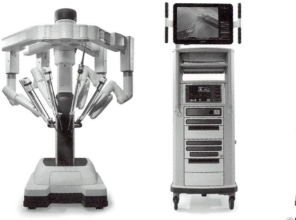

図4　ダビンチXiサージカルシステム

手術が早期胃がんに対する標準手術になる日は近いと思われる．

2）ロボット手術

　腹腔鏡下手術以外に，次世代の低侵襲手術として期待されているのが，ロボット手術である．現在，がん手術に最も期待されているのはda Vinci®という，遠隔操作で手術を行うロボットである．手術台から少し離れた場所にあるコンソールという操作台に術者が座り，術者の動きと同じ動きを手術台に設置したロボットが行う（図4）．ロボットを介することで術者の手のふるえを制御したり，繊細な操作が可能となる．こういったロボット手術は，欧米において急速に普及しつつあるが，手術機器および手術費用が非常に高額であるため，保険診療を基本とする日本においては採算が合わず，購入する施設はほとんどないのが現状である．今後，これらのロボット手術ががんの標準手術の1つとして普及していくためには，まだまだ数多くの障壁が待ち受けているといえよう．

（黒川幸典，土岐祐一郎）

参考文献

1) Cuschieri A, et al：Patient survival after D1 and D2 resections for gastric cancer：long-term results of the MRC randomized surgical trial. Surgical Co-operative Group. Br J Cancer, 79：1522-1530, 1999
2) Bonenkamp JJ, et al：Extended lymph-node dissection for gastric cancer. N Engl J Med, 340：908-914, 1999
3) Wu CW, et al：Nodal dissection for patients with gastric cancer：a randomised controlled trial. Lancet Oncol, 7：309-315, 2006
4) Sasako M, et al：D2 lymphadenectomy alone or with para-aortic nodal dissection for gastric cancer. N Engl J Med, 359：453-462, 2008
5) Sasako M, et al：Left thoracoabdominal approach versus abdominal-transhiatal approach for gastric cancer of the cardia or subcardia：a randomised controlled trial. Lancet Oncol, 7：644-651, 2006
6) Kurokawa Y, et al：Functional outcomes after extended surgery for gastric cancer. Br J Surg, 98：239-245, 2011
7) Clinical Outcomes of Surgical Therapy Study Group：A comparison of laparoscopically assisted and open colectomy for colon cancer. N Engl J Med, 350：2050-2059, 2004

Chapter 8

4 放射線・診断と治療

放射線診断および放射線治療の領域は医療工学の発展とともに、大きな進歩を遂げてきた。これにより患者に大きな負担を強いることなく、短時間で多くの情報を得られるようになり、より正確な画像診断が可能となった。放射線治療はこれらの情報を治療計画に取り込むことによって、より高精度ながん治療を確立してきた。さらには従来のX線治療と比べて、すぐれた生物学的、物理学的特性をもつ重粒子線治療も行われるようになり、これまでのがん治療（手術、X線治療、化学療法）では治癒が困難とされていた疾患に対しても高い治療成績が示されている。

概念図

放射線による画像診断

治療前

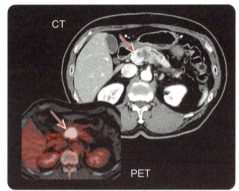

膵がんの症例
CT で膵体部に造影効果の乏しい（黒い）腫瘍がみられる（→）．PET では悪性度の高い腫瘍に一致して異常集積がみられる

治療後

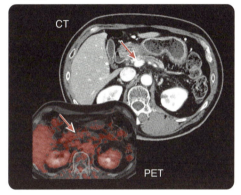

放射線治療後
CT，PET で腫瘍の消失を確認

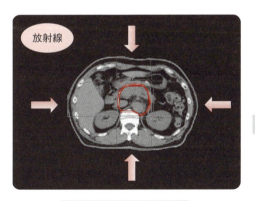

重粒子線治療の線量分布

CT を用いて放射線治療計画を行い、がんの部位（━━━ で囲まれた領域）に放射線を集中させて治療する

1 放射線によるがんの画像診断

　放射線による画像診断は，1895年のレントゲンによるX線の発見に端を発する．この目に見えない放射線であるX線は骨や鉛を透過しないことがわかり，写真乾板を用いることで物体の影を映し出すことができたのである．これにより体を切り開くことなく体の内部を観察できることがわかり，例えば第一次世界大戦の前線ではポータブルのX線装置を搭載した救急車が活躍し，骨折や体内に残留した銃弾，金属片などの診断に大いに役立つこととなった．さらには1970年代のデジタル技術とコンピューターの発展に伴い医療工学領域も大いに発展し，CT（computed tomography：コンピュータ断層撮影）などの開発によってより患者に大きな負担を与えることなく，体内の状態を詳細に画像として表現することが可能となった．また，バリウムやヨード造影剤などを併用して明暗コントラストをより高めるなどの工夫に伴い，得られる情報は飛躍的に向上した．今日の放射線画像診断，特にがんの診断では，良悪性の区別，どの部位に存在し，他の臓器とどういう位置関係にあって，どこまで広がっているかといった情報が要求される．そのため，各疾患に応じて最も有効な検査法の選択や造影法，撮像法などの具体的適応方法に精通し，これら診断技術を駆使する必要がある．今日のがん治療において画像診断は必須であり，治療方針の決定や治療そのもの，さらには治療効果の判定を行ううえで重要な役割を担っている．

2 画像診断の目的

1）良悪性の診断

　画像検査をおこないがんを疑う病変が見つかった場合，まずその病変が悪性であることを証明する必要がある．多くの場合は腫瘍組織の一部を採取して，病理組織学的診断を行うこと（生検）で確定的な診断がなされる．しかし，これには腫瘍に対して針を刺す・鉗子で掴むといった侵襲的手技が必要であり，患者は組織診断を得るために一定のリスクを背負うことになる．しかし高齢者や合併症を有する症例などでは，全身状態がよくないことなどを理由に生検を行えないこともある．この場合には，組織診断より確診度は劣るものの，臨床経過あるいは画像所見のみで悪性であることの診断を行うことが許容されることがある．しかし画像診断ですべてが解明できるわけではなく，良性疾患と悪性疾患の鑑別に苦慮する場合も少なくない．そのため，造影剤などを併用しより情報量を増やす，あるいは複数のモダリティを駆使するといったの工夫が必要である．

2）病期診断

　良悪性の診断の次に行うべき必須の過程が病期診断である．検査によって得られた画像情報をもとに，腫瘍の大きさ，周囲への進展の程度，リンパ節転移の有無，遠隔転移の有無によって病状の進行度を分類する．各疾患において，それぞれの病期に応じた最も推奨される治療法（手術，化学療法，放射線治療）および治療方針（根治的：治癒を目標とする，姑息的：症状の緩和を目標とする）がガイドラインで定められており，原則としてそのガイドラインに沿って治療法が選択される．

3）経過観察

　がん治療が開始された後は，それらの治療法の効果判定，再発の有無，治療に伴う副作用の出現の判断など，あらゆるタイミングで画像診断が行われる．少ない負担で多大な情報を得られるだけでなく，治療前後や定期フォローアップといった時系列的な比較も可能である点で，非常に有効で有益な手段である．

376　がん生物学イラストレイテッド　第2版

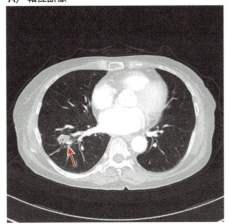
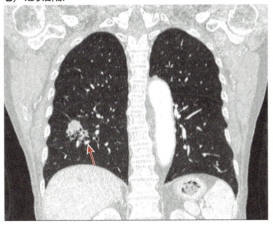

図1 胸部CTの例(肺がん)
A) 77歳男性の胸部CT軸位断像にて右肺に腫瘍を認める(→). B) コンピュータによる再構成により,軸位断像に加えて,冠状断像にても高分解能で腫瘍が表示されている(→)

3 画像検査の種類

　体内の状態を視覚化するためには,何らかの形で体を透過するものを使う必要がある.それが放射線(X線,γ線),磁気,超音波などである.X線を使う検査としては,X線撮影,X線造影撮影(バリウムや血管造影剤を用いた動画検査),CTがある.γ線は核医学検査〔シンチグラフィ,PET(positron emission tomography:陽電子放射断層撮影)〕で用いられる.放射線を用いない検査としては,磁気を用いるMRI(magnetic resonance imaging:核磁気共鳴画像法),超音波を用いる超音波検査がある.現在,がんの形態や広がりを知るために最も広く行われている検査はCTである.しかし,すべてのがんがCTだけで診断できるわけではなく,疾患に応じて適切な組合わせを選ぶ必要がある.

　ここでは,放射線を用いる画像検査の代表である,CTおよびPETについて解説する.

1) CT

　CTは,体の周りを回転させながらX線を照射し,同時に体内を透過してきたX線を検出しコンピューターによる演算を行うことで,体の軸状断(輪切り)の断面写真をとることができる.CTでは人体をスライスしたような二次元画像が得られるが,最近では複数の二次元画像をコンピュータで合成したり,三次元のイメージを生成することが可能である(図1).これにより,がんと周囲臓器との位置関係を立体的に把握することが可能である.CTで得られる画像はモノクロであり,X線の吸収値に応じて一般に256階調のグレイスケールで出力される.しかし,人間の肉眼で識別できる濃淡はせいぜい十数段階であり,関心領域に応じて適切な濃淡表示設定を行う必要がある.空気などのようにX線吸収値の低い部分は黒く,骨などのようにX線吸収値の高い部分は白く表示される.がんは多くの場合正常組織と同程度の吸収値を示し,正常と異常を区別することが困難である.そこで造影剤を用いてコントラストをつけることによって腫瘍と非腫瘍を区別する(図2).

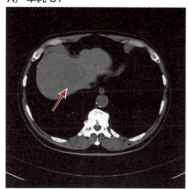 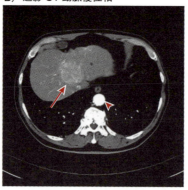 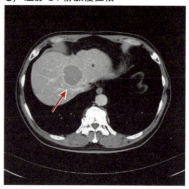

図2　腹部CTの例（肝細胞がん）

62歳男性の肝臓に4cm大の腫瘍を認める．A）単純CTでは腫瘍と肝実質とのコントラストが弱く，腫瘍が不明瞭である．造影CTでは，造影剤注入後にタイミングを変えて撮像している．それぞれの血行動態を反映して，臓器のコントラストに違いが生じている．B）動脈優位相では，血管が強く増強されている（白くなっている）（▶）．肝細胞がんは血流が豊富なため，このタイミングで強く造影されるが，C）wash outが早く静脈優位相では造影効果が落ちている（黒くなっている）．逆に肝実質の増強効果は上昇している

2）PET

　CTが病変の形態を評価する画像診断であるのに対して，PET検査は病変の機能や代謝を評価する方法である．陽電子放出核種（^{11}C，^{13}N，^{15}O，^{18}Fなど）で標識された薬剤を静脈内への注射や吸入などにより投与し，体内から放出される放射線（γ線）を体外に配置した検出器で捉え，画像化する検査である．

ⅰ）FDG-PET

　一般にPET検査といえばFDG（^{18}F-fluorodeoxyglucose-PET）によるブドウ糖代謝測定を指す場合が多い．この検査では，がん細胞が正常細胞よりも3〜8倍と多くのブドウ糖を細胞内に取り込む性質を利用して，がんを検出する．FDGはグルコース（ブドウ糖）の類似体であるデオキシグルコース（deoxyglucose）に陽電子（ポジトロン）を放出するポジトロン核種である^{18}Fを標識したものである．FDGはグルコースと同様にグルコーストランスポーター（GLUT）を介して血中から細胞内に入り，ヘキソキナーゼによりリン酸化されFDG-6リン酸となる．FDG-6リン酸は解糖系に移行しにくく細胞内にトラップされる．これによって糖代謝のさかんな細胞内ではより多くのFDG-6リン酸が蓄積され，多くの陽電子を放出することになる（図3）．この陽電子とは，電子と同じ質量で正（プラス）の電荷をもった素粒子のことであり，マイナスの電荷をもつ電子と互いに引き寄せ合う性質をもつ．放出されると周囲の電子と結合して消滅し，511 keV（keVについては後述）の一対のγ線（消滅γ線）が正反対の方向に放射される（図4）．この消滅γ線を2つの検出器がほぼ同時に捕らえて陽電子放出核種の分布（すなわちFDG集積の分布）を画像化する．

ⅱ）FDG以外のPET検査用プローブ

　陽電子を放出する核種はF以外にも^{11}C，^{13}N，^{15}Oなどいくつか存在する．特に，がん治療に関連する新規のPET検査用プローブは大きな臨床的意義と可能性を秘めている．^{18}F-FLT（fluorothymidine）はチミジンの誘導体を^{18}Fで標識した化合物であり，DNA合成（細胞増殖）の間接的な評価が可能である．PETにより予後や化学療法，放射線治療反応性の評価が期待される．

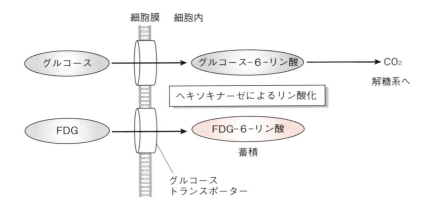

図3　腫瘍細胞内へのFDG集積機序
FDGはグルコースに似ているが同じものではない．両方とも細胞膜にあるグルコーストランスポーターを介して細胞内に取り込まれる．その後，ヘキソキナーゼにより代謝される．グルコース-6-リン酸はそのまま解糖系に進み代謝されるが，FDG-6-リン酸は解糖系に進まず細胞内に留まる．このように，特定の酵素により代謝を受け，それ以降代謝されずに細胞内に留まる集積機序をメタボリックトラッピングとよぶ．がん細胞では糖代謝が亢進しているためFDGが高集積を示す

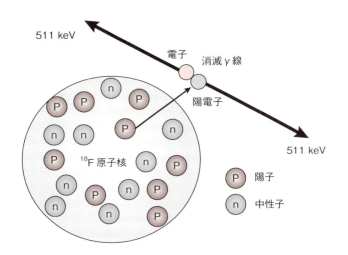

図4　陽電子と消滅γ線
原子核から陽電子が放出されると，すぐに周囲の電子と結合して消滅する．その際，正反対の方向に消滅γ線を放出する．この放射線を検出器で捕らえることによって画像化する

^{18}F-FMISO（fluoromisonidazole）は放射線感受性増感剤として知られるミソニダゾールを^{18}Fで標識したトレーサーで，低酸素細胞イメージング製剤として知られる．がん組織中の低酸素細胞は放射線治療や化学療法に抵抗性が高いとされており，がん治療の大きな障害となっている．そのため，PETを用いた低酸素細胞分画の画像化，定量化には大きな期待が寄せられている．その他にも，アミノ酸の一種であるメチオニンに^{11}Cを標識した^{11}C-methionineはFDGに比べて正常脳組織や尿路系への集積が低いため，脳腫瘍や泌尿器系のがん診断，あるいは膀胱周囲の病変の描出に有用である．さらには抗がん剤そのものを標識する試みも行われており，上皮成長因子受容体（EGFR）チロシンキナーゼ阻害作用を有する抗がん剤であるゲフィチニブを^{11}Cで標識した

^{11}C–gefitinib を合成し，その分布を画像化して薬物動態を調べる研究なども行われている．

4 放射線治療

　放射線治療の歴史は，X線の発見とほぼときを同じくしてはじまる．当時，放射線照射を長時間受けた皮膚では脱毛・発赤や潰瘍などの組織障害がみられたことから，良悪性を問わず皮膚の病変に対して照射を行う試みが行われた．その後，放射線の特性や組織に与える影響などが十分に理解され，安全かつ有効に病変に対する治療に利用することが可能となった．現在では，放射線治療は，手術，化学療法と並ぶがん治療の3本柱の1つである．特に近年の医療工学技術の発展により新たな治療装置や照射技術が開発され，目覚ましい進歩を遂げている．その結果，手術と同等あるいはそれ以上の治療成績を示す領域もあり，根治的治療法の1つとして重要な役割を担っている．放射線治療の最大の特徴は「切らずに治すこと」であり，手術と比較して，①機能，形態の温存に優れる，②手術が不可能な部位でも照射が可能である，③体の負担が少なく，合併症を有する患者や高齢者にも適応できる，という大きな利点を有している．また，全身への負担が少ないという点においては，根治困難な病状であっても，疼痛などの症状の緩和をめざすことによって生活の質（quality of life：QOL）を改善する重要な手段となる．特に高齢化の進むわが国においては，負担の少ない低侵襲のがん治療は今後大いに期待される．

　放射線治療について述べる前に，放射線治療を理解するうえで最低限必要な放射線生物学的効果について説明する．これらは，放射線治療の効果を大きく左右する因子である．

5 放射線の生物学的効果

1）線エネルギー付与（LET）

　放射線の線質をあらわす値として，線エネルギー付与（linear energy transfer：LET）がある．単位はkeV/μmである．LETとは単位飛程あたりに失うエネルギーのことである．X線，γ線，電子線は低LET放射線であるが，炭素イオンなどの重たい原子核は物質に与える影響が大きく，高LET放射線に分類される．高LET放射線は低LET放射線に比べて，放射線治療上有利に働く生物学的・物理学的特性があり，それらについて説明する．

2）相対的生物学的効果比（RBE）

　放射線はその線質の違いにより生物学的影響の強さが異なる．そこで，線質の異なる放射線の生物効果を比較する指標としてRBE（relative biological effectiveness）が用いられる．RBEはX線の生物効果を1とした場合の，ある放射線の生物効果の大きさを示し，次式であらわされる．

　RBE ＝（ある生物効果を与える基準放射線量）/（同一効果を与える当該放射線量）

　RBEは種々の放射線ごとに異なり，LETに依存して上昇する．高LET放射線は一般にRBEが高く，少ない線量でX線と同等の効果を与えることができる．RBEはLETが約100 keV/μmでピークを示し，非常に高いLETではかえって低下する．

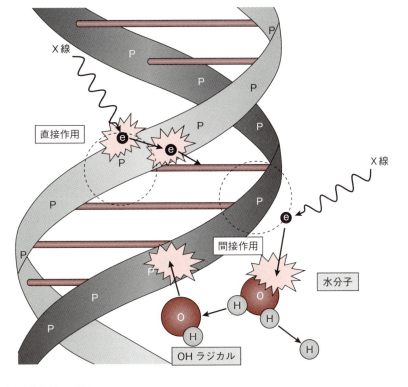

図5　放射線作用とDNA
①直接作用：X線がDNA近傍を通ると，DNAを構成している分子から電子（e）が弾き出される．その電子は，DNAを構成している別の分子から，さらに電子をはじき出す．これらの連鎖的な反応によってDNA構造が不安定になり，DNAが切断される．②間接作用：X線が水分子と反応して生成されるOHラジカルは，DNAを構成している分子から電子を引きはがす．結果としてDNA構造が不安定になり，DNAが切断される

> **Memo**
> 《overkill》
> LETが高くなると放射線のイオン化の密度が高くなる．あまりにLETが高いと，細胞は細胞死に必要なイオン化以上のイオン化を与えられることになる．その結果エネルギーの無駄が生じ，RBEが低下する．これをoverkillとよぶ．

3）放射線障害からの回復

　放射線による細胞損傷は，二重らせん構造をとる遺伝子（DNA）を直接切断する，あるいは放射線により発生したラジカルで切断することにより引き起こされる（図5）．その損傷の度合いにより，回復しないLD（lethal damage：致死損傷）と回復可能な回復性損傷に分けられる．さらに回復性損傷は，SLD（sublethal damage：亜致死損傷）とPLD（potentially lethal damage：潜在的致死損傷）に分けられる．SLD回復とは，ある放射線量を1回で照射する場合より2回に分け，時間をあけて照射した方が細胞生存率が上昇する現象である．これは1回の照射でLDに至らなかった損傷が2回目の照射までに修復されることによる．PLD回復は，放射線照射後の環境条件（低栄養，低pH，低酸素）によって細胞生存率が上昇する現象である．このような回復は細胞によってその回復能に差があるが，高LET放射線で照射されると，回復は小さくなるかほとん

どみられない．これは，線質の違いにより損傷の質に違いが生じていることが原因と考えられ，高LET放射線ではより回復困難なダメージをつくり出しているためと考えられる．

> **《Memo》**
> 《分割効果》
> 一般に，がん細胞は正常細胞と比べて回復能が低く，X線などの低LET放射線で治療する場合は分割回数を増やすことにより，正常組織の回復を促す一方でがん細胞に損傷を蓄積させることが期待できる．

4）酸素効果

一般に酸素がある程度存在する条件下で照射された場合，低酸素条件下の照射と比べて放射線の感受性が高くなる．この現象を酸素効果とよぶ．このことは逆に，低酸素条件下では細胞はより死ななくなることを示している．ところが，高LET放射線ではこの酸素効果は小さくなることが知られている．これは，高LET放射線の照射によって生じるラジカルの生成が密になり，酸素が少ない条件下でも酸素があるときと同じようにラジカルがつくられるために，放射線の生物作用が酸素の濃度に依存しなくなるからである．

5）細胞周期

すべての細胞は，M期（Mitosis：分裂期）→G1期（Gap1）→S期（Synthesis：DNA合成期）→G2期（Gap2）の4相からなる一方向のサイクル（細胞周期）に沿って増殖する．細胞の放射線感受性は一般的にM期とG1期からS期への移行期で高く，G1期，S期からG2期にかけては低い．G1期やS期の後期では放射線による損傷の修復能が高いためであるが，高LET放射線ではそれらの修復が効率的に進まないため，細胞周期による影響は小さくなる．

6）治療に用いられる放射線の種類

放射線は主に光子線と粒子線に分けられる（図6）．光子線にはX線やγ線が含まれる．粒子線は，原子を構成する粒子（電子，陽子，炭素イオンなど）を高速に加速したものである．現在の多くの放射線治療施設はリニアック（医療用直線加速装置）を用いて，X線や電子線による放射線治療を行っている．近年，一部の施設では陽子線や炭素イオン線を用いた治療が，がん治療に適した特徴をもつ治療法として期待されている[1)2)]．陽子線や炭素イオン線治療では粒子を加速するためにサイクロトロンやシンクロトロンといった大型の加速器が必要である．必然的に治療装置および施設建設，さらには施設維持に非常に高いコストが掛かる．装置の小型化，コスト低減化は今後の粒子線治療普及の大きな課題である．

6 治療方法

1）現在の放射線治療

近年の放射線治療は，従来の放射線治療と大きく様変わりしている．従来はX線透視画像を用いる二次元治療計画が行われ，部位によっては腫瘍そのものを認識することが困難であった．照射法も前後対向二門照射を中心とした領域照射が主流であり，局所の腫瘍へ限局的に線量を集中させることは困難であった．照射対象を明確に決定できないため，線量計算（どこにどのくらい放射線が照射されるか）もあいまいなものであった．理想的な放射線治療は，正常組織の障害をできるだけ少なくし，腫瘍へ線量を集中させることである．そのため，照射する対象を画像で視

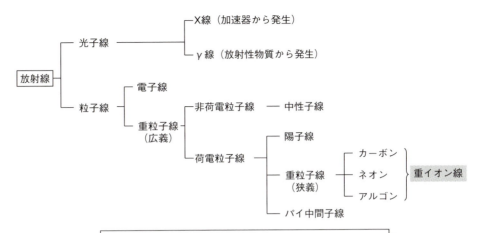

図6 放射線の種類
従来から光子線（X線，γ線），電子線による放射線治療が行われてきた．近年，一部の施設で陽子線，炭素イオン線による放射線治療が行われている．これらは，広義の重粒子線とよばれる．このうち，ヘリウムより重たい粒子を狭義の重粒子線とよぶ（陽子線は含まない）．一般に重粒子線治療という用語を用いる場合には狭義の意味で使われることが多く，重粒子線＝重イオン線＝炭素イオン線と考えてよい

認できる形で評価し，腫瘍と非腫瘍を区別することが重要である．現在は三次元原体照射（three-dimensional conformal radiation therapy：3D-CRT）が主流となり，CT画像に基づいて正確な照射対象の決定を行い，適切な三次元線量計算に基づく正確な放射線治療が行えるようになった．これに伴い，新たな照射技術の開発が行われ，一度に大線量を小分割で正確に投与する定位放射線治療（stereotactic irradiation：SRI）や複数のビームを組合わせることで放射線に強弱をつけ，腫瘍の形状に併せて放射線を集中して照射することができる強度変調放射線治療（intensity modulated radiation therapy：IMRT）などの新たな治療法が普及している．また，これら高度放射線治療専用の治療装置の開発も進んでいる．その他，密封小線源を用いる組織内照射，腔内照射や非密封核種を用いる内用照射などが行われている．

> **Memo**
> 《SRI》
> SRIでは，1度に大線量が照射されるため，通常分割照射に比べて大きな生物学的効果が得られる．その分，近接する正常組織にも大きな線量が照射されるリスクもあり，より高精度な治療が必要とされる．

2）重粒子線治療
重粒子線とは電子より重い粒子を加速した放射線の総称である．陽子線，速中性子線，負パイ中間子線，炭素イオン線などが含まれる．そのなかで炭素イオンをはじめとするヘリウムイオンより重いイオン，例えばネオン，アルゴンなどを加速したものを重イオン線とよんでいる．

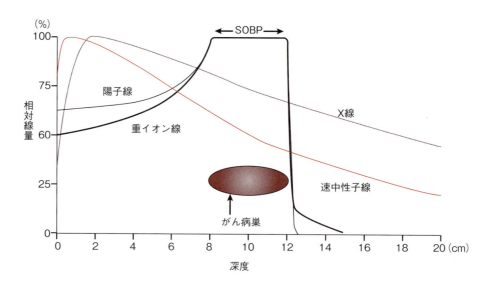

図7 各放射線の生体内線量分布
X線や速中性子線は体表面近くで線量が最大となり，体表面との距離が深くなるにつれてエネルギーが減衰する．重イオン線や陽子線は体表面での線量小さい一方，体内深部で急激にエネルギーを放出する，いわゆるブラッグピークを形成し，その後急峻に線量が低下する．図にはブラッグピークを拡大した（SOBP）場合の分布を示す

> **Memo**
>
> 《重粒子線の定義》
> 物理学の定義では重粒子（広義）とは電子より重い粒子のことである．現時点における炭素イオン線治療の普及の流れから，一般に重粒子線治療という用語は，重粒子線（狭義）＝重イオン線＝炭素イオン線として用いられており，陽子線治療と区別されることが多い（図6）．

　炭素イオン線や陽子線の主な特徴は，体表面での線量が小さい一方，体内深部で急激にエネルギーを放出する，いわゆるブラッグピークを形成するという物理学的特性を有することである（図7）．この特性は，がん治療という観点において非常に優れた特性であり，ブラッグピークを腫瘍と一致させられれば，腫瘍より奥の線量をほぼゼロにし，手前の線量をX線と比較して低減できる．また，国内の重粒子線治療施設で用いられている炭素イオン線のように比較的質量の大きな重粒子線では，加速された粒子の直進性が高いため体内での散乱が小さく，陽子線と比較しても良好な線量集中性が得られる[3]．炭素イオン線のもう1つの特徴は，前述のように生物学的効果が高いということである[4]．高LET放射線である炭素イオン線はX線や陽子線と比較して，①SLD回復やPLD回復がほとんどない，②酸素濃度による感受性の差が少なく，有酸素細胞にも低酸素細胞にも同等の効果が見込める，③細胞周期による感受性の差が小さい，などの特徴をもっている．放射線医学総合研究所（放医研）では1994年より炭素イオン線を使用した臨床試験が開始された．2018年6月までに10,000例を超える症例の治療が行われ，対象とした多くの腫瘍で良好な結果が得られている．放医研に引き続き兵庫県，群馬県，佐賀県，神奈川県，大阪府にも炭素イオン線治療施設が建設され，さらに治療装置の小型化が進んだこともあって，国内外で炭素イオン線治療施設新設の動きが活発化している．
　重粒子線治療では，従来のX線治療と比較してその物理学的特性から線量分布において圧倒的な優位性をもっており，より副作用の少ない安全な治療を可能としている[5]．また，生物学的効

果が高いことから，X線治療では治癒困難であった疾患（腺がん，悪性黒色腫，肉腫など）においても高い治療成績を示している[6]〜[11]．さらに現在放医研においては次世代の重粒子線治療としてさらなる安全性と治療成績の向上をめざし，炭素イオン線以外にもLETの異なる複数のイオン線を組合わせたマルチイオンビームによる照射について研究が進んでいる．重粒子線治療に限らず，放射線治療領域における装置・技術の進歩は現在も著しく，今後もがん治療の中心として放射線治療が大きく発展していくものと期待される．

(瀧山博年，篠藤誠，山田滋)

参考文献

1) Tsuji H et al : Clinical results of fractionated proton therapy. Int. J. Radiat. Oncol. Biol. Phys., 25 : 49–60, 1993

2) Okada T et al : Carbon ion radiotherapy : clinical experiences at National Institute of Radiological Science (NIRS). J. Radiat. Res., 51 : 355–364, 2010

3) Kanai T et al : Biophysical characteristics of HIMAC clinical irradiation system for heavy–ion radiation therapy. Int. J. Radiat. Oncol. Biol. Phys., 44 : 201–210, 1999

4) Ando K et al : Mouse skin reactions following fractionated irradiation with carbon ions. Int. J. Radiat. Biol., 74 : 129–138, 1998

5) Minohara S et al : Recent innovations in carbon ion radiotherapy. J. Radiat. Res., 51 : 385–392, 2010

6) Tsuji H et al : Carbon–ion radiotherapy for locally advanced or unfavorably located choroidal melanoma : a Phase I / II dose–escalation study. Int. J. Radiat. Oncol. Biol. Phys., 67 : 857–862, 2007

7) Kamada, T et al : Efficacy and safety of carbon ion radiotherapy in bone and soft tissue sarcomas. J. Clin. Oncol., 20 : 4466–4471, 2002

8) Mizoe, J E et al : Dose escalation study of carbon ion radiotherapy for locally advanced head–and–neck cancer. Int. J. Radiat. Oncol. Biol. Phys., 60 : 358–364, 2004

9) Kamada T et al : Carbon ion radiotherapy in Japan : an assessment of 20 years of clinical experience. Lancet Oncol., 16 (2) : e92–e100, 2015

10) Yamada S et al : Carbon–Ion Radiation Therapy for Pelvic Recurrence of Rectal Cancer. Int J. Radiat. Oncol. Biol. Phys., 96 : 93–101, 2016

11) Kawashiro S et al : Multi–institutional Study of Carbon–ion Radiotherapy for Locally Advanced Pancreatic Cancer : Japan Carbon–ion Radiation Oncology Study Group (J–CROS) Study 1403 Pancreas. Int. J. Radiat. Oncol. Biol. Phys., 101 : 1212–1221, 2018

Chapter 8

5 がんゲノム医療（Precision Medicine）

大量のゲノム配列を一度に解読できる次世代シークエンサー（next-generation sequencer：NGS）の登場により，個人のがんに関連するゲノム異常を網羅的に調べ，変異に基づいて治療選択を行うがんゲノム医療が可能になった．ゲノム解析ができるようになり，従来の臓器や組織で治療選択を行う時代から，がんの本質的原因である遺伝子変異に基づいて治療を行う時代になった．このようながんゲノム医療は，「適切な治療を，適切な患者に，適切なタイミングで」というPrecision Medicine（プレシジョンメディシン）として注目されている．本稿では，がんゲノム医療の概要・現状と今後の課題について解説する．

概念図

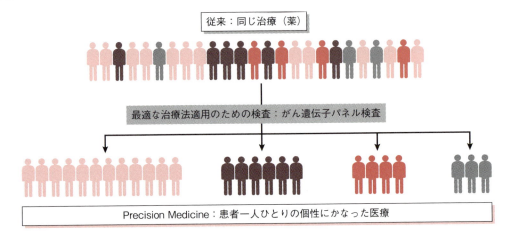

文献1をもとに作成

1 Precision Medicine

　米国NIH（National Institutes of Health）によると，Precision Medicineは「個人個人の遺伝子，環境，そして生活様式の違いを考慮に入れて疾病の治療や予防を行う新しいアプローチ」と定義される．くだけて言えば，「適切な治療を，適切な患者に，適切なタイミングで」という概念である．

　がん領域においては，ゲノムシークエンス技術の発展により，個々の患者のゲノム異常を調べ，治療法の選択に役立てるがんゲノム医療が可能になってきた．がんは本質的にゲノム異常を原因とする疾患であるため，このようながんゲノム医療は，個々の患者に最適な医療を提供するPrecision Medicineとして注目されている[2]．

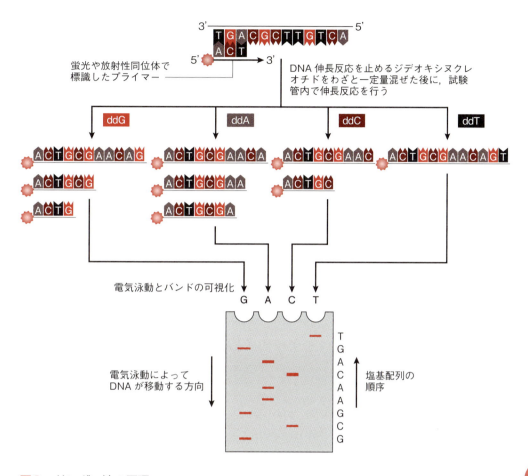

図1 サンガー法の原理

サンガー法は，DNAが伸長されるデオキシヌクレオチドdNTPとDNA伸長ができないジデオキシヌクレオチド（ddNTP）の特性の違いを利用する．読みとりたいDNAとddNTPおよびデオキシヌクレオチド（dNTP）を入れた溶液を4つ準備し，おのおのに，少量の蛍光標識ddNTPを1種類ずつ加える．ddATPを入れた溶液の場合，dNTPが使用されると，DNAポリメラーゼによって鎖は伸長するが，ddATPが導入されると伸長は停止する．ddATPはランダムに導入されるため，結果，溶液中にはさまざまな長さの鎖が形成される．ddGTPやddTTP，ddCTPでも同様である．4種の溶液を混合後，電気泳動により分離すると鎖の短いものから順に早く泳動する．これを検出器で順番に読みとることで全体の配列がわかる．「LS-EDI生命科学教育用画像集」（http://csls-db.c.u-tokyo.ac.jp/search/detail?image_repository_id=942）より許可を得て転載

2 ゲノムシークエンス技術の発展と成果

1）ゲノムシークエンス

2003年にヒトゲノム計画が完了し，得られたヒトゲノム地図をもとにがんに関連した遺伝子の配列を決めるがんゲノムシークエンスが開始された．はじめはサンガー法（図1）[3]を用いた第一世代シークエンサーがゲノム変異の検出に用いられていたが，非常に大きな労力とコストがかかっていた[4]．

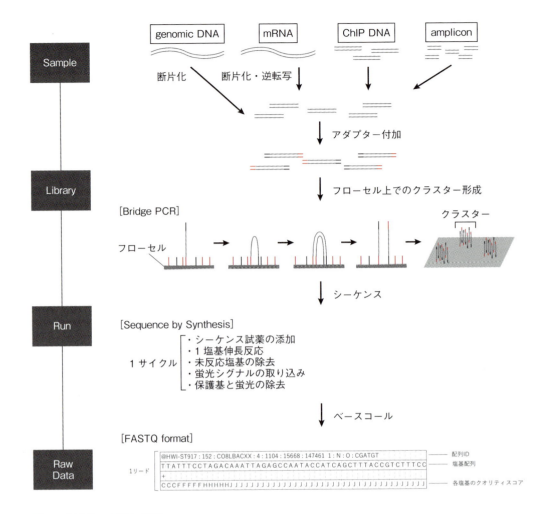

図2　NGSの原理（例）

ゲノムDNA，RNA，アンプリコンなどに由来するDNA断片を作製し，アダプターを付加する．アダプター配列を介して，ライブラリをフローセル上に結合し，クラスター（同一ライブラリの集合）を形成する．各クラスターにて，1塩基伸長と蛍光読みとりのサイクルを繰り返し行うことで，フローセル上で並列的な大量シーケンスが行われる．文献4をもとに作成

> **Memo**
>
> 《ゲノムシークエンス》
> ゲノムを構成するDNA分子の塩基配列（GATCの並び）を決めること．特にがんに関連した遺伝子の配列を決めるものをがんゲノムシークエンスという．

2) NGSの登場とコスト低下

2000年代半ばに登場したNGSにより，大量のゲノム配列を短時間で一度に解読することが可能になった（図2）．当初1ゲノム解読に半年程度かかっていたものが，現在では1日で可能になり，コストも大幅に低下した（図3）．これにより，多くのがんにおいてゲノム異常を探索する研究が一気に加速した[6]．

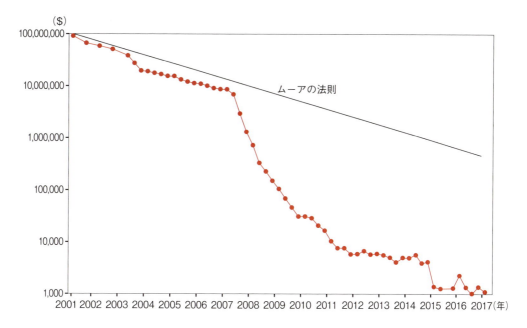

図3　1ゲノム解読コストの推移
文献5より引用

3）がんゲノムプロジェクトと主要ながんゲノム異常の同定

　シークエンス技術の発展と並行して，米国におけるがんゲノムアトラス（The Cancer Genome Atlas：TCGA）や国際連携による国際がんゲノムコンソーシアム（International Cancer Genome Consortium：ICGC）といった大型がんゲノムプロジェクトが開始された．その結果，さまざまながんにおいて遺伝子変異（点突然変異や挿入・欠失異常），コピー数異常（増幅および欠失），構造異常（転座，融合，欠失，逆位，重複）などのゲノム異常が明らかにされ，データの蓄積が進んでいる[6]．

> **Memo**
>
> 《TCGA（The Cancer Genome Atlas）》
> 2006年から米国で開始された大型がんゲノムプロジェクト．20種類のがん種について，ゲノム・メチル化異常，遺伝子・タンパク質発現異常について網羅的な解析を行っている．
> 《ICGC（International Cancer Genome Consortium）》
> 50種類のがんについて，ゲノム解読データベースを作製し世界の研究者に公開することを目的として，2008年に発足した国際的ながんゲノム研究共同体．

4）がんゲノムシークエンスによる新たな治療標的の発見

　近年，個々の患者のゲノム異常が治療の標的となることを示す臨床的なエビデンスが蓄積しつつある．例えば，*BCR-ABL* 融合遺伝子に対するチロシンキナーゼ阻害薬イマチニブ（グリベック®）の使用により，慢性骨髄性白血病の治療は激変した．他には，EGFR変異をもつ肺がん患者に対するEGFR阻害薬ゲフィチニブ（イレッサ®），EML4-ALK融合遺伝子をもつ肺がん患者に対するALK阻害薬クリゾチニブ（ザーコリ®）や，BRAF変異をもつメラノーマ患者に対するBRAF

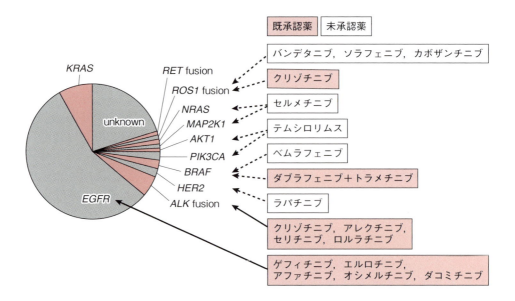

図4　日本人肺腺がんにおけるドライバー遺伝子変異の分布と分子標的薬の候補
文献8をもとに作成

阻害薬ベムラフェニブ（ゼルボラフ®）の使用などがあげられる．主要ながんゲノム異常の同定に伴い，このような分子標的薬の開発は急速な進歩を遂げている[2)7)]．

例として，日本人肺腺がんにおけるドライバー遺伝子変異の分布と分子標的薬の候補を図4に示す[8)]．

> **Memo**
> 《ドライバー遺伝子変異》
> がん遺伝子・がん抑制遺伝子といった，がんの発生・進展において直接的に重要な役割を果たす遺伝子の変異のこと．

3 がんゲノム医療

シークエンスコストの低下により，日常臨床において個々の患者のがんゲノム異常を一度に調べるがん遺伝子パネル検査が可能になってきた．

がんゲノム医療は，がん遺伝子パネル検査によって患者のがんに関する遺伝子を1回の検査で網羅的に解析し，抗がん剤の選択に役立てるものである[9)]．すなわち，患者一人ひとりのがんの本質を調べ，その特徴に合った治療法を探す時代が到来したのである．

1）がんゲノム医療の実際

標準的な診療の流れを以下に示す（図5）．
①患者に説明し，同意を得る
②患者から検体（組織，または血液などの体液）を採取する
③検体を次世代シークエンサーにて解析

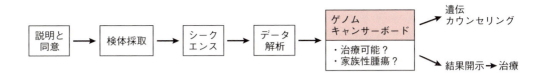

図5 がん遺伝子パネル検査を利用した診療の流れ
文献9をもとに作成

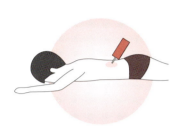

患部組織を直接分析

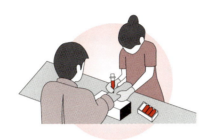

血液（体液）中に漏れ出た
疾患由来成分を分析

図6 リキッドバイオプシー
手術や内視鏡，針を使って腫瘍組織を採取する従来の生検（biopsy）に対し，血液などの体液サンプルを使って診断や治療効果予測を行う技術．文献1をもとに作成．

④得られたデータを解釈する
⑤解析結果をもとに，ゲノムキャンサーボードにて治療内容を議論する（二次的所見も含む）
⑥患者に結果を開示する（必要な場合遺伝カウンセリングを行う）

> **Memo**
>
> 《ゲノムキャンサーボード》
> 担当医（主治医），腫瘍内科医，病理医，放射線診断医，バイオインフォマティクスの専門家，基礎医学者，臨床遺伝専門医，認定遺伝カウンセラーなど，がんゲノムにかかわる各分野の専門家が集まり，解析結果の解釈と治療法の検討を行う会議のこと．エキスパートパネルともいう．
> 《二次的所見》
> がん遺伝子パネル検査は体細胞のゲノム変異の検出を目的としたものであるが，その過程で偶発的に遺伝性の変異が疑われる所見が発見されることがある．がん組織のみを解析する際には，体細胞変異なのか生殖細胞系の変異なのか不確定であり，生殖細胞系で調べる確定診断が必要となる．その際には，検査前に遺伝カウンセリングを行い，本人・家族にとってどのようなメリット・デメリットがあるのかを説明の後，検査に移る．生殖細胞をがん組織と同時に解析している場合には，その結果が確定診断となる．

2）リキッドバイオプシー

　がん遺伝子パネル検査で使用する検体には，手術や生検で得られた組織検体と，採血などで得られた血液や唾液などの体液検体がある．体液中にはcell free DNA（cfDNA），circulated tumor cell（CTC）などの腫瘍由来成分が微量に含まれており，近年の技術向上に伴いそれらからゲノム変異の情報を得ることが可能になってきた．この体液検体を用いたがんゲノム検査をリキッドバイオプシーとよぶ（図6）．

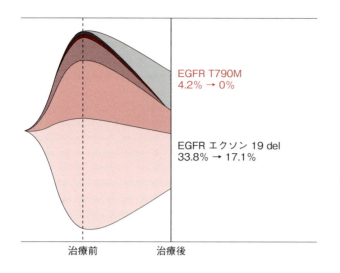

図7　治療効果予測の例
EGFRエクソン19 del変異，EGFR T790M変異に対して，オシメルチニブ（抗EGFR薬）で治療した例のリキッドバイオプシー．治療前に検出された，EGFRエクソン19 del変異の割合が減り，EGFR T790M変異は検出されなくなり，治療効果と相関している（未発表データ）．

　リキッドバイオプシーには，①検体採取に伴う侵襲が比較的少ない，②腫瘍内不均一性，腫瘍間不均一性をカバーした全体のゲノム変異を検出することができる，③繰り返し検査を行うことができ，治療効果予測などに使用できる可能性がある，などのメリットがあり，注目されている[10]（図7）．

> **Memo**
> 《体液中の腫瘍由来成分》
> cell free DNA（cfDNA）：健常細胞の死滅やがん細胞の破壊，アポトーシスなどにより体液中に漏れ出したDNA．がん由来のものを特にcirculating tumor DNA（ctDNA）という．
> circulated tumor cell（CTC）：腫瘍から離れて体内を循環しているがん細胞．
> 《腫瘍内不均一性，腫瘍間不均一性》
> 腫瘍内不均一性とは，がん自体が遺伝的不均一性をもった細胞の集団であることを指す．また，転移がある場合，原発病変と転移病変で遺伝子変異のパターンが異なる可能性があり，これを腫瘍間不均一性という．組織生検では1カ所の遺伝子変異の情報しか得られないが，リキッドバイオプシーであれば複数の個所の遺伝子変異を合わせて検出できる可能性がある．

3）がんゲノム医療プロジェクトの例：SCRUM-Japan

　がんゲノム医療を治療に結び付けようというプロジェクトの例として，日本におけるSCRUM-Japanがあげられる．SCRUM-Japanは製薬企業とAMED（日本医療研究開発機構），そして全国の医療機関との共同研究として，がん遺伝子パネル検査の結果に基づいた肺・消化器がんの治験への紹介・登録促進を行う全国的なプロジェクトである．2015年から2年間の第Ⅰ期で4,805例が登録し，各がんでのゲノム疫学データを明らかにし，各種治験結果をもとに薬剤の承認申請作業を行っている[11)12)]．

> **Memo**
> 《治験》
> 薬剤の候補物質について，ヒトでの有効性や安全性について調べる試験を一般に臨床試験とよぶ．そのなかで，厚生労働省から薬剤として承認を受けるために行う臨床試験のことを治験と言う．

4 がんゲノム医療の課題

がんゲノム医療にはまだまだ課題も多い．以下に今後の主な課題をあげる．

1）がんゲノム医療の有用性の評価

高い期待にもかかわらず，現在までのところ，非常に限られたドライバー変異に対する治療でしか成績向上のデータが得られていない．レトロスペクティブな比較ではがんゲノム医療の有効性が示唆されるものの[13) 14)]，前向きの大規模試験が現在進行中であり，今後の結果が期待される．

2）治療抵抗性

がんはクローン進化すると考えられ，この結果腫瘍内・腫瘍間不均一性をもつ（**第3章−2参照**）．これががんの治療抵抗性の一因になっていると考えられている．すなわち，腫瘍内・腫瘍間不均一性があると，治療感受性のクローンの集団が治療により縮小しても，治療抵抗性のクローンが残存し，やがてそのようなクローンが増殖して再発にいたることが考えられる．複数の分子標的薬を組合わせるコンビネーションセラピーや，免疫療法（**第6章−3参照**）との組合わせなどが対策として考えられる[2)]．

> **Memo**
>
> 《クローン進化》
> がん細胞は，ゲノム変異の獲得と変異を獲得したクローンへの自然選択が段階的に起こることにより，単一の細胞から生じるという考え方．

3）診断と治療の結び付け

現状では，がん遺伝子パネル検査によってゲノム異常が見つかっても，治療薬の候補が見つかるとは限らない．さらに，治療薬の候補が見つかったとしても，適応外の薬剤であることが多いため，実際に治療にたどり着くケースはさらに限られる．

このようなドラッグラグを解消するために，ゲノム変異に対応した新薬の開発が急がれる．ドライバー遺伝子変異の頻度はきわめて低頻度である場合が多く，従来型の比較試験を組むことが困難であることが多い．対策として，近年，単一または同一系統のゲノム異常に対応する治療の効果をがん種横断的に調べるバスケット試験とよばれる研究が行われるようになってきた．

おわりに

がんゲノム医療はPrecision Medicineとして注目されている．NGSの登場によって急速に発展した分野であるが，現在第三世代とよばれるシークエンサーの開発が進んでおり，今後一層の技術進化が見込まれる．前述のようにがんゲノム医療にはまだまだ課題も多いが，シークエンス技術の発展や，免疫チェックポイント阻害薬による治療やコンビネーションセラピーなどの新しい治療法の検証，バスケット試験による新規薬剤の開発などを通して，今後も大いなる発展が期待できる分野である．

（熊木裕一，池田貞勝）

5 がんゲノム医療（Precision Medicine）

参考文献

1）sysmex：個別化医療（http://www.sysmex.co.jp/rd/vision_directions/personalized-medicine.html）

2）Collins DC, et al：Towards Precision Medicine in the Clinic：From Biomarker Discovery to Novel Therapeutics. Trends Pharmacol Sci, 38：25-40, 2017

3）生命科学教育用画像集：サンガー法の概略（http://csls-db.c.u-tokyo.ac.jp/search/detail?image_repository_id=942）

4）北海道システム・サイエンス株式会社：次世代シーケンス解析サービス（https://www.hssnet.co.jp/2/2_3_10_1.html）

5）National Human Genome Research Institute：The Cost of Sequencing a Human Genome（https://www.genome.gov/27565109/the-cost-of-sequencing-a-human-genome/）

6）柴田龍弘：がんゲノムを解読して得られた成果，未読領域のもつ大きな可能性．実験医学，32：1838-1845, 2014

7）片岡圭亮：がんゲノムデータ解析で何がわかるのか？ 実験医学，34：2636-2641, 2016

8）土原一哉：ポストゲノム時代の個別化治療を目指した新しい取り組み1．次世代シークエンス技術を応用した個別医療は可能か？．最新医学，67：2791-2798, 2012

9）Roychowdhury S, et al：Personalized oncology through integrative high-throughput sequencing：a pilot study. Sci Transl Med, 3：111ra121, 2011

10）Neumann MHD, et al：ctDNA and CTCs in Liquid Biopsy-Current Status and Where We Need to Progress. Comput Struct Biotechnol J, 16：190-195, 2018

11）Ohtsu A, et al：［Current Status and Future Perspectives of SCRUM-Japan］. Gan To Kagaku Ryoho, 44：621-626, 2017

12）Bando H：The current status and problems confronted in delivering precision medicine in Japan and Europe. Curr Probl Cancer, 41：166-175, 2017

13）Von Hoff DD, et al：Pilot study using molecular profiling of patients' tumors to find potential targets and select treatments for their refractory cancers. J Clin Oncol, 28：4877-4883, 2010

14）Tsimberidou AM, et al：Personalized medicine in a phase I clinical trials program：the MD Anderson Cancer Center initiative. Clin Cancer Res, 18：6373-6383, 2012

エクソーム

エクソームは，発見当初，細胞内の不要なタンパク質を捨てる入れ物と考えられてきた．しかし，その後の研究により細胞間相互作用を媒介する新たなコミュニケーション手段であることが明らかとなり，特にがんにおいては，その発生から進展までのすべての段階において，エクソームが重要な役割を果たしていることが報告されている．本稿では，エクソームの分子機構と，がん細胞から分泌されるエクソームがどのようにしてがんの微小環境をつくり変えているかを概説する．

概念図

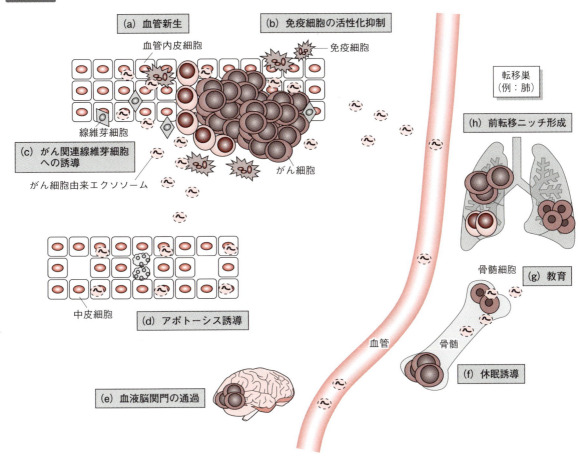

エクソームは，がんの悪性化の多段階にかかわる．がん細胞は増殖を繰り返すことで生じる自身が起こした環境の変化に対して，自らの利益になるような微小環境につくり変える．この際，サイトカインやケモカインの他にエクソームが貢献することがわかっている．例えば低酸素環境下の場合には血管新生を促すために血管内皮細胞にエクソームを送り込み腫瘍血管を作成する（a）．また免疫機構の回避のために，エクソームにより活性化にかかわる分子の発現を抑える（b）．さらに線維芽細胞をがん関連線維芽細胞に誘導したりもする（c）．がん転移機構においては，生体バリアーとなっている腹膜の中皮細胞のアポトーシスを誘導し，自身の遠隔転移を可能にする（d）．さらに同じように生体バリアーとして重要な血液脳関門を突破するようなエクソームも送り込んでいる（e）．がんの長期生存に関しては，骨髄中に存在し，間葉系幹細胞のエクソームを受けとることで休眠状態になる（f）．さらには骨髄細胞を「教育」し（g），前転移ニッチの形成を促進する．前転移ニッチに関しては，がん細胞由来のエクソームが前転移ニッチに血管内皮細胞を誘導するよう直接働きかけることもある（h）．このようにがん細胞のエクソームは，がんの悪性化のあらゆるところにかかわっていることがわかる

1 エクソソームとは

　がん細胞とその微小環境に存在する細胞との細胞間コミュニケーションは，がんの悪性化に大きく貢献しており，これらの相互作用の分子機構の理解は，ニボルマブ（Nivolumab）といった革新的な治療薬の開発につながる．最近，新たなコミュニケーション分子としてエクソソームが注目されてきている．エクソソームは，細胞外に分泌される脂質の二重膜の小胞である．1980年代に見つかって以来，今日までの多くの研究により細胞間を移動するメッセージ因子であることがわかった．しかし2007年にスウェーデンのJan Löötvallらがエクソソームの中にmicroRNAとmRNAが存在することを証明し，さらにそれらが細胞間を移動することを明らかにした[1]．さらに同時にエクソソーム中のmicro RNAが細胞間を移動し，受け手の細胞で機能することが証明された[2]〜[4]．同じ頃に血中に存在するmicro RNAが，疾患の診断に使えるという論文が出て以降，エクソソームの研究に関する論文数が飛躍的に増えた．エクソソームは，その形態的な特徴により，タンパク質ばかりでなく，核酸や糖鎖，脂質など，実に多くの生理活性分子を保持している．細胞間コミュニケーションの新規の因子であるために，その生理学的・病理学的な機能に注目が集まっており，エクソソームを標的とした新規の疾患診断・治療が提示されている．

　エクソソームは，細胞外に分泌され，血液（血漿，血清）をはじめとして，唾液，髄液，尿などの体液中に安定に存在していることから，生体内のエクソソームを解析することで病態を知る手がかりとなり，これまでの細胞組織検査に加えて新たな非侵襲的な検査方法であるリキッドバイオプシー（liquid biopsy）への利用を見据えて研究が行われている．

　本稿ではエクソソームの分子機構を概説し，これまでに知られているがん細胞の悪性化とのかかわりを述べる（概念図）．

2 エクソソームの構成因子

　エクソソームは，細胞と共通した構造をもつ．脂質二重膜構造を有し，細胞膜タンパク質や細胞内タンパク質が存在していること，さらにDNAやRNA，またRNAのなかでもmRNAや非翻訳RNAが報告されている．非翻訳RNAのなかには，長鎖非翻訳RNA，小分子非翻訳RNAであるmicroRNA（miRNA）といった核酸分子が含まれている（図1）．

3 エクソソームの分泌経路

　エクソソーム形成は，細胞膜上の受容体を巻き込みながらエンドサイトーシスによりエンドソームを形成するところからはじまる（初期エンドソーム）．続いて後期エンドソームへと移行し，この後期エンドソームが内側にくびれて腔内膜小胞（intraluminal membrane vesicle：ILV）を形成する．その後，ILVを多数含む多胞性エンドソーム（multivesicular body：MVB）が細胞膜と融合し，細胞外へ放出され，この細胞外へ放出された小胞をエクソソームとよんでいる（図2）．実際はこのように単純な行程ではなく，この過程にかかわるさまざまなタンパク質の違いや，タンパク質やmiRNAをはじめとする核酸分子をILV内に入れるという複数の行程により，最近知られているエクソソーム特有の不均質性（heterogeneity）をつくり出していると考えられている．残念ながら，まだエクソソームの不均質性を成り立たせる産生機構の詳細に関しては明らかになっていないが，以下に，これまでに報告されている分子に関して概説する（図3）．

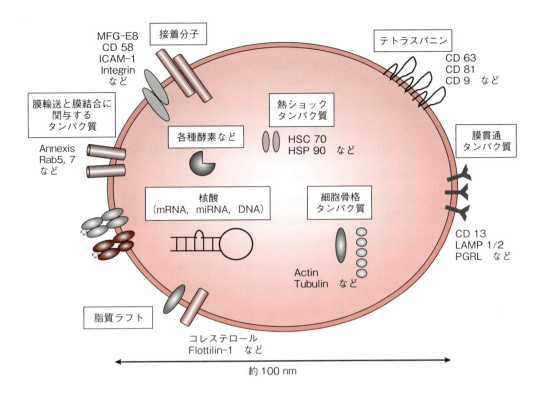

図1　エクソソーム内代表的な分子
膜貫通型タンパク質や細胞内タンパク質，そして核酸分子などが脂質の二重膜の中に存在している

1）ESCRT依存的経路

　ESCRT（endosomal sorting complex required for transport）機構は，エクソソーム産生にかかわる分子機構である．ESCRT-0，ESCRT-Ⅰ，ESCRT-Ⅱ，そしてESCRT-Ⅲの4種類のタンパク質複合体とそれに結合するタンパク質により構成されており，ILVの形成にかかわる．ユビキチン依存的にタンパク質を集め（ESCRT-0），出芽形成し（ESCRT-ⅠとESCRT-Ⅱ），顆粒の切断を促進させる（ESCRT-Ⅲ）．またVPS4 ATPaseはESCRT機構の分離とリサイクリングにかかわる．さらに樹状細胞由来のエクソソーム中に，ESCRT機構と結合するタンパク質であるTSG101とALIXが存在することが報告された．またTSG101の発現を抑制することでエクソソームの分泌が抑制されることもわかった．ESCRT-0の構成タンパク質であるHRSも，エクソソームの分泌に必要であることが報告されている．ESCRT-3に結合するタンパク質であるALIXは腔内膜形成を促進することによりエクソソームの産生にかかわっている．これらのタンパク質すべてが本当にエクソソームの分泌にかかわっているかは，細胞によって異なると考えられており，このことはエクソソーム経路の複雑性や不均質性を説明している．

2）ESCRT非依存的経路

　前述したESCRT依存的な経路以外にも，エクソソームの産生にかかわる分子が存在する．例えばオリゴデンドログリア細胞では，ESCRT経路を阻害してもエクソソームが分泌される．このとき，中性スフィンゴミエリナーゼを阻害することにより，エクソソームの分泌が阻害されることが報告された[5]．中性スフィンゴミエリナーゼはセラミドをつくり出す酵素である．またエクソ

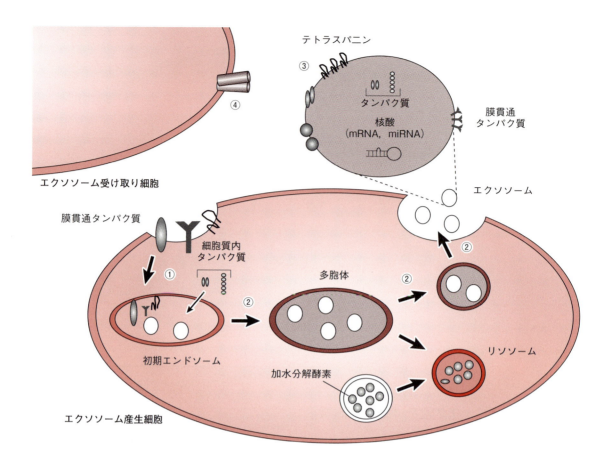

図2 エクソソームの産生過程の概略図
MVBの形成過程において，ESCRT依存的・非依存的にタンパク質や核酸が膜内に取り込まれてILVが形成されるが，これらの過程を阻害することで，エクソソームの分泌を抑制することができる（①）．一方，膜輸送過程においても同様に経路を阻害することで分泌の抑制につながる（②）．しかしこれらの一連の過程がすべての細胞に同様に存在するわけではない．一方，細胞外に分泌されたエクソソームは，その膜上に存在する膜タンパク質により標的細胞（受け取り細胞）と結合してエンドサイトーシスをはじめとするメカニズムで細胞内に取り込まれると考えられる．そのため，エクソソーム膜上に存在する膜タンパク質（③）や，受け取り細胞上に存在する分子（④）を標的とすることで，エクソソームの取り込みを阻害することが可能である

ソームの分泌にかかわる脂質として，MVBの重要な構成要素であるコレステロールがあげられ，コレステロールの蓄積がエクソソームの分泌の促進にかかわることが報告されている．

これらの複数のメカニズムの存在は，1つの細胞内における複数の異なった種類のMVBを仮定することにより説明できる．これまでの研究ですでにエクソソームの不均質性の存在が示唆されている．

3）RABファミリー

これまで述べたように，エクソソームは，MVB内のILVの形成，MVBが細胞膜と融合することによりMVB内のILVが細胞外に出るという過程により細胞外に分泌される．これまでに報告されているエクソソーム分泌にかかわるタンパク質にRABファミリーがある．低分子GTP結合タンパク質であるRABファミリーは，小胞形成や細胞骨格に沿ったオルガネラの移動，標的部位への結合，細胞膜への融合など，細胞内小胞輸送の中心的な役割を担っている．これらの分泌過程には，

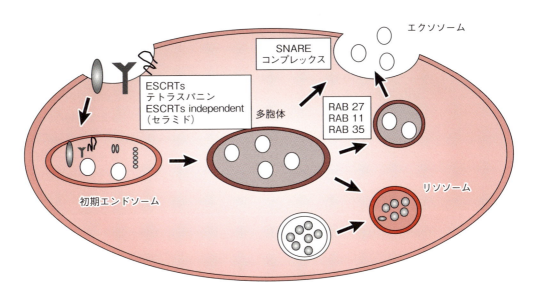

図3 エクソソームの産生・分泌経路にかかわる分子
エクソソームの産生・分泌経路には複数の分子がかかわる．これらの分子は細胞によって発現が変わる．さらに同じ細胞でもさまざまな種類のMVBが形成されていると考えられており，エクソソームの不均質化の存在が示唆されている

RAB11やRAB35がかかわっている．一方，HeLa-CIITA細胞を用いたエクソソーム分泌にかかわるRABを明らかにするために実施されたスクリーニングでは，RAB27AとRAB27Bがエクソソームの分泌にかかわっていることが同定された．一方，同じ細胞で，RAB11AとRAB7の発現を抑制してもエクソソームの分泌は減少しなかった．RAB27Aによるエクソソームの分泌は，メラノーマや乳がんそして扁平上皮がんでも確認されており，それぞれがんの悪性化にかかわっていることが示されている．一方，乳がん細胞株のMCF細胞から分泌されるシンテニン（syntenin）やALIXを含んだエクソソームはRAB7によって制御されている．これらのRABタンパク質はMVBの細胞膜への結合にかかわっていると考えられているが，前述したように，実際にどのタンパク質がその特定の細胞のエクソソーム分泌にかかわるかについては，細胞によって変わると考えられている．

4）エクソソーム産生にかかわる制御分子

エクソソームの産生にかかわる制御分子の報告は多くない．がん抑制遺伝子である*p53*は，その下流遺伝子である*TSAP6*遺伝子を介してエクソソームの分泌に関係している[6]．実際*TSAP6*のノックアウトマウスでは，エクソソームの分泌の減少により，トランスフェリンレセプターが細胞内に残存し，異常な成熟状態の網状赤血球になってしまったため小赤血球性貧血（microcytic anemia）の症状を呈する[6]．*p53*の下流にエクソソーム分泌が存在することは，エクソソームの分泌が生理学的に制御されている1つの証拠とも言え，生理学的なエクソソームの機能に示唆を与えている．

4 がんの悪性化におけるエクソソーム（概念図）

　非常に速く分裂するがん細胞にとって，栄養を獲得し続けることは生存に必須であり，がん細胞は腫瘍内に血管を誘導することで栄養を獲得している．この血管内皮細胞を腫瘍内によび込む働きを，がん細胞から分泌されるエクソソームが行っていることが明らかにされている[7]．またこのとき，がん細胞のエクソソームの分泌を抑えることにより，血管が誘導されなくなり結果的に転移が抑制された．一方がん細胞は，自身を攻撃してくる免疫細胞を常に騙し続けることで，自身の生存を可能としている．例えば，がん細胞を真っ先に排除するNK細胞は，がん細胞から分泌されるエクソソームにより，NK細胞の活性化に必要なNKG2Dの発現を抑制し，その免疫機構から逃れる[8]．またがん細胞から分泌されるエクソソームは正常な線維芽細胞に作用し，がん関連線維芽細胞に誘導していることが明らかにされている[9]．

　一方卵巣がんでは，進行すると腹部にがんが広がる腹膜播種が生じることで治療が困難となる．卵巣がんによる腹膜播種のメカニズムはさまざまなものが提言されているが，卵巣がんから分泌されるエクソソームが腹膜上の中皮細胞に取り込まれ，それらの細胞にアポトーシスを誘導する．これにより腹膜に穴が空き，がん細胞の腹膜播種が成立すると考えられる[10]．

　一方，同じように治療が困難ながんの転移として，脳転移があげられる．脳には血液脳関門とよばれる生体バリアーが存在し，栄養以外の物質が脳へ自由に移行するのを制限しているが，がん細胞はこのバリアーを突破し転移を成立させている．このメカニズムにもエクソソームがかかわっている．脳転移性乳がん細胞由来のエクソソームは，血液脳関門を形成する細胞の1つである血管内皮細胞の構造を変化させ，隙間をつくらせることでがんの転移を成立させる[11]．

　また乳がんにおいては，再発リスクが5年や10年と長期にわたることが知られている．そのモデルの1つとして，乳がん細胞が骨髄中に入り長期間の休眠に入るというメカニズムが提唱されている．これらのメカニズムにもエクソソームは関与しており，骨髄中の間葉系幹細胞のエクソソームががん細胞の休眠を促すような働きをしていることが明らかとなっている[12]．

5 前転移ニッチ形成とエクソソーム

　がん細胞自身が，転移前に転移予定の臓器に作用し，がん細胞が生存しやすいように変化させた環境を前転移ニッチ（pre-metastatic niche）とよぶが最近エクソソームがこの過程にかかわることがわかってきた．メラノーマは非常に肺へ転移しやすいが，転移性のメラノーマ細胞由来のエクソソームをマウスに投与すると，肺における血管内皮細胞の透過性が上がり，メラノーマ細胞の転移が促進された．このときメラノーマ細胞由来のエクソソームが骨髄の細胞に作用し，この骨髄中の細胞が，転移巣である肺に移動し，前転移ニッチの構築を行っていることが明らかにされた[13]．また，エクソソーム上に存在するインテグリンの発現パターンの違いによりエクソソームを取り込む細胞が変わり，結果的に臓器特異的な前転移ニッチ形成が促されることがわかっている[13]．このような転移の新たなメカニズムの理解は，後述するエクソソームを標的とする治療法の理解に必須であり，今後の研究の発展が望まれる（図4）．

6 がん細胞由来エクソソームを標的としたがん治療

　前述したようにこれまでの研究から，がん細胞由来のエクソソームが近位や遠位の細胞に取り込まれ，その場における微小環境を変化させ，がんの悪性化を促進している実像がしだいに明ら

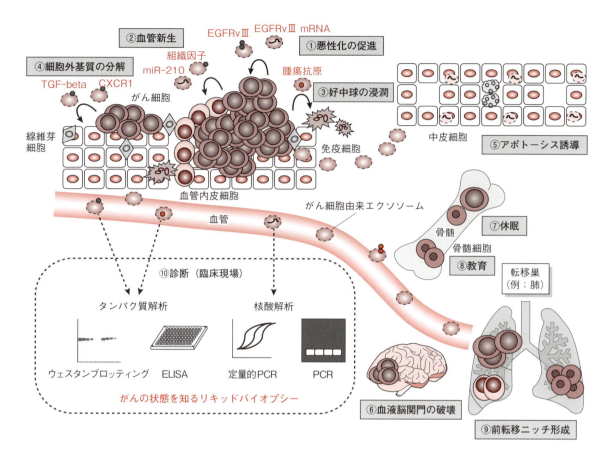

図4　がんの悪性化におけるエクソソームの役割

エクソソームは，がんの悪性化の多段階にかかわる．がん細胞は増殖を繰り返すことで生じる自身が起こした環境の変化に対して，自らの利益になるような微小環境につくり変える．この際，サイトカインやケモカインの他にエクソソームが貢献することがわかっている．例えば，がん細胞は自身の集団の別の細胞に細胞増殖にかかわる分子を送り込むことで，悪性化の促進に貢献している．このようにがん細胞とその周辺細胞や転移先といった遠隔地の細胞に影響を及ぼすエクソソームが循環血液中に存在する場合，このエクソソームを検出することで，がんの状態を知るリキッドバイオプシーが可能となる（⑩）

かになりつつある（図1）．本稿では，がん細胞から分泌されるエクソソームを中心に紹介しているが，がん微小環境に存在するがん以外の細胞もエクソソームを分泌しておりがんの悪性化に貢献している．これまでの分泌因子における研究も含めると，がん細胞の微小環境に存在する周辺細胞との相互作用は非常に複雑なプロセスであると言える．しかし，がん細胞がエクソソームによる相互作用を使用している以上，これを利用した治療法が考えられる．そこで以下にがんの悪性化にかかわるエクソソームを標的にしたがん治療に関して紹介する（図5）．

これまでの研究から，がん細胞由来のエクソソームの分泌を阻害することにより，がんの転移が抑制されることがわかっている．そのためエクソソームの分泌を抑制する方法は非常に魅力的なアプローチであるが，エクソソームの分泌を単純に抑制することが必ずしもがん抑制的に働くわけではない．正常細胞においてもエクソソームはがん抑制的な機能，もしくは特定の生理機能をもっており，これらをまとめて抑制することは思わぬ副作用が出る可能性もある．そのため，がん細胞といった疾患特異的なエクソソームの分泌経路を明らかにし，それを標的とした治療法を確立する必要がある．前述したようにエクソソームの分泌経路はまだ不明確で複雑であるが，

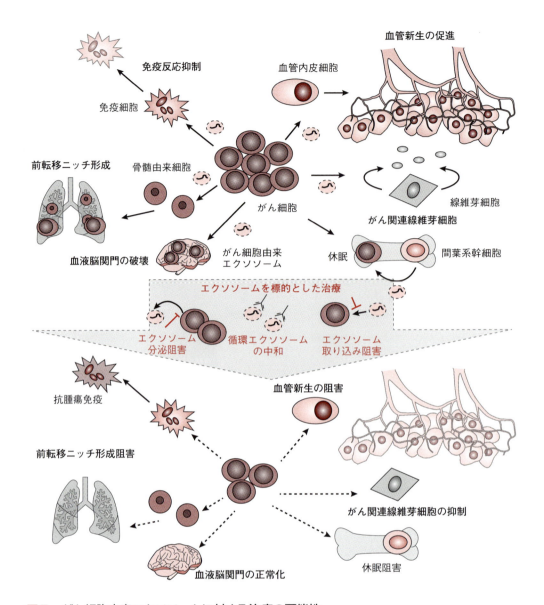

図5 がん細胞由来エクソソームに対する治療の可能性
がん細胞から分泌されたエクソソームは受容細胞の表現系を自分に有利なように変化させる．がん細胞は，エクソソームを用いることで多様な細胞間相互作用を可能としているが，エクソソームを標的とした治療が成立すれば，これらの悪性化を促進する細胞間相互作用を止めることが可能となる．例えば血管内皮細胞の場合，血管新生を誘導し，がん細胞への酸素と栄養の供給を促する．このとき，①エクソソームの分泌の阻害，②循環中のエクソソームの除去などの方法によりエクソソームを血管内皮細胞に届かなくすることで，新規の血管新生阻害薬の開発へとつながる

　がん細胞は正常細胞に比べてエクソソームの分泌量が明らかに多い．このことからもがん細胞の分泌メカニズムは正常細胞と違うと考察される．そのためそれらの分子を同定し，その分子を標的としてエクソソームの分泌を抑制することがこのアプローチによる治療の実現に向けた新たな一歩になる．

　一方，血中に存在するがん細胞由来のエクソソームを除去することにより，前転移ニッチ形成などのエクソソームの機能を阻害する方法も考案されている．エクソソーム上のCD63もしくは

CD9を標的とする抗体をヒトがん細胞を移植したマウスに投与すると，乳がん細胞株の転移が有意に抑制される[14]．ただし本論文では，がん細胞特異的なエクソソームの抗原を標的にしていないため，実際の臨床の現場ではCD63やCD9といった抗体は使用できない．しかし，今後の研究の展開により，がん細胞由来のエクソソーム上に存在する抗原を同定した際にこのアプローチは非常に有効である．

（小坂展慶，落谷孝広）

参考文献

1) Valadi H, et al：Exosome-mediated transfer of mRNAs and microRNAs is a novel mechanism of genetic exchange between cells. Nat Cell Biol, 9：654-659, 2007
2) Pegtel DM, et al：Functional delivery of viral miRNAs via exosomes. Proc Natl Acad Sci U S A, 107：6328-6333, 2010
3) Zhang Y, et al：Secreted monocytic miR-150 enhances targeted endothelial cell migration. Mol Cell, 39：133-144, 2010
4) Kosaka N, et al：Secretory mechanisms and intercellular transfer of microRNAs in living cells. J Biol Chem, 285：17442-17452, 2010
5) Trajkovic K, et al：Ceramide triggers budding of exosome vesicles into multivesicular endosomes. Science, 319：1244-1247, 2008
6) Lespagnol A, et al：Exosome secretion, including the DNA damage-induced p53-dependent secretory pathway, is severely compromised in TSAP6/Steap3-null mice. Cell Death Differ, 15：1723-1733, 2008
7) Kosaka N, et al：Neutral sphingomyelinase 2 (nSMase2) -dependent exosomal transfer of angiogenic microRNAs regulate cancer cell metastasis. J Biol Chem, 288：10849-10859, 2013
8) Clayton A, et al：Human tumor-derived exosomes down-modulate NKG2D expression. J Immunol, 180：7249-7258, 2008
9) Webber J, et al：Cancer exosomes trigger fibroblast to myofibroblast differentiation. Cancer Res, 70：9621-9630, 2010
10) Yokoi A, et al：Malignant extracellular vesicles carrying MMP1 mRNA facilitate peritoneal dissemination in ovarian cancer. Nat Commun, 8：14470, 2017
11) Tominaga N, et al：Brain metastatic cancer cells release microRNA-181c-containing extracellular vesicles capable of destructing blood-brain barrier. Nat Commun, 6：6716, 2015
12) Ono M, et al：Exosomes from bone marrow mesenchymal stem cells contain a microRNA that promotes dormancy in metastatic breast cancer cells. Sci Signal, 7：ra63, 2014
13) Peinado H, et al：Melanoma exosomes educate bone marrow progenitor cells toward a pro-metastatic phenotype through MET. Nat Med, 18：883-891, 2012
14) Nishida-Aoki N, et al：Disruption of Circulating Extracellular Vesicles as a Novel Therapeutic Strategy against Cancer Metastasis. Mol Ther, 25：181-191, 2017

第8章 がんの診断と治療

Chapter 8

7 ドラッグデリバリーシステム

抗がん剤や分子標的薬は明確に正常細胞とがん細胞を見分けることができない。ドラッグデリバリーシステム（DDS）の重要性が認識されている．固形がんにおけるDDSはEPR効果を支柱として発展してきたが，難治性のがんのようにがん細胞ががんの間質に埋もれている場合は，EPR効果で固形がんに薬剤を集積させることに加え，間質バリアを通り抜け，肝心のがん細胞に届ける工夫がなされたがん間質ターゲティング（cancer stromal targeting：CAST）療法が必要である．

概念図

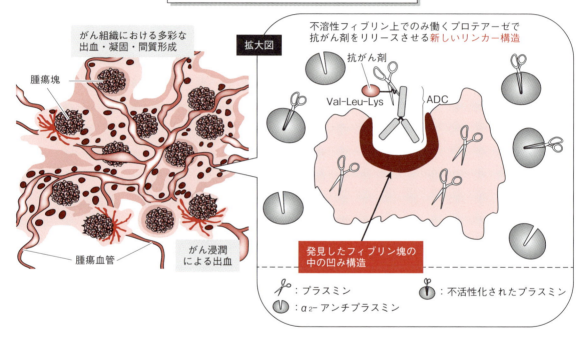

抗不溶性フィブリン抗体・抗がん剤複合体（ADC）はEPR効果により固形がんへ集積し，間質のフィブリン塊上の凹構造にはまり込み，足場をつくり，フィブリン上でのみ活性化されているプラスミンにより低分子抗がん剤がリリースされることで，分厚い間質も容易に通り抜け，がん細胞および腫瘍血管の両方を破壊する

1 EPR効果

　固形腫瘍治療におけるDDSには，active targeting と passive targeting という2つの概念が存在し，前者は分子間の特異的結合能を利用してターゲティングを図ろうとするもので，モノクローナル抗体や各種受容体に対するリガンドを利用した方法などがあげられる．後者は，腫瘍の脈管系の特性を利用して，抗がん剤の選択的腫瘍集積性を達成しようとするものである．passive targetingについては，幾多の生化学，病理学および薬理学的研究の結果として一般的に固形腫瘍で

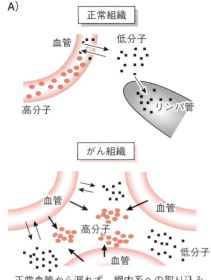
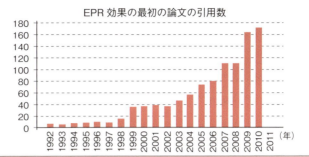

正常血管から漏れず，網内系への取り込みもない高分子タンパク質あるいはナノ粒子製剤は腫瘍組織に集積しやすい

図1 EPR効果
EPR効果の概念は，抗がん剤，遺伝子デリバリーの世界的な開発へとつながった

は腫瘍新生血管の増生，それに見合うリンパ回収系の増生がないこと，また腫瘍局所では著しい血管透過性の亢進が起きていることが見出された．これらにより，正常血管では血管外へ漏出しにくい高分子物質も，腫瘍血管からは漏出しやすく，またいったんがん局所で漏出した高分子物質はその場に長く停滞し，結果として血中安定性に富む高分子抗がん剤はpassive targetingが可能となる．これらのアイデアはEPR（enhanced permeability retention）効果と称される．1986年に最初の論文が発表されて以降，2018年8月時点で引用件数が5,500を超え，動物実験レベルでは抗がん剤，遺伝子デリバリーなどの発展に寄与し，世界的に受け入れられている（図1）[1)2)]．しかしながら，臨床においてはいくつかの問題が存在し，EPRもDDSも十分に機能しているわけではない．

2 臨床のがんとヌードマウスにおける移植ヒト腫瘍の違い

国立がんセンター中央病院において筆者らは2000年からMCC465という製剤の治験を行った．当時の三菱東京製薬が開発した治験薬であり，抗がん剤のドキソルビシンが内包されたPEG化リポソームに，さらにリポソーム表面に抗GAH抗体という胃がん細胞特異抗体が付加されたDDS製剤である（図2A）[3)]．したがって，この製剤はEPR効果に加えactive targeting能が備わった剤形として大いに期待された．実際，非臨床のヌードマウスに移植された2種類のヒト胃がん実験モデルにおいては，ドキソルビシンおよび抗体が付加されていないドキソルビシン内包PEGリポソームと比較し，有意に高い抗腫瘍効果が認められた（図2B）[3)]．ところが，ヒト胃がんに特化した治験において，抗腫瘍効果は1例も確認できなかった（図2C）[4)]．この現実は臨床の現場においても驚きとともに受け止められた．しかしながら，この結果はEPRおよびDDSについて真

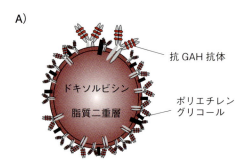

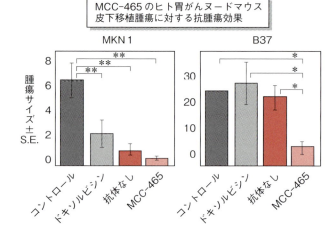

図2 MCC-465

ドキソルビシン内包PEG化リポソームであり，表面に抗GAH抗体という胃がん細胞特異抗体が付加されたDDS製剤である．**A)** EPR効果に加えactive targeting能が備わった剤形である．**B)** ヒト胃がんxenograftモデルにおいて，ドキソルビシンおよび抗体なしのドキソルビシン内包PEGリポソームに比較し，MCC-465に有意に高い抗腫瘍効果が認められた．文献3をもとに作成．**C)** 胃がんに特化した治験において，抗腫瘍効果は1例も確認できなかった．文献4より引用

挚に考え直すきっかけになった．

　一方で，海外では，いくつかの戦略が唱えられた．1つの例は，vascular endothelial growth factor（VEGF）阻害抗体により腫瘍血管の正常化を惹起し，腫瘍内圧を下げることにより，抗がん剤5-FUの浸透性を高め，抗腫瘍効果が高まるという主張である[5]．また，別のグループはヒトの膵がんではがんの間質が豊富なため，ヘッジホッグ阻害薬と抗がん剤ゲムシタビンを同時投与することで，ヘッジホッグ阻害薬ががんの間質を破壊し，ゲムシタビンのがん組織内での浸透性を高め，抗腫瘍効果が増強される[6]と報告している．ただ，これらの報告には注意を払う必要があり，5-FUもゲムシタビンも低分子抗がん剤ゆえに，投与後，一気に全身に平衡化してしまい，血中からは数時間以内にほとんどが消失する．つまり，前述の阻害薬は数時間以内に腫瘍血管の正常化を引き起こす必要があり，また，数時間以内に腫瘍間質を破壊してしまわなければ，肝心の抗がん剤の浸透性向上という恩恵を被ることはない．生物学と薬理学との間の矛盾があるのではないかと考えるしだいである．がんの薬物療法を語るうえで，流行の分子・細胞生物学だけで進めると，思わぬ落とし穴にはまるということは述べておきたい．xenograftモデルに関しては，それがヒト膵がんであろうが，胃がんであろうが間質はほとんど形成されず，EPR効果が発揮されやすい状況にある．臨床の腫瘍でこのxenograftモデルに近い腫瘍をあえてあげるならば，血液

系腫瘍のリンパ腫，肉腫系統，卵巣がんなどであろうか．

3 がん間質形成と血液凝固との関係

　がんにより惹起される血液凝固亢進に関しては，古くは19世紀のフランスの外科医Trousseau
が胃がんと四肢の血栓性静脈炎について報告したことからはじまる[7]．がんにおける凝固亢進は
腫瘍血管透過性亢進因子の産生とも関連している．われわれは血管透過性因子のキニンが内因系
凝固亢進により産生される機序を明らかにした[8]．また，Dvorakらは外因系凝固亢進によりVEGF
産生亢進が起きることを明らかにした[9]．多くのヒトがん細胞表面において外因系凝固のトリガー
である組織因子 tissue factor（TF）が陽性であり，また腫瘍血管内皮細胞においても陽性である[10][11]．
最も重要なことは，がんは単なる腫れものではなく周囲に浸潤増殖していくという事実である．通
常ケガをすると出血し，止血のために速やかに凝固がおきフィブリンが形成され，その後数日以
内にかさぶた，すなわちコラーゲンに置き換わり治癒していく．一方がんは周囲の血管に浸潤し
て出血を引き起こし，フィブリン，コラーゲン形成が起きるが，ケガと異なり，がんが生体内で
生存し増殖する限り，がん組織内のあらゆるところで出血，フィブリン，コラーゲン形成は起き
続け，しかも無症候性に持続する．結果としてがん間質はフィブリンやコラーゲンが豊富であり，
この現象は浸潤性が高いほど顕著となる[12]．もちろん悪性腫瘍だけでなくフィブリンが形成され
る疾患は多く知られている．外傷の他に，心筋梗塞，脳梗塞，急性膵炎，リウマチ性関節炎の発
作時などである．これら非悪性疾患の場合は発症時および急性増悪期の場合のみフィブリンが形
成され，必ず痛みなどの症状が伴う．また，極期をすぎればフィブリンは消失あるいはコラーゲ
ンに置き換わっていく．すなわち，無症状で持続的フィブリン形成はがん特異的と結論づけられ
る（図3）．

4 抗不溶性フィブリン抗体の樹立

　筆者らは不溶性フィブリンが存在するのは病変部のみという基本的な考えから，抗体作製では，
不溶性フィブリン塊を粉砕し，粉砕したその不溶性フィブリンを直接マウス腹腔内に投与するこ
とでマウスを免疫した[13]．ハイブリドーマのスクリーニングに関しては，フィブリノゲンプレー
トと不溶性フィブリンプレートを準備しておき，後者にのみ結合する抗体をスクリーニングした
結果，クローン名102-10抗体を樹立した[13]．エピトープはβ鎖上にあることがわかり，また可溶
性の状態ではγ鎖の一部と疎水結合によって固く閉ざされていることが判明した．すなわち，不溶
性フィブリンが形成されたときのみ，その疎水結合は解けて凹み構造を形成することを世界ではじ
めて発見し，不溶性フィブリンのみを認識する抗体を取得することに成功したのである（図4）[14]．
　本抗体による免疫染色を行い，脳腫瘍，肺がん，膵がん，大腸がんにおける免疫染色の結果，間
質におけるフィブリン沈着が著明で，それらの正常カウンターパートにおいてはフィブリン沈着
を認めなかった．さらに興味深いのは，非悪性疾患の免疫染色の結果である．脳梗塞と心筋梗塞
を起こした直後に死亡した剖検例では当然のことながら病変部に不溶性フィブリンの塊を認めるが，
発症後1カ月後くらいに亡くなった症例の剖検例では病変部におけるフィブリン沈着は認めない．
急性膵炎で死亡した例でもフィブリン沈着は認めるが，慢性膵炎では認めなかった．このように，
非悪性疾患におけるフィブリン沈着は急性期あるいは急性増悪期のみであるのに対し，悪性疾患
では常時フィブリン沈着は認められるし，しかも悪性の場合は症状を伴わない．さらに，脳腫瘍
グリオーマ60症例について詳細に検討し，悪性度が高いと腫瘍内フィブリン沈着の陽性率と染色

7　ドラッグデリバリーシステム

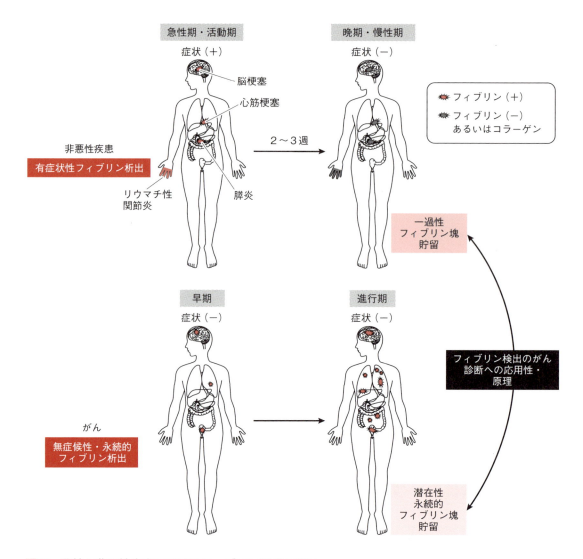

図3 悪性と非悪性疾患におけるフィブリン形成の違い
がんは周囲の血管に浸潤して出血を起こし，ケガと同様にフィブリン，コラーゲン形成が起きる．ケガと異なり，がんが生体内で生存し，増殖する限り，出血，フィブリン，コラーゲン形成は無症候性に持続し，結果，がん間質はフィブリンやコラーゲンが豊富となる．非悪性疾患（外傷，心筋梗塞，脳梗塞，急性膵炎，リウマチ性関節炎の発作時など）の場合，発症時および急性増悪期の場合のみフィブリンが形成され，必ず痛みなどの症状が伴う．無症状で持続的フィブリン形成はがん特異的と結論づけられる

度が増すことが判明し，フィブリン沈着を知ることにより悪性度の評価ができる可能性も示唆された．われわれの抗不溶性フィブリン抗体102-10はマウスを免疫して樹立したものであるが，そのエピトープはマウスからヒトまで完全に保存されていることが判明した．したがって，通常の抗体の実験動物での評価は，そのままヒト臨床にあてはめることはできないが，102-10抗体の場合は動物で得たPOCはヒトに外挿できると考える．マウスにおいて，急性脳梗塞，急性関節炎，それに外傷モデルをつくり，免疫染色を行うと急性期のみにフィブリン沈着が認められ，2～3週以降には，全く認められなかった[14]．

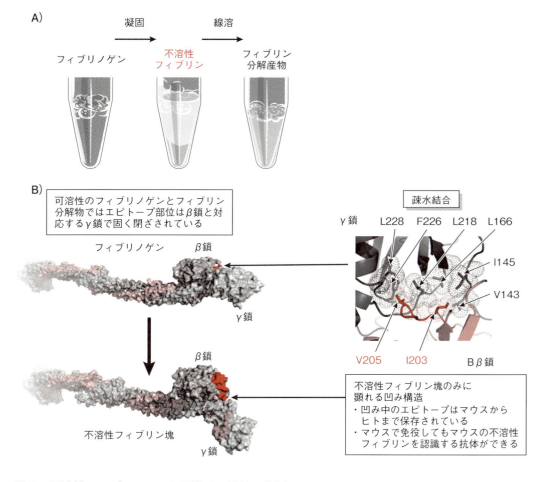

図4　不溶性フィブリンのみを認識する抗体の作製

不溶性フィブリンはフィブリノゲンを前駆体とし，線溶で再び可溶性のフィブリン分解産物へと変わる．本抗体は不溶性フィブリンのみと結合する．エピトープはβ鎖上にあることがわかった．またエピトープは可溶性の状態ではγ鎖の一部と疎水結合によって固く閉ざされていることが判明した．すなわち，不溶性フィブリンが形成されたときのみ，その疎水結合は解けて凹み構造を形成することを世界ではじめて発見し，不溶性フィブリンのみを認識する抗体を取得することに成功した．
文献14より改変して転載

5　CAST療法（概念図）

　本法は固形がんの間質に存在する細胞外マトリックスすべてを対象とするが，より病変部選択性を増すために，前述の抗不溶性フィブリン抗体に強力なチュブリン合成阻害薬であるMMAE（monomethyl auristatin E）を付加した剤形を作製した．作用機序としては，EPR効果により腫瘍血管からADCを漏出させ，漏出したサイトに存在する不溶性フィブリンの凹み構造にはまり込む．そこで足場をつくり，不溶性フィブリン上でのみ活性化されているプラスミンによりMMAEがリリースされるしくみである．リリースされた低分子抗がん剤は間質を容易に通り抜け，がん細胞の集簇に到達して殺細胞効果を発揮する．また腫瘍血管にもダメージを与える[15]．

6 今後の方向性

　抗体デリバリーにせよ工学系のマテリアルに基づくDDSにせよ，単独での開発と，他のモダリティーとの併用も工夫することも必要である．最近注目を浴びている免疫チェックポイント阻害薬は抗がん剤や放射線との併用でさらなる抗腫瘍効果の増強があるというエビデンスが確立しつつある．DDSはがん細胞も間質細胞にもより選択的に効果を発揮するので，これらの併用は有用ではないかと考える．

（松村保広）

参考文献

1) Matsumura Y & Maeda H : A new concept for macromolecular therapeutics in cancer chemotherapy : mechanism of tumoritropic accumulation of proteins and the antitumor agent smancs. Cancer Res, 46 : 6387-6392, 1986

2) Duncan R : The dawning era of polymer therapeutics. Nat Rev Drug Discov, 2 : 347-360, 2003

3) Hosokawa S, et al : Efficacy of immunoliposomes on cancer models in a cell-surface-antigen-density-dependent manner. Br J Cancer, 89 : 1545-1551, 2003

4) Matsumura Y, et al : Phase Ⅰ and pharmacokinetic study of MCC-465, a doxorubicin (DXR) encapsulated in PEG immunoliposome, in patients with metastatic stomach cancer. Ann Oncol, 15 : 517-525, 2004

5) Jain RK : A new target for tumor therapy. N Engl J Med, 360 : 2669-2671, 2009

6) Olive KP, et al : Inhibition of Hedgehog signaling enhances delivery of chemotherapy in a mouse model of pancreatic cancer. Science, 324 : 1457-1461, 2009

7) 「Clinique médicale de l'Hôtel-Dieu de Paris Vol.3」 (Trousseau A), JB Balliere et Fils, 1865

8) Matsumura Y, et al : Involvement of the kinin-generating cascade in enhanced vascular permeability in tumor tissue. Jpn J Cancer Res, 79 : 1327-1334, 1988

9) McCarty JH, et al : Defective associations between blood vessels and brain parenchyma lead to cerebral hemorrhage in mice lacking alphav integrins. Mol Cell Biol, 22 : 7667-7677, 2002

10) Stein PD, et al : Incidence of venous thromboembolism in patients hospitalized with cancer. Am J Med, 119 : 60-68, 2006

11) Saito Y, et al : The inhibition of pancreatic cancer invasion-metastasis cascade in both cellular signal and blood coagulation cascade of tissue factor by its neutralisation antibody. Eur J Cancer, 47 : 2230-2239, 2011

12) Matsumura Y : Cancer stromal targeting (CAST) therapy. Adv Drug Deliv Rev, 64 : 710-719, 2012

13) Yasunaga M, et al : New concept of cytotoxic immunoconjugate therapy targeting cancer-induced fibrin clots. Cancer Sci, 102 : 1396-1402, 2011

14) Hisada Y, et al : Discovery of an uncovered region in fibrin clots and its clinical significance. Sci Rep, 3 : 2604, 2013

15) Fuchigami H, et al : Chemotherapy payload of anti-insoluble fibrin antibody-drug conjugate is released specifically upon binding to fibrin. Sci Rep, 8 : 14211, 2018

Chapter 8

8 遺伝子治療

日本においては遺伝子治療等臨床研究に関する指針[1]において「遺伝子治療等」とは，疾病の治療や予防を目的として遺伝子または遺伝子を導入した細胞を人の体内に投与することをいう」と定義されている．「遺伝子治療」は分子生物学研究の成果産物として長い間期待をされてきていたがその開発の道のりは長く，その発展の歴史のなかにはトランスレーショナルリサーチとしての本治療法開発に向けた多くの基礎および臨床研究がなされることでようやく近年治療薬剤としての地位を確立しはじめてきている．本稿では遺伝子治療の歴史とがんに対する遺伝子治療の現状を中心に概説する．

概念図

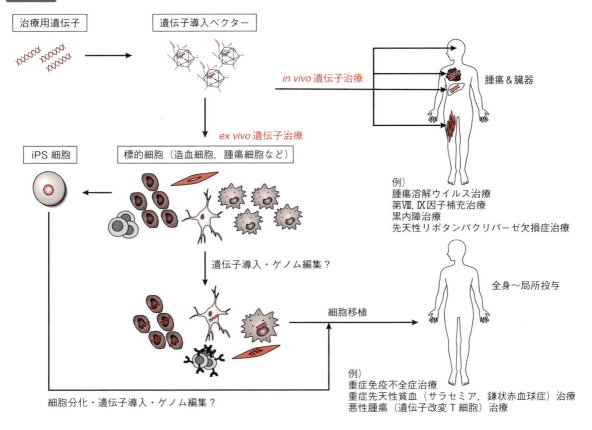

1 遺伝子治療の方法

　遺伝子治療を実施するには細胞への遺伝子導入が必要であり，その方法として治療用遺伝子をヒト臓器中に直接投与することで標的とする細胞に遺伝子を導入・発現させる in vivo 遺伝子治療と，いったん臓器細胞を体外にとり出し培養の有無の過程を経て体外で遺伝子導入・発現を行い生体に戻す ex vivo 遺伝子治療がある（概念図）．近年その臨床応用が注目されている人工多能性

表1 遺伝子導入に用いられている主な方法

	レトロウイルス	レンチウイルス	アデノ ウイルス	アデノ随伴 ウイルス	バキュロ ウイルス	単純ヘルペス ウイルス	プラスミド/ リポソーム
ウイルス ゲノム	ssRNA	ssRNA	dsDNA	ssDNA	dsDNA	dsDNA	RNA/DNA
パッケージ ング能力	8〜8.5 kb	8〜9 kb	38 kbまで	＜5 kb	上限不明	50 kbまで	上限不明
宿主染色体 DNAへの 遺伝子挿入	有	有	無	無	無	無	無
感染	分裂細胞のみ	分裂・非分裂細 胞	分裂・非分裂 細胞	分裂・非分裂 細胞	分裂・非分裂 細胞	分裂・非分裂 細胞	分裂・非分裂 細胞
導入遺伝子 発現	安定	安定	一過性	一過性/安定	一過性/安定	一過性	一過性/安定
利点	長期遺伝子発 現	高遺伝子導入 効率，転写因子 遺伝子への低遺 伝子導入，長期 遺伝子発現	超高遺伝子導 入効率， 高パッケージ ング能	部位特異的挿 入	高遺伝子導入 効率，大サイ ズ導入遺伝子 受容	細胞特異性	安全性，経済 性
欠点	ランダム遺伝子 挿入， メチル化による 不安定性	ランダム遺伝子挿 入	短期間遺伝子 発現， 複製にはヘル パーウイルスが 必要	小パッケージン グ能， 複雑なベクター 産生工程	永続的導入遺 伝子発現欠如， ランダム遺伝子 挿入	高難度産生工 程	低遺伝子導入 率

文献2〜4をもとに作成

幹（iPS）細胞の樹立は基本的には*ex vivo*遺伝子治療の1つでもある．遺伝子導入には遺伝子の運び屋としてのベクターが用いられ，それらはウイルスベクターと非ウイルスベクターに大別される（表1，図1）．通常研究者は目的とする遺伝子治療の対象疾患によりこれらの遺伝子導入法のなかで最良な方法を選択している[2]．現在これらのベクターを用いて図2のような対象疾患に対して遺伝子治療臨床試験が実施されている．

2 遺伝子治療の歴史[6]

1）遺伝子治療の黎明

遺伝子治療の歴史については図3にマイルストーンを示し，以下に概説する．1953年にWatson，Click博士らによりDNA二重らせん構造が発見されたことで遺伝情報の複製のしくみが明らかとなり，その後のゲノム研究，そして遺伝子治療への大きな基盤となった．1970年頃になると活発化した組換えDNA研究に対応すべく1974年にNIH（米国立予防衛生研究所）のなかにRAC（組換えDNA諮問委員会）が設置され，組換えDNA技術を含む研究の安全性のガイドライン策定がなされた[7][10]．その後の生化学，ウイルス学および分子生物学など研究のめざましい進歩を背景に，1980年にはUCLAのCline博士らはイスラエルおよびイタリアにおいて2人の重症（β_0）サラセミア患者への遺伝子治療を倫理委員会での承認を経ることなく行った．しかし彼らの用いた遺伝子導入法ではヒト造血幹細胞への遺伝子導入は当時の科学レベルでは困難であったことから，社会的批判を浴び，NIHからの公的研究費支給が中止された[11]．

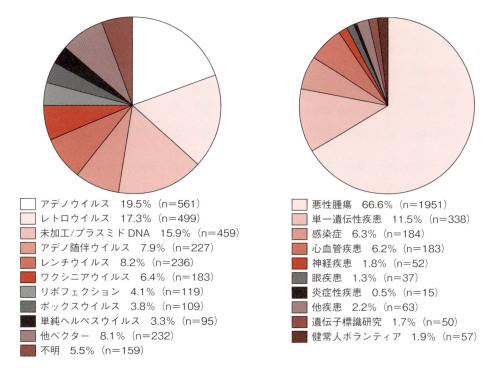

□	アデノウイルス	19.5% (n=561)
□	レトロウイルス	17.3% (n=499)
□	未加工/プラスミド DNA	15.9% (n=459)
□	アデノ随伴ウイルス	7.9% (n=227)
□	レンチウイルス	8.2% (n=236)
□	ワクシニアウイルス	6.4% (n=183)
□	リポフェクション	4.1% (n=119)
□	ポックスウイルス	3.8% (n=109)
□	単純ヘルペスウイルス	3.3% (n=95)
□	他ベクター	8.1% (n=232)
□	不明	5.5% (n=159)

□	悪性腫瘍	66.6% (n=1951)
□	単一遺伝性疾患	11.5% (n=338)
□	感染症	6.3% (n=184)
□	心血管疾患	6.2% (n=183)
□	神経疾患	1.8% (n=52)
□	眼疾患	1.3% (n=37)
□	炎症性疾患	0.5% (n=15)
□	他疾患	2.2% (n=63)
□	遺伝子標識研究	1.7% (n=50)
□	健常人ボランティア	1.9% (n=57)

図1 遺伝子治療臨床試験に用いられている遺伝子導入ベクター
文献5より引用

図2 遺伝子治療臨床試験の対象疾患
文献5より引用

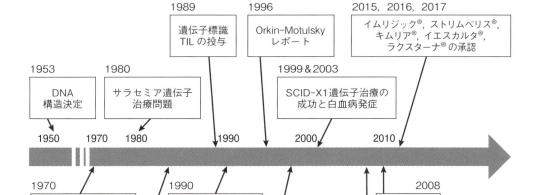

図3 遺伝子治療開発における重要な出来事

8 遺伝子治療

同時期に遺伝子治療法を着実な科学的および倫理的基盤に基づき発展させることの重要性も認識され，1985年にガイドラインとしての "Points to consider in the design and submission of somatic-cell gene therapy protocols" がRACにより示された．それにより米国のすべてのヒトを対象とした遺伝子治療計画はRACでの審査を義務付けられ，生殖系列細胞を除く体細胞を対象とした遺伝子治療の審査および臨床開発が本格化した[12]．1989年にRosenberg博士らは薬剤耐性遺伝子発現レトロウイルスベクター〔ガンマレトロウイルスベクター（γRV）〕を用いて悪性黒色腫患者のTIL（腫瘍浸潤リンパ球）への遺伝子導入を行い，患者に接種した．この結果から，自己リンパ球へのレトロウイルスベクターによる遺伝子導入の可能性およびヒトへの投与の安全性について貴重な情報が示された[13]．これに引き続き，Blaese博士らはアデノシンデアミナーゼ（ADA）欠損による重症複合免疫不全症（ADASCID）に対するADA発現γRVを用いた遺伝子導入T細胞投与の安全性と有効性を報告した[14]．またBordignon博士らはEpstein-Barrウイルス感染に起因する難治性リンパ腫患者に対してHSV-TK（ヘルペスウイルスチミジンキナーゼ）遺伝子導入ドナーリンパ球を輸注した．一部の患者においてGVL（移植片対リンパ腫）効果を認めるもののGVHD（移植片対宿主病）をきたす場合，ガンシクロビルを投与し，遺伝子導入リンパ球を除去することで臨床的改善を図った[15]．これらは当時頻用されたマウス白血病ウイルス由来のγRVがヒトに対して安全に使用できる可能性を示唆する結果であった．遺伝子導入用ベクターとしてはアデノウイルスベクターもほぼ同時期に頻用されはじめ，歴史的には両ウイルスベクターならびに非ウイルスベクターを用いた遺伝子治療臨床研究が多く進められてきた（図1）．またその後の研究者の増加に伴い，対象疾患は図2に示すように悪性腫瘍を主対象として単一遺伝性疾患，感染症，心血管疾患，神経疾患，眼疾患などにも拡大されてきた．1995年には多くの臨床研究の結果から安全性が確認されたことをふまえ，米国ではガイドラインの簡素化と審査迅速化の手直しがなされた．なお欧州では1988年に欧州医療会議が開催され，ガイドライン策定が各国で行われた．このようななか2000年に至るまでに年々遺伝子治療プロトコールの審査が世界各国の審査委員会で進められ，多くの遺伝子治療が実施された．しかしこの間，真の遺伝子治療技術の実力に較べて「遺伝子治療」の名前だけが先行した感があり，投資目的の遺伝子治療関連ベンチャー会社の乱立に加え，安全性ならびに有効性に疑問のある科学性の低い臨床研究計画も多く認められたことから，1996年にはNIH advisory panelからいわゆるOrkin–Motulskyレポートが出され，ウイルスベクター，標的細胞および組織，さらには疾患研究など，遺伝子治療基盤研究のさらなる充実化が必要であるとの警鐘がなされた[16]．

2）遺伝子治療の停滞

2000年になるとウイルスベクターに由来する2つの大きな有害事象が報告された[17]．まず米国におけるOTC（オルニチントランスカルバミラーゼ）欠損症患者に対するOTC発現アデノウイルスベクターの肝動脈投与用量漸増試験において，最大投与レベルエントリー患者1名がアデノウイルスベクター感染によるSIRS（systemic inflammatory response syndrome）を発症し死亡した[18]．その後本臨床試験の検証がなされ，倫理および科学的違反事項を多数認め，社会的にも大きな問題として取り扱われた．その反省の下に全米で実施されていた遺伝子治療についてはいったんすべて中断・検証がなされた[19]．

もう1つの重篤な有害事象はフランスおよび英国でX連鎖重症複合免疫不全症（SCID-X1）に対するインターロイキン-2共通γ鎖受容体遺伝子発現γRVを用いた自家造血前駆/幹細胞遺伝子治療臨床試験で発生した．計19人の患者で3〜6カ月以内にT細胞数が正常レベルに達するなどの免疫学的改善を認めたが，19人中5人でALL（急性T細胞白血病）を発症し，4人においては

がん遺伝子*LMO2*の近傍にγRVが挿入され，この遺伝子毒性が白血病化を誘導したものと考えられた．ほぼ同時期にγRV遺伝子治療として実施された，Wiskott–Aldrich症候群（WAS）に対する*WASp*遺伝子導入自家造血前駆/幹細胞移植9患者中6人にLMO2関連ALLが，1人にがん遺伝子活性化による急性骨髄性白血病の発症を認めた．また慢性肉芽腫症（CGD）に対する*gp91^{phox}*遺伝子導入自家造血前駆/幹細胞移植4患者中4人にがん遺伝子活性化によるMDS（骨髄異形成症候群）の発症を認めた[20)21)]．

3）遺伝子治療の発展

一方ADASCIDに対するADA発現γRVを用いた遺伝子導入自家造血前駆/幹細胞移植においては，低量の骨髄前処置を行うことでTおよびB細胞の免疫不全の長期的補正ができ，42患者中31人でADA酵素補充療法を中止できた．これら患者において使用されたγRVは*LMO2*遺伝子を含むがん遺伝子（転写因子遺伝子）近傍に挿入されていたが，T細胞のクローン性増殖はこれまで報告されておらず，ゲノム毒性による造血器腫瘍発症は疾患特異的に発生すると考えられている[21)]．このようなゲノム毒性を回避すべく遺伝子導入ベクターの改良が行われ，転写因子遺伝子近傍への挿入効率の低いレンチウイルスベクターの利用やさらに安全性の高いベクターであるSIN（自己不活性化）ベクター〔ウイルス自体の3'LTR（long terminal repeat）エンハンサー配列を欠失させ，その代わりに外部よりプロモーター配列を導入し，目的遺伝子を発現させるγRVもしくはレンチウイルスベクター（LV）〕を用いた遺伝子導入，さらに近年はZFN（zinc finger nuclease）法などでのゲノム編集を施した造血前駆/幹細胞を用いた方法が導入されてきている．これらの新しい遺伝子導入技術を用いた遺伝子治療においては現在のところゲノム毒性の発生は認められておらず，安全性はさらに高まってきているものと考えられる．実際にSINγRVは*SCID–X1*遺伝子治療に，SINLVはWAS，ADASCID，副腎白質ジストロフィー，異染性白質ジストロフィー，βサラセミアなどの疾患に対しても自家造血前駆/幹細胞を対象とした遺伝子導入用ベクターとして用いられ，その安全性と有効性が報告されている．

またゲノム編集技術は長足の歩を遂げており，ZFN法からはじまり，現在ではTalen法，CRISPR/Cas9法などが主に用いられてきている（図4）．特にCRISPR/Cas9法は利便性が高く多くの基礎研究に用いられるとともに，臨床試験にも用いられはじめてきている．本法は*ex vivo*ならびに*in vivo*遺伝子編集の両面から治療アプローチがなされてきている[2)]．ClinicalTrials. govに現在検索しうる範囲内では，ZFN法についてはHIVに対する*CCR5*遺伝子削除自家T細胞輸注を含め16件登録されている．またCRISPR/Cas9法については輸血依存性βサラセミア患者における*BCL11A*遺伝子編集自家造血幹/前駆細胞投与や造血器腫瘍のあるHIV感染者へ*CCR5*遺伝子編集同種CD34陽性細胞の移植を含め11件登録されている．

本技術およびその関連技術の進化により遺伝子異常に伴う多くの疾患（遺伝性疾患，悪性腫瘍，変性疾患など）の治療が可能となることが十分に期待できる．一方で，本技術の進化は生殖細胞レベルでの遺伝子改変や，体細胞遺伝子機能の亢進なども比較的簡便にもたらしうる技術であることから，科学性，倫理性，社会性に立脚した慎重な研究の積み重ねが強く求められる[22)]．

4）遺伝子治療薬の登場

遺伝子治療開発の歴史においては前述のγRV，LVならびにアデノウイルスベクターに加え，アデノ随伴ウイルスベクター（AAV）の寄与も大きい．AAVが搭載可能な遺伝子のサイズは5 kb程度までで，8 kb程度まで搭載可能なγRVやLVに比較して利用が制限されるが，ゲノムへの遺伝子挿入がほぼなく，導入遺伝子はエピソームとして長期に安定して存在することから各種遺伝

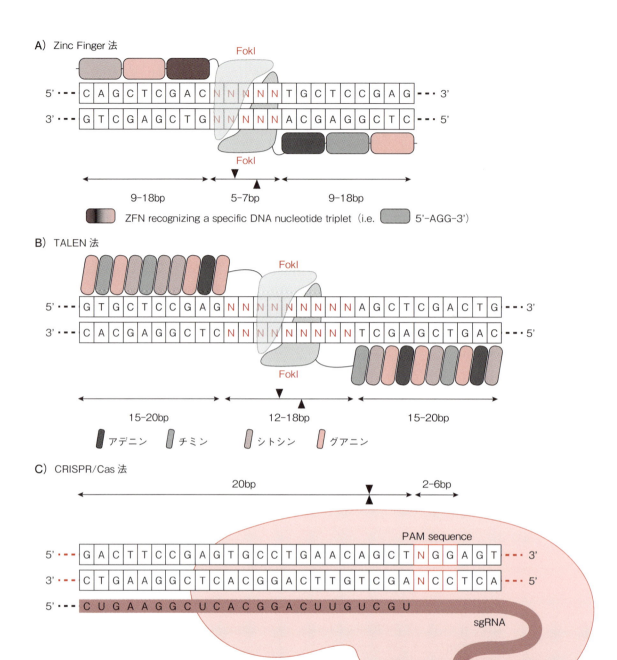

図4　遺伝子治療に用いられてきているゲノム編集技術（配列特異的ヌクレアーゼシステム）の概略

A) zinc fingerヌクレアーゼはzinc finger配列（各ハイブリッドタンパクにおいて3-6 ZFNs）とFok Iエンドヌクレアーゼの触媒領域から構成されている．各ZFNサブユニットは標的配列中における特異的DNAヌクレオチドトリプレットを認識し結合する．Fok I触媒領域は二重鎖切断（DSBs）の形成をもたらす．B) TALEN（transcription activator-like effectors）はTAL効果DNA結合領域配列（各TALENタンパク中に15-20 TALEサブユニット）とFok Iエンドヌクレアーゼの触媒領域で構成されている．TALEの1モノマーは標的DNA配列の1ヌクレオチドを認識する．2量化Fok IエンドヌクレアーゼはDNA配列にDSBsを導入する．C) CRISPR（clustered regularly interspaced short palindromic repeat）/Cas 9 2コンポーネントシステムはCas 9エンドヌクレアーゼと単ガイドRNA（sgRNA）分子（20塩基長）から構成されている．Cas 9エンドヌクレアーゼ領域はプロトスペーサー関連モチーフ（PAM）NGGトリヌクレオチド配列に先行する標的配列内の両鎖を切断する．（bp-塩基対：FokI-エンドヌクレアーゼFokI）文献2より引用

表2　世界において承認されている遺伝子治療

国	発売年	製品名	販売	対象疾患	遺伝子
中国	2002	Gendicine	SiBiono	頭頸部扁平上皮がん（HNSCC）	*p53*
フィリピン	2006	Rexin-G	EpeiusBiotechnologies	化学療法耐性膵がん，乳がん，肉腫	*Cyclin G1*
中国	2006	Oncorine（H101）	SunwayBiotech	鼻咽頭がん	遺伝子改変アデノウイルス
ロシア	2011	Neovasculgen	HSC	末梢動脈疾患	*VEGF*
欧州	2012	Glybera	Unique	高脂血症	リポタンパク質リパーゼ遺伝子
米国	2015	IMLYGIC	BioVex	悪性黒色腫	GM–CSF 発現遺伝子改変単純ヘルペスウイルス
英国	2016	Strimvelis	GSK	ADA 欠損免疫不全症	*ADA*
イタリア	2016	Zalmoxis	MolMed S.p.A	高リスク造血器悪性腫瘍	*HSV–tk, Mut2, Δ LNGFR*
米国	2017	Kymriah	Novartis	不応性B細胞ALL	*CD19CAR*
	2017	Yescarta	Gilad	びまん性大細胞型B細胞リンパ腫	*CD19CAR*
	2017	Luxturna	Spark Therapeutics	先天性黒内障	*RPE65*

子治療への利用が多く検討されてきている（図1）．AAV は 12 種の血清型が知られており，肝臓，網膜，心筋，中枢神経細胞などへの感染指向性が異なることから，至適遺伝子導入ベクターが選択され，医療開発が進められてきている．特にリポタンパクリパーゼ欠損症治療薬として AAV1–LPL が "グリベラ®（Glybera）" として 2012 年に EMA（欧州医薬品庁）の承認を得た．また *RPE65* 遺伝子異常に基づく先天性黒内障患者への AAV2–RPE65 の網膜下接種が "ラクスターナ®（Luxturna）" として米国 FDA の承認を受け，血友病 A，B，やムコ多糖症 2 型，パーキンソン病，などへの臨床応用が進められている[23]．

　以上のような経緯を経て世界各国で遺伝子治療臨床研究がすすめられ，臨床研究の開発段階第Ⅲ相臨床研究は，2018 年の段階でオーストラリア 3 件，ベルギー 5 件，スイス 3 件，中国 3 件，ドイツ 5 件，スペイン 2 件，日本 1 件，韓国 1 件，イタリア 3 件，フランス 3 件，オランダ 6 件，ノルウェー 1 件，ロシア 1 件，英国 9 件，米国 53 件，他国共同 14 件，第Ⅳ相臨床研究は，中国 2 件，米国 1 件，イタリア 1 件，韓国 1 件である．そして 12 種類の遺伝子治療薬剤が公的承認を受けている（表2）．

　日本においては 1993 年および 1994 年に厚生省および文部省より遺伝子治療臨床研究ガイドラインがおのおの示された．2002 年には文部科学省，厚生労働省から統一されたガイドラインとして「遺伝子治療臨床研究に関する指針」が示され，その後 3 回改正された後，2015 年からは厚生労働省より単独で示されている[24]．このガイドラインに則り日本においては 1995 年に北海道大学で ADA 欠損症に対する遺伝子治療が，1998 年より東京大学医科学研究所で腎がんに対する顆粒球マクロファージコロニー刺激因子遺伝子導入自家腎がん細胞を用いた免疫遺伝子治療臨床研究が，同年岡山大学で *p53* 発現アデノウイルスベクターを用いた肺がんに対する遺伝子治療臨床研究が実施され，その後日本においても 69 件の臨床試験が承認・実施されてきている（表3）．内訳は悪性腫瘍に対してが 48 件であり，遺伝性疾患，血管疾患，神経疾患などが 21 件である．なお遺伝子治療開発初期においては主に欧米の遺伝子治療技術が用いられていたが，その間に独自技

表3 日本における遺伝子治療臨床研究の歴史
国立医薬品食品衛生研究所，遺伝子細胞医薬部資料，内田恵理子先生提供（2018年段階）

1995. 2	ADA異常による重症複合免疫不全症（SCID）（北海道大）
1997. 5	HIV感染症（熊本大）；1998.2に取り下げ
1998. 8	第IV期腎がん（東大医科研）
1998. 10	肺非小細胞がん（岡山大）
1999. 5	食道がん（千葉大）
2000. 1	悪性グリオーマ（名古屋大）*，肺非小細胞がん（慈恵医大，東北大，東京医大）
2000. 2	乳がん（がん研究会）
2000. 6	前立腺がん（岡山大）
2000	ASO，バージャー病（大阪大）*
2002	神経膠芽腫（東大医科研：中止），白血病造血細胞移植後GVHD予防（筑波大），ADA異常によるSCID（患者造血幹細胞）（北海道大），X連鎖重症複合免疫不全症（東北大：中止）
2003	前立腺がん（神戸大），悪性黒色腫（信州大）*，ASO，バージャー病（アンジェスMG）*
2006	ASO，バージャー病（九州大）* 進行期パーキンソン病（自治医大）
2007	前立腺がん（北里大），再発性白血病（タカラバイオ），末梢動脈閉塞性疾患（サノフィアベンティス）
2008	前立腺がん（岡山大）
2009	進行性膠芽腫*（東京大），造血器悪性腫瘍造血細胞移植後GVHD予防（国立がんセンター），食道がん（三重大学）*，腎細胞がん（京都府立医大）*
2011	前立腺がん（岡山大学）*
2012	網膜色素変性症（九州大学）*，食道がん（大阪大学・北野病院）*，前立腺がん（東京大学）*，X-CGD（国立成育研）悪性胸膜中皮腫（千葉大学），頭頸部・胸部悪性腫瘍（岡山大学）*，原発性リンパ浮腫（アンジェスMG）*，サイトメガロウイルス予防（アステラス）
2013	家族LCAT欠損症（千葉大学）*，非寛解期AML & MDS（三重大学，愛媛大学，藤田保健衛生大学）*，食道がん（三重大学）* 進行性膠芽腫（東大医科研）*，進行性臭神経芽細胞腫（東大医科研）*
2014	難治性B細胞性悪性リンパ腫（自治医科大学），悪性胸膜中皮腫（岡山大学）*ASO，バージャー病（大阪大，多施設）*，進行性膠芽腫（東大医科研）*，間歇性跛行（九州大）*慢性心不全（大阪大）*，固形がん（三重大学）*
2015	AADC欠損症（自治医大）*，パーキンソン病（自治医大）*ASO，バージャー病（多施設）*，固形がん（三重大学，多施設）*悪性胸膜中皮腫（杏林製薬）*，進行性固形がん（鹿児島大）*，悪性黒色腫（アステラス・アムジェン・バイオファーマ）びまん性大細胞型B細胞リンパ腫，B細胞性急性リンパ芽球性白血病（ノバルティスファーマ）
2017	肝がん（（岡山大学）*，B細胞性急性リンパ芽球性（タカラバイオ）*，滑膜肉腫（タカラバイオ）*，Wiscotto-Aldrich（GSK/成育医療センター）*
2018	CD19陽性B細胞性急性リンパ芽球性（名古屋大学）*，成人T細胞白血病（長崎大学，多施設）*，固形癌（国がん東）*，悪性胸膜腫（東大医科研）*

（国立医薬品食品衛生研究所，遺伝子細胞医薬部資料）＊主に日本で開発された遺伝子治療

術の開発も着々と行われ，現在は日本固有の遺伝子治療法も多く申請・実施されはじめている（表3内*）．なお現段階ではまだ日本において承認された遺伝子治療はないが，承認まちのものは複数あり，日常臨床への早期の展開が期待されている．

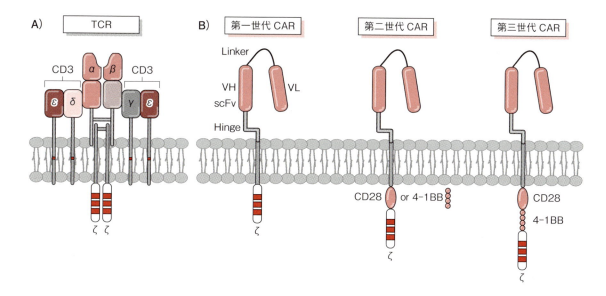

図5 遺伝子改変T細胞（T細胞受容体：TCR-T）とキメラ抗原受容体T（CAR-T）細胞の構築
A）遺伝子導入によりTCRs（T細胞受容体）タンパクを発現し免疫作用を再構築されたTCR-T細胞．B）キメラ抗原受容体遺伝子導入によりT細胞に発現するCARsは通常抗体由来の細胞外領域とT細胞シグナルタンパク由来の細胞内シグナルモジュールからなる融合タンパクである．第一世代CARsはCD3zを発現，第二世代CARsは共刺激分子細胞内領域（CD28もしくは4-1BB）とCD3zからなる融合分子を発現，第三世代CARsは2つの共刺激分子細胞内領域とCD3zが連結した融合分子を発現している．scFv：単鎖可変断片，VH：可変重鎖領域，VL：可変軽鎖領域．文献26より引用

3 がんに対する遺伝子治療

　がんに対する遺伝子治療戦略としては，各種遺伝子導入法や治療遺伝子を用いて腫瘍細胞破壊・細胞死を誘導する方法が用いられてきた．大別すると，アンチセンス法，化学療法抵抗性遺伝子法，免疫遺伝子治療（*in vivo*法，*ex vivo*法），プロドラッグ法（HSV-TK遺伝子などの遺伝子とガンシクロビルなどのプロドラッグを併用する方法），がん抑制遺伝子法，単鎖抗体遺伝子法，がん遺伝子抑制法，ベクター誘導細胞融解・細胞死法〔後述のウイルス（腫瘍溶解）療法〕，ドミナントネガティブ変異遺伝子法，放射線感受性遺伝子法，アポトーシス誘導/腫瘍壊死法，自殺遺伝子法，免疫トキシン遺伝子法，RNA干渉遺伝子法，などが検討され個性豊かな遺伝子治療法が開発されてきたが，ヒトでの臨床試験において効果を発揮できる遺伝子治療は限られているのが現状である．本項では現在医薬品としての承認が世界的になされている遺伝子改変T細胞療法，ウイルス（腫瘍溶解性ウイルス）療法について概説させていただく．

1）遺伝子改変T細胞療法[25) 26)]

　遺伝子改変T細胞療法にはTCR-T（T細胞受容体遺伝子導入T細胞）療法とCAR-T（キメラ抗原レセプター遺伝子導入T細胞）療法がある（図5）．前者は患者体内で実際に抗腫瘍効果を認めたCTL細胞クローンより得たT細胞受容体遺伝子を用いており，後者は標的となるがん細胞表面抗原に対する抗体Fab単鎖抗体とCD3ζ鎖のキメラ分子（さらには共刺激シグナル発生ユニット）を組合わせたキメラ抗原受容体（CAR）遺伝子を用いて主にγRVやLVウイルスベクターを介してT細胞への遺伝子導入が行われている．2017年にキムリア®とイエスカルタ®が欧米でおのお

の急性リンパ性白血病と悪性リンパ腫に対して承認され，日本においてもキムリア®が承認されたこともあり現段階では特に後者が注目されている．CAR-T療法に関しては（表2），Clinical-Trials. gov[27]には第Ⅲ相試験は7件（対象は再発・治療抵抗性骨髄性白血病，再発・治療抵抗性B細胞急性リンパ性白血病，急性リンパ性白血病，悪性腫瘍全般，非ホジキンリンパ腫）が登録されている（2019年3月25日段階）．また第Ⅱ相試験段階のものは123件程度あり，対象疾患は，悪性腫瘍全般にわたっている．

　一方でTCR-T療法は30件登録されており，第Ⅱ相試験が19件であり，対象疾患はここでも悪性腫瘍全般を対象に臨床試験が実施されてきている．またNK細胞にCAR遺伝子を導入したCAR-NK細胞療法も造血器腫瘍ならびに固形腫瘍を対象に第Ⅱ相試験で8件登録されており，今後の展開が期待される．

2）ウイルス療法[28)29)]

　ウイルスが元来有する感染性，増殖性および細胞破壊性を活用したウイルス療法（いわゆる腫瘍溶解ウイルス療法）の発展もめざましく，悪性腫瘍に対する新たな治療技術として注目されている．特に2005年に中国においてE1B欠失アデノウイルスであるオンコリン®（H101，ONYX-015とほぼ同構造）が頭頸部がん，食道がんに対して承認され，2015年に米国においてHSV由来のイムリジック®が摘出不能な第Ⅲb，Ⅲc，Ⅳ期悪性黒色腫に対する抗腫瘍および免疫誘導薬として承認され，後者は2016年には欧州，豪州でも承認された（表2）[22]．これらを契機にウイルス療法に関する臨床試験が世界中でさらに活発化している．ウイルス療法においても，ClinicalTrials. govに登録されている臨床試験において検索し得た範囲内では，75件登録されており，第Ⅲ相試験が4件（ワクシニアウイルス1件，アデノウイルス2件，ヘルペスウイルス1件），第Ⅱ相試験が33件（ワクシニアウイルス9件，アデノウイルス7件，ヘルペスウイルス6件，レオウイルス5件，麻疹ウイルス3件，コクサッキーウイルスA21 1件，ニューキャッスルウイルス1件，パルボウイルス1件）である．また世界的なレベルで登録がなされているJournal of Gene Medicine誌の遺伝子治療としての公開内容によると第Ⅰ相試験が28件，Ⅰ/Ⅱ相試験が14件，第Ⅱ相が7件，第Ⅱ/Ⅲ相が2件，第Ⅲ相が1件実施されている．これらのなかでE1B欠失アデノウイルスであるオンコリン®（H101，ONYX-015と同構造）およびHSV由来のイムリジック®（T-Vec：talimogene laherparepvec，OncoVEX[GM-CSF]と以前は呼称）が中国および欧米においてそれぞれ承認されている．

　ウイルス療法には直接的な腫瘍破壊に加え，宿主の抗腫瘍免疫活性化の可能性も示唆されてきており（図6），今後のさらなる臨床展開に期待がもたれている．

おわりに

　近年遺伝子治療は長い序章を経てようやく医薬品としての地位を築きはじめつつある．今後遺伝子治療製品が悪性腫瘍を含めた難病に対する一般薬剤としてさらに普及していくためには，より高い安全性で，臓器特異性があり，簡便に投与できて安価な薬剤となることがきわめて重要であると考えられる．

（谷憲三朗）

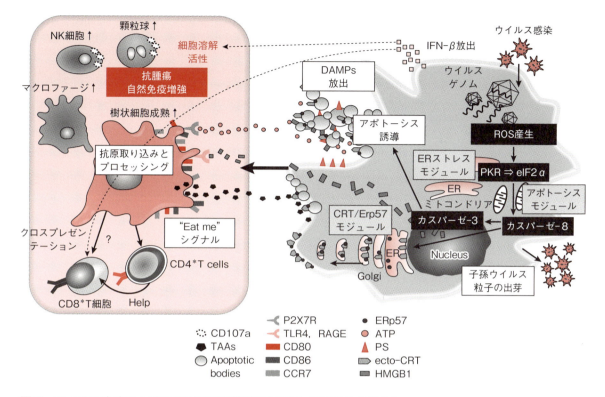

図6 ウイルス療法による抗腫瘍効果誘導機構想定図（CVB 3の場合）

CVB3感染が誘導するがん細胞死は自然免疫細胞を介した抗腫瘍免疫を誘導する．腫瘍内CVB3感染により細胞溶解脱顆粒マーカーであるCD107aの発現増強を認める活性化NK細胞と顆粒球が抗腫瘍効果に実質的に寄与しているものと考えられる．VB₃感染により腫瘍細胞はアポトーシス早期に腫瘍細胞上にカルレテイキュリン（CRT）を表出する．一方他のウイルスの多くでは免疫学的細胞死（ICD）をCRT表出を回避することで抑え，細胞死の後期にATPおよびHMGB1などのDAMPs（細胞障害関連分子パターン）を強力に放出し，それらがおのおのToll様受容体4/RAGEならびにP2X7Rへ結合することでDCs（樹状細胞）の成熟を加速化する．ウイルスゲノムならびに，もしくはウイルス子孫もまたDCsを刺激して活性化する．成熟DCsは死にかけている細胞から同時に放出されるTAAs（腫瘍関連抗原）を効率的に貪食し，最終的にはそれらをCD4陽性細胞の助力を得てCD8陽性細胞に交差提示する．ATP分泌はオートファジー機構に依拠しているものの，CVB3感染によるオートファジー様細胞死ならびにネクロプトーシスなどの他のがん細胞死についてはまだ十分には解明されていない．文献29より引用

参考文献

1) 厚生労働省：遺伝子治療等臨床研究に関する指針（https://www.mhlw.go.jp/file/05-Shingikai-10601000-Daijinkanboukouseikagakuka-Kouseikagakuka/0000162748.pdf）
2) Czerwińska P, et al : Gene delivery methods and genome editing of human pluripotent stem cells. Rep Pract Oncol Radiother, 24 : 180-187, 2019
3) Vannucci L, et al : Viral vectors : a look back and ahead on gene transfer technology. New Microbiol, 36 : 1-22, 2013
4) Hardee CL, et al : Advances in Non-Viral DNA Vectors for Gene Therapy. Genes (Basel), 8 : doi : 10.3390/genes8020065, 2017
5) Gene Therapy Clinical Trial worldwide（http://www.abedia.com/wiley/）
6) 谷憲三朗：遺伝子治療の歴史と遺伝子治療の国内外の現状．医学のあゆみ，265：5-12, 2018
7) Friedmann T & Roblin R : Gene therapy for human genetic disease? Science, 175 : 949-955, 1972
8) Terheggen HG, et al : Unsuccessful trial of gene replacement in arginase deficiency. Z Kinderheilkd, 119 : 1-3, 1975
9) 富山朔二：遺伝子工学の問題点．高分子，24：314-318, 1975
10) 大野典也：第2節　アメリカ・ヨーロッパ「遺伝子治療開発研究ハンドブック」（日本遺伝子治療学会／編），pp807-839, エヌ・ティー・エス, 1999
11) Sun M : Cline loses two NIH grants. Science, 214 :

1220, 1981

12) Culliton BJ : Gene therapy : research in public. Science, 227 : 493–496, 1985

13) Rosenberg SA, et al : Gene transfer into humans—immunotherapy of patients with advanced melanoma, using tumor-infiltrating lymphocytes modified by retroviral gene transduction. N Engl J Med, 323 : 570–578, 1990

14) Blaese RM, et al : T lymphocyte-directed gene therapy for ADA-SCID : initial trial results after 4 years. Science, 270 : 475–480, 1995

15) Bonini C, et al : HSV-TK gene transfer into donor lymphocytes for control of allogeneic graft-versus-leukemia. Science, 276 : 1719–1724, 1997

16) Le Doux JM, et al : Kinetics of retrovirus production and decay. Biotcchnol Bioeng, 63 : 654–662, 1999

17) Dunbar CE, et al : Gene therapy comes of age. Science, 359 : doi : 10. 1126/science. aan4672, 2018

18) Raper SE, et al : Fatal systemic inflammatory response syndrome in a ornithine transcarbamylase deficient patient following adenoviral gene transfer. Mol Genet Metab, 80 : 148–158, 2003

19) Hacein-Bey-Abina S, et al : LMO2-associated clonal T cell proliferation in two patients after gene therapy for SCID-X1. Science, 302 : 415–419, 2003

20) Hacein-Bey-Abina S, et al : A modified γ-retrovirus vector for X-linked severe combined immunodeficiency. N Engl J Med, 371 : 1407–1417, 2014

21) Fischer A, et al : Gene therapy for primary immunodeficiencies. Clin Genet, 88 : 507–515, 2015

22) undefined, et al : Germline gene-editing research needs rules. Nature, 567 : 145, 2019

23) Colella P, et al : Emerging Issues in AAV-Mediated In Vivo Gene Therapy. Mol Ther Methods Clin Dev, 8 : 87–104, 2018

24) 厚生労働省:研究に関する指針について (http://www.mhlw.go.jp/stf/seisakunitsuite/bunya/hokabunya/kenkyujigyou/i-kenkyu/index.html)

25) Paucek RD, et al : The Cellular Immunotherapy Revolution : Arming the Immune System for Precision Therapy. Trends Immunol, 40 : 292–309, 2019

26) June CH, et al : CAR T cell immunotherapy for human cancer. Science, 359 : 1361–1365, 2018

27) Clinical Trials. gov (https://clinicaltrials.gov/)

28) Martinez-Quintanilla J, et al : Oncolytic viruses : overcoming translational challenges. J Clin Invest, 130 : 1407–1418, 2019

29) Inoue H & Tani K : Multimodal immunogenic cancer cell death as a consequence of anticancer cytotoxic treatments. Cell Death Differ, 21 : 39–49, 2014

Chapter 8

9 人工知能（AI）の支援による がん診断の将来

60年以上の歴史をもつ人工知能（AI）研究だが，現在は過去最大とも言える第三次ブームを迎えている．医療への応用も進んでおり，がん診断についても数多くの試みがなされている．特に次世代シークエンサーによる網羅的なゲノム解析はがんの診断においては必須となりつつあるが，その膨大な出力データを実際の臨床現場で役立つデータに解釈する作業は人間の処理能力を超えつつありAIの活用が期待されている．また，放射線画像および病理画像診断にもAI支援を活用する試みが世界中で進んでおりすでに一部は実用化されている．

概念図

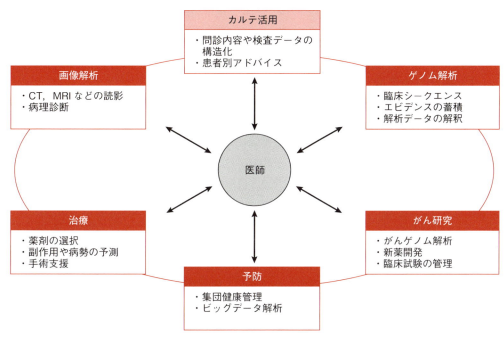

医師を取り巻くがん医療にけるAI支援の将来像を示す．診断のみならず，治療，予防，そして研究開発など幅広い領域でAIの利活用が期待される

はじめに

　2011年に米国の人気クイズ番組でIBM社のWatsonが優勝し，2016年にはGoogle傘下のDeepMind社が開発したAlphaGoが囲碁の世界チャンピオンを破ったことは世界中で大きく報じられた．そして今や人工知能（AI）は空前の大ブームになっており，そのブームは当然ながら医療分野にも波及している．

　東京大学医科学研究所の臨床シークエンス・チームは2015年7月に北米以外の機関としてははじめてIBM Watson for Genomics（WfG）を導入し，次世代シークエンサー（next generation sequencer：NGS）で出力されたシークエンスデータのメディカル・インフォマティクスに医科

研オリジナルの解析パイプラインと併用する形で探索的臨床研究を行っている．筆者らは，疾患ゲノム情報の臨床応用を目的とする臨床シークエンス・チームに血液内科医として参画しており，WfGのユーザーとしてこれまでに得られた知見を中心に，AIによるがん診断支援の現状と今後の展望について最新の知見を交えて解説したい．

> ((Memo))
>
> 《研究シークエンスと臨床シークエンス》
> 「研究シークエンス」では，がんの種類別に多数の患者検体からゲノム情報を解析し，そのがん種に特徴的な遺伝子変異のデータを集積してがんの発症や進展に関するエビデンスを創出する．これに対して「臨床シークエンス」は，研究シークエンスの成果である学術論文や構築されたデータベースを参照しながら個々の患者におけるがんゲノムのシークエンスデータを解釈して，その患者の診断や治療にフィードバックするものである．

1 AIによるゲノム解釈支援

1）臨床シークエンスとAI支援

2015年1月，当時のオバマ米国大統領による一般教書演説でPrecision Medicine Initiative（現在は "All of Us Research Program" と改称）が提唱されたことを契機に，NGSを用いた臨床シークエンスが世界中で急速に進んでいる[1]．そして，現在この臨床シークエンスの中核を成しているのががん医療の分野である．NGSによるがんゲノム解析の詳細については**第8章-5**に譲るが，シークエンサーの高速化やデータ解析技術はめまぐるしく進歩する一方で，出力される膨大なゲノム情報から腫瘍の発症や進展にかかわる遺伝子の体細胞変異（ドライバー変異）を正しく選び出して治療薬の選択などに結びつける作業にかかる時間と労力も増加の一途を辿っている．PubMedに登録されたがん関連論文は2016年の1年間だけで20万本を超えており，もはや人間が読める数をはるかに超えてしまっている．そのため，この膨大なデータを網羅的に学習し，臨床上必要な情報を抽出する作業にAIを活用する試みがはじまっている（図1）．

2）Watson

Watson[3]はIBM社が展開するAIの技術を応用したしくみであり，Watsonの特徴として自然言語処理能力があげられる．これは，インターネット上に氾濫する非構造化データ（論文などのテキスト，pdf，webページなどの資料）を理解する上できわめて重要な能力である．IBM社はWatsonをあえてartificial intelligence（AI）ではなくcognitive computingもしくはaugmented intelligence（AI，拡張知能）と呼称している．Watsonは，与えられた質問に対して膨大な数の資料を検索して多数の回答候補を見つけ出すと同時に，その裏付けとなる根拠を独自のスコアリング・アルゴリズムを駆使して算出しすべての回答にランク付けを行う．歴史的には質疑応答システムにはじまり，1980年代の第二次AIブームの際に注目されていたエキスパートシステムの流れを汲んでいたWatsonだが，現在はディープラーニングなどの技術もとり入れ画像認識・音声認識など多岐にわたるしくみを提供している．がん領域においては遺伝子解析のためのWfGが展開されている（図2，3）．

424　がん生物学イラストレイテッド　第2版

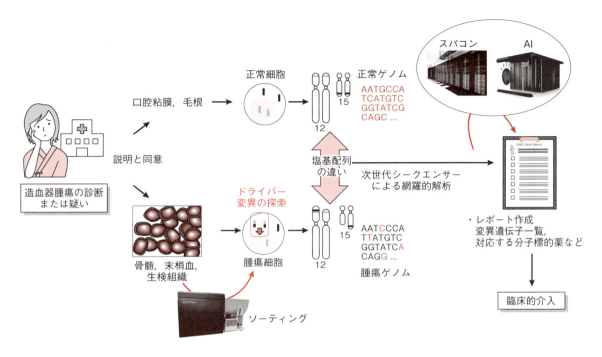

図1　東京大学医科学研究所における臨床シークエンスの流れ
NGSから出力されたデータは，WfGとは別に所内のバイオインフォマティシャンや医師による手作業の解析も並行して行っており，相互補完することで精度をより高めている．文献2をもとに作成．AIの画像はIBM社より提供

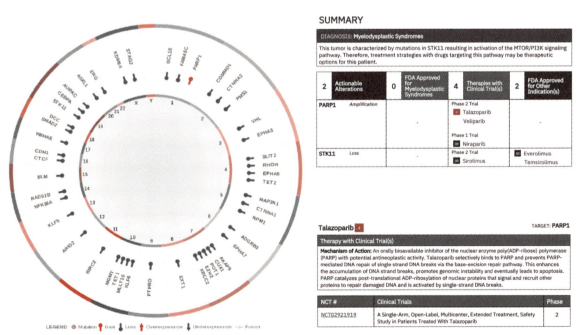

図2　WfGによる実際の解析画面：ドライバー変異解析（一部改変）
この症例（骨髄異形成症候群）ではWatsonは5個の変異を最終的に提示した．Watsonは絞り込んだ変異をもとに治療薬の候補やその臨床試験データ，さらにはパスウェイ上の標的分子の関係なども提示する．残念ながら本症例においては治療につながる薬剤候補は見つからなかった

9　人工知能（AI）の支援によるがん診断の将来

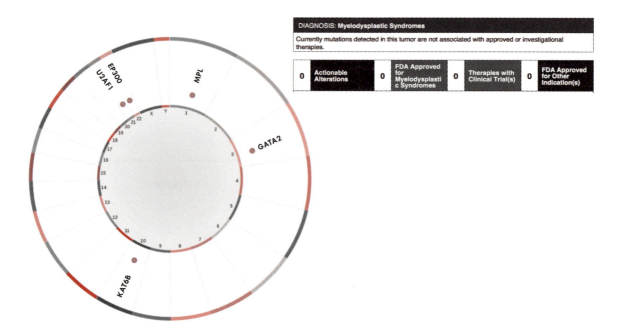

図3　WfGによる実際の解析画面：CNV解析（一部改変）
WfGはcopy number variation（CNV）解析も可能である．図2と同じ症例におけるCNV解析の結果，WatsonはPARP1の重複（増加），そしてSTK11を含む複数のコピー数の欠失（減少）を突き止め，それに基づく薬剤の候補と臨床試験情報なども同時に提示した．Watsonはクラウドに置かれており，これらすべての回答に要する時間は10分程度である

> **Memo**
> 《エキスパートシステム》
> エキスパートシステムとは，専門家のもつ知識を「If～, then（もし～ならばこうする）」という形式でルール化し，大量に教え込むことで推論を可能にしたシステムである．教え込みにかかる作業やハードウェアの必要パワーが甚大であったためいったんは下火になったが，近年スーパーコンピュータの性能向上や機械学習の進化により見直されつつある．

2　AIによる画像診断

　AIが最も得意としている分野の1つが画像認識であり，特に米国では数多くの医療特化型AIベンチャーが勃興している．現在の画像認識アルゴリズムはHintonらが確立した畳み込みニューラルネットワーク（convolutional neural networks：CNN）とよばれるディープラーニングの手法が主流となっている[4]．

1）放射線画像診断

　AIによるがん画像診断は最も競争が激しい領域といえるが，米国Enlitic社がその急先鋒だろう．Enlitic社はX線，CT，MRIなどの画像データを読み込み，悪性腫瘍を検知するシステムを2014年から提供している．同社の画像解析技術は非公開だが，大量の画像データを用いてシステムを教育するというディープラーニングの手法を用いている．その解析精度は放射線科医の検出率の

約1.5倍と謳っており[5]，豪州を皮切りに世界各国で実際に医療機関に導入されている．また日本発のベンチャーとしてはLPixel社も同様にAIによるX線，MRI，さらには大腸内視鏡などの画像診断支援技術の開発で成果をあげており，実用化が期待される．

2）病理診断

病理診断に関しては比較的古くからAIの応用が試みられており，その検体の多くを占める細胞診に関しては世界中で自動化が進んでいる．組織診に関しては，2010年に日本発のAIによる病理画像解析システムとしてNECのe-pathologistが実用化された．e-pathologistでは，実際の病理標本をスキャンしバーチャルスライドとしてストレージに乗せると，自動的に解析エンジンがそれら画像をがん・非がんに分類する[6]．

昨今の話題として，AIによる病理診断が最も成果をあげているのが乳がん領域だろう．CAME-LYONというAIによる乳がん病理診断の大会が毎年行われているが，その2016年大会でAIが経験豊富な病理医たちを上回るほどの正確な診断を下したことがJAMA誌に掲載され話題となった[7]．

また，前述のe-pathologistをはじめAIによる病理診断支援は標本をデジタル化して取り込んだ画像を解析するというのが主な手法であったが，2018年のAACR（American Association for Cancer Research）総会でGoogle社が既存の顕微鏡に取り付けるだけでリアルタイムにAIによる画像診断が可能となる「拡張現実顕微鏡（augmented reality microscope：ARM）」プラットフォームを発表し大きな話題となった[8]．

3）その他

Googleおよび傘下のDeepMind社は，AIが糖尿病網膜症の眼底写真を正確に診断できたと報告している[9]．また，同社は英国NHS（National Health Service）と提携してがんの放射線治療計画や医療タスク管理などさまざまな医療分野でAI開発を進めているという[10]．皮膚がんの領域でも，スタンフォード大学発のAIが皮膚科医を上回る高精度な皮膚がんの診断を下したという報告がNatureに掲載され話題になった[11]．IBM社はWfGとは別にがんの診断から治療方針までを支援するWatson for Oncologyを開発し，60万件以上の論文や医学専門誌200万ページに加え，米国Sloan Ketteringがん研究所の協力のもと数多くの症例を学習させ，今や10カ国以上の医療機関で導入されている．

3 AIによる医療支援のこれから

米国政府は2016年10月に発表した報告書「Preparing for the Future of Artificial Intelligence」において医療におけるAI支援について具体的に言及しており[12]，2018年4月にはとうとう医師が結果を解釈せずとも診断を下すことができる眼底画像のAI診断システム「IDx–DR」が米国FDAで承認された．これらのことからも，今後もAIの医療分野への応用の流れは加速していくことが予想される．本邦においても，医療分野は自動運転と並び最もAIの利活用ニーズが高いというアンケート結果が出ており[13]，国民からも医師からもその期待度は高い．

しかしながら当然課題も山積みである．現在はAIによる医療支援に関してその安全性や有効性を評価する指標がなく，また自己学習によって性能が進化あるいは変容するタイプのAIは実用化された後も定期的にその性能を評価するしくみなどが必要だろう．またAIが判断を誤った際の責任の所在が問題となることは明白であり，「最終的な診断や治療方針の決定と責任は医師が担う」との原則を医師法上の取り扱いで規定する必要もあるかもしれない．

課題は多いものの医療支援AIの進化は現場の負担軽減や医療費の削減，さらには遠隔診療による地域医療への貢献などにもつながることが期待され，医療従事者とAIが協調してよりよい未来の医療を実現することを望みたい．

（小林真之，東條有伸）

参考文献

1）NIH：Vision for the Cohort and the Precision Medicine Initiative. (https://www.nih.gov/sites/default/files/research-training/initiatives/pmi/pmi-presentation-vision-cohort-precision-medicine-initiative.pdf)

2）小林真之，東條有伸：人工知能（AI）と臨床シークエンス．血液フロンティア，27：1162–1165，2017

3）IBM Watson (https://www.ibm.com/watson/jp-ja/)

4）Hinton GE, et al：ImageNet Classification with Deep Convolutional Neural Networks. Advances in neural information processing systems, 1097–1105, 2012

5）Enlitic (https://www.enlitic.com/)

6）喜友名朝春：e-Pathologist：人工知能による病理画像解析システム．医用画像情報学会雑誌．34巻2号．105–108，2017

7）Ehteshami Bejnordi B：Diagnostic Assessment of Deep Learning Algorithms for Detection of Lymph Node Metastases in Women With Breast Cancer. JAMA, 318：2199–2210, 2017

8）Hipp, J & Stumpe M：Abstract PL02-01：Advancing cancer diagnostics with artificial intelligence. AACR Annual Meeting, 2018；April：14–18, 2018

9）Gulshan V, et al：Development and Validation of a Deep Learning Algorithm for Detection of Diabetic Retinopathy in Retinal Fundus Photographs. JAMA, 316：2402–2410, 2016

10）DeepMind Health (https://deepmind.com/applied/deepmind-health/)

11）Esteva A, et al：Dermatologist-level classification of skin cancer with deep neural networks. Nature, 542：115–118, 2017

12）Preparing for the Future of Artificial Intelligence (https://obamawhitehouse.archives.gov/sites/default/files/whitehouse_files/microsites/ostp/NSTC/preparing_for_the_future_of_ai.pdf)

13）総務省：ICTの進化が雇用と働き方に及ぼす影響に関する調査研究」（平成28年）(http://www.soumu.go.jp/johotsusintokei/linkdata/h28_03_houkoku.pdf)

第**9**章
各組織・器官の
がん生物学

1	肺がん	430
2	大腸がん	444
3	胃がん	455
4	乳がん	466
5	膵がん	473
6	脳腫瘍	483

Chapter 9

1 肺がん

肺がんは発生母地の細胞系列が異なる複数のがん腫の総称で，臨床的にSCLCとNSCLCに分けられる．多くは肺局所にとどまらず，骨，脳など遠隔転移が多く，予後も比較的悪い．日本では年間8万人弱が死亡するがんである．EGF受容体リン酸化酵素阻害薬による著効例の背景に，NSCLCにEGFR活性型ドライバー変異の存在が2004年に発見され，肺がん診療の転機となった．加えて非喫煙者やアジア人に変異頻度は高く，その変異同定と分子標的阻害薬服用が現在の第一治療選択である．他にALK，ROS1，MET，BRAFなどで特異変異同定とその治療がなされている．一方，米国のがんゲノムプロジェクトTCGAが終了し，肺がんに関する数百例のデータが報告された．さらに肺がん組織を形成するがん細胞以外に，宿主免疫系細胞や宿主間葉系細胞への抗体製剤が有効で，化学療法も含めた多様な併用療法の臨床試験がなされている．こうした経緯で，最近15年で顕著な生存期間延長がみられるようになった．

概念図

A）主要がんの性別年間死亡推移

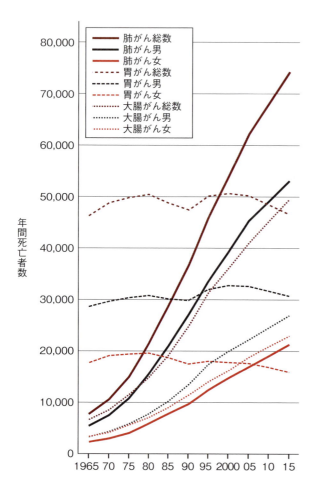

B）自験初診肺がん患者年齢分布

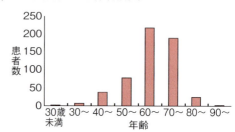

C）自験肺がん組織型別・性別患者数

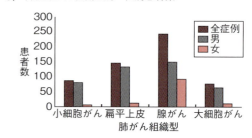

D）肺がんの臨床症状・遠隔転移

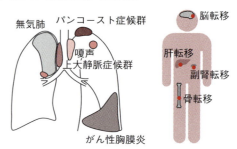

1 肺がん総論

「肺がん」とは，気道・肺胞上皮系細胞を発生母地とする悪性新生物の総称である[1]．臨床的には，治療反応性に基づき便宜的に小細胞肺がん（small cell lung cancer：SCLC）と非小細胞肺がん（non-small cell lung cancer：NSCLC）に分けられる．NSCLCはさらに病理組織型として肺腺がん，扁平上皮がん，大細胞がんに分けられる．最近になり，分子標的薬が著効する肺腺がん特異的なドライバー変異が注目され，変異同定が治療選択肢として最重要視されている．

> **Memo**
>
> 《SCLCとNSCLC》
> 肺がんの組織型は発生学的に神経内分泌細胞の性質をもち，気道上皮細胞に由来するSCLCと，それ以外に3種の組織型（腺がん，扁平上皮がん，大細胞がん）を含むNSCLCに分けられる．これは歴史的には治療反応性による分類を基礎にし，SCLCは放射線や化学療法に感受性が高い（細胞死を惹起しやすい）．最近，Single cell RNA Seqにより気道上皮細胞の分化ヒエラルキーが改訂され[2]，肺がん組織分類にも考慮されるだろう．
> 《肺がんのドライバー変異（driver mutation）とその頻度》
> 運転士変異（ドライバー変異）とは，がん化への選択圧を克服して残った，増殖や不死化を帰結する変異を指し，治療標的になる．一方，大多数の変異は，ゲノム不安定性や増殖に伴う複製過程で偶然発生した変異で，生物学的な意義は大きくない．ドライバー変異にはアミノ酸コード領域の変異や，染色体転座による融合遺伝子などがある．肺がんでは，EGFR，KRAS，ALK，MET，HER2，BRAFなどが知られ（後述），特異阻害薬，耐性克服薬などが臨床開発されている．

1）疫学からみた肺がん

肺がんは疫学的に，日本で年間約11万人以上が罹患し，毎年8万人弱が死亡（全世界では約140万人）する予後不良のがんである（概念図A）．患者年齢は60歳代が全体の1/3，70歳代が1/3，それ以外が残りの1/3である．したがって社会高齢化とともにその罹患，死亡は増加している（概念図B：最近は70歳代が増加）．日本では肺がん死亡患者の男女比が2.5対1であるが，喫煙習慣の浸透した米国などでは1.2対1である（概念図C：日本では女性の低喫煙習慣の予防医学上の意義は大きい）．後述するように喫煙者では小細胞肺がん，扁平上皮がん，大細胞がんなどがみられるが，女性を中心とする非喫煙者はほとんどが肺腺がんである（**2**参照）．喫煙者にも肺腺がんは発生するが，ゲノム背景による未知の喫煙発がん要因と，非喫煙者にも共通するEGFR活性型変異例の両方が混在する．

2）症状

肺がんの症状は古典的には咳，血痰，嗄声（しわがれ声）が有名だが，これらは喫煙者肺がんにみられ，必ずしも多くない．現在は定期健診などで発見され，胸部X線写真異常陰影の段階では自覚症状はない．胸腔近傍の進展による症状としては，気道閉塞による無気肺（呼吸困難を伴う），縦隔進展による嗄声（反回神経麻痺），上大静脈症候群（顔面，上肢の浮腫），肺の胸膜を越え進展するとがん性胸膜炎，心臓近辺ではがん性心外膜炎，また肺尖部より上腕神経叢に浸潤してパンコースト症候群（上腕の激痛）やホルネル症候群（発汗減少，眼瞼下垂，縮瞳など）を示す（概念図D）．肺がん難治の大きな理由は遠隔転移である．高頻度にみられるものは肺（同側，対側，単発，多発），骨，脳（これらに転移すると，骨折や半身不随などベッドレスト状態になる），肝，副腎などである．

第**9**章

各組織・器官のがん生物学

1　肺がん　431

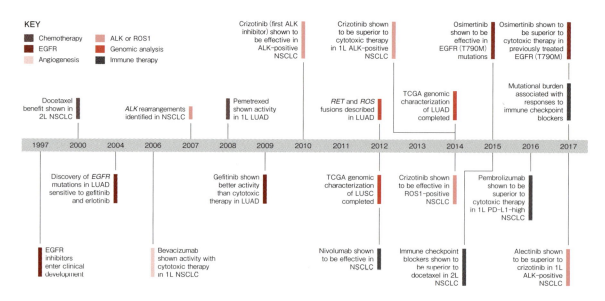

図1　最近20年間の肺がん生物学の展開と治療薬の急激な変遷
1990年代後半より，抗がん剤として微小管阻害薬，トポイソメラーゼ阻害薬，代謝拮抗薬へと続くものの，21世紀に入りドライバー変異としてEGFR変異，ALK融合遺伝子が見出され，Precision Medicineである分子標的薬開発と耐性克服，さらに抗VEGF抗体，そして2010年以降は免疫チェックポイント阻害薬開発，肺がんへの応用と，目まぐるしく変化している．これらをどう併用するかが現代の課題である．文献4より引用

3）治療

　治療は外科切除，放射線照射，化学療法などが臨床病期をもとに選択される．初診時臨床病期ⅢAまでは（初診患者の約1/3）外科切除が選択される．しかし，再発は40～50％にみられる（このため，ごく最近までは5年生存率は長らく15～20％に停滞）．臨床病期ⅢB以上は薬物療法，あるいは同時放射線療法が標準治療である．近年，前述のドライバー変異陽性・陰性をまず診断し，治療法を選択する新たな時代に入った[3]．さらに最近，抗体医療の急激な臨床応用で，免疫チェックポイント阻害薬（ICI：immune checkpoint inhibitor）による宿主がん免疫の賦活や，抗VEGF抗体による宿主間葉系細胞制御などが加わり，肺がん治療は激変している状況である（図1）[4]．その他，肺機能低下で肺切除ができない場合，心・腎機能低下で水負荷など化学療法が困難な場合は定位放射線照射（必ずしも根治でなく，緩和がほとんど）がなされ，また骨や脳転移に緩和的な放射線照射がなされる．

> **Memo**
>
> 《臨床病期》
> 臨床病期分類は各がん腫で異なるが，基本的に腫瘍サイズ（T），リンパ節転移（N），遠隔臓器転移（M）を画像検査などで細分化し，全世界数万例の臨床情報をもとに作成されたTNM表により臨床病期を決定する．手術可否，予後予測などを判断する，臨床的に重要な指標である．日本肺癌学会では学会ホームページに肺癌診療ガイドラインを掲載している[5]．これはオンラインで随時改訂も行われる．このなかの「肺癌の分類」の項にTNM臨床病期分類の最新版（第8版，2017）が掲載され，詳細な分類の実際とエビデンスが確認できる．

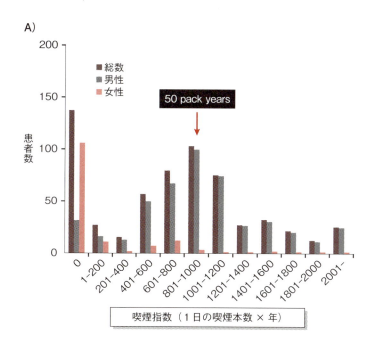
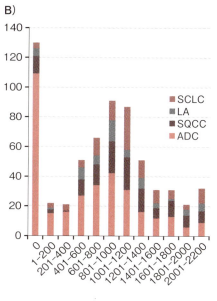

図2 肺がん患者と喫煙指数：性差と肺がん組織系（東北大学自験例解析より）

A）肺がん患者喫煙指数分布と性差．日本では女性に非喫煙者が多い．したがって肺がん患者総数（■）は2峰性に見えるが，実際には女性肺がん患者（■）と男性肺がん患者（■）にわかれて二峰になっていることがわかる．B）肺がん患者喫煙指数分布と肺がん組織系分布．非喫煙者はほとんどが肺腺がんであり，この70％はEGFR変異陽性である．喫煙指数の増加とともに，喫煙関連肺がんは増加し，肺腺がんの割合は低下していく

2 喫煙者肺がん：喫煙指数と組織型，禁煙推進による予防医学

　SNP microarrayによる全ゲノム疾患関連遺伝子解析（GWAS）として肺がん（NSCLC）の関連遺伝子を調べた結果，chr 15q25.1近辺の相関がメタ解析でも繰り返し確認されている[6]．この部分はニコチン依存重喫煙者のGWAS関連遺伝子解析としても指摘されている箇所であり，コリン作動性ニコチン受容体であるCHRNA3やCHRNA5などが存在する．それ以外にもchr 5p15.33のTERT，CLPTMIL領域，chr 6p21.33のBAT3，MSH5などが報告されている．

　肺がん関連ゲノム領域として確認されたchr 15q25.1に，コリン作動性ニコチン受容体が存在する事実は大変興味深い．ニコチンそのものの肺発がん関与も否定できないが，タバコ依存のGWASもこの位置にみられる．これはニコチン依存性のために，発がん物質含有タバコ煙の吸入を続け，高齢で肺発がんとなる機序と考えられる．

　自験肺がん患者（2003年11月～2008年10月）610例の喫煙指数（本数×年数）を調べると（図2A），二峰性であり，女性では2/3が非喫煙者，大多数が軽喫煙者であるのに対し，男性では90％が喫煙者で，喫煙指数800～1,000に分布のピークをみる．これは1日1箱（20本）を40～50年続けた場合で，総本数は約30万本となる．

　肺がん喫煙指数分布と肺がん組織型を結びつけると喫煙の影響が明瞭になる（図2B）．喫煙指数増加とともに喫煙関連肺がん組織型（小細胞肺がん，肺扁平上皮がんなど）が増加するのがよく理解できる．こうした意味でも禁煙は予防医学，医療費抑制へのインパクトが非常に大きい．喫

煙女性の多い米国肺がん死亡男女比が1.2対1.0であり，日本のそれ（男女比2.5：1）と大きく異なる点は，予防医学をさらに推進すべき警鐘と受け止めるべきである．

　実際の発がん関与は，TCGAプロジェクトにおいて，変異signatureとしてSmokingがとり上げられている（**4**参照）．

╭─ **Memo** ┈┈┈

《喫煙指数（pack years）》
喫煙習慣が病態に大きな意味をもつ呼吸器臨床では，外来初診や入院時に喫煙指数を聴取する．1日の本数×喫煙年数を意味し，指数1,000とは実数36.5万本（具体的には，1年に換算して，1日1,000本×365日と計算する）となる．累積本数とは別に，疫学研究では40歳前後までに禁煙すると，全体的生命予後は非喫煙者と変わらない．

---

３ 分子標的薬著効例によるドライバー変異を端緒とした肺がん治療の大展開

１）臨床著効例から判明したEGFR ドライバー変異—逆translational medicine経路

　発がん物質を含むタバコ煙による喫煙者肺がんはまだ理由がある．しかし非喫煙者になぜ肺がんが発症するのか．受動喫煙，調理煙などの環境因か．しかし家族内肺がん集積もみられる．じつは非喫煙者肺がんのほとんどは肺腺がんで，ドライバー変異が関与する．

　固形腫瘍の治療標的は多くの先行研究からEGF受容体と考えられていた．しかしNSCLCを対象にしたEGF受容体阻害薬ゲフィチニブ（Gefitinib：イレッサ®，Iressa）第Ⅱ相臨床試験では，従来の化学療法では考えられないスーパーレスポンダーの著効例がみられた．この背景遺伝子解析から，現在の肺がん治療の中心となるEGFR ドライバー変異が発見された．これは「逆腫瘍学」，あるいは「逆translational medicine」，すなわち市販薬著効例の解析が，肺がん生物学理解の契機となった．

╭─ **Memo** ┈┈┈

《EGFR変異の生物学的意義とEML4-ALK融合遺伝子》
2004年，米国ボストンの2つのグループが著効例にEGFRリン酸化酵素活性型変異を発見した[7)8)]．固形腫瘍におけるドライバー変異として，悪性黒色腫BRAFに次ぐものである．実際には，リン酸化酵素部塩基配列に，奏効例ではL858R（エクソン21）および5個のアミノ酸欠落（エクソン19，塩基配列がずれる場合もある）などが集積している．これら変異はリン酸化によるシグナル伝達を促進する活性型変異であり，しかも変異タンパク質はゲフィチニブに10倍親和性が高い（すなわち野生型より阻害選択制が高い）ことが示された（図3A）[7)]．次いで，EGFR変異部分のsiRNAを用いると細胞死の惹起が報告された[9)]（図3B）．すなわちこのドライバー変異は，細胞増殖ではなく，抗細胞死への生存シグナル増強として機能している．したがって阻害薬によるシグナル遮断により，腫瘍はすみやかに細胞死に陥り，臨床的には経口剤でありながら，スーパーレスポンダーといわれる著効を示す．

さらに，日本人の変異頻度が高い可能性も論文に示唆されたので，Mitsudomiらが手術検体で確認すると，日本人では肺腺がんで49％，非腺がんでは2％という組織型特異性と，非喫煙者肺腺がん患者（ほぼ女性患者に相当）では実に約70％に変異が存在する[10)]．同様の結果はアジア人に共通し，一方，欧米白人では変異陽性頻度が10％前後である．

これに次ぐ肺がんドライバー変異例は，日本で発見されたEML4-ALK融合遺伝子（**第7章−5参照**）である．驚くべきことにALK阻害薬としてリンパ腫への臨床試験中であった薬剤が，そのまま本変異陽性肺がん例への臨床試験として使用され，顕著な成績を示した．

がん生物学イラストレイテッド　第2版

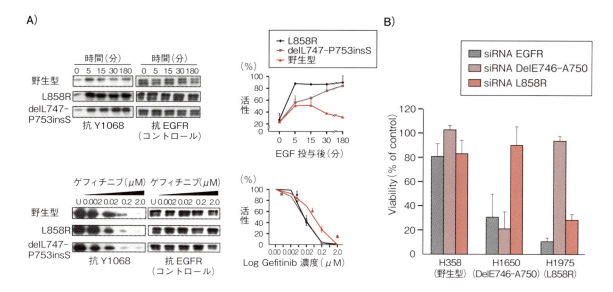

図3 ゲフィチニブ奏効例の変異EGFRと野生型の機能差

A) COS細胞に発現したEGFR受容体によるリン酸化の差と，ゲフィチニブに対する親和度の差．これらは本変異がドライバー活性型変異であり，また野生型との差が個別化医療の可能性を示唆している．文献7をもとに作成．B) ドライバー変異によるシグナルが，細胞死抑制作用であることの，siRNAを用いた証明．文献9より引用

《肺発がんの謎―非喫煙者肺腺がんEGFRドライバー変異のゲノム背景の解析は？》

ドライバー変異という体細胞変異がもたらしたがん生物学の大きな課題は，体細胞変異でありながらEGFRドライバー変異がなぜ多数の患者に共通して，また肺腺がん組織特異にみられるかという背景のゲノム機構の問題である．

肺がんEGFRドライバー変異同定の過程で遭遇した1家系では，兄弟7人中4名に肺腺がんを認め，うち同定可能な3姉妹で同変異陽性であった．こうした家系発生は現状では稀で，多くの症例はsporadicな発生であろうが，注意深く家族歴を聴取する努力を行えば，家系内肺がんを見る家族も見出せる．

こうした家系を集積し，一方で気道上皮細胞に分化した核内染色体構造を併せ解析できれば，体細胞変異でありながら共通する，またアジア人に集積する，EGFRドライバー変異のゲノム背景を解明できる可能性がある〔最近ペルーのインディオにもEGFR変異陽性（約50％）が集積する報告もある[11]〕．この過程で組織特異発がんの謎や，肺がん幹細胞の特性なども明らかになると期待される．

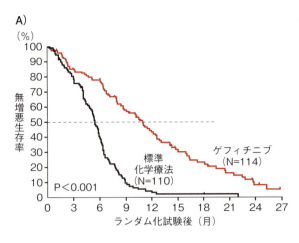 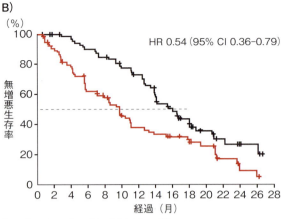

図4　EGFR変異陽性例への分子標的薬等の顕著な効果
A）EGFR変異陽性例による，ゲフィチニブ vs 化学療法 初回治療．無増悪生存期間（PFS）では，ゲフィチニブ群10.8カ月に対し，化学療法（CBDCA＋TXL）5.4カ月と大きな差が示された．文献12より引用．B）EGFR変異陽性例による，エルロチニブ＋ベバシズマブ vs エルロチニブ初回治療の顕著な差．無増悪生存期間（PFS）では，併用群16.0カ月に対し，エルロチニブ単独群9.7カ月と，抗VEGF抗体使用でさらに良好な結果が得られた．文献13より引用．このがん生物的背景は図9を参照

2）臨床におけるエビデンスの確立へ

　日本やアジアで，EGFR変異同定患者における前向き第Ⅱ相臨床試験，さらには通常化学療法と比較した第Ⅲ相臨床試験により，無増悪生存期間（progression free survival：PFS）が従来の化学療法の5.4カ月に比較して，約2倍である10.8カ月であることが示された[12]（図4A）．また喫煙者にも変異陽性者が多数みられ，薬剤性間質性肺疾患（interstitial lung disease：ILD）の副作用に十分注意しながら，EGFR-TKIが使用されている．変異陽性者への奏効率は約75％であるので，女性肺腺がん患者では，2/3 × 3/4で約半数にEGFR-TKI奏効が期待される．

　21世紀がん治療precision medicineとしての展開として，肺がんはまずドライバー遺伝子変異診断，分子標的薬使用が，第一選択肢となった．

Memo

《EGFR-TKIの肺毒性》
2002年夏，ゲフィチニブ（イレッサ®）承認市販直後より，重篤な薬剤性間質性肺炎の患者発生が相次いだ．この肺毒性は日本人患者に頻度が高い．リン酸化酵素阻害剤という新規の化合物として，血液毒性以外の肺領域の副作用への臨床配慮が重要になった[14]．

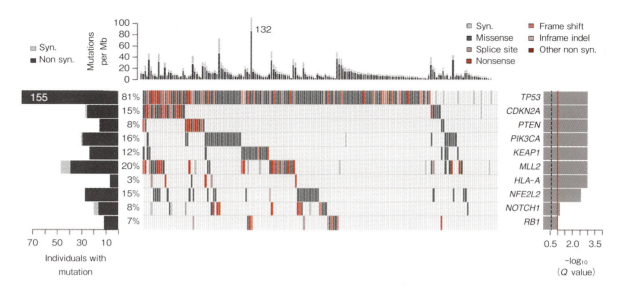

図5　肺扁平上皮がん（LUSC）における体細胞変異
肺扁平上皮がん（LUSC）：横軸は各個体．上端にはMbあたり変異数が示され，個体間でばらつく．その下には個体における変異頻度順に遺伝子が示され，mutational exclusivityが示されるとともに，変異内容（ことにネオアンチゲンに関連するframeshiftやindelに注目）で色分けされている．文献17より引用

4　TCGAプロジェクトにおける肺がんゲノム解析

　ヒトゲノム・プロジェクト終了後，2005年よりThe Cancer Genome Atlas（TCGA）プロジェクトが，20〜25がん腫を対象として，2014年完了を目途に米国NCIを中心に統合的解析としてはじまった．2013年にはmutational signature, mutational landscapeとして多がん腫の比較がなされた[15)16)]．意外であったのは，予測されたがん腫特異なドライバー変異はあまり見出せなかった点である．肺がんでは，2012年に肺扁平上皮がん（LUSC, 178例）[17)]，2014年に肺腺がん（LUAD, 230例）[18)]，2015年に小細胞肺がん（SCLC, 110例）[19)]の詳細が報告された．

　体細胞変異としては，LUADではTP53, KRAS, EGFR, STK11, KEAP1, NF1などで多発している．この図は現在の免疫チェックポイント阻害薬（ICI）有効性の背景を考えるうえで示唆に富む．1つには腫瘍変異負荷（tumor mutational burden：TMB）の程度が図の最上部に示してあり高値が多い．もう1点はneo-antigenを生じるframeshiftやindel異常が多数示されている点である．LUSCでは，TP53, CDKN2A, PTEN, PI3KCA, KEAP1, MLL2（HMT2D）などにみられた（図5）．SCLCではTP53, RB1がほぼ全例で両アレルに不活性化がみられ，神経内分泌細胞としてNotch類にも変異がみられた．NSCLCと分類されるLUAD, LUSCでの体細胞変異，遺伝子の活性化・不活性化などをシグナル経路としてまとめたHerbstらの図を示す（図6）[4)]．

　その他の特徴として，LUADではKRAS, EGFR, BRAF, ROS, ALK, METなどの領域で局所遺伝子増幅がみられた[18)]．一方，SCLCでは，CCND1（Cyclin D1）遺伝子が，複数例で染色体3, 11間の転座に取り込まれ，一部は多量の遺伝子断片増幅を特色とするchromothripsis（chromo：染色体＋thripsis：粉々に砕く）としてみられた（図7）[19)]．

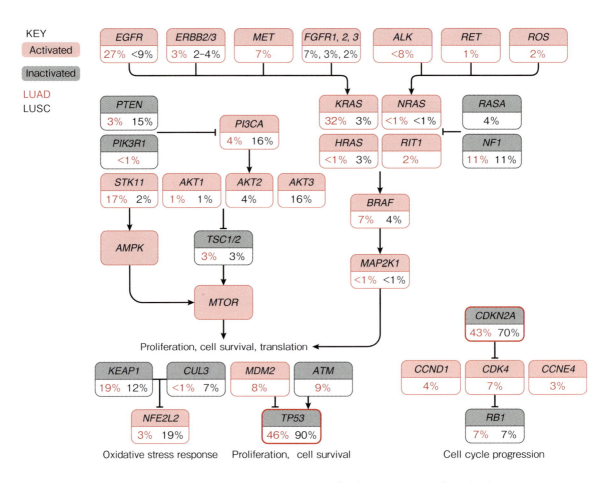

図6 肺腺がん，肺扁平上皮がんにおける創薬標的となりうる遺伝子とそのシグナル経路

NSCLCである肺腺がん（LUAD）と肺扁平上皮がん（LUSC）でTCGAプロジェクトで見出された遺伝子異常の頻度を細胞内シグナル経路としてあらわしたものである．変異により活性化した遺伝子（　　）と不活性化した遺伝子（　　）に分け，LUADでみられた頻度（赤字）とLUSCでみられた頻度（黒字）で示してある．LUAD＞LUSCであるのはKRAS，EGFR，STK11などであり，LUAD＜LUSCであるのは，PI3CA，PTEN，NFE2L2などであり，NF1，KEAP1などは頻度はほぼ等しい．文献4より引用

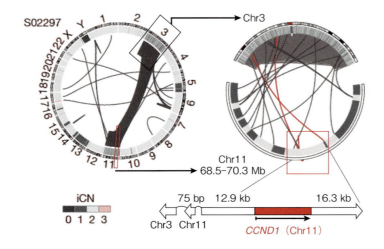

図7 肺小細胞肺がんにおける特徴的なゲノム異常（chromothripsis）

小細胞肺がん（SCLC）ゲノム解析（患者S02297）のcircos plotで第3，11染色体間inter及びintra-chromosomal translocationとchromothripsis（━：copy number増幅がheatmapで示されている）．実際にはCCND1の赤色部断片が200〜350増幅し，がん組織で強染される．RB1遺伝子は野生型で，それをCCND1 chromothripsisが強く抑制していると予想される．文献19より引用

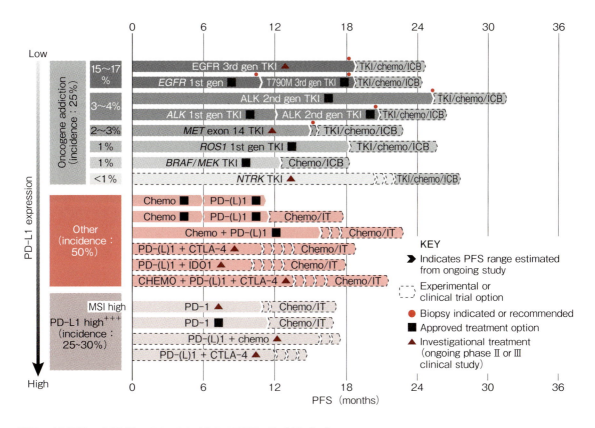

図8 進行性，転移性NSCLCに対する現行の治療肢オプション
NSCLCのドライバー変異陽性・陰性，またICIで注目されるバイオマーカー，PD-L1陽性高頻度・低頻度の組合わせを基本に，現行治療選択の考え方を理解しやすく1枚にまとめた図．文献4より引用．臨床試験により示されたPFS期間や，現在臨床試験進行中のもの，また診断にバイオプシーが要求されるものなどが示してある（詳細は本文参照）

5 肺がん研究・臨床の今後の課題

1）最近20年の肺がん治療薬臨床開発と治療成績

　現在は肺がんドライバー変異発見，TCGAプロジェクトによる肺がんゲノム統合解析という新規がん生物学の時代に入っている．さらに歴史的ながん免疫研究が，Treg細胞による攻撃抑制を抗体医療で克服しうるという，全くの新規医療もはじまっている．

　現状の肺がん治療の激変は，その現場にいても全体像の把握は困難である．ここでは最近のHerbst RSによる総説[4]の図を使い，理解を進める．まず最近40年間の経緯として，化学療法，EGFR，ALK，ROS1，血管新生，免疫療法，ゲノム解析が時系列で示されている（類似内容として図1を参照）．20世紀までの治療法の停滞が，急速に改善していることが理解できる．

　一方，現在の治療選択として，targeting drug，免疫療法の展開が上下に色の違いで示され，PFSへの実績が視覚的に理解できるものもある[4]（図8）．初回療法後の耐性克服の二次療法は具体的にどう選択するのか？ここでは，免疫チェックポイント阻害薬（ICI）効果の目安となるリガンド，PD-L1発現の程度で上下方向に分類されている（誤解を招かないように追加するが，あくまで傾向である）．上段には，ドライバー変異陽性肺がんがまとめられている．このグループでは

PD-L1の発現が弱いので，治療選択は分子標的薬を用いた，EGFR, ALK, MET, ROS1, BRAF/MEKなどの戦略を示す．中段には，ドライバー変異陰性肺がんへの対応で，従来の化学療法が先行する治療法，あるいは現在臨床試験がなされている免疫療法先行や，それら両系統併用療法の諸戦略が示されている．最下段には，PD-L1高発現肺がん例に対して，ICI先行での対応などが示されている．実際にはさらに次の段階へ入りつつあるが，それは後述する．

2）肺がん治療へのPerspective：肺がん組織概念図と現行治療およびさらなるコンビネーション

i）肺がん組織概念図：肺がん細胞，宿主間葉系細胞，宿主免疫系細胞

Herbstが示すように，化学療法，分子標的療法，ICIの選択のなかでPFSが良好なものは，分子標的薬を選択するドライバー変異陽性の肺がんである[4]．これはなぜか？ 先にEGFR変異の生物学的意義で説明したように，EGFR-TKIは変異陽性肺がんにアポトーシスを誘導し，直接の殺細胞効果をもつ．これに対し化学療法や免疫療法は，がん細胞への直接的な殺細胞効果とはいえない．

コンビネーション治療を考えるうえでは，がん組織の概念をこれら治療標的ごとに分けた，①肺がん細胞，②宿主間葉系細胞（腫瘍血管や間葉系組織），③宿主免疫系細胞（がん細胞新規epitopeや炎症などに対応する）の3類からなると概念化した方が，理解しやすい（図9A）[20]．こう考えれば，次に示すように，例えば分子標的薬＋抗VEGF抗体という併用治療から，いかなる生物学的効果が期待されるか理解できる．

ii）肺組織stromal細胞へのインターベンション

新系統薬剤開発の21世紀になり，治療薬のコンビネーションが予想外の効果を示す場合がある．2014年にSetoらが報告したEGFR変異陽性例へのエルロチニブ（Erlotinib）とベバシズマブ（Bevacizumab）の併用である[13]．両者の併用（PFS：16.0カ月）はエルロチニブ単剤（PFS：9.7カ月）に比べPFSを6カ月も延長した（図4B）．これをどう理解するか？ 未知のがん生物学が関与した可能性がある．

本来は逆translational medicineとして研究すべきであるが，偶然，2017年，Tian LらのNatureに掲載された論文[21]により，この背景生物学が推測できる．彼らは腫瘍組織に対して，抗VEGF抗体使用と宿主Th1系免疫細胞は腫瘍退縮へ相乗的好循環を帰結すると報告している（図9B）．すなわち先のがん組織概念図において，宿主腫瘍血管系を抗VEGF抗体で崩すと，同時に宿主免疫系も活性化する．エルロチニブは本来肺がん細胞を細胞死に導くが，抗VEGF抗体を併用すると腫瘍組織も崩れるので，仮に薬剤耐性肺がん細胞を生じても増殖の可能性が小さくなる．すなわち，図9①＋②の細胞群への効果薬の併用効果とともに，③にも予想外に有効に作動する環境をもたらしたと推測できる．実際Setoらの成績は，Saitoらの追試によっても確認され[22]，新たなエビデンスとなることが期待される．

iii）肺組織免疫系細胞へのインターベンション：ICI抗体製剤への対応

免疫チェックポイント分子PD-1/PD-L1に対する抗体製剤の悪性黒色腫への有効性からはじまったがん免疫療法は，肺がんにおいても有効例が認められる．しかしそのORR（overall response rate）は20％前後にとどまっている．

有効例と無効例の差は何か？ バイオマーカー探しに注目が集まっている．リガンドであるPD-L1は，高発現例は著効する傾向にあるが，臨床試験成績でもその連関性は満足できるものでない．腸内細菌叢にも注目が集まっている．リンパ系細胞の疲弊の可能性も指摘されている．2017年暮れにはTMB（tumor mutational burden）が重要との指摘もなされた[23]．EGFR変異陽性肺腺がん

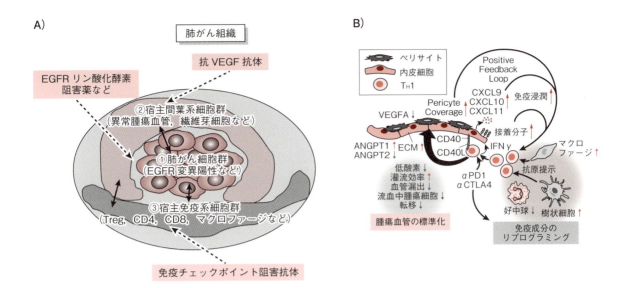

図9 肺がん組織形成の細胞集団の概念分類とその基礎研究
A) 現行の肺がん知見・治療を理解するための概念図.文献19をもとに作成.現在の肺がん生物学とそれらに対し開発された各種治療剤の併用を考えるうえで,肺がん組織を単純化して3つの要素,①肺がん細胞群(ことにEGFR変異陽性細胞群),②宿主間葉系細胞群(異常腫瘍血管,線維芽細胞など),さらに攻撃,抑制する③宿主免疫系細胞群(Treg, CD4, CD8, マクロファージなど)に分け表示した(詳細は本文参照).これらは相互にも影響しており,図4Bのエルロチニブ+ビバシズマブの相乗的効果は,この図の①+②,②+③の併用効果と考えられる.**B)** 抗VEGF抗体効果と宿主Th1系細胞の再活性化.文献21より引用.Tianらの論文より概念図を引用.彼らは多彩な遺伝子改変マウスを用いながら,抗VEGF作用と宿主Th1系免疫細胞が,相乗的好循環をもたらすと報告している.すなわち,①+②への治療が,実際には③も変化させ,図4Bにみられる奏効性向上をもたらした

は,ICIへの反応が弱いが,そのTMBは喫煙背景の肺がんの約半分である.一方,末梢血の単球数の重要性も指摘されている[24].

しかし,漠然とTMBといえども,そのエピトープは何か? 悪性黒色腫に比べ肺がんではこの面の研究が遅れている.多数例に共通する変異由来エピトープは存在するのか? MHC関与は? リンパ系腫瘍へのCAR-T療法が日本でも承認されたが,固形腫瘍にもCAR-T療法は成立しうるのか? こうしたICI有効性の基礎となる新規エピトープへの検討も,さらなる逆translational medicine(臨床例からの基礎的探索)研究の対象と考えられる.

iv) OSが延長するcombination trialが意味するもの

21世紀はまた,臨床試験結果が次の展開に結びつく時代である.発端のEGFR変異発見は著効例の解析から見出された.Herbstらの総説にも引用されたNEJ002試験[12]は,EGFR変異陽性肺がんに対する分子標的薬vs化学療法の臨床試験であったが,PD(progressive disease:進行)後は使用薬のcrossoverがなされるので,OS(overall survival:全生存率)には差がでない.しかしPD後の使用薬を詳細に解析すると,シスプラチン(Cisplatin)やペメトレキセド(Pemetrexed)使用例はOSが良好なことが判明し,NEJ009として第Ⅲ相試験が実施された.その結果,一次治療から分子標的薬と化学療法を併用した群がOSは良好であった(52.2 m vs 38.8 m)[25].

ICI(アテゾリズマブ:Atezolizumab)に化学療法〔カルボプラチン(Carboplatin)+ペメトレキセド〕や抗VEGF抗体(ビバシズマブ)を併用した試験も,予想に反してPFS,OSは良好である[26].一方,臨床経過で何らかの理由でステロイド剤を併用するとICIの成績は悪い.

こうした事実は,各有効薬剤が腫瘍組織を形成するどの細胞集団に作用しているのか? また,

その薬剤をどの時期に併用することが，さらなる OS の改善に関連するのか？ など，今後多様な臨床試験で検討されるであろう．一方，こうした腫瘍組織の実態は，新たな統合的実験解析技術として注目される Single cell RNA Seq や Cy TOF などで解析されると予想される．腫瘍細胞，宿主免疫系細胞，宿主間葉系細胞がインターベンションによりどう遺伝子発現やサイトカイン分泌などが変化するのかという基礎医学と臨床医学が一本化した解析が近未来になされると期待される．

（貫和敏博）

参考文献

1）国立がんセンターがん情報サービス：それぞれのがんの解説：肺がん（https://ganjoho.jp/public/cancer/lung/index.html）

2）Montoro DT, et al：A revised airway epithelial hierarchy includes CFTR-expressing ionocytes. Nature, 560：319-324, 2018

3）日本肺癌学会：IV期非小細胞肺癌における薬物療法の意義とサブグループ別の治療方針．「EBM の手法による肺癌診療ガイドライン 2017 年版」（https://www.haigan.gr.jp/guideline/2017/1/2/170102060100.html#s_1_2_6-0）

4）Herbst RS, et al：The biology and management of non-small cell lung cancer. Nature, 553：446-454, 2018

5）日本肺癌学会：肺癌の分類．「EBM の手法による肺癌診療ガイドライン 2017 年版」（https://www.haigan.gr.jp/guideline/2017/jo/17002017ha00.html）

6）McKay JD, et al：Large-scale association analysis identifies new lung cancer susceptibility loci and heterogeneity in genetic susceptibility across histological subtypes. Nat Genet, 49：1126-1132, 2017

7）Lynch TJ, et al：Activating mutations in the epidermal growth factor receptor underlying responsiveness of non-small-cell lung cancer to gefitinib. N Engl J Med, 350：2129-2139, 2004

8）Paez JG, et al：EGFR mutations in lung cancer：correlation with clinical response to gefitinib therapy. Science, 304：1497-1500, 2004

9）Sordella R, et al：Gefitinib-sensitizing EGFR mutations in lung cancer activate anti-apoptotic pathways. Science, 305：1163-1167, 2004

10）Kosaka T, et al：Mutations of the epidermal growth factor receptor gene in lung cancer：biological and clinical implications. Cancer Res, 64：8919-8923, 2004

11）Arrieta O, et al：Updated Frequency of EGFR and KRAS Mutations in NonSmall-Cell Lung Cancer in Latin America：The Latin-American Consortium for the Investigation of Lung Cancer（CLICaP）. J Thorac Oncol, 10：838-843, 2015

12）Maemondo M, et al：Gefitinib or chemotherapy for non-small-cell lung cancer with mutated EGFR. N Engl J Med, 362：2380-2388, 2010

13）Seto T, et al：Erlotinib alone or with bevacizumab as first-line therapy in patients with advanced non-squamous non-small-cell lung cancer harbouring EGFR mutations（JO25567）：an open-label, randomised, multicentre, phase 2 study. Lancet Oncol, 15：1236-1244, 2014

14）Kudoh S, et al：Interstitial lung disease in Japanese patients with lung cancer：a cohort and nested case-control study. Am J Respir Crit Care Med, 177：1348-1357, 2008

15）Alexandrov LB, et al：Signatures of mutational processes in human cancer. Nature, 500：415-421, 2013

16）Kandoth C, et al：Mutational landscape and significance across 12 major cancer types. Nature, 502：333-339, 2013

17）Cancer Genome Atlas Research Network：Comprehensive genomic characterization of squamous cell lung cancers. Nature, 489：519-525, 2012

18）Cancer Genome Atlas Research Network：Comprehensive molecular profiling of lung adenocarcinoma. Nature, 511：543-550, 2014

19）George J, et al：Comprehensive genomic profiles of small cell lung cancer. Nature, 524：47-53, 2015

20）貫和敏博．今，注目される呼吸器疾患治療薬：激変する肺がん治療-ドライバー変異の発見が 3 方向の治療戦略を展開．医薬品医療機器レギュラトリーサイエンス, 48：802-808, 2017

21）Tian L, et al：Mutual regulation of tumour vessel normalization and immunostimulatory reprogramming. Nature, 544：250-254, 2017

22）Saito H, et al：Erlotinib plus bevacizumab versus erlotinib alone in patients with EGFR-positive advanced non-squamous non-small-cell lung cancer（NEJ026）: interim analysis of an open-label, randomised, multicentre, phase 3 trial. Lancet Oncol, 20：625-635, 2019

23) Yarchoan M, et al：Tumor Mutational Burden and Response Rate to PD-1 Inhibition. N Engl J Med, 377：2500-2501, 2017

24) Krieg C, et al：High-dimensional single-cell analysis predicts response to anti-PD-1 immunotherapy. Nat Med, 24：144-153, 2018

25) Nakamura A, et al：Phase III study comparing gefi-tinib monotherapy（G）to combination therapy with gefitinib, carboplatin, and pemetrexed（GCP）for untreated patients（pts）with advanced non-small cell lung cancer（NSCLC）with EGFR mutations（NEJ009）. J Clin Oncol 36, 2018（suppl；abstr 9005）

26) Socinski MA, et al：Atezolizumab for First-Line Treatment of Metastatic Nonsquamous NSCLC. N Engl J Med, 378：2288-2301, 2018

Chapter 9
2 大腸がん

がんは遺伝子の病気であり，なかでも大腸がんは遺伝子レベルでの発がんメカニズムが最もよく解明されている腫瘍の1つである．がんの発生する過程では概念図に示す各段階の異常が起きる．すなわち，①染色体レベルの異常，②クロマチンの構造変化から遺伝子の転写を制御するエピジェネティックなレベルの異常（ヒストンタンパク質修飾や，遺伝子プロモーターのCpGアイランドのメチル化を含む），③DNA塩基の突然変異や，DNAの複製エラーの修復異常の結果起きるマイクロサテライト不安定性を起源とするフレームシフト変異などが組み合わさり，大腸がんが発生すると考えられる．

概念図

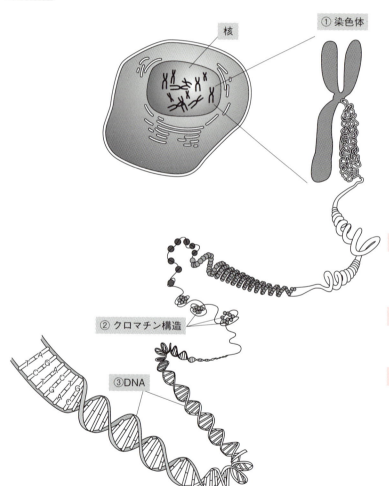

① 染色体　核

①染色体不安定性
・異数体
・染色体欠失　17p, 18q
・染色体増加　7, 8, 13, 20番

②DNAメチル化
$p14^{ARF}$, $p15^{INK4B}$, APC, MGMT, CDH1, hMLH1, TGFBR2, THBS1

② クロマチン構造

③DNA

③遺伝子変異
・APC, KRAS, DCC, SMAD4/2, p53
・ミスマッチ修復遺伝子
　hMLH1, hMSH2, hMSH3, hMSH6, hPMS1, hPMS2
・マイクロサテライト不安定性
　BAX, TGFbRⅡ, IGFⅡR, E2F4

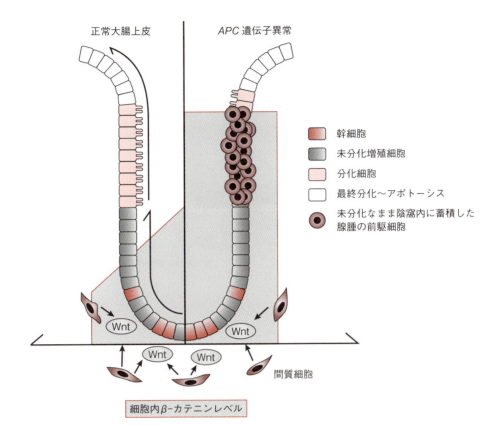

図1 β-カテニンの細胞内濃度による大腸上皮の増殖・分化制御

正常大腸粘膜では，幹細胞は陰窩（crypts）の底深くに位置し，細胞内の分裂後一部は幹細胞として陰窩のなかに留まるが娘細胞のほとんどは管腔へ向けて上方へと送りだされ，分化した大腸上皮細胞として機能してから最終的に3～4日でアポトーシスによって死滅してゆく．この過程ではβ-カテニンの細胞内濃度が細胞の運命を決定していると考えられている．陰窩底近くの細胞群は間質細胞からWntシグナルを受け取り，細胞の増殖を亢進させ細胞分化は妨げられる．幹細胞がつくり出した娘細胞は上方へ移動するにつれWnt刺激が弱まり，急速にβ-カテニンの分解が起きる結果，増殖を停止して機能性腸管上皮への分化が進行する（左側）．一方，APCタンパク質はβ-カテニンの分解に働くが，APC遺伝子に異常が生じてAPCタンパク質が産生されないと（右側），β-カテニンは過剰状態のままとなり，増殖シグナルが維持され，陰窩内に蓄積した腺腫の前駆細胞がポリープへ進展する

1 APC遺伝子の不活化による大腸腫瘍化の始まり

　APC（adenomatous polyposis coli）遺伝子は1991年に家族性大腸腺腫症の原因遺伝子として単離された[1]．APC遺伝子は分子構造が大きいために点突然変異（point mutation）による異常タンパク質が産生されやすく，またプロモーターレベルのメチル化もAPC遺伝子の不活性化（不活化）に貢献する．そのため散発性の大腸がんでも約60％に変異を認め，大腸腺腫が発生する前段階からAPCタンパク質の異常を伴うことが多い．図1にAPC遺伝子の不活化によって大腸正常粘膜が腫瘍化するしくみについて示す．この過程では細胞内のβ-カテニン濃度が細胞の増殖・分化のスイッチ役として重要な任務を担っている．すなわち正常大腸上皮においては幹細胞を含む陰窩底近くの細胞群は間質細胞からWntシグナルを受け取り，増殖が亢進し分化は抑制されている．幹細胞は分裂後，娘細胞は上方へ移動するにつれ間質細胞からのWnt刺激が弱まり急速に

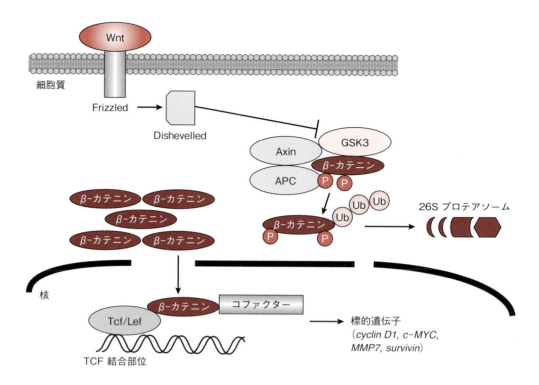

図2　β-カテニン蓄積による増殖シグナルの亢進—Wntシグナル経路
通常の状態では細胞内で生成されたβ-カテニンはAPCとAxinという2つのタンパク質と複合体を形成しGSK-3β（glycogen synthase kinase-3β）によりリン酸化を受けユビキチン化により急速に分解される．一方，異常なAPCタンパク質が産生されるとβ-カテニンはリン酸化が阻害され分解されない．細胞質に蓄積したβ-カテニンは核内に移行しTcf/Lef（T-cell factor/lymphocyte enhancer factor）転写因子群と会合し細胞増殖・細胞周期・アポトーシス，浸潤などに関係する多くのがん関連遺伝子（cyclin D1，c-MYC，PPARδ，MMP7，survivinなど）の転写を活性化する．β-カテニン遺伝子やAxin2遺伝子の変異でもβ-カテニンの蓄積が起き，Wntシグナル伝達経路は大腸がんの90％以上で活性化されている．図1でみられるようなWntタンパク質による細胞刺激はGSK-3βの活性を抑制する結果，β-カテニンの分解が阻害され，がん進展シグナルを亢進させる．

β-カテニンの分解が起きる結果，細胞の分化が進行する（図1左）．一方，APC遺伝子の異常はβ-カテニンの分解を阻害し，Wntシグナル下流のさまざまな増殖シグナルを亢進させる（図1右，図2）．

> **Memo**
> 《APCの機能異常》
> APCの機能異常はCIN（chromosomal instability：染色体不安定性）を引き起す．このことはAPC分子が，有糸分裂時に染色体を分離する責を担う微小管配列の構成要素に局在することと関係する可能性が指摘されている．

2　がん抑制遺伝子の不活化

　遺伝性大腸がん・ポリポーシスではそれぞれの病型を決定するがん抑制遺伝子の異常がみつかっており，前述のAPC遺伝子もこれに該当する．また散発性の大腸腫瘍でも多くの場合，同様の異

表1　大腸腫瘍におけるがん抑制遺伝子

遺伝子	染色体位置	家族性疾患	散発性大腸がんへの関与	タンパク質の機能
TGFβRII	3q2.2	HNPCC	あり	TGF–β受容体
APC	5p21	家族性大腸腺腫症	あり	β–カテニンの分解
BMPR1	10q21–22	若年性ポリポーシス	なし	BMP受容体
DPC4	18q21.1	若年性ポリポーシス	あり	TGF–β転写因子
LKB1/STK11	19p13.3	ポイツ・イエーガー症候群	過誤腫性大腸ポリープ	セリン/スレオニンキナーゼ
TP53	17p13.1	リ・フラウメニ症候群	あり	転写因子

常がみられる（表1）.

　がん抑制遺伝子のプロモーターのCpGアイランドのメチル化はエピジェネティックなレベルでの遺伝子発現のサイレンシング（silencing）を引き起こす. 大腸がんでは*p14^{ARF}*（HDM2/MDM2の阻害タンパク質）, *APC*（β–カテニン分解）, *MGMT*（DNA修復酵素）, *CDH1*（細胞間接着受容体）, *hMLH1*（DNA修復酵素）, *TGFβR2*（TGF–β受容体）, *THBS1*（血管新生阻害タンパク質）, *p15^{INK4B}*（p16^{INK4A}関連タンパク質）などのがん抑制遺伝子がメチル化によって不活化されている.

　大腸がんではRFLP（restriction fragment length polymorphism）マーカーを利用したLOH（loss of heterozygosity）解析で17番染色体短腕（17p）と18番染色体長腕（18q）の頻度が突出して高く, これらの染色体領域に存在するがん抑制遺伝子の不活化〔17p：*TP53*, 18q：*DCC (deleted colon cancer)*, *SMAD2*, *SMAD4*〕が腫瘍化に寄与していると考えられる.

> **Memo**
>
> 《CpGのメチル化とHDACの関与》
> CpGのメチル化による遺伝子サイレンシング機構としてHDAC（histone deacetylase：ヒストン脱アセチル化酵素）の関与が想定されている. すなわち, メチル化部位ではHDACが活動的に働き, 近傍のクロマチン中のヒストン分子に結合したアセチル基を除去する. その結果, 転写を阻止するようなクロマチン構造の転換がもたらされる.
> 《2ヒット説（two hit theory）》
> 当初, 突然変異により機能を失うには同時に両方のアレルの遺伝子に変異が起きることが理論上必要と想像されたが, 確率論的に非現実的であり, 実際には, 対応するアレル部分が欠失（LOH）を起こす結果, 正常のがん抑制遺伝子産物ができなくなることが多い. すでに生殖細胞レベルで1つの変異をもつ場合には対立するアレルにもう1つの変異が起きれば十分となる.

3　細胞周期制御異常と細胞増殖マーカー

　がん抑制遺伝子産物であるRb（retinoblastoma）タンパク質やp53タンパク質の働きの1つが細胞周期の制御であると判明したことから1990年代には細胞周期の各所で働くcyclinやCDK（cyclin–dependent kinase）, およびその阻害分子であるp21^{CIP1/WAF1}, p27^{KIP1}, p16^{INK4A}などが次々に同定され, 大腸がんでも細胞周期の異常が明らかとなった. 大腸がんではCDK, cyclinやCDC25A/Bホスファターゼのタンパク質発現は正常大腸上皮に比して亢進している. 逆にCDK阻害タンパク質であるp27^{KIP1}タンパク質の発現減弱がみられる（図3）. 細胞周期のG1/S移行に働くcyclin D1の発現亢進, p27^{KIP1}発現低下やG2/M移行に働くCDC25Bの過剰発現は大腸がんの予後不良因子として報告されている.

2　大腸がん

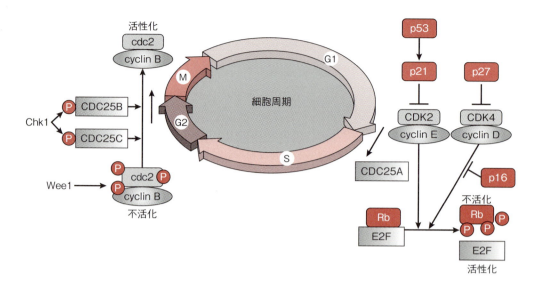

図3　細胞周期の構成タンパク質と大腸がんでの異常

大腸がんではCDK，cyclinやCDC25A/Bホスファターゼタンパク質の発現は正常大腸上皮に比して亢進している．逆にCDK阻害タンパク質であるp27[KIP1]の発現減弱がみられる．細胞周期のG1期/S期移行に働くcyclin D1タンパク質の発現亢進，p27[KIP1]タンパク質発現低下やG2期/M期移行に働くCDC25Bタンパク質の過剰発現は大腸がんの予後不良因子として報告されている．一方，細胞増殖マーカーであるKi-67やPCNA（proliferating cell nuclear antigen）は正常大腸上皮の基底部の増殖帯や，リンパ濾胞の胚中心など増殖活性の高い部位で発現する．しかし，大腸がん組織での発現は正常大腸粘膜に比べて全体としては高まっているが，肝細胞がんのようにKi-67やPCNAの発現程度がただちに大腸がん患者の予後指標となるかどうかについては否定的な見解も多い．このことは細胞周期制御分子の細胞増殖以外の因子（細胞分裂異常や細胞分化，腫瘍血管新生など）への関与の重要性を示唆する

4　COX-2と大腸腺腫・大腸がん

　COX（cyclooxygenase）は，細胞膜リン脂質に結合しているアラキドン酸からさまざまな生理活性作用をもつプロスタグランジン，トロンボキサンを合成する代謝経路の重要な酵素である．COXには，ほとんどすべての正常組織において恒常的に発現するCOX-1と炎症などの刺激により誘導されるCOX-2とがあり，アスピリンなどよく知られている非ステロイド性の抗炎症薬NSAID（non-steroidal anti-inflammatory drugs）はCOX-1，COX-2の両方の作用を阻害する．このうちCOX-2は大腸腺腫や大腸がんで発現亢進しており，大腸ポリープやがん予防の観点からの臨床研究が進んできた．

　COX-2の選択的阻害薬であるセレコキシブを用いて家族性大腸腺腫症のポリープを減少させる効果が示され[2]，米国では2000年に家族性大腸腺腫症に対してセレコキシブの適応が承認された．セレコキシブは大腸腺腫の再発予防効果も証明されているが，心血管イベントリスクが高まるとの懸念もありルーチンでの適応は推奨されていない．本邦では2007年に関節リウマチ，変形性関節症の消炎・鎮痛薬として製造承認されている．大腸がんに関してはアスピリンの常用によりCOX-2を過剰発現する大腸がんのリスクは有意に減少させるがCOX-2を過剰発現しない大腸がんのリスクは低下させないことが報告されている[3]．このことは，COX-2が腺腫のみならず，COX-2発現性の大腸がんの発生にも関与する可能性を示唆している．

5 大腸発がん経路の推定

1）多段階発がん説と de novo 発がん

　1970年代半ばにB. C. Morsonや武藤徹一郎は病理学的視点，あるいは疫学的見地から大腸がんの多くは腺腫（adenoma）に由来すると提唱していたが，1988年にB. Vogelsteinらは，分子生物学的手法によりそのことを裏付けた．すなわち正常大腸粘膜上皮に複数のがん遺伝子・がん抑制遺伝子の異常が蓄積した結果，低異型性腺腫→高異型性腺腫→粘膜内がん→浸潤がん（carcinoma）と進展してゆく多段階発がん説（adenoma–carcinoma sequence説）を提唱した[4]．これは，*APC*，*KRAS*，*DCC*，*TP53*などの遺伝子が順次異常を起こす結果，正常粘膜から段階的にがんが発生・進展するという考え方である（図4）．一方，正常粘膜から腺腫を介さずに直接発がんする*de novo* carcinomaの存在も今日では明らかとなりつつある（*de novo*発がん）．この経路の分子レベルでの解析はいまだ不明な点も残るが，*KRAS*遺伝子の関与は少なく，一部に*APC*遺伝子変異（約15％）が，主として*TP53*遺伝子変異（30〜70％）が関与すると考えられている．

> **Memo**
>
> 《*KRAS*遺伝子の変異》
> *KRAS*遺伝子の変異は腺腫の異型度やサイズの増大に関与する．
> 《*de novo*発がん》
> *de novo*発がん経路の存在は長らく議論のあるところであったが，工藤進英らは，内視鏡的に切除した表面・陥凹型のがんの解析結果から，10 mm以下の小病変でも粘膜下層まで浸潤するタイプが少なからず存在することを明らかにし，*de novo*発がんの存在を決定づけた[5]．

2）serrated pathway

　過形成性ポリープに類似した鋸歯状腺管構造と通常の腺腫に類似した腫瘍性細胞異型の両者の組織学的特徴とするものは鋸歯状腺腫（serrated adenoma）とよばれる．Serrated adenomaのなかでも，特に右側大腸に好発する無茎性のsessile serrated adenomaは*BRAF*遺伝子の変異とCIMP（CpG island methylator phenotype）を有し，マイクロサテライト不安定性を示す大腸がんの前がん病変として近年注目されている（図4）．*BRAF*遺伝子は細胞の増殖・分化などを調整するRAS–RAF–MEK–ERKシグナル伝達因子であるRAFファミリーに属し，過形成性ポリープで約40％，鋸歯状腺腫では約80％に変異が報告されている．また*BRAF*変異は*KRAS*変異と相補的な関係にある．

> **Memo**
>
> 《CIMP：CpG island methylator phenotype》
> CpGアイランドの多発的なメチル化を来たす腫瘍の表現型．

3）dysplasia-carcinoma pathway

　潰瘍性大腸炎（ulcerative colitis：UC）を母地として発生する大腸がんのことをcolitic cancerとよぶ．Colitic cancerはB. B. Crohnらの1925年の報告が初めであるが，1949年S. WarrenらはUCに関連した大腸がんはdysplasia（異形成）を前がん病変としていると報告し[6]，この概念はdysplasia–carcinoma sequenceとよばれている．2001年にJ. A. Eadenらが報告したメタア

第**9**章

各組織・器官のがん生物学

2　大腸がん

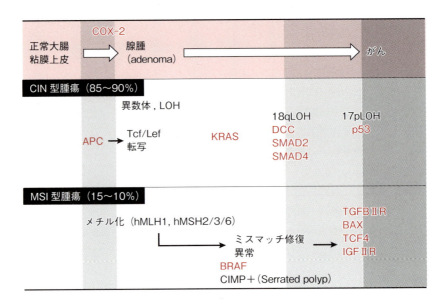

図4 大腸がんの発生経路

古典的発がん経路は正常粘膜から隆起性の腺腫を経てがんに至る多段階発がん説（adenoma carcinoma sequence）として知られる．APC遺伝子の異常が腺腫の形成の引き金となり，KRAS遺伝子変異が腺腫のサイズ増大や高異型度に貢献し，DCC，TP53などの遺伝子変異が段階的に起きる結果，大腸がんが発生するという説である．この経路による大腸がんはCIN（chromosomal instability：染色体不安定）型腫瘍であり，大腸がんの85～90％を占める．染色体の大規模な改変，すなわち異数体（aneuploidy）や欠失が起き，後者はLOHとしてがん抑制遺伝子のtwo hitを完成させるのに貢献する．大腸がんでは18qや17pのLOHの頻度が高く，この領域にはDCC，SMAD2/4やp53などのがん抑制遺伝子が存在する．COX-2は多段階発がん過程の早期で発現の上昇がみられ，家族性大腸腺腫症にみられるポリープや，COX-2発現性の大腸がんの発生にも関与する可能性が示唆されている．一方，CINを示さずMSI（microsatellite instability：マイクロサテライト配列の不安定性）を示す大腸がんは10～15％を占める．DNAミスマッチ修復（MMR）遺伝子（hMLH1，hMSH2，hMSH3，hMSH6，hPMS1，hPMS2）に異常をきたすと，変異・欠失の頻度が上昇し，染色体上に散在する1～3塩基の繰り返し配列の複製異常が起きる．散発性大腸がんではhMLH1やhMSH2/3/6のメチル化による遺伝子発現不活化の結果，コーディング領域にマイクロサテライト配列をもつ遺伝子（TGFβR II，BAX，IGF II R，E2F4など）が遺伝子異常を起こすことにより発がんに至ると考えられる．また右側大腸に好発する無茎性のSSAIP（sessile serrated adenoma）はBRAF遺伝子の変異とCIMP（CpG island methylator phenotype）を有し，MSIを示す大腸がんの前がん病変として注目されている．CIN型腫瘍ではMSI型腫瘍に特徴的なヌクレオチド配列の変化をほとんど示さない．このことは大腸細胞が腫瘍化するためには，突然変異性を付与するのにいずれかの機構があれば十分であることを示唆する

ナリシスによると，その累積がん化率は発症後10年で2％，20年で8％，30年で18％という結果であった．Colitic cancerにみられる遺伝子異常としては，$p16^{INK4A}$遺伝子のメチル化やTP53遺伝子異常の頻度が高く，APC遺伝子やKRAS遺伝子の変異は少ないとされる．またTP53遺伝子の変異はdysplasia段階ですでに高頻度に認められる．

6 遺伝子異常パターン解析による大腸がんの発生体系

近年，大規模シークエンス解析によって1つの大腸がんあたり約10個の遺伝子が変異していることがわかってきた[7]．また染色体異常，マイクロサテライト不安定性やプロモーターのメチル化などを含めた分子生物学的解析と，上述の多段階発がんに登場する遺伝子異常を併せて，大腸がんはCIN（chromosomal instability：染色体不安定性）型腫瘍とMSI（microsatellite instability：マイクロサテライト不安定性）型腫瘍に分類できることがわかってきた（図4）[8]．

1）CIN型腫瘍

CINとは，染色体が欠失や増幅により異数体（aneuploidy）となりやすい形質のことで，がん化過程の早期から生じる．CINは17pと18qの欠損，7番，8番，13番，20番染色体の増加が特徴的な染色体異常とされており，組織像としては分化型腺がんが多い．前述のように17pにはがん抑制遺伝子TP53が存在し，その機能喪失は細胞周期やアポトーシスを制御するチェックポイント機構の破綻を意味する．また18qにはDCC，SMAD2，SMAD4が存在し，18qのLOHを示すStage II 大腸がんは予後不良と報告されている[9]．大腸がんの多くはCIN型腫瘍である（85〜90％）．

2）MSI型腫瘍

DNAミスマッチ修復（mismatch repair：MMR）遺伝子に異常をきたすと，染色体上に散在する1〜3塩基の繰り返し配列の複製異常が生じ，このことをマイクロサテライト配列の不安定性（microsatellite instability：MSI）が増すと表現する．その結果，コーディング領域にマイクロサテライト配列をもつ遺伝子がフレームシフト変異を主とした遺伝子異常を起こすことにより発がんに至ると考えられている．大腸がんではTGFβR II，BAX，IGF II R，E2F4などがMSIのターゲット遺伝子として知られている．大腸がんの5〜10％を占める遺伝性非ポリポーシス大腸がん（hereditary non–polyposis colorectal cancer：HNPCC，リンチ症候群ともいう）では，DNAミスマッチ修復遺伝子であるhMSH2遺伝子（40〜50％）やhMLH1遺伝子（30％），一部でhMSH3，hMSH6，hPMS2，hPMS1遺伝子に，生殖細胞レベルでの変異を認める[10]．

ほとんどすべてのHNPCCと10〜15％の散発性大腸がんがMSIを示すが，その分子メカニズムは異なっている．HNPCC患者ではMMR遺伝子の胚細胞レベルでの変異を認め，もう一方のアレルにLOHを伴う．散発性大腸がんではMMR遺伝子hMLH1のプロモーター領域のメチル化による遺伝子発現低下が原因となる．MSI陽性の散発性大腸がんでは右側大腸，若年発症，低分化型・粘液がん，予後は比較的良好などの臨床的特徴を示す．

> **Memo**
>
> 《MSI型腫瘍》
> MSI型腫瘍は異数性も染色体不安定性も示さない．その代わりにMSI型腫瘍が突然変異を起こす速度はCIN型腫瘍よりもはるかに速い．

3）CIMP（CpG island methylator phenotype）

大腸がんの網羅的なメチル化解析からCpGアイランドの多発的なメチル化をきたす腫瘍グループが存在することがわかり，CIMP腫瘍とよばれている[11]．メチル化遺伝子が高頻度にみられるCIMP腫瘍ではhMLH1プロモーターのメチル化によりMSIが起こり，BRAF変異が高頻度にみられる．また右側大腸がん，高齢者に多い傾向がある．一方，CIMP陰性大腸がんはTP53遺伝子変異やCIN型腫瘍との関連がみられる．

7 大腸がん治療と分子標的薬

大腸がんの発生・進展に関与する重要なシグナル伝達経路として，①KRAS変異により活性化されるRAS-MAPキナーゼ系（RAS–RAF–MEK–ERK経路），②MSI経路で重要な役割を果たすTGFβRII–SMAD系，③多彩な生理機能に関与するp53経路，④腫瘍血管新生に関与するVEGF

シグナル伝達系などがあげられる.

《Memo》

《TGF-β》

TGFβRⅡ-SMAD系（TGF-β系）シグナルは，細胞増殖や分化，アポトーシス，遊走，細胞外マトリックスの産生と分解などを調節する因子として知られている．TGF-βの細胞内シグナル伝達分子である*SMAD4*遺伝子の変異は，主にCIN型の大腸がんにみられる．HNPCCでは，*TGFβRⅡ*遺伝子に変異が生じることによってがん化が起こり，こちらは主にMSI型がんである．

《p53》

p53タンパク質はDNA損傷に反応して細胞周期を停止させDNA修復を行う一方，アポトーシスによる障害細胞の除去をするなど，その機能は多岐にわたる．p53タンパク質は転写因子であり，*p21*[CIP1/WAF1]，*BAX*，*Bcl-2*，*MDM2*など多くの遺伝子の発現を調節する．*TP53*遺伝子の変異はCIN型大腸がんに多い．

これらの分子メカニズムの解明の結実として最初に大腸がん治療の臨床の場に登場したのが分子標的薬ベバシズマブ（Bevacizumab：Avastin®）である．ベバシズマブはVEGF（vascular endothelial growth factor）に特異的に結合するヒト化IgG1モノクローナル抗体で，VEGFがVEGF受容体に結合するのを競合阻害することでVEGFの生物活性を抑制する．米国では2004年2月に，本邦では2007年4月に承認され，進行再発大腸がんに対して期待通りの効果を発揮している．VEGF阻害薬としては他にラムシルマブ（Ramucirumab：Cyramza®），アフリベルセプト（Aflibercept：Zaltrap®）の3剤が承認されている．もう1つの代表的な分子標的薬は抗EGFR（epidermal growth factor receptor）モノクローナル抗体セツキシマブ（Cetuximab：Erbitux®）であり本邦では2008年7月に承認された．EGFRはチロシンキナーゼ受容体で大腸がんの60〜70％で発現し，高発現群は予後不良である．セツキシマブはマウスとヒトIgG1のキメラ型モノクローナル抗体であり，ヒトEGFRの細胞外ドメインに特異的に結合し内因性の増殖因子であるEGFやTGF-αを競合阻害し，下流のシグナルをブロックする（図5）．その後，同様の機序をもつIgG2サブクラスのヒト型モノクローナル抗体パニツムマブ（Panitumumab：Vectibix®）も最近承認された．抗EGFR抗体薬による治療効果は*KRAS*遺伝子の野生型に依存する[12]．

8 がん幹細胞

正常大腸上皮では幹細胞が存在することを先に述べたが，1994年にT. Lapidotらは急性骨髄性白血病細胞からはじめてがん幹細胞を同定し，その後乳がん，肺がんなどにおいてもがん幹細胞が存在することが示唆された．大腸がんでも細胞表面マーカーのCD133，CD44，CD24などががん幹細胞のマーカーとして報告されている．またN. Bakerらは，正常小腸の幹細胞マーカーLgr5についてマウスを利用し，正常幹細胞に*APC*遺伝子欠失を誘導したときに腫瘍が発生したことから，正常幹細胞の異常が腫瘍形成に重要である可能性を示した[13]．さらにこれが大腸がんにおける幹細胞マーカーであることも報告された[14]．

おわりに

大腸がんの分子レベルでの解明は1991年の*APC*遺伝子の発見から加速し，今日までのそう長くない間に急速な発展を遂げてきた．これらのエキサイティングな分子生物学的知見と古くから

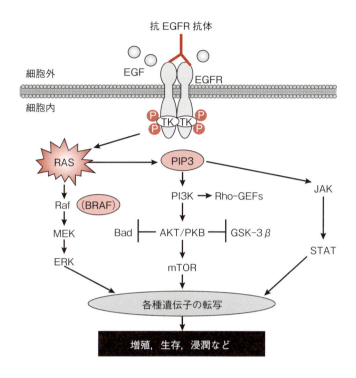

図5 抗EGFR抗体によるEGFR-RASシグナル伝達阻害[12]

EGFやTGF-αをリガンドとしたEGFRからのシグナル伝達はRASに伝えられ，その下流にはMAPキナーゼ，AKT/PKBキナーゼなどのシグナル伝達経路が存在し，細胞の増殖・生存に関係する．抗EGFR抗体はリガンドとEGFRの結合を競合的に阻害する．大腸がんでは*KRAS*遺伝子のコドン12か61（まれにコドン13）のミスセンス変異が約50％に起きている．さらに*KRAS*遺伝子変異をもたない腫瘍の一部は変異型BRAFまたはPI3Kタンパク質異常を伴う．これらの大腸腫瘍ではRASシグナルが恒常的に活性化状態にあり，上流のEGFRをブロックしても悪性化シグナルの遮断は困難と推察される．事実，*KRAS*遺伝子に変異のある大腸がん症例ではセツキシマブによる治療効果は乏しいことが臨床試験で証明されている．

知られている染色体レベルの異常を含めた系統的な探索によって，現在では大腸がん発生に関する複数の分子生物学的ルートが解明されつつある．セツキシマブなどの抗EGFR抗体は分子メカニズムの解明と臨床効果とが理論的に合致した成功例であり，molecular guided-therapyとして*KRAS*変異を指標とした個別医療を実現したが，分子マッピングが進歩しても，このような成功は必ずしも容易なことではない．1つのがん進展シグナルをうまく阻害できても，がんにとっては他のルートから自己生存への道を見出すことはたやすいことであるからである．最近では*BRAF*遺伝子変異陽性の大腸がんに対するBRAF阻害薬の効果や，CMS (Consensus Molecular Subtyping) が化学療法の治療効果に与える影響についても検討されており，今後，多くの分子メカニズムを勘案した効果的な大腸がん攻略の手法が生み出され，分子テーラーメイド治療の全盛期が到来することを期待したい．

> **Memo**
>
> 《ワインバーグのがんの生物学》
> R. A. Weinberg著の『ワインバーグ がんの生物学』[15] のなかに，上流のシグナルはより多くの権限と影響力をもつ（例えばRASの変異は下流に働くRaf近縁分子BRAFの変異に比べて5倍の形質転換能をもつ）ことが記されているが，このことは分子標的の的を絞るうえで重要な示唆を与えているかもしれない.
>
> 《CMS（Consensus Molecular Subtyping）》
> 6つの研究グループによる約4000例の大腸癌の遺伝子解析データをサブタイピングし，類似性の高いクラスターに分類したもの[16][17].

（三吉範克，山本浩文，森正樹）

参考文献

1) Nishisho I, et al：Mutations of chromosome 5q21 genes in FAP and colorectal cancer patients. Science, 253：665–669, 1991

2) Steinbach G, et al：The effect of celecoxib, a cyclo-oxygenase-2 inhibitor, in familial adenomatous polyposis. N Engl J Med, 342：1946–1952, 2000

3) Chan AT, et al：Aspirin and the risk of colorectal cancer in relation to the expression of COX-2. N Engl J Med, 356：2131–2142, 2007

4) Vogelstein B, et al：Genetic alterations during colorectal-tumor development. N Engl J Med, 319：525–532, 1988

5) Kudo S, et al：The problem of de novo colorectal carcinoma. Eur J Cancer, 31A：1118–1120, 1995

6) Warren S & Sommers SC：Pathogenesis of ulcerative colitis. Am J Pathol, 25：657–679, 1949

7) Wood LD, et al：The genomic landscapes of human breast and colorectal cancers. Science, 318：1108–1113, 2007

8) Lengauer C, et al：Genetic instability in colorectal cancers. Nature, 386：623–627, 1997

9) Martínez-López E, et al：Allelic loss on chromosome 18q as a prognostic marker in stage II colorectal cancer. Gastroenterology, 114：1180–1187, 1998

10) Bronner CE, et al：Mutation in the DNA mismatch repair gene homologue hMLH1 is associated with hereditary non-polyposis colon cancer. Nature, 368：258–261, 1994

11) Samowitz WS, et al：Evaluation of a large, population-based sample supports a CpG island methylator phenotype in colon cancer. Gastroenterology, 129：837–845, 2005

12) Karapetis CS, et al：K-ras mutations and benefit from cetuximab in advanced colorectal cancer. N Engl J Med, 359：1757–1765, 2008

13) Barker N, et al：Crypt stem cells as the cells-of-origin of intestinal cancer. Nature, 457：608–611, 2009

14) Shimokawa M, et al：Visualization and targeting of LGR5 + human colon cancer stem cells. Nature, 545：187–192, 2017

15) 「The biology of Cancer」(Weinberg RA), Garland Science, 2008

16) Sveen A, et al：Colorectal Cancer Consensus Molecular Subtypes Translated to Preclinical Models Uncover Potentially Targetable Cancer Cell Dependencies. Clin Cancer Res, 24：794–806, 2018

17) Guinney J, et al：The consensus molecular subtypes of colorectal cancer. Nat Med, 21：1350–1356, 2015

Chapter 9

3 胃がん

胃がんの頻度は近年減少しつつあるが，依然としてがんによる死因の上位を占めており，胃がんの早期発見および治療法の確立は重要な課題である．胃がんは組織学的に分化型と未分化型の2種類に大別される．ピロリ菌感染は胃がんの最大のリスク因子である．胃がんを家族集積性に発症する遺伝性疾患として遺伝性未分化型胃がんがあり，*CDH1* 遺伝子（細胞接着因子 E-カドヘリンをコードする）が原因の1つである．ゲノム，エピゲノム解析により分化型胃がんと分化型胃がん発症における分子機構は異なることが示唆されている．

概念図

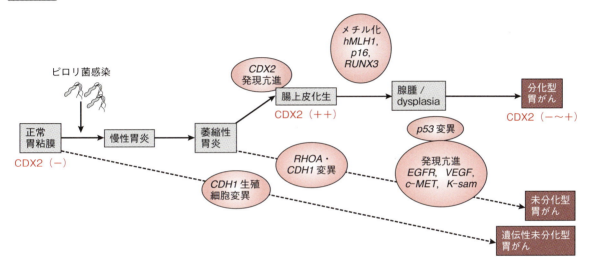

胃がんの組織型とその発症過程のモデル．病理学的に大きく分化型と未分化型に分かれる．分化型ではピロリ菌感染後にいくつかのステップがあることがわかっているが，未分化型は不明である．異常が検出されている遺伝子などのリスク因子は複数知られているが，重要なものを丸で示した．*CDH1*（E-カドヘリン）は遺伝性未分化型胃がんの原因遺伝子である

1 胃がんの分類と発症過程

　　　　胃がんは通常大きく2種類に分類される．腺構造が比較的保たれている分化型（intestinal type または differentiated type）と，腺構造がなくがん細胞がばらばらになっている未分化型胃がん（diffuse type または undifferentiated type）で，この2種は発がん過程も異なる（概念図，図1）[1]．ピロリ菌（Helicobacter pylori）感染により，正常胃粘膜は慢性胃炎から萎縮性胃炎，さらに腸上皮化生（胃上皮が腸上皮のような形態に変化すること）へと進行する．次に腺腫/dysplasia を経て，分化型胃がんが形成される[2]．一方，未分化型胃がんでもピロリ菌感染が関与すると考えられているが，その関連は分化型ほどはっきりしていない．

　　　　分化型胃がんは血管を介して転移することが多いのに対して，未分化型胃がんは浸潤性が強くリンパ行性に転移し，分化型よりも予後が悪い．なかでもスキルス胃がんは高度の間質の増生を伴い，がん細胞がびまん性に浸潤していく悪性度が高いがんで，若年者や女性に多く，胃がんの

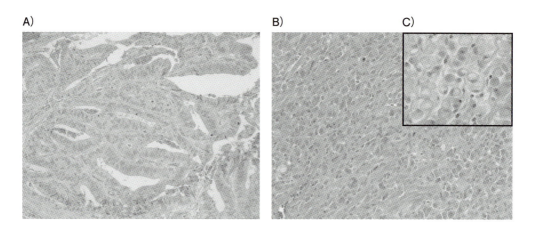

図1　胃がんの組織分類（カラーアトラス❹参照）

HE染色．組織学的には，分化型胃がんは乳頭腺がんと管状腺がん（高分化型tub1・中分化tub2型），未分化型胃がんは低分化型腺がんpor，印環細胞がんsig，粘液がんに分類される．Aは分化型胃がん（tub1）で明瞭な腺管構造を示す．Bは未分化型胃がん（por）で腺管構造はみられず，がん細胞はばらばらである．Cは未分化型胃がんの特徴の1つである印環細胞がん（sig）を示す

約10％を占めるといわれている．

> **Memo**
>
> 《胃がんの分類》
> 胃がんの組織学的分類は日本と欧米で異なることが多い．胃上皮粘膜内に止まるがんは日本では粘膜内がん（carcinoma）としているが，欧米ではdysplasiaと診断することが多い．また，日本での分化型（differentiated type）と未分化型（undifferentiated type）は，欧米ではおのおの"intestinal"と"diffuse"とよんでいる．日本ではさらに粘膜で発現している粘液形質（ムチンなど）の由来をもとに，"胃型"，"腸型"，"混合型"，"null型"という分類があり，複雑にしている．

2 胃がんの疫学

　日本において胃がんは，長くがん死亡の1位であった．胃がんの年齢調整死亡率および罹患率は男女ともに減少傾向であるが，2016年のがんの部位別死亡数では，胃がんは男性が2位，女性が4位（**国立がん研究センター情報サービスganjoho.jpサイト**）と依然多く，まだまだ主要ながんである．胃がんは韓国・中国・南米・東欧諸国でも多い[3]．米国への日本人移民の子孫では胃がんが減少したことや，近年日本でも食生活の欧米化によるためか胃がんが減少していることから，食生活が胃がんの発症に重要と考えられる．疫学的には，食塩摂取は胃がんのリスクをあげ，逆に野菜や果物の摂取は胃がんのリスクを下げる．ピロリ菌感染は，胃がんの最大のリスク因子である．

3 胃がんを発症する遺伝性疾患

　胃がんを家族集積性に発症する遺伝性疾患としては，遺伝性未分化型胃がん（hereditary diffuse gastric cancer：HDGC）が最も重要である[4]．HDGCは常染色体・優性に遺伝し，未分化型胃が

表1　遺伝性びまん性胃がんの診療基準（Fitzgeraldらによる改変）[4]

・50歳以下のびまん性胃がんを含む2名以上の胃がんが家族にいる場合
・年齢を問わず，びまん性胃がん患者が第一度近親者または第二度近親者に少なくとも3人いる場合
・40歳以前に診断されたびまん性胃がん患者で，家系内で弧発の場合
・びまん性胃がんと多発性小葉乳がんの両疾患の既往歴あるいは家族歴をもち，そのうちの片方の疾患が50歳以前に診断された場合

んを特異的に発症する．国際胃がんリンケージコンソーシアム（The International Gastric Cancer Linkage Consortium：IGCLC）ではHDGCについて，表1のように定義している．HDGC患者の約1/3では，*CDH1*遺伝子に生殖細胞変異が検出されるので，*CDH1*遺伝子が原因遺伝子の1つである．*CDH1*遺伝子に生殖細胞変異をもつ患者では，生涯で約70％の確率で未分化型胃がんが発症する．*CDH1*に生殖細胞変異が認められなかった胃がん家系では，頻度は少ないものの*CTNNA1*，*MAP3K6*，*INSR*，*FOXO24*や*DOT1L*などの遺伝子変異が見つかっており，今後の解析が望まれる．

　DNAミスマッチ修復機構の異常が原因で発症するLynch症候群（遺伝性非腺腫症性大腸がん），*p53*遺伝子に変異があるLi-Fraumeni症候群や*APC*が原因遺伝子である家族性大腸腺腫症患者でも頻度は低いが，家系内で胃がんを発症することがある．

> **Memo**
>
> 《E-カドヘリンをコードする*CDH1*遺伝子の変異》
> *CDH1*遺伝子の生殖細胞変異は1998年にニュージーランドのマオリ族の胃がん多発家系（家族性胃がん）で初めて報告された．現在までに世界中から50以上の変異が報告されているが，ほとんどは欧米からである．日本では胃がんの罹患率が高く，家系内に胃がんが複数認められる場合があるものの，生殖細胞変異の報告は少ない．

4　胃がんの感受性に影響する遺伝子多型

　複数の遺伝子多型が，胃がんの発症リスク因子として注目されている[5]．IL-1B（IL-1βをコードする）はピロリ菌感染に対する宿主の反応の強さに影響する因子であり，胃酸分泌の抑制に働く．IL-1βを多く産生しやすい患者では，ピロリ菌感染に対する炎症が強く胃酸も減るので，萎縮性胃炎が起こりやすく，胃がんのリスクも高まる可能性がある．*IL-1B*の一塩基多型（single nucleotide polymorphism：SNP）である−31T＞C〔転写開始点より31塩基上流の塩基がCまたはTというSNP，reference SNP ID番号（rs）1143627〕や−511C＞T（rs16944）と胃がんとの関連解析で，欧米人においてこれらのSNPが胃がんや胃の萎縮と関連があるとの報告が複数出た．また，ムチン粘液産生タンパク質（*MUC1*，rs4072037）や前立腺幹細胞抗原（*PSCA*，rs2294008）のSNPは未分化型（びまん性）胃がんで，*PRKAA1*遺伝子のSNP（rs13361707）は非噴門部胃がんの発症リスクにかかわることが報告されている．

5　胃がんに関連する感染

　胃がんは感染，特にピロリ菌感染との関連が強い．Epstein-Barrウイルス（EBV）も一部の胃がんとの関連が報告されている．

第9章　各組織・器官のがん生物学

3　胃がん　457

1）ヘリコバクター・ピロリ菌

　ピロリ菌は Marshall B.J. と Warren J.R. によって1984年に報告された．その後，胃炎・十二指腸炎の原因菌とされ，さらに1994年には International Agency of Research on Cancer によってピロリ菌は1群の（確定された）発がん物質であるとされた．すなわち，症例対照研究（後向き）でピロリ菌感染群は非感染群に比べて胃がんの頻度が有意に高かった．さらに，前向き（コホート）研究でも，ピロリ菌感染群からは胃がんが起きたが，非感染群では全く起きなかった．ピロリ菌による胃がんの発症過程は概念図のように考えられている．特に幽門部の分化型胃がんとの関連が深い．ピロリ菌感染がある胃では，がんだけでなく非がん部でも DNA メチル化の頻度が高い．これは，ピロリ菌感染そのものよりも，ピロリ菌感染によって起こされた炎症によってメチル化が誘導されると考えられている．

　世界の約半数は，ピロリ菌に感染していると推定されており，感染のほとんどは幼少期に起こる．もちろん感染者の全員が胃がんを発症するわけではなく，菌の病原因子（CagA，VacA）や宿主の感受性・食習慣が発症に大きく関係している．最近の日本での胃がんの減少は食生活の変化も重要だが，ピロリ菌感染者の減少も原因と考えられる．若年者ではピロリ菌感染者は大きく減少しており，今後さらに胃がんの頻度は減少すると予想される．しかし，現状では60歳代より上のピロリ菌感染者はまだ多く，ピロリ菌の除菌による胃がん発症予防の普及が期待される．

2）Epstein-Barr ウイルス

　EBV はヘルペスウイルスに属し，すでにバーキットリンパ腫や鼻咽頭がんの原因として広く知られている．1990年に未分化型リンパ上皮様細胞からなる胃がんから EBV のゲノムが検出された．その後，約10％の胃がんで EBV のゲノム・タンパク質などが検出され，胃がんと EBV との関連が問題となっている．病理学的には，未分化型リンパ上皮腫様細胞からなる腫瘍ではほとんどが EBV 陽性である．また噴門部から体上部の胃底腺領域に多く，男性の方が多い．

6 胃がんにおける遺伝子異常

　胃がんにおいて数多くの遺伝子異常・発現異常が報告されてきた[2)6)7)]．各遺伝子の異常の頻度は報告によって異なっていることがあり，総合的に重要と考えられる遺伝子を概念図と表2に載せた．分化型胃がんと未分化型胃がんは臨床病理学的に異なるだけでなく，関与している遺伝子異常に違いが認められる他，それらの発症機構も異なる．

1）分化型胃がん

　分化型胃がんでは，ピロリ菌感染が重要である．萎縮性胃炎から腸上皮化生に進行する段階では CDX1/CDX2 の過剰発現が関与している．CDX1/CDX2 は，ホメオボックスをもつ転写因子で本来は腸特異的に発現しており，胃では発現していない．しかし，CDX1/CDX2 が胃の炎症過程で発現をはじめると，腸上皮化生が起こると考えられる．腸上皮化生から腺腫/dysplasia，分化型胃がんと進行する段階における遺伝子変化ははっきりしないが，*p53*，*TFF1*（分泌タンパク質）の発現異常，*hMLH1*，*p16*，*RUNX3* のメチル化，*EGFR*，*VEGF* などの増殖因子の発現亢進が関与していると推測される[2)]．メチル化により，*CDX2* は分化型胃がんでは発現が下がっていることが多い．*hMLH1* のメチル化により起こるミスマッチ修復の異常はさらにマイクロサテライト不安定性（microsatellite instability：MSI）も引き起こす．

表2　胃がんで検出される遺伝子の異常

遺伝子（タンパク質）	遺伝子の異常	頻度（%）分化型	頻度（%）未分化型	機能
がん抑制				
CDH1（E-カドヘリン）	突然変異，欠損	0	50	細胞接着
	メチル化[※1]	54〜73		
p53（P53）	突然変異，欠損	30〜60		転写因子
TFF1（pS2）	欠損，発現低下（メチル化）	50		分泌タンパク質，粘膜保護
CDKN2A（p16）	メチル化	10〜50		細胞周期制御
RUNX3	メチル化	50〜75		転写因子
ARID1A	突然変異	10		クロマチン構造変換因子
がん促進				
RHOA	突然変異	0	14	低分子量Gタンパク質，細胞骨格の制御
c-MET（HGFR）	増幅，発現亢進	20	40	肝細胞増殖因子受容体
K-sam（FGFR2）	発現亢進	0	33	繊維芽細胞増殖因子受容体
EGFR	発現亢進	50	25	上皮増殖因子受容体
VEGF	発現亢進	45	10	血管内皮細胞増殖因子
DNA修復				
hMLH1	メチル化	12〜17	4〜8	ミスマッチ修復
（MSI）	マイクロサテライト不安定性	22〜26	5	（ミスマッチ修復異常によって誘発される）

※1 CDH1メチル化頻度は，分化型胃がんでも見つかるが，未分化型胃がんの方が多い.

2）未分化型胃がん

　未分化型胃がんでもピロリ菌感染が発症に関与すると考えられているが，詳しい機構は不明である．がん抑制遺伝子CDH1がHDGCの原因遺伝子であること，一般の未分化型胃がんでもCDH1遺伝子の変異，欠損，メチル化が約50％で検出されることから，CDH1は未分化型胃がんの発症に重要と考えられている[2)4)]．E-カドヘリンは細胞接着因子であり，adherence junctionを形成している重要な膜タンパク質である．E-カドヘリンに異常が起こると，細胞接着が悪くなり，細胞はばらばらとなって腺管を形成できなくなる．また，スキルス胃がんでは細胞運動・増殖制御にかかわるシグナル分子RHOAの体細胞点突然変異が見つかっている．この変異の場所にはホットスポット領域（コドン42番目のチロシン，5番のアルギニンおよび17番目のグリシン）があり，これは機能獲得型の活性化変異であった[7)]．p53の異常は分化型胃がん同様に半数程度に検出され，がん化に重要と考えられる．

3）胃がんの統合的解析

　次世代シーケンサーの登場により，がんにおける遺伝子異常を全ゲノム・エピゲノムレベルで解析することが可能となった[7)〜9)]．従来の報告ではp53やCDH1遺伝子の異常が胃がんで検出されてきたが，エクソーム解析により新たにクロマチンリモデリング因子（ARID1A, MLL3, MLL）の変異多発が47％の胃がんで検出され，なかでもARID1Aの異常（約10％）とMSI陽性胃がん

3　胃がん

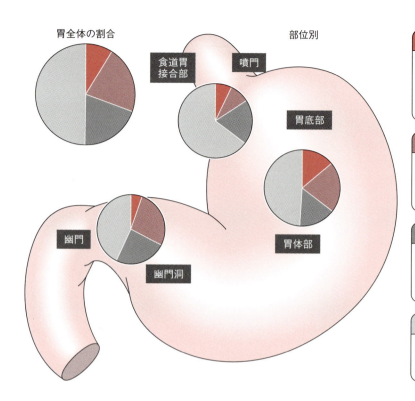

図2　胃がんの統合解析による4つのmolecular phenotype
TCGAによる胃がんの統合解析により，EBV陽性型胃がん，MSI陽性型胃がん，ゲノム安定性型胃がん（GS型），および染色体不安定性型胃がん（CIN型）の4型に分類された．GSは未分化型胃がん，CIN型は分化型胃がんに関連することが示唆されている．円グラフは胃がん全体，および発生部位別（食道胃接合部/噴門部，胃底部/胃体部および幽門領域）のmolecular phenotypeの頻度を示す．
文献9をもとに作成

との関連が示唆されている．さらに未分化型胃がんでRHOA遺伝子の変異頻度が高いことが明らかになった[7)8)]．米国TCGA（The Cancer Genome Atlas）Research Networkのグループは295例の胃がんについて，エクソーム解析，DNAメチル化アレイ解析，染色体コピー数解析，RNAシークエンス解析を行い，EBV陽性型胃がん（N＝26，9％），MSI型胃がん（N＝64，22％），ゲノム安定性型胃がん（GS型，N＝58，20％），および染色体不安定性型胃がん（CIN型，N＝147，50％）の4型に分類するmolecular phenotypeの概念を提唱した（図2）[9)]．MSI型胃がんは遺伝子変異率が高いhypermutation群であり，EBV型胃がんはPIK3CA，GS型はCDH1，CIN型はp53遺伝子の異常頻度が高い特徴をもつ．GS型ではdiffuse type（未分化型），CIN型胃がんではintestinal type（分化型）胃がんが多いことや，MSI型は高齢者，GS型は若い患者に多いなど，臨床病理学的諸因子との関連も認められている．

7 エピジェネティックな異常

エピジェネティックな異常とは，DNAの配列そのものの変化（変異）ではなく，DNAメチル化，ヒストン修飾およびクロマチン再構築からなるDNA配列以外の変化をいう．エピジェネティックな異常が起こると遺伝子発現に変化が現れる．がん抑制遺伝子のプロモーター領域にDNAメチル化が起こると，その遺伝子の発現が消失し（その結果，タンパク質が合成されない），結果的に

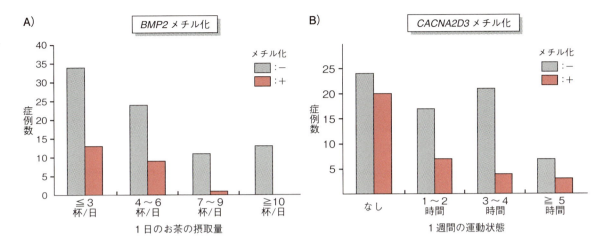

図3　胃がんにおける遺伝子のメチル化頻度と生活習慣要因[13]
A) *BMP2* メチル化と緑茶摂取量を比較した．横軸は1日あたりの緑茶摂取量（カップ数），縦軸はメチル化陽性または陰性の患者数を示す．赤色はメチル化陽性，灰色は陰性を示す．緑茶摂取量が多いほど，メチル化頻度は減少した．B) *CACNA2D3* メチル化と運動量を比較した．横軸は1週間内の運動時間を示す．よく運動するほどメチル化頻度は減少した

がん化へと進む．また，EZH2やSETDB2などのヒストン修飾酵素群は標的遺伝子のプロモーター領域のヒストンH3やH4のリジンメチル化にかかわり，遺伝子発現制御に働いている．エピジェネティックな異常は突然変異や欠損などのジェネティックな異常と同様にがん化の重要なステップの1つと考えられている[10]．

胃がんではDNAメチル化異常が高率に検出されている．その理由として，多くの胃がん患者ではピロリ菌感染が陽性であることがあげられる．他にDNAメチル化に関係する因子として年齢（高齢者ほどメチル化頻度が高い）や喫煙が有名である．これまでに胃がんの組織型，浸潤や予後を含むさまざまな臨床病理学的諸性状にかかわるものや，リスク診断になる遺伝子メチル化が多数報告されてきた．また，DNAメチル化異常は，血清・血漿，喀痰，便からも検出することができ，がんの早期診断にも利用できる非（低）侵襲性バイオマーカーの可能性が示唆されている．胃がんにおいても，血清，血漿や胃洗浄液から用いたDNAメチル化解析が行われている[11)12]．

われわれが胃がんDNAのメチル化頻度と生活習慣との関連を検討した結果，図3に示すように緑茶摂取が多い，または運動を多くするほどメチル化の頻度が低かった[13]．緑茶にはカテキン（ポリフェノール類）が含まれており，その1つであるエピガロカテキンガレートはDNAメチル化酵素の活性を抑えることが知られている．これら成果は食事や生活習慣によってメチル化の程度が変わる可能性を示し，今後さらに検討することにより，生活習慣の改善でメチル化も改善でき，ひいてはがん予防にもつながる可能性がある．

> **Memo**
>
> 《胃がんのリスクとDNAメチル化》
> DNAメチル化は胃がんで高率に認められている．しかし，ピロリ菌に感染した胃粘膜上皮でもすでにDNAメチル化は亢進しており，発がんリスクは高まっている．また除菌によって特定の遺伝子のメチル化の程度が下がるといわれており，DNAメチル化解析は胃がんの発がんリスク診断においても重要と考えられている．

8 機能性非翻訳RNA

　DNAから転写されるRNAにはタンパク質に翻訳されるものと，翻訳されずに機能する非翻訳RNA（non-coding RNA，ncRNA）が存在する．ncRNAのうち，約22塩基程度の小さなRNA（microRNA，miRNA）と100〜200塩基以上の長さをもつ長鎖ノンコーディングRNA（long non-coding RNA，lncRNA）がよく知られている．miRNAは主に，標的遺伝子mRNAの3'非翻訳領域の相補的な配列に結合してメッセンジャーRNAの分解，翻訳阻害に働く．miRNAの発現異常は標的遺伝子を介してがん化に関与する．発現低下するmiRNAはがん遺伝子（*KRAS，MYC*など）の発現を亢進し，発現亢進するmiRNAはがん抑制遺伝子（*PTEN，CDH1*など）の発現を低下させるという報告が多い[14]．

　一方，lncRNAはエンハンサー的に働くものやクロマチン構築の制御に及ぶ多彩な機能をもち，胃がんでも他の腫瘍と同様に*HOTAIR*など数多くのlncRNA発現異常が検出されている．ncRNAにおいて発現減少する場合はmiRNAまたはlncRNAの発現を制御しているDNAのプロモーター領域にメチル化があることも報告されており（表3），遺伝子でのメチル化と同様な機構で発現が下がると考えられる．

9 胃がんの遺伝子異常と標的治療[15]

　HER2は細胞質にチロシンキナーゼを有する膜貫通型受容体である．胃がんでのHER2高発現は4.4〜53.4％と報告によって異なるが，組織学的には分化型胃がんの方が未分化型胃がんよりも発現が高い．トラスツズマブ（ハーセプチン®）はHER2を標的としたヒト化モノクローナル抗体であり，2011年にHER2過剰発現が確認された治癒切除不能な進行・再発の胃がんにおける分子標的治療薬として日本で承認された．HER2過剰発現は免疫組織化学染色（IHC，immunohistochemistry）での判定が3＋のとき，または2＋かつISH（in situ hybridization）法で陽性の場合を示す．

　T細胞表面に発現する膜タンパク質PD-1は，腫瘍細胞が発現するリガンドのPD-L1やPD-L2と結合し，T細胞活性化を抑制する．2017年には米国で免疫チェックポイント阻害薬であるペムブロリズマブ（キイトルーダ®）が高頻度マイクロサテライト不安定性（MSI-H）またはミスマッチ修復が欠損した固形がんを対象として承認された．日本でもニボルマブ（オブジーボ®）が進行胃がんで承認されている．図2のTCGA報告に示すように，MSI型胃がんは*hMLH1*発現消失（メチル化）が認められるhypermutation群である．またPD-L1/PD-L2の高発現はEBV陽性型胃がんの特徴の1つにあげられ，さらにT細胞浸潤の多い胃がんでも両者の発現が高いことが知られている．肺がんでは免疫チェックポイント阻害薬の効果予測としてPD-L1免疫染色による発現評価が重要であるため，今後胃がんにおいてもPD-L1/L2発現と免疫チェックポイント阻害薬の効果についての検証が必要である．

10 胃がんのマウスモデル

　がんの動物モデルは，詳しい発症機構の解明，治療法・予防法の開発に有効である．胃がん動物モデルとして，遺伝子改変マウスの作成，ピロリ菌感染，発がん物質による発がん実験がある．遺伝子改変マウスについては，分化型胃がんのモデルは*Tff1*欠損やINS-GASマウスなどいくつか報告がある．われわれは未分化型胃がんの原因遺伝子である*CDH1*遺伝子を胃特異的に欠損する

表3　胃がんで検出される非翻訳機能性RNAの異常[※1]

遺伝子（タンパク質）		標的遺伝子[※2]	特記事項
miRNA			
miR-9	低下	CDX2	メチル化により発現低下
miR-33b	低下	c-MYC	遠隔転移
miR-34b/c	低下	MET, CDK4, Cyclin E2	メチル化により発現低下
miR-34c-5p	低下	MAPT	パクリタキセル感受性
miR-137	低下	CDC42	メチル化により発現低下
miR-101	低下	EZH2, Cox2, Mcl-1, Fos	細胞増殖抑制
miR-195	低下	CDK6, VEGF	
miR-200bc/429	低下	BCL2, XIAP	多剤耐性
miR-335	低下	SP1	予後バイオマーカー，治療予測，メチル化により発現低下
miR-378	低下	CDK6, VEGF	
miR-375	低下	JAK2, PDK1, 14-4-4zeta	
miR-449	低下	BCL2,	
miR-21	亢進	PTEN	細胞増殖，浸潤能亢進
miR-146a	亢進	SMAD4	がんバイオマーカー，治療標的
miR-196a	亢進	p27	予後バイオマーカー，治療予測
miR-183	亢進	PDCD4	がんバイオマーカー，治療標的
lncRNA			
TP53TG1	低下	YBX1	メチル化で発現低下，予後不良
GAS5	低下	c-MYC, YBX, miR-222	予後
H19	亢進	ISM1	予後（血漿，組織）バイオマーカー
HOTAIR	亢進	c-Met, Snail	予後，未分化型胃がんのリンパ節転移に関与
MALAT1	亢進	PCDH7, EGFL7	予後
HULC	亢進	NKD2	血清バイオマーカー
UCA1	亢進	CREB1	早期胃がんの診断（血漿）バイオマーカー，分化型胃がんで高い

※1　Puneetらの総説をもとに，複数の論文をまとめた[14]
※2　miRNAは直接，標的遺伝子の3'-UTRに結合するが，lncRNAは多彩な機能で標的遺伝子の発現を調節する

マウスを作製したが，2年経過しても胃がんはできず，CDH1単独の異常では不十分であることが示唆された．そこで，p53遺伝子も胃特異的に欠損するp53/CDH1ダブルノックアウトマウスを作成した結果（図4），100％に未分化型（スキルス）胃がんが発症し，その遺伝子発現パターンはヒト未分化型胃がんと類似していた[16]．この遺伝子改変マウスは，CDH1異常を介する分子メカニズムの解明，およびスキルス胃がんの治療薬の開発など今後の応用が期待できる．

ピロリ菌感染の研究では，ヒトの菌はマウスでの感染力が弱いため，感染が成立するスナネズミ（Mongolian gerbil, Meriones unguiculatus）が使われている．一方，マウスにはネコ由来のHelicobacter felisがよく感染することがわかり，研究に用いられている．これらの感染系ではヒトにおけるピロリ菌感染での経路と同様に，急性から慢性胃炎，萎縮性胃炎，腸上皮化生，さらにはdysplasiaがみられる．進行胃がんはピロリ菌単独ではできないようである．しかし，ピロリ菌感染に発がん物質を併用したり，遺伝子改変マウス（例えばガストリンを強く産生するINS-GASマウス）にピロリ菌を感染させると進行胃がんができる．

第9章

各組織・器官のがん生物学

3　胃がん　463

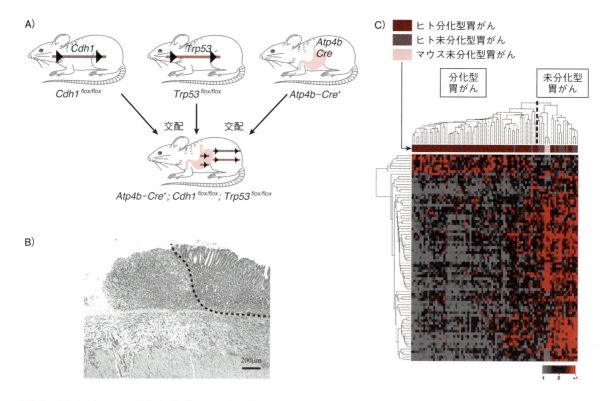

図4　E-カドヘリン/p53ダブルノックアウトマウス（カラーアトラス❺参照）
A）*Cdh1*とp53遺伝子（Trp53）にlox配列（▶）をつけた構造をもつマウスと，胃特異的に発現する*Atp4b*遺伝子のプロモーター配列にCre（リコンビナーゼ）をつなげた構造をもつマウスを交配させた．3種類の構造すべてをもつマウスの胃細胞では，胃特異的に発現するリコンビナーゼにより，*Cdh1*とp53遺伝子のlox配列の間が切り出されて，両遺伝子ともに機能が欠損した．B）マウス胃がんのHE染色像．左側にみられるがん細胞は粘膜下層，筋層よりも深く浸潤する進行がんで，組織学的には低分化型腺がんと印環細胞がんから構成される未分化型（スキルス）胃がんを示した．文献16より転載．C）マウスとヒト胃がんの遺伝子発現解析．ヒートマップ解析の結果，*Cdh1/p53*ダブルノックアウトマウスの胃がんはヒト未分化型胃がんと類似した遺伝子発現パターンを示した．文献16より改変して転載

（秋山好光，湯浅保仁）

参考文献

1) Japanese Gastric Cancer Association : Japanese classification of gastric carcinoma : 3rd English edition. Gastric Cancer, 14 : 101-112, 2011
2) Yuasa Y : Control of gut differentiation and intestinal-type gastric carcinogenesis. Nat Rev Cancer, 3 : 592-600, 2003
3) Ferlay J, et al : Cancer incidence and mortality worldwide : sources, methods and major patterns in GLOBOCAN 2012. Int J Cancer, 136 : E359-E386, 2015
4) Tan RY & Ngeow J : Hereditary diffuse gastric cancer : What the clinician should know. World J Gastrointest Oncol, 7 : 153-160, 2015
5) Mocellin S, et al : Genetic variation and gastric cancer risk : a field synopsis and meta-analysis. Gut, 64 : 1209-1219, 2015
6) 「The Biology of Gastric Cancers」（Wang TC, et al eds）, Springer, 2009
7) Katoh H & Ishikawa S : Genomic pathobiology of gastric carcinoma. Pathol Int, 67 : 63-71, 2017
8) Tan P & Yeoh KG : Genetics and Molecular Pathogenesis of Gastric Adenocarcinoma. Gastroenterology, 149 : 1153-1162. e3, 2015
9) Cancer Genome Atlas Research Network. : Compre-

hensive molecular characterization of gastric adeno-carcinoma. Nature, 513：202-209, 2014

10) Baylin SB & Jones PA：A decade of exploring the cancer epigenome-biological and translational implications. Nat Rev Cancer, 11：726-734, 2011

11) Padmanabhan N, et al：How to stomach an epigenetic insult：the gastric cancer epigenome. Nat Rev Gastroenterol Hepatol, 14：467-478, 2017

12) 秋山好光：胃がん，「遺伝子医学MOOKエピジェネティクスと病気」（佐々木裕之/監，中尾光善，他/編），pp64-69，メディカルドゥ，2013

13) Yuasa Y, et al：DNA methylation status is inversely correlated with green tea intake and physical activity in gastric cancer patients. Int J Cancer, 124：2677-2682, 2009

14) Puneet, et al：Epigenetic Mechanisms and Events in Gastric Cancer-Emerging Novel Biomarkers. Pathol Oncol Res, 24：757-770, 2018

15) Battaglin F, et al：Molecular biomarkers in gastro-esophageal cancer：recent developments, current trends and future directions. Cancer Cell Int, 18：99, 2018

16) Shimada S, et al：Synergistic tumour suppressor activity of E-cadherin and p53 in a conditional mouse model for metastatic diffuse-type gastric cancer. Gut, 61：344-353, 2012

Chapter 9

4 乳がん

乳がんは女性で最も罹患率の高い悪性腫瘍である．その罹患率，死亡率は本邦で増加傾向にあり，さらなる研究が求められる．乳がんは臨床的にLuminal A, Luminal B, Luminal-HER2, HER2陽性, triple negativeに分類され，それぞれのタイプで予後や有効な治療法が大きく異なり，その生物学的特性への理解が重要である．また，*BRCA*遺伝子変異を筆頭とする遺伝性乳がんも近年注目を集めている．本稿では乳がんの多様な分類に応じた標的治療，遺伝子変異による乳がんの発生およびその特異的な治療法を中心に概説する．

概念図

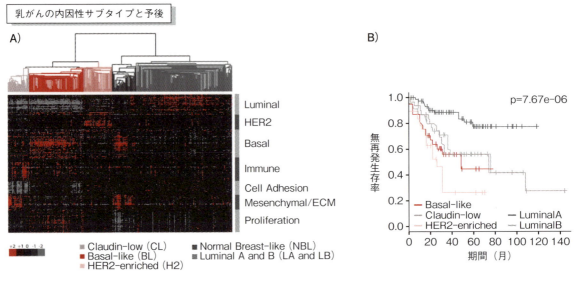

乳がんの内因性サブタイプと予後

A) カラーアトラス⑥参照．文献1より転載．B) 文献1より引用

1 乳がんの分類

　1990年代後半からDNAチップなどを用いた遺伝子発現解析が行われるようになった．乳がん細胞においても網羅的遺伝子発現解析が行われ，遺伝子発現の異なる複数の内因性サブタイプが同定された（概念図）[1]．その後も乳がんの遺伝子発現プロファイリングの研究は進み，サブタイプごとで予後などの臨床像が異なることも示された[2]．現在内因性サブタイプとして，Luminal A, Luminal B, HER2-enriched, Basal-like, Normal Breast-like, Claudin-lowなどが同定されている．

　内因性サブタイプごとで予後や治療への感受性が異なることから[2,3]，乳がんの内因性サブタイプに応じた治療の必要性が認識されるようになった．日常診療でマイクロアレイによる解析を行うことは難しく，臨床ではより簡便な方法として免疫組織化学（IHC）法を用いている．乳がんの臨床的サブタイプは，エストロゲン受容体（ER），プロゲステロン受容体（PgR），HER2, EGFR,

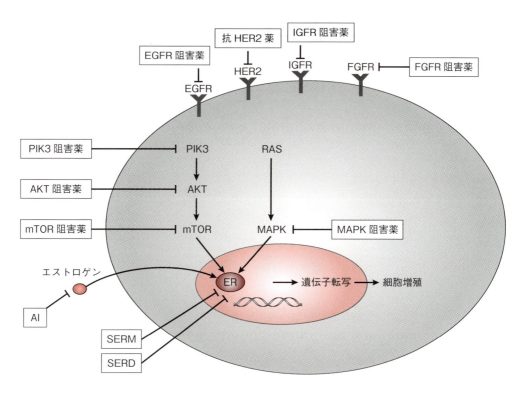

図1 Luminal乳がんの細胞増殖経路と標的治療
文献5，6をもとに作成

Ki67などの発現状況を代替指標として，Luminal A-like，Luminal B-like，Luminal-HER2，HER2陽性，triple negativeに分類される．術前後の補助薬物治療として，ホルモン感受性が高く細胞増殖能が比較的遅いLuminalA-like乳がんにはホルモン療法を行い，ホルモン感受性が比較的低く細胞増殖能の高いLuminalB-like乳がんには，ホルモン療法に加え化学療法の施行を検討する[4]．Luminal AとLuminal Bの分類のカットオフは明確にはなっておらず，ERやPgRの発現状況やKi67などを参考に，臨床では総合的な判断が求められる．また，Luminal-HER2ではホルモン療法＋化学療法＋抗HER2療法，HER2陽性では化学療法＋抗HER2療法，triple negativeでは化学療法が推奨されている[4]．

2 乳がんのサブタイプに応じた薬物治療

1）Luminal

ⅰ）ホルモン療法

Luminal乳がんでは，女性ホルモンであるエストロゲンが核内ERと結合して下流のシグナルを活性化させ，細胞増殖をきたしている（図1）[5,6]．乳がんにおけるホルモン療法では，ERの制御，またはエストロゲンの産生抑制によってエストロゲンによる細胞増殖作用を制御する．

ERを阻害する薬剤としては，選択的エストロゲン受容体調節薬（SERM）と，選択的エストロゲン受容体抑制薬（SERD）がある．SERMはERに競合的に結合し，エストロゲンとERの結合を阻害することでエストロゲン機能を抑制する薬剤であり，タモキシフェンやトレミフェンなどが

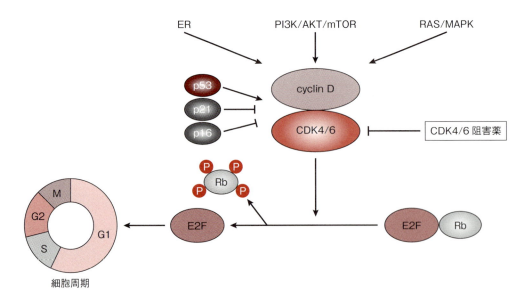

図2　CDK4/6阻害薬の作用機序
文献9をもとに作成

含まれる．SERDはERに競合的に結合するが，その主な抗腫瘍効果はERの分解促進作用による．フルベストラントに代表され，転移性乳がんに対し有効性が認められている．

閉経後女性では副腎由来のアンドロゲンが脂肪組織でアロマターゼという代謝酵素によってエストロゲンに変換されており，閉経後乳がんではアロマターゼ阻害薬（AI）によってエストロゲンの産生を抑制して治療を行う．閉経前女性では主に卵巣でエストロゲンが産生されており，LH-RHアゴニストによる卵巣機能抑制も治療薬の候補となる．

ii）mTOR阻害薬

　Luminal乳がんの細胞増殖には，前述したエストロゲンと核内ERの結合だけでなく，細胞膜の増殖因子からのシグナルも受けており，この2つの経路にはクロストークがあるといわれている（図1）．Luminal乳がんのなかには，ホルモン療法施行中に再発する症例や，転移性乳がんでホルモン療法が奏効しない症例といった，ホルモン療法耐性の状態が存在する．その機序はまだ完全には解明されていないが，1つには細胞増殖にかかわる代表的な経路であるPI3K-AKT-mTOR経路が活性化し，ERをリガンド非依存性に活性化していることが知られている[7]．BOLERO-2試験[8]において，mTOR阻害薬のエベロリムスとステロイド性AIのエキセメスタンの併用療法は，ER陽性HER2陰性で非ステロイド性AI抵抗性と判断された局所進行または転移性乳がんに対し，エキセメスタン単独療法と比較して主要評価項目である無増悪生存期間（PFS）中央値の有意な延長（10.6カ月 vs 4.1カ月，HR0.36，95％ CI：0.27〜0.47）が認められ，実臨床に応用されている．

iii）CDK4/6阻害薬

　CDK4/6は細胞周期を制御しており，cyclin D-CDK4/6-Rb経路はG1期からS期へと細胞周期を進行させる．CDK4/6阻害薬は細胞周期を止めることでDNA合成を阻害し，細胞増殖を抑制する（図2）．第III相試験であるPALOMA-2試験[10]では，局所進行乳がんおよび転移性乳がんに対し治療歴のない症例を対象に，CDK4/6阻害薬の1つであるパルボシクリブとレトロゾールの併用療法と，プラセボ＋レトロゾール群を比較している．パルボシクリブ＋レトロゾール群では主要

評価項目であるPFS中央値の有意な延長（24.8カ月 vs 14.5カ月，HR 0.58，95％ CI：0.46〜0.72）が認められ，パルボシクリブは転移性乳がんの一次治療以降で臨床応用されている．

iv）α特異的PI3K阻害薬

前述の通り，PI3K経路の活性化はホルモン療法耐性の原因の1つと考えられており，ホルモン受容体陽性進行乳がんのなかにはPIK3CAの変異が多く認められる．PI3Kには4つのアイソフォーム（α，β，γ，δ）があり，PI3K阻害薬の有害事象の観点から，より特異的な薬剤の開発が求められていた．SOLAR-1試験[11]はPIK3CA変異陽性かつAI（＋CDK4/6阻害薬）耐性のホルモン受容体陽性HER2陰性進行乳がんに対し，α特異的PI3K阻害薬であるBYL719とフルベストラント併用群，フルベストラント単剤群を比した第Ⅲ相試験であり，主要評価項目である奏効率は36％ vs 16％（P＝0.0002）であった．非侵襲的に変異を評価できるリキッドバイオプシーの進化とともに，今後も乳がんの遺伝子プロファイルに応じた治療の研究は進んでいくことになる．

2）HER2陽性

ホルモン療法とともに分子標的療法が確立したのはHER2陽性乳がんである．抗HER2抗体薬の登場により，HER2陽性乳がんの予後は著しく改善した．HER（human epidermal growth factor receptor type）ファミリーはEGFR（HER1），HER2，HER3，HER4からなる膜受容体であり，各HER間でヘテロ二量体またはホモ二量体を形成して下流の細胞増殖シグナルを活性化する（第7章-2参照）．

ⅰ）抗HER2抗体

トラスツズマブはHER2細胞外ドメインⅣに結合するヒト化モノクローナル抗体で，抗体依存性細胞障害作用（ADCC）およびHER2からの細胞増殖シグナル阻害によって抗腫瘍効果を発揮する．ペルツズマブはHER2細胞外ドメインⅡに結合するヒト化モノクローナル抗体で，特にHER2とHER3とのヘテロ二量体形成を阻害する．ADCCおよび下流シグナル阻害により細胞増殖を抑制する．トラスツズマブ耐性機序の1つとしてシグナル阻害が不完全であることが考えられ，その対策として異なる作用機序をもつ抗HER2薬を併用するdual HER2 blockadeの概念が生まれた．実際にトラスツズマブとペルツズマブの併用療法はHER2陽性転移性乳がんにおいて予後を大きく改善することが示された[12]．今後も他の併用療法の研究や，術前・術後補助化学療法への応用が期待される．

ⅱ）チロシンキナーゼ阻害薬

チロシンキナーゼ阻害薬は自己リン酸化を阻害することで下流シグナルを抑制している．

ラパチニブはEGFR，HER2の選択的チロシンキナーゼ阻害薬であり，小分子化学物であることから，血液脳関門の通過により脳転移巣への効果も期待されている．ネラチニブはHER1，HER2，HER4のリン酸化を阻害する．本邦では承認されていないが，2017年にHER2陽性乳がんの補助療法としてFDAから承認を受けている．

ⅲ）抗体薬物複合体（ADC）

T-DM1はトラスツズマブと微小管重合阻害薬DM1を結合させた抗体薬物複合体である．トラスツズマブの抗腫瘍効果だけでなく，結合した細胞内にDM1を送ることができる．HER2陽性細胞に選択的にDM1を送るため，化学療法の有害事象を軽減できることが特徴である．

抗HER2治療を継続するための選択肢を増やすべく，新たなADCの開発も進められている．トラスツズマブとトポイソメラーゼⅠ阻害薬を結合させたトラスツズマブ-デルクステカンは，第Ⅰ相試験[13]でT-DM1治療歴のあるHER2陽性進行乳がんに対して客観的奏効率59.5％を示しており，第Ⅱ相試験以降の結果が待たれる．

4　乳がん　469

表1　遺伝性乳がんの原因遺伝子

原因遺伝子	症候群	関連のあるがん
BRCA2	遺伝性乳がん・卵巣がん症候群	乳がん，卵巣・卵管がん，男性乳がん，膵がん，前立腺がん
BRCA1	遺伝性乳がん・卵巣がん症候群	乳がん，卵巣・卵管がん，男性乳がん，膵がん，前立腺がん
PALB2	ファンコニー症候群	乳がん，膵がん
TP53	リ・フラウメニ症候群	乳がん，軟部組織腫瘍，骨肉腫，白血病，脳腫瘍
PTEN	カウデン症候群 バナヤン・ライリー・ルバルカバ症候群	乳がん，子宮がん，甲状腺がん（髄様がん以外），大腸がん，腎細胞がん
CHEK2	リ・フラウメニ症候群	乳がん，肺がん，大腸がん
NF1	神経線維腫症Ⅰ型	乳がん，脳腫瘍，肉腫，白血病
ATM	ルイ・バー症候群	乳がん，前立腺がん，膵がん，肺腺がん，大腸がん
CDH1	家族性びまん性胃がん・小葉がん症候群	乳がん（小葉がん），胃がん（びまん性胃がん）
NBN	ナイミーヘン染色体不安定症候群	乳がん
STK11	ポイツ・イエーガー症候群	乳がん，膵がん，子宮頸がん

3）triple negative

　triple negative乳がんに対しては現状特異的な標的治療はなく，原発乳がんおよび転移性乳がんいずれにおいても化学療法による治療が標準である．乳がんのなかではtriple negative乳がんの予後は依然不良であり，有効な治療法の探求が必要である．

ⅰ）免疫チェックポイント阻害薬

　がん細胞は本来異物として免疫反応によって排除されるが，免疫チェックポイント分子であるPD–L1を発現することでT細胞のPD–1と結合させて抑制シグナルを送り，T細胞を抑制して免疫反応から逃避している．抗PD–1/PD–L1療法などの免疫チェックポイント阻害薬はこの機構を阻害することで，免疫反応を腫瘍の排除へと傾かせることができる．triple negative乳がんは比較的組織中の腫瘍浸潤リンパ球[14]や，がん細胞でのPD–L1発現が多く[15]，免疫チェックポイント阻害薬の効果が期待されている．奏効例では長期奏効が認められるが奏効率は高くはなく，治療効果を高める併用療法などの研究が進められている．LuminalやHER2陽性乳がんでも一定の奏効が認められており，サブタイプに限らずマイクロサテライト不安定性が高い（MSI–high）症例に対しては抗PD–1抗体薬であるペムブロズリマブが承認されている．

ⅱ）サブタイプ別の個別化医療

　triple negative乳がんの遺伝子解析の結果，basal–like1，basal–like2，immunomodulatory，mesenchymal，mesenchymal stem–like，luminal androgen receptorの異なるサブタイプに分類されることが示されており[16]，個別化医療へ向けておのおのの治療法の開発が期待される．例として，basal–likeタイプはDNA修復にかかわる*BRCA1*遺伝子の機能低下例が多く[17]，DNA傷害性抗がん剤であるプラチナ系薬剤により高い治療効果が得られるものが多い．また，luminal androgen receptorタイプではアンドロゲン受容体（AR）遺伝子が高発現しており，AR阻害薬による治療の有効性について探索する臨床試験が進行中である．

3　遺伝性乳がん

　遺伝性乳がん*BRCA1*，*BRCA2*を含む原因遺伝子の病的バリアントが原因であるといわれている（表1）[18]．遺伝性乳がんは全乳がんの約5～10％を占め，*BRCA1/2*遺伝子変異を有する女性の生涯乳がん発症リスクは45～82％と高率であることが報告されている[19][20]．*BRCA1*遺伝子変

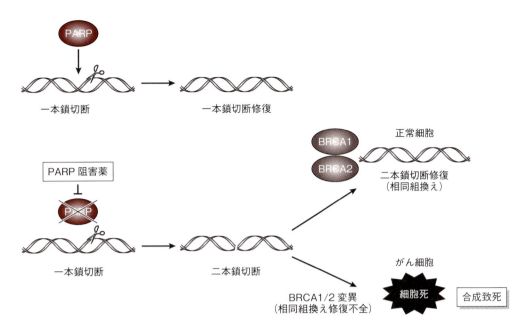

図3　PARP阻害薬の作用機序
文献22をもとに作成

異乳がんではtriple negativeタイプが多く，*BRCA2*遺伝子変異乳がんではLuminalタイプが多い[21]．*BRCA*遺伝子変異乳がんの共通の特徴として，若年発症が多いことや，他のがん（卵巣がん，男性乳がん，膵がん，前立腺がん）を合併するリスクが高いことがあげられる．

　*BRCA*遺伝子変異乳がんに対し，poly（ADP-ribose）polymerase（PARP）阻害薬の治療開発が進んでいる．PARPファミリーの1つであるPARP1はDNA一本鎖切断の修復に関与しているため，PARP1を阻害することでDNA一本鎖切断は修復されずに蓄積する．がん細胞分裂によってDNA二本鎖切断となり，*BRCA*遺伝子に変異がなければ相同組換えが正常に機能し細胞は生存するが，*BRCA*遺伝子変異細胞では相同組換えも修復不全となるため，細胞は死に至る．この現象は合成致死とよばれている（図3）[22]．*BRCA*遺伝子変異陽性HER2陰性転移性乳がん患者を対象にPARP阻害薬の1つであるオラパリブの有効性を調査したOlympiAD試験[23]では，オラパリブ群では医師選択化学療法群と比較し，主要評価項目であるPFSの有意な延長（7.0カ月 vs 4.2カ月，HR 0.58，95% CI：0.43〜0.80）を認めており，2018年7月に本邦でも*BRCA*遺伝子変異陽性HER2陰性の手術不能または再発乳がんに対し承認されている．

（波々伯部絵理，戸井雅和）

参考文献

1) Prat A & Perou CM：Deconstructing the molecular portraits of breast cancer. Mol Oncol, 5：5-23, 2011
2) Sorlie T, et al：Repeated observation of breast tumor subtypes in independent gene expression data sets. Proc Natl Acad Sci U S A, 100：8418-8423, 2003
3) Prat A, et al：Phenotypic and molecular characterization of the claudin-low intrinsic subtype of breast cancer. Breast Cancer Res, 12：R68, 2010

4）Goldhirsch A, et al：Personalizing the treatment of women with early breast cancer：highlights of the St Gallen International Expert Consensus on the Primary Therapy of Early Breast Cancer 2013. Ann Oncol, 24：2206-2223, 2013

5）Osborne CK & Schiff R：Mechanisms of endocrine resistance in breast cancer. Annu Rev Med, 62：233-247, 2011

6）Zardavas D, et al：Emerging targeted agents in metastatic breast cancer. Nat Rev Clin Oncol, 10：191-210, 2013

7）Miller TW, et al：Hyperactivation of phosphatidylinositol-3 kinase promotes escape from hormone dependence in estrogen receptor-positive human breast cancer. J Clin Invest, 120：2406-2413, 2010

8）Baselga J, et al：Everolimus in postmenopausal hormone-receptor-positive advanced breast cancer. N Engl J Med, 366：520-529, 2012

9）Tripathy D, et al：Ribociclib (LEE011)：Mechanism of Action and Clinical Impact of This Selective Cyclin-Dependent Kinase 4/6 Inhibitor in Various Solid Tumors. Clin Cancer Res, 23：3251-3262, 2017

10）Finn RS, et al：Palbociclib and Letrozole in Advanced Breast Cancer. N Engl J Med, 375：1925-1936, 2016

11）Alpelisib (ALP) + fulvestrant (FUL) for advanced breast cancer (ABC)：results of the Phase 3 SOLAR-1 trial. Ann Oncol, 29：Supplement 8, 2018

12）Swain SM, et al：Pertuzumab, trastuzumab, and docetaxel in HER2-positive metastatic breast cancer. N Engl J Med, 372：724-734, 2015

13）Tamura K, et al：Trastuzumab deruxtecan (DS-8201a) in patients with advanced HER2-positive breast cancer previously treated with trastuzumab emtansine：a dose-expansion, phase 1 study. Lancet Oncol：doi：10.1016/S1470-2045 (19) 30097-X, 2019

14）Loi S, et al：Prognostic and predictive value of tumor-infiltrating lymphocytes in a phase Ⅲ randomized adjuvant breast cancer trial in node-positive breast cancer comparing the addition of docetaxel to doxorubicin with doxorubicin-based chemotherapy：BIG 02-98. J Clin Oncol, 31：860-867, 2013

15）Mittendorf EA, et al：PD-L1 expression in triple-negative breast cancer. Cancer Immunol Res, 2：361-370, 2014

16）Lehmann BD, et al：Identification of human triple-negative breast cancer subtypes and preclinical models for selection of targeted therapies. J Clin Invest, 121：2750-2767, 2011

17）Turner NC, et al：BRCA1 dysfunction in sporadic basal-like breast cancer. Oncogene, 26：2126-2132, 2007

18）Momozawa Y, et al：Germline pathogenic variants of 11 breast cancer genes in 7,051 Japanese patients and 11,241 controls. Nat Commun, 9：4083, 2018

19）Antoniou A, et al：Average risks of breast and ovarian cancer associated with BRCA1 or BRCA2 mutations detected in case Series unselected for family history：a combined analysis of 22 studies. Am J Hum Genet, 72：1117-1130, 2003

20）King MC, et al：Breast and ovarian cancer risks due to inherited mutations in BRCA1 and BRCA2. Science, 302：643-646, 2003

21）Foulkes WD, et al：Estrogen receptor status in BRCA1-and BRCA2-related breast cancer：the influence of age, grade, and histological type. Clin Cancer Res, 10：2029-2034, 2004

22）Underhill C, et al：A review of PARP inhibitors：from bench to bedside. Ann Oncol, 22：268-279, 2011

23）Robson M, et al：Olaparib for Metastatic Breast Cancer in Patients with a Germline BRCA Mutation. N Engl J Med, 377：523-533, 2017

Chapter 9

5 膵がん

　膵がんは発生頻度と死亡頻度が最も近い腫瘍である．治癒が望めるのは手術だが，症状が出にくく，多くの患者に手術適応がない．早期の手術例でも治癒に至る確率はきわめて不十分である．遺伝性要因の関与はきわめて少なく環境要因も明確なのは喫煙だけ，一次・二次予防の手がかりも少ない．放射線，抗がん剤の効果もきわめて限定的である．際立った特徴に，乏血管性（hypovascularity），神経浸潤性，強い線維化がある．発がんに関与する遺伝子は，*KRAS* をはじめ多数明らかだが，現在の分子標的薬で著効を示すものはない．生物学を理解した画期的治療法が待たれる．

概念図

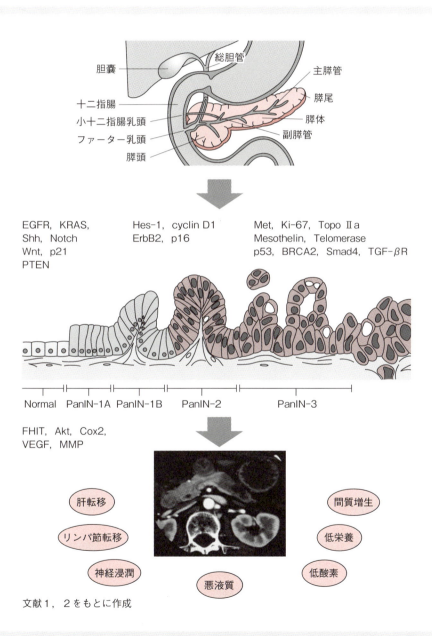

文献 1, 2 をもとに作成

1 膵がんの概要

　膵臓は，胃の後ろ側にある15 cmほどの臓器で，通常は70 gくらいのやや赤みがかった白っぽい臓器である．小さい臓器だが，1日に1 L前後の，重炭酸ソーダや塩類，リパーゼ，アミラーゼ，ヌクレアーゼやトリプシン，キモトリプシンの前駆体など消化酵素を大量に含む膵液を分泌する外分泌腺と，インスリン，グルカゴン，ソマトスタチンなど全身の代謝を調節するホルモンを分泌する内分泌腺からなっている．位置は，膵臓の頭部が十二指腸に取り囲まれ，体部は腰椎上部で脊椎前面を横切り，尾部は脾臓の下部に接する後腹膜にある．内分泌，外分泌ともに，迷走神経を中心とした神経系と，腸由来のペプチドやグルコースなどの体液性因子双方の支配を受けている．

　この臓器にできる腫瘍は，大きく分けて内分泌腺由来のものと外分泌腺由来のものがある．膵内分泌腫瘍は解剖学的に内分泌腺が膵臓のランゲルハンス島に存在するため，ラ氏島腫瘍とよばれ，そのおのおのがペプチドホルモンを出す場合にはその種類によりインスリノーマ，グルカゴノーマ，ソマトスタチノーマなどとよばれることもある．これから述べる膵外分泌腺，特に膵管上皮に由来する，いわゆる膵がんとは大きく性格を異にする．ホルモンを産生する機能性腫瘍の場合は，そのホルモンの機能に由来する症状を呈する．ラ氏島腫瘍は一般に造影CTで強く造影され，血管撮影でも腫瘍血管が強く描出される，いわゆるhypervascular tumorである．肝臓にしばしば転移する．膵臓外分泌腺に由来する腫瘍には，膵管と腺房に由来するものがある．膵外分泌腺の腺房は膵臓の消化液をつくる細胞であるが，腺房細胞由来のがんは稀である．大部分の膵臓由来のがんは膵管上皮から発生する．膵管由来のがんは膵がんのほか，膵管内乳頭粘液がん（intraductal papillary mucinous carcinoma：IPMC），膵粘液性囊胞腫瘍（mucinous cystadenocarcinoma：MCC）などがある．

2 膵がんの原因・疫学

　膵がんの発生は国により，時代により変化している．現在，発生頻度が一番高いのは北米と欧州とされている．日本では，第二次世界大戦後急速に増加し1980年代後半には米国の頻度と同等になり，年間約20,000人以上の膵がん死が報告されている．遺伝的というよりは，環境因子が発生に影響を与えていると考えられる根拠である（図1）．しかし，膵がんの発生に影響を与える因子で明確であるとされているものは喫煙だけである．日本での膵がん発生の増加にも喫煙率の増加を原因とする意見もある．男性が女性に比較し約1.5倍発生率が高い．年齢は60歳以上がほとんどで，多くは75歳以上である．膵がんの増加は，人口の高齢化にも大きく影響されている[3]．

　膵がんの発生全体における寄与度は高くはないが，家族性・遺伝性の原因の関与も指摘されている．症例対象研究の結果，一等親家族の膵がん発生は，膵がん発生の危険度を約2倍にするという報告もある．好発がん性の遺伝病における膵がんの好発がんでよく知られているのは，*BRCA2*（3.5倍），*p16*^{CDKN2A}遺伝子変異（13〜37倍），ポイツイエガー症候群の原因となる*STK11*の変異（130倍）などである[4]．最近，*PALB2*（partner and localizer of BRCA2）遺伝子の変異がきわめて明確な家族性の膵がん遺伝子として見出された[5]．家族性の膵がん発生にかかわる遺伝子が*BRCA2*，ファンコニ貧血経路にかかわる遺伝子であったことは，膵がんの発生メカニズムを理解するうえでもきわめて示唆に富む．また，最近この経路に変異があるもの，特に*BRCA2*変異をもつ腫瘍に対して，PARP阻害薬が特別な抗腫瘍性を示す可能性が指摘されていることも興味深い．

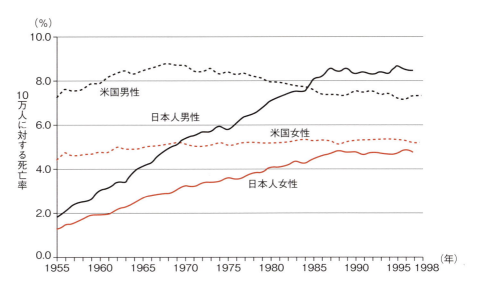

図1　日本と米国の膵がんの変遷：1955～1998
文献3より引用

　これらの他に，膵がん発生に影響を与える因子として，肥満，長期にわたる糖尿病が促進的に働くことが報告されている．食品のなかには，膵がん発生に抑制的に働くことが報告されているものもある．柑橘系の果物，多くの植物に含まれるポリフェノールのフラボノイド，葉酸，ヴィタミンD，クルクミンなどが候補としてあげられてはいる．

3 膵がんの診断

　膵臓は最初に述べたごとく後腹膜の腰椎上部を横切るように存在し，1日に1L以上の膵液を分泌しているため，膵管通過障害で腹痛，背部痛など膵炎に伴う症状が予想されるが，無症状の時期は長いようである．黄疸，腹痛，背部痛，糖尿病の急激な増悪などの症状で病院を訪れたときは，表1に示すUICCのTNM分類でStage IIIあるいはIVの人が3/4以上であり，手術の適応がない状態である．

　一般にがんの場合は初期症状が軽微であることが多いため根治が難しい場合が多いが，膵がんは特にその傾向が強い．膵がんの場合，早期と考えられている腫瘍が2 cm以下の場合でも手術成績は決して満足できるものではない．診断法も，治療法も，根本から考え直す必要がある．診断法の工夫に関しては，症状がない状態，言い換えれば検診で簡単に検出する方法の確立の必要があるが，検出しても治癒できなければ大きな効果は得られない．最新の技術を用いたそのような工夫もされているが，日本人で年間20,000人という発生頻度も含め，対策型の検診の導入は現時点では難しい．きわめて簡単で，安価な方法の開発が望まれる．近年血液，尿，だ液などを用いたリキッドバイオプシーによる早期診断に向けた研究が行われている．

　すでに膵がんが疑われたときの診断法に関しては，画像診断法の進歩が著しい．造影剤を用いた検出器が多数ある多列検出器コンピュータ断層撮影（MDCT）では血流が少ないことをきわめてきれいに描出することができる．内視鏡を用いた逆行性胆道膵管造影（ERCP），MRIを用いたMRCPなどは膵管内部の微少な病変すら検出できる．超音波や，超音波内視鏡も診断に威力を発

表1　UICC TNM Stage分類

局所進展度T		転移			
		なしN0M0	所属リンパ節N1 （1〜3個）M0	所属リンパ節N2 （4個以上）M0	遠隔転移 NanyM1
T1	最大径2cm以下	ⅠA期	ⅡB期	Ⅲ期	Ⅳ期
T2	最大径2cmを越え4cm以下	ⅠB期	ⅡB期	Ⅲ期	Ⅳ期
T3	最大径4cmを越える	ⅡA期	ⅡB期	Ⅲ期	Ⅳ期
T4	上腸間膜動脈，腹腔動脈浸潤	Ⅲ期	Ⅲ期	Ⅲ期	Ⅳ期

肝臓，腹膜，肺，遠隔リンパ節などの遠隔転移がある場合はⅣ期

揮する．腹部血管造影は上腸管膜動脈や腹腔動脈への浸潤などの診断に役立つ．これらを組み合わせ，膵がんであることの確定はもちろん，腫瘍の進展の範囲，遠隔転移の検出にも役立つが，腫瘤形成性膵炎などとの鑑別や，病期の決定が難しいものもある．[18]F-デオキシグルコースを用いたPETは，いろいろな工夫で膵がんの検出にも用いられているが，早期の膵がんの検出に十分に有用とはいえない．腫瘍マーカーは今後開発されるものはともかく，少なくとも現時点で診療に使われているCA19-9は特異性も低く，また感度も十分ではなく治療の経過をモニターする程度である．大いに研究を要する分野である．

4 治療法

　詳細は日本膵臓学会の膵癌取扱い規約　第7版[6]，膵癌診療ガイドライン[7]，米国NCIのガイドライン[8]を参照されたい．ここではごく一部を述べるにとどめる．

1）切除可能膵がんおよび切除可能境界（Borderline resectable）膵がん

　すでに述べたごとく，膵がんの根治が望めるのは，少なくとも現在は手術療法だけである．手術が適応になる患者は主にUICCの規定におけるStageⅠ，Ⅱの患者であり，全患者の10〜20％程度であると報告されている．根治的手術をしても，現在報告されている5年生存率は10〜25％程度である．このように手術単独では十分な治療効果を得られないため，各種の補助療法を組合わせる工夫が試みられてきた．術後の補助化学療法として，フルオロウラシルをベースとした化学療法の有用性が示され，わが国からはS-1を用いた術後化学療法の有用性が示されている．また手術により生存期間が延長しない可能性のある切除可能境界膵がんを中心とした術前化学放射線療法や化学療法の臨床研究が行われている．

2）切除不能膵がん

　遠隔転移は認められないが腹部大動脈への浸潤で切除不能である局所進行膵がんと遠隔転移を有する進行がんがある．局所進行膵がんにおいてはS-1，フルオロウラシル，カペシタビンを併用した放射線化学療法や全身化学療法，進行がんにおいては主に全身化学療法が施行される．全身化学療法として，最近まではゲムシタビンが唯一の選択肢であったが，ゲムシタビンに加え，アルブミンにパクリタキセルを結合させてナノ粒子化したナブパクリタキセルとの併用療法やFOLFIRINOX療法などにより，生存期間延長が報告されるようになった．分子標的薬としてはEGFRのキナーゼ阻害薬であるエルロチニブがゲムシタビンとの併用でわずかな延命効果を示し，標準的治療の1つと考えられている．それ以外の分子標的薬の導入も多くの臨床試験で試みられてき

たが，血管新生阻害薬，各種のキナーゼ阻害薬などほとんど有意の延命効果を示すことはできなかった．いずれにしろ，膵がんの治療薬に関しては何か画期的なものが期待されている．

膵がんは，特に終末期には各種の身体症状を伴い患者のQOLは著しく損なわれる．多くの進行がんの患者では黄疸を伴うこともあり，延命治療と緩和医療・支持療法が同時に行われなければならない．膵頭部の進行がんでは，胆道の通過障害はもとより消化管の通過障害をきたすこともあり，場合によっては緩和的手術，緩和的放射線療法なども十分に考慮に入れて行われている．

5 膵がん発生のメカニズムと新規薬物療法

1）発生メカニズム

膵管上皮から出る膵がんが，どのようなプロセスおよびメカニズムで発生するのかという観点では近年大きな進歩があった．特に，膵管内異型上皮，上皮内がんが通常膵がんの前駆病変として整理されPanIN分類としてまとめられた．この分類により，ヒトの膵がん発生過程と各種の動物でみられる発がん過程が共通の言語で語られ，初期発がんの概念が整理された[9]．

ヒトの膵がんは1980年代後半に，そのほとんどがKRASの活性化を伴うことが発見された．それ以来たくさんの解析がなされ，実に数多くのがん遺伝子，がん関連遺伝子の変化が報告されている．近年，これらの情報に基づき遺伝子改変マウスでも安定してヒトに比較的近い膵がんができるようになった．正常粘膜からPanIN，さらにがんに至るまでの遺伝子変化の一覧を**概念図**にまとめてある．初期発がんの概念が整理されることにより，それに伴って生じる血管や免疫細胞などを含む微小環境の変化が明らかとなり，それらを標的とした治療戦略の創出が期待されている．

2）新規薬物療法

おのおのの遺伝子の発がんへの寄与度は，KRASの活性化が90％近くに認められるのは例外としても，必ずしも高くない場合もあり，またその意義に関してはすべてが評価されているわけでもない．発現の亢進が認められているだけの場合もある．これらおのおのの遺伝子の膵がん発生と病態の形成における役割が十分に解析されているわけではないが，すでにこれらの情報に基づき分子標的薬の臨床試験が多数実施された．基礎医学からみれば，このように遺伝子の働きに関する情報が曖昧ななかで，もはや臨床試験かという感もあるが，それだけ決定的な治療法がないともいえるし，競争が激しいともいえる．臨床試験の結果は基礎的な研究よりはるかに複雑な要因によって修飾されてはいるが，われわれのがんの生物学性質の理解，おのおのの遺伝子の役割の理解に重要な情報を与えてくれるものであり，最大限の注目をすべきものである．

多くの分子標的薬があまり期待されたような効果を示さないなかで，エルロチニブ（EGFRキナーゼ阻害薬としての効果を期待されている）とゲムシタビンの併用療法が標準的治療の1つとなった[10]．この結果はある意味で興味深い．大腸がんの治療において，セツキシマブ（EGFRに対するキメラ型モノクローナル抗体）の治療効果は，がん細胞の*KRAS*遺伝子が活性化されている場合にはみられず，野生型の場合だけ効果がある．ところが，膵がんの場合は，90％以上の確率で*KRAS*遺伝子は活性化されている．もちろん，使用されているEGFRの阻害薬は異なるので直接は比較できないにしても，EGFR阻害薬が劇的効果を示す場合のある肺腺がんの場合は，*KRAS*遺伝子の活性化とEGFRの変異が排他的関係にあることを考えれば，きわめて興味深い臨床所見である．

大腸がんをはじめとして，いくつかのがん腫での治療上乗せ効果が認められ広く使用されている血管新生阻害薬は，ベバシズマブをはじめ膵がんでは今のところ有効性は確認されていない．ま

た近年さまざまな腫瘍において有用性が報告されている免疫チェックポイント阻害薬についても，膵がんにおける有効性は確認されていない．今後より深く，各遺伝子の働きが理解された後には新しい展望が生まれるかもしれないが，今のところは無効である．

6 膵がんの生物学的特徴

1）神経浸潤性

膵がん患者の大きな悩みの1つが激しい痛みである．その理由の1つに，膵がん細胞の高頻度な神経浸潤性が考えられている．膵がんの約90％に神経浸潤が認められ，膵外の神経叢への浸潤は術後の再発と相関すると報告されている[11]．なぜ高頻度に神経浸潤が認められるのかという点に関しては多くの研究があるが，統一的理解には至っていない．最近の研究でGDNF（Glial cell-derived neurotrophic factor）ファミリーリガンド–RET–Ras–ERKシグナル系が腫瘍細胞の神経に沿った浸潤を制御しており，RETの阻害薬pyranopyrimidineがマウスモデルでの神経浸潤を阻害すると報告されている．ヒトの組織でもこの仮説が矛盾しないことが確かめられている．

2）間質の増生

膵がんの最大の組織学的特徴に間質の極度の増生がある．なぜ膵がんでは間質（間質細胞と細胞外基質）が極度に増生するのか？膵臓は1日1L以上の膵液を分泌する臓器であり，膵管に病変ができて流れが悪くなれば炎症を起こすであろうことは想像できる．炎症が最初で発がんが後か，発がんに伴って炎症が起こるかは定かではないが，多くの場合に炎症を伴うことを考えれば，線維化desmoplasiaはこの炎症によるものとの意見は根強くある．一方，最近の研究で膵星細胞（pancreatic stellate cell）が注目されている．炎症が前か後かに結論を出すものではないが大変に興味深い．膵星細胞は，腺房周囲，膵管周囲，血管周囲にグリア原線維性酸性タンパク質，デスミン，α–平滑筋アクチン，LPS受容体TLR4とCD14を発現している細胞として同定され，あまり増殖はしない星状細胞である．活性化されると（myofibroblastic state），TGF-β，PDGF，LPSに反応し，ECM，サイトカイン，ケモカイン，成長因子を産生するようになる．慢性炎症や発がんに伴う膵臓の線維化desmoplasiaに関与することが推測され，培養系でその多くの生物学が明らかにされつつある．その発がんや，各種の病態への関与の解明が待たれる大変に興味深い細胞である（図2）．

3）hypovascular tumor

さて，このようにきわめて線維化，間質細胞の増生の強い組織であるために独特の解剖学的組織学的特徴をもち，次々と起こる間質の再構築により脈管系はきわめて乱れている．

hypovascular tumorとは，血管造影上での所見で動脈相の血管が描出されない腫瘍のことであり，解剖学的あるいは組織学的に血管が少ないということを意味するわけではない．興味深い研究があり，hypovascular tumorの典型である膵がんとhypervascular tumorの典型であるラ氏島腫瘍のMVD（microvessel density）を同一の手法でを検討した論文がある．面白いことに，この2つはMVDで見る限り2倍も違わない．同じくhypervascular tumorである原発性肝がんと膵がんを比べても2倍も違わない．実際，膵がんでもうんと遅い静脈相では周囲の膵臓組織より強く造影される．また，血管が少ないというよりは血流が遅い，血液灌流が悪い組織であることはヘリカルCTで明確に示されている．この報告によれば，腫瘍組織では血管内ボリュームが非腫瘍部の30％程度であり，血流も単位時間あたり単位体積あたり20％程度であるとされている．また，

478　がん生物学イラストレイテッド　第2版

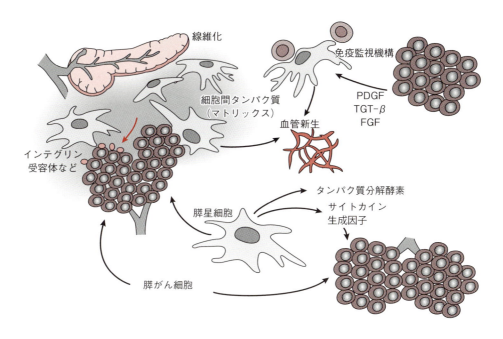

図2 膵がん線維化の要因
文献12をもとに作成

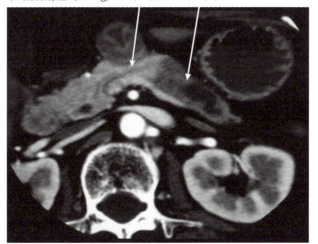

図3 膵がんダイナミックCT[13]

　超音波によっても同様に血液灌流が悪いことは明確に示されており，いわゆるhypovascular tumorの概念がきれいに証明されている（図3）．腫瘍への流入動脈より腫瘍内部でどんどん分枝して断面積が大きくなれば，流速が遅くなるのは自然なことである．しかし腫瘍では，細胞の無秩序な増殖と壊死，間質の増殖により血管のヒエラルキーができず，解剖学的に安定した血管系とはなりえないという事情がある．

4）低酸素状態

　この膵がんの低酸素の程度を調べた論文がある[14]．以前は人体に適用可能な酸素電極があり多くの腫瘍組織の酸素濃度が計測されている．その論文によれば，がん組織では，非がん部に比べて10〜数十分の1の酸素分圧しかなく，ほとんど検出されないこともあるとされている．もっとも，この強い低酸素は，膵がんに限ったことではなく多くの固形がんで観察されている．

　ところで，hypovascular tumorという性質が膵がんの生物学的性質の何に，いかにかかわるのか．またそのことが治療とどうかかわるのか．1990年代から多くの腫瘍組織の低酸素と治療に対する抵抗性，臨床的悪性形質との関連にかかわる研究がなされている[15) 16]．腫瘍の低酸素は，論理的には腫瘍細胞が多くの酸素を消費するか，供給が悪いかどちらかが原因である．有名なWarburg effectとは，腫瘍細胞の酸素消費はグルコースを入れても減少しないということで[17]，腫瘍はもともと解糖系を主に使っているので，酸素消費量は細胞あたり少ない．したがって，腫瘍組織の低酸素は供給不足，血流不足が主たる原因であると考えられる．腫瘍組織の低酸素と腫瘍の悪性化に関しては分子メカニズムに関しややHIF−1に偏りすぎているように思われるが，総説がたくさん書かれている．腫瘍組織の低酸素と，患者の予後は多くの腫瘍で逆相関することが報告されている．膵がんに関しては，腫瘍の壊死を指標にすると再現性よく術後の生存率を予測できるという臨床病理学的論文がある．

　腫瘍の低酸素と治療に関しては，当初放射線治療の低酸素による感受性の低下が注目されていた．化学療法に関しては，もともと低酸素が血流不足により引き起こされたものであるくらいであるから薬剤の送達も悪い．さらに，低酸素下ではがん細胞に抵抗性が出ることが報告され，一部はHIF−1が関与するとされるが，そうではないという報告もある．さらに血流不足による低グルコースも加わるといっそう薬剤感受性は失われる[18]．低グルコースによりERストレスが誘発され，これが薬剤抵抗性に関与するという報告もある．このような微小環境では，いわゆるがん幹細胞がよりよく保持されるという報告もある．いずれにしろ，これらの抵抗性のメカニズムの解明は，新しい薬剤開発の標的ともなりうる．

　一方，このように血液供給の悪い，低酸素で低栄養供給の組織がいかにして生存しうるのかという点からの研究も行われ，栄養飢餓耐性という考え方も提案されている[19]．この研究の独自性は，血流不足下ではグルコースの供給も不足するという点に着目し，嫌気的条件では解糖系によりエネルギーがつくられるという常識を疑い，通常の組織では使われることのない新しいエネルギー代謝の可能性を見出した点にある．さらにこれらの性質を利用した新しい治療戦略の開発も試みられている．そのうちの1つにアルクチゲニンがあり，この物質は生薬の1つである牛蒡子に多く含まれているリグナンである（図4）[20]．

　現状膵がんでは，これら低酸素や低栄養を標的とした治療の臨床試験で，充分な効果は得られていない．一方で，このような腫瘍組織の生理学的特徴を標的とした治療法開発は，今後も重要な研究項目である．

7 膵がんのこれから

　膵がんは残念ながら増え続けているとされる．たくさんの研究が行われているが，まだ臨床で十分にその成果が生かされ，予防や，診断治療の進歩により死亡率が低下するには至っていない．初期症状はおそらく軽く，かつ非特異的で，診断がつく頃にはその70〜80％の患者が手術不能であるという現実がある．無症状のうちに発がん高危険度の集団を同定し効率よく診断するか，新しい治療法を開発し，たとえ進行がんでも治癒に至らしめるような治療薬を開発しない限り，今

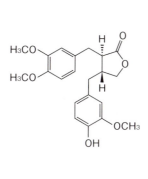
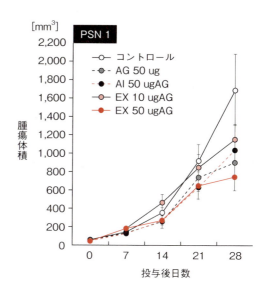

図4 アルクチゲニンおよび牛蒡子エキスの抗腫瘍性

の状態は突破できない．よく計画された先の見える，その意味では優等生的な考えにとらわれることなく，全く新しい切り口の試みが，研究でも臨床でも望まれている．

（小嶋基寛，江角浩安）

参考文献

1) Mihaljevic AL, et al : Molecular mechanism of pancreatic cancer--understanding proliferation, invasion, and metastasis. Langenbecks Arch Surg, 395 : 295-308, 2010
2) Maitra A, et al : Multicomponent analysis of the pancreatic adenocarcinoma progression model using a pancreatic intraepithelial neoplasia tissue microarray. Mod Pathol, 16 : 902-912, 2003
3) Lowenfels AB & Maisonneuve P : Epidemiology and prevention of pancreatic cancer. Jpn J Clin Oncol, 34 : 238-244, 2004
4) Abraham SC, et al : Distinctive molecular genetic alterations in sporadic and familial adenomatous polyposis-associated pancreatoblastomas : frequent alterations in the APC/beta-catenin pathway and chromosome 11p. Am J Pathol, 159 : 1619-1627, 2001
5) Jones S, et al : Exomic sequencing identifies PALB2 as a pancreatic cancer susceptibility gene. Science, 324 : 217, 2009
6)「膵癌取扱い規約 第7版」（日本膵臓学会/編），金原出版，2016
7)「膵癌診療ガイドライン2016年版」（日本膵臓学会膵癌診療ガイドライン改訂委員会/編），金原出版，2016
8) NCCN Clinical Practice Guideline in Oncology. Pancreatic Adenocarcinoma, 2017（https://www.nccn.org/patients/guidelines/pancreatic/files/assets/common/downloads/files/pancreatic.pdf）
9) Hruban RH, et al : An illustrated consensus on the classification of pancreatic intraepithelial neoplasia and intraductal papillary mucinous neoplasms. Am J Surg Pathol, 28 : 977-987, 2004
10) Oberstein PE & Saif MW : First-line treatment for advanced pancreatic cancer. Highlights from the "2011 ASCO Gastrointestinal Cancers Symposium". San Francisco, CA, USA. January 20-22, 2011. JOP, 12 : 96-100, 2011
11) Nakao A, et al : Clinical significance of carcinoma invasion of the extrapancreatic nerve plexus in pancreatic cancer. Pancreas, 12 : 357-361, 1996
12) Pandol S, et al : Desmoplasia of pancreatic ductal adenocarcinoma. Clin Gastroenterol Hepatol, 7 : S44-S47, 2009
13) Brown JM & Wilson WR : Exploiting tumour hypoxia

in cancer treatment. Nat Rev Cancer, 4 : 437–447, 2004

14) Koong AC, et al : Pancreatic tumors show high levels of hypoxia. Int J Radiat Oncol Biol Phys, 48 : 919–922, 2000

15) Vaupel P & Hoeckel M : Predictive power of the tumor oxygenation status. Adv Exp Med Biol, 471 : 533–539, 1999

16) Semenza GL : Hypoxia, clonal selection, and the role of HIF–1 in tumor progression. Crit Rev Biochem Mol Biol, 35 : 71–103, 2000

17) Warburg O, et al : [On growth of cancer cells in media in which glucose is replaced by galactose]. Hoppe Seylers Z Physiol Chem, 348 : 1686–1687, 1967

18) Onozuka H, et al : Hypoglycemic/hypoxic condition in vitro mimicking the tumor microenvironment markedly reduced the efficacy of anticancer drugs. Cancer Sci, 102 : 975–982, 2011

19) Izuishi K, et al : Remarkable tolerance of tumor cells to nutrient deprivation : possible new biochemical target for cancer therapy. Cancer Res, 60 : 6201–6207, 2000

20) Awale S, et al : Identification of arctigenin as an antitumor agent having the ability to eliminate the tolerance of cancer cells to nutrient starvation. Cancer Res, 66 : 1751–1757, 2006

Chapter 9

6 脳腫瘍

　原発性脳腫瘍には髄膜腫や下垂体腺腫，神経膠腫，髄芽腫などさまざまなタイプの腫瘍が含まれるが，その頻度は人口10万人あたりおよそ20人と報告されており，そのうち悪性腫瘍が占める割合は約3割である[1]．一方，同じく中枢神経系に認められる転移性脳腫瘍の頻度は正確な報告はないものの原発性悪性脳腫瘍の数倍以上と推定されており，転移を有するがん患者の8〜10％，脳剖検を施行した場合は実に26％に脳転移が認められたとの報告もある[2]．本稿では中枢神経系の構成と腫瘍微小環境としての特徴について概説した後，代表的な悪性脳腫瘍である膠芽腫と髄芽腫，および転移性脳腫瘍に関して最新の知見を紹介し，最後に脳腫瘍微小環境を標的としたがん治療戦略について考察する．

概念図

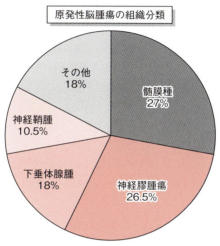

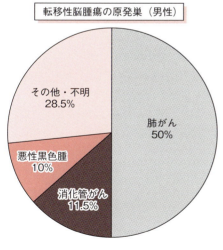
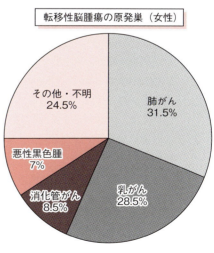

脳組織より発生する腫瘍を原発性脳腫瘍とよび，発生起源や病理所見などから17種類に大分類され，それらがさらに約150種類に細分類されている．一方，中枢神経系外で発生して脳に転移した腫瘍を転移性脳腫瘍とよぶが，頻度としては転移性脳腫瘍が原発性悪性脳腫瘍を大きく上回っている．転移性脳腫瘍の原発巣には性差や人種差が存在するが，肺がん・乳がん・消化管がん・悪性黒色腫（メラノーマ）で全体の約75％を占めている．文献3，4より引用

表1　中枢神経系を構成する細胞と頻用されるマーカー

神経細胞	ミクログリア	血管内皮細胞
β III tubulin NeuN	Iba-1 CD11b CD45 CD68 CD49d（骨髄由来細胞） F4/80（マウス）	CD31（PECAM-1） CD54（ICAM-1） CD106（VCAM-1） Endomucin（マウス）
アストロサイト		**ペリサイト**
S100-b GFAP（Glial Fibrillary Acidic Protein）		NG-2 CD31（PECAM-1） Desmin
オリゴデンドロサイト		
Olig2 OSP（Oligodendrocyte Specific Protein） PDGFR α（オリゴデンドロサイト前駆細胞）		

1 中枢神経系の構成と腫瘍微小環境としての特徴

　中枢神経系（central nervous system：CNS）は他臓器と比べて特異な細胞構成をもち，ニューロン（神経細胞）のネットワークを保護するようにアストロサイト（星状膠細胞）とオリゴデンドロサイト（乏突起膠細胞）がその間隙を満たしている．脳室系の表面は上衣細胞によって覆われ，全身の臓器とは血管を介して連絡しているが，これは後述するように脳組織特異的な血管内皮細胞とペリサイト（周皮細胞）によって厳密に制御されている．また脳実質内には神経免疫系の担い手としてミクログリア（小膠細胞）が散在している．ミクログリアの起源は中胚葉由来の胎生期卵黄囊前駆細胞であるが，がんや炎症の過程では骨髄由来のマクロファージも脳組織内に誘導されることが明らかとなっている．それぞれの細胞を免疫染色法にて描出する際によく用いらるマーカーを（表1）に示す．

　これら中枢神経系を構成するそれぞれの細胞の機能は解剖学的にも生理学的にもきわめて多彩であるが，同様に中枢神経系から発生する腫瘍も多彩な病理像を呈する．後述する膠芽腫や髄芽腫は神経膠細胞やその前駆細胞，あるいは神経前駆細胞がその発生起源と考えられているが，進展した腫瘍は症例ごとのみならず同一組織内でも多彩な病理所見を呈するため，その理解には分子生物学の発展が大きく寄与している．また脳腫瘍の微小環境にも前述のグリア細胞や骨髄由来細胞などの多彩な間質細胞が存在するが，特に活性化アストロサイト（ Memo 参照）やミクログリアとの相互作用は脳腫瘍の進展に大きな影響を及ぼすことが報告されている．さらに細胞周囲に存在する細胞外基質や液性因子の組成，あるいは力学的な基盤（組織の硬さ・やわらかさ）も他臓器とは大きく異なるため，中枢神経系がん研究は他臓器のがん研究とはやや異なった独自の展開をみせている．

　中枢神経系には解剖学的構造にも特筆すべき点が多々あるが，なかでも血液脳関門（blood-brain barrier：BBB）はがん研究においても非常に重要な構造である（図1）．血液脳関門とは血液と中枢神経組織との物質交換を制限するしくみであるが，その制御機構は完全には解明されていない．解剖学的特徴として脳の毛細血管内皮細胞には細胞間に密着結合（タイトジャンクション）が存在し，さらにその外周をペリサイトとアストロサイトの突起が覆うことで物質移動を物理的に制限している．水溶性物質や分子量の大きな物質（タンパク質など）はこの構造により脳組織内への移行が妨げられるが，一方でグルコースやアミノ酸などの栄養素は毛細血管に発現する輸送担体（トランスポーター）によって能動的に取り込まれる．また毛細血管内皮細胞にはP糖タンパ

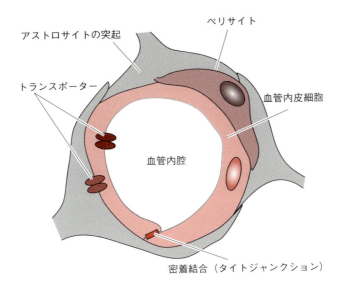

図1　血液脳関門の概要
血液脳関門（BBB）の解剖学的特徴は血管内皮細胞間の密着結合とそれを覆うペリサイトとアストロサイトによって形成される物理的障壁である．しかしながらその実体はより動的であり，内皮細胞に発現する各種トランスポーターを介した能動的な物質交換の制御機構であると理解されている

ク質などの排出トランスポーターも強く発現しており，脳組織にとって不要な物質や有害な毒素を積極的に血中へと汲み出すしくみも備わっている．このように血液脳関門は脳組織内への物質輸送を選択的に制御する動的なインターフェースとして理解されつつある．しかし，有害物質や炎症から脳組織を保護するこの優れたしくみが，がん治療においては脳組織への薬物移行を妨げ治療効果を減弱させる大きな要因の1つとなっている．腫瘍組織に認められる新生血管では血液脳関門は破綻しているが，初期の腫瘍やあるいは進展した腫瘍であってもその辺縁部ではがん細胞は正常血管に沿って浸潤しながら栄養されており，局所的に不十分な薬剤の到達ががん細胞の生存と再発の原因となっている可能性が指摘されている．なお血液脳関門は一部の脳室周囲器官（脈絡叢，松果体など）には存在しないが，この部分においても血液髄液関門（blood-cerebro-spinal fluid barrier：BCSFB）とよばれる，上皮細胞間の密着結合によって形成される物質移動の制限機構が存在している．近年，脈絡叢における血液髄液関門の破綻が，がんの軟髄膜転移（leptomeningeal metastasis）の進展に寄与していることが報告されている[5]．

Memo

《活性化アストロサイト（reactive astrocyte）》
反応性アストロサイトともよばれる．中枢神経の物理的損傷や炎症，虚血，あるいは悪性腫瘍などの病態において，正常脳組織に認められるものとは異なった性質に変化したアストロサイトを総称する．形態学的には長い突起と肥大した細胞体が特徴的であり，中間系フィラメントの一種であるGFAP（glial fibrillary acidic protein）の発現増強が活性化のマーカーとして汎用される．

2 膠芽腫（glioblastoma）

膠芽腫は最も頻度の高い原発性悪性脳腫瘍であり，日本では年間約360人が発症する[6]．現在の標準治療である手術＋放射線治療＋テモゾロミド（アルキル化薬）における無増悪生存期間中央値および生存期間中央値はそれぞれ6.9カ月，14.6カ月であり[7]，きわめて悪性度の高い腫瘍である．

1）膠芽腫の遺伝子分類

膠芽腫は The Cancer Genome Atlas（TCGA）Research Network によるトランスクリプトーム解析によって，proneural，neural，classical，mesenchymal という4つのサブグループに分類された[8]．*EGFR*（epidermal growth factor receptor），*NF1*（neurofibromatosis 1），*PDGFRA*（platelet-derived growth factor receptor alpha）/*IDH1*（isocitrate dehydrogenase 1）遺伝子異常がそれぞれ proneural，classical，mesenchymal を定義する遺伝子である．proneural は平均年齢が有意に若く，より悪性度の低い神経膠腫から進行したとされる腫瘍（二次性膠芽腫）が含まれ，予後がよいものの治療効果が乏しい．さらに DNA メチル化の特徴を加え，小児，成人を含めて6つのサブグループに分類した報告もある[9]．

2）*IDH1* 変異

二次性膠芽腫では *IDH1* の体細胞変異は70％以上に認められている．*IDH1* に変異がみられない腫瘍では *IDH2* 変異が高頻度に認められる．*IDH1*，*IDH2* のいずれかに変異を有する膠芽腫を有する患者では，野生型の IDH を有する患者よりも予後がよい[10]．2016年に改訂した WHO 中枢神経系腫瘍分類第4版では，びまん性悪性神経膠腫の分類を *IDH* 遺伝子変異をもとに行っている．

3）グリオーマ幹細胞

グリオーマ幹細胞（glioma stem cell：GSC）は自己複製，高い腫瘍形成能，多分化能をもつ腫瘍細胞と定義され，化学放射線療法に耐性を獲得する[11]．グリオーマは神経幹細胞（neural stem cell：NSC）から発生すると考えられており，GSC は NSC と共通の特徴的なマーカー（CD133，CD44，CD15）と活性経路をもつが，老化することなく分裂し続ける遺伝子変異をもつ．細胞周期遺伝子の過剰な活性化や神経発生の転写因子，NSC 関連遺伝子の発現増加などによって悪性化した細胞が GSC になると考えられている．GSC は特殊なニッチ（微小環境）に存在し，ニッチは分化した腫瘍細胞，血管内皮細胞，ペリサイト，線維芽細胞，正常なグリア，ニューロン，免疫細胞などから成る．このニッチに存在する細胞によって GSC は増殖分化能を保ちながら細胞休止期にいる．GSC はペリサイトをつくり栄養を得るが，Notch シグナルを阻害することで GSC が血管ニッチから離れて放射線治療の効果が増すため，ニッチは治療のターゲットになる．

4）実験モデル

現在の膠芽腫の実験モデルには細胞株のマウス脳内接種の他に，ウイルスベクターを用いた遺伝子改変マウスモデルや，患者由来グリオーマ細胞を浮遊培養（スフェロイド培養）してマウス脳内に接種するモデル，あるいは手術にて摘出した腫瘍組織を単一細胞にしてそのまま脳内に接種したり，腫瘍組織片をマウス皮下に移植するモデル（patient-derived xenograft：PDX）などがある（図2）．患者由来細胞を用いたモデルの方が完全な変異プロファイルを有している点で優れているが，これらのモデルでは治療後の再発について研究するプロトコールが確立されていないという問題点もある．

3 髄芽腫（medulloblastoma）

髄芽腫は乳児や幼児中心に発生する悪性腫瘍で，小児髄芽腫の75％は小脳虫部に発生する．治療は手術および化学放射線療法で，髄液を介して播種しやすいので全脳全脊髄照射後に病変部への追加照射を行う．5年生存率は70％以上と治療成績は向上している．

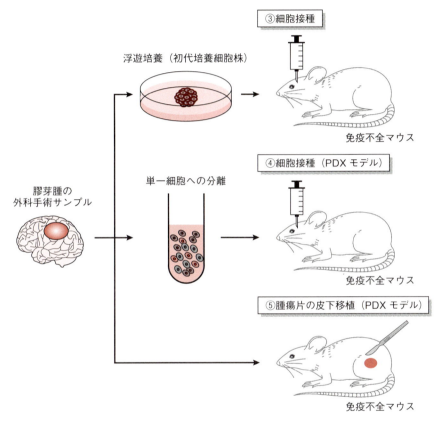

図2　膠芽腫のマウスモデル
膠芽腫のマウスモデルには①細胞株をマウス脳内に接種する方法，②ウイルスベクターを用いてマウス神経前駆細胞に*EGFRvⅢ*，*H-RasV12*などのがん遺伝子を導入する方法，③浮遊培養（スフェロイド培養）した患者由来グリオーマ細胞をマウス脳内へ接種する方法，④患者由来腫瘍組織を単一細胞にしてマウス脳内に接種する方法，⑤腫瘍片をマウス皮下へ移植する方法などがある

1）腫瘍発生とシグナル経路

　近年の大規模解析によって，トランスクリプトーム解析に基づく分類，①WNT（wingless），②SHH（sonic hedgehog）：*TP53*野生型および変異型を含む，③Group 3，④Group 4がより予後と相関することが明らかとなった（表2）．①WNTの発生起源は脳幹背側にある下菱脳唇由来の前駆細胞といわれ，90％以上にタンパク安定化を促すCTNNB1（catenin beta 1）のミスセンス突然変異が存在する．予後は最もよい．②SHHの発生起源は小脳外顆粒層また一部は脳幹の蝸

表2　トランスクリプトーム解析に基づく髄芽腫の分類

WHO分類	WNT活性型	SHH活性型		WNT/SHH非活性型	
分子診断による サブグループ	WNT	TP53野生型	TP53変異型	グループ3	グループ4
好発年齢	未成年（5〜20歳）	乳幼児および成人	10歳前後	乳幼児〜思春期	全年齢
男女比	1：2	1：1	1：1	2：1	3：1
遺伝子異常	*CTNNB1*変異 *DDX3X*変異 *TP53*変異	*PTCH1*変異 *SMO*変異 *SUFU*変異	*MYCN*増幅 *TP53*変異	*MYC*増幅 *PVT1-MYC*融合遺伝子 *GFI1/GFI1B*構造異常 *KBTBD4*変異 *PRDM6*エンハンサー 領域異常	*MYCN*増幅 *KDM6A*変異・増幅 *GFI1/GFI1B*構造異常 *KBTBD4*変異 *PRDM6*エンハンサー 領域異常
生殖細胞の 遺伝子変異	*APC*	*PTCH1* *SUFU*	*TP53*	（−）	（−）

文献3より一部引用

牛核の顆粒神経前駆細胞といわれ，PTCH1（patched 1）やSUFU（suppressor of fused homolog），SMO（smoothened）に変異や欠損が認められる．この群では p53 変異を有する髄芽腫の予後が悪く，5年生存率は *TP53* 野生型の76％に対して41％と報告されている．③Group 3は小脳外顆粒層の小脳顆粒神経前駆細胞から発生し，MYCの増幅を特徴とする予後不良な群である．④Group 4は発生部位不明であるが，H3K27脱メチル化酵素であるKDM6A（lysine-specific demethylase 6A）に変異や増幅が認められ，予後は中程度である．最近，Group 3およびGroup 4のドライバー遺伝子として *KBTBD4*（kelch repeat and BTB-domain containing 4）の変異，および *PRDM6*（PR/SET domain 6）のエンハンサー領域の異常であることが明らかとなった[12]．

2）実験モデル

ヒト髄芽腫細胞株は免疫不全マウスに移植可能だが，現段階では前述のサブグループに正しく分類される細胞株が存在していない．このため膠芽腫と同様にPDXが好んで用いられており，腫瘍内不均一性を模擬しつつ患者ごとの薬剤感受性テストなどに応用されている．その他，マウスの小脳顆粒神経前駆細胞に遺伝子操作を行い，初代培養細胞株を樹立する方法がある[13]．

4　転移性脳腫瘍

転移性脳腫瘍の頻度は原発性悪性脳腫瘍を大きく上回っており，がん全体の予後改善に伴って症例数がさらに増加していることから，その理解は臨床的にもきわめて重要である．また近年，中枢神経系がん研究において転移性脳腫瘍を対象としたきわめて重要な報告が相次いでおり，本項目においてその概要を紹介する．

がんの転移はどの臓器であっても治療を困難にし患者の生命予後を悪化させるが，特に脳転移をきたした場合の予後はきわめて不良である．転移性脳腫瘍に対する標準的治療法として手術療法と放射線治療（全脳照射または定位放射線治療）があげられるが効果は限定的であり，生存期間中央値は1年半に満たない[14]．原発巣としては男女ともに肺がんが第1位であり，女性では乳がん，男性では消化管がんがこれに続いている．また欧米では悪性黒色腫（メラノーマ）も上位を占めるが，日本人ではメラノーマ自体が少ないためこの限りではない．頻度としてはがん転移

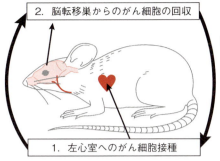

図3　がん細胞の繰り返し接種による脳転移指向性細胞株の樹立
マウスの左心室（あるいは頸動脈）にがん細胞を接種することで脳転移を誘導し，脳組織からがん細胞だけをとり出して新たな細胞株を樹立する（BrM1）．この作業を繰り返すことによって，BrM2，BrM3…と樹立することで強い脳転移指向性をもった細胞株が樹立される．脳転移指向性の獲得機構は現段階では不明であり，またこの手法によって樹立される細胞株は脳特異的に転移するというよりも全身転移の観点からアグレッシブな細胞株が樹立されるケースの方が多いことにも注意する必要がある

　症例の8.5〜9.6％に脳転移が認められたとの報告があるが，その成立にはジェネティックおよびエピジェネティックな背景が存在している．例えば転移性乳がん全体の約8％に脳転移が認められるが，Her2陽性の乳がんとtriple negative乳がん（ER-PR-Her2陰性の乳がん）では他の乳がんよりも有意に脳転移をきたしやすく，特にHer2陽性の転移性乳がん症例では実にその半数に経過中に脳転移が出現することが報告されている．また興味深いことに脳転移は原発巣とは独立した遺伝型や表現型を呈しうることも知られており，ER-PR-Her2陽性の乳がんでtriple negativeの脳転移が形成されたり，Her2陰性の乳がんでHer2陽性の脳転移が形成された症例の報告もある．このようなケースでは原発巣にごくわずかに含まれるサブクローンが脳転移を形成するのか，あるいは脳転移後にがん細胞が新たな変異を獲得したり遺伝子発現を変化させたりするのか，現段階では明らかとなっていない．また同一患者におけるがん原発巣と脳転移巣を比較解析することで脳転移形成にかかわる分子機構を同定しようとする試みも行われており，例えばNemanらは脳転移乳がん細胞がGABAの取り込みや代謝にかかわる酵素を過剰発現することで中枢神経系微小環境において増殖に有利な表現型を獲得していることを報告している[15]．

　実験室レベルではマウス生体内イメージングによって脳転移成立過程を詳細に解析した報告があり，血流に乗って脳毛細血管に到達したがん細胞は血管外に浸潤して血管構造に接した状態でなければ生存しえないこと，増殖を続けて最終的に脳転移巣を形成するものは数％程度であり，その他のがん細胞は自然消退するか休眠状態に移行することが報告されている．また脳組織内での転移巣形成パターンは既存の血管構造に沿って増殖する"cooptive growth"と血管新生を伴って細胞塊を形成しつつ増殖する"angiogenic growth"の2通りに分類されることも示されている[16]．またがん脳転移研究において頻用される実験手法として，脳転移指向性をもつがん細胞株とその親細胞株との比較解析があげられ（図3），このアプローチにより数多くの脳転移関連分子が同定されている．例えばα2, 6-sialyltransferaseの高発現が毛細血管内から脳組織内へのがん細胞の浸潤を促すことや[17]，抗プラスミノーゲンアクティベータ型serpinファミリーの高発現とL1CAMによる毛細血管内皮細胞との相互作用が脳転移がん細胞の生存と増殖に必須であることなどが報告されている[18]．さらに近年，STAT3陽性の活性化アストロサイトががん脳転移の成立を促すことや[19]，活性化アストロサイトの分泌するエクソソームに含まれるmiR-19aが脳転移がん細胞の

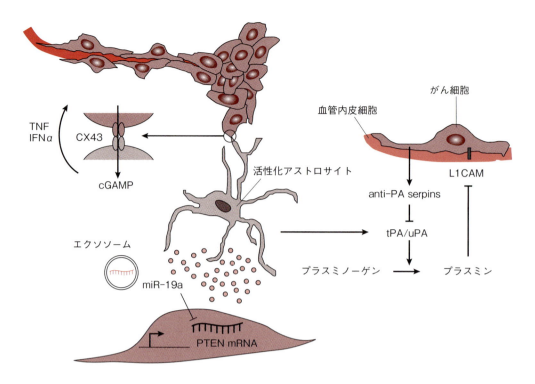

図4　がん細胞と間質細胞との相互作用と介在分子
脳に転移したがん細胞は血管内皮細胞や活性化アストロサイトとの相互作用により増殖能や浸潤能，あるいは治療耐性を獲得している

PTENを標的とすることでその増殖を促すことなど[20]，がん細胞と脳微小環境との相互作用が脳転移形成に重要な役割を担っていることが次々と明らかになっている．また活性化アストロサイトとの相互作用は脳転移がん細胞の治療耐性にも関与することが報告されており，ギャップ結合を介したがん細胞からアストロサイトへのcGAMPの輸送がTNFやIFNαの分泌を介してがん細胞の生存と増殖を助けること[21]などが報告されている（図4）．

5　脳腫瘍微小環境を標的としたがん治療戦略

膠芽腫においてもがん細胞同士やがん細胞とアストロサイト・ミクログリアとの相互作用が腫瘍の進展や放射線治療への耐性に寄与していることが明らかとなっている．また脳転移メラノーマに対するニボルマブ（抗PD-1抗体）とイピリムマブ（抗CTLA-4抗体）併用療法の有効性が示されたことで[22]，中枢神経系微小環境においても他臓器のがんと同様，T細胞によるがんの排除機構が働いていることが明らかとなった．また近年，神経免疫の機能維持にはミクログリアとアストロサイトの相互作用が必須であることも明らかとなっている．以上の知見から，原発性・転移性脳腫瘍を効率よく治療するためにはがん細胞と多彩な間質細胞との複雑な相互ネットワーク機構を時空間的に明らかにする必要がある．しかもこのネットワークは薬剤や放射線によって修飾を受けると考えられており，抗がん剤や放射線，分子標的薬，あるいは免疫チェックポイント阻害薬に対して特異的に形成される治療耐性微小環境の本態を解明することで，これらの治療効果

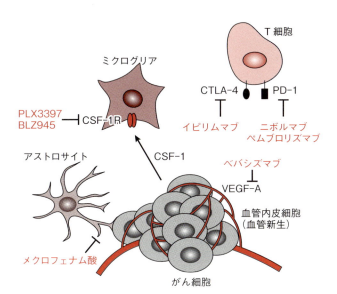

図5 脳腫瘍微小環境を標的としたがん治療の現状

現段階では脳腫瘍微小環境を標的とした治療アプローチは限られているが，治療特異的な耐性微小環境の本態解明によって将来的に画期的な治療戦略が開発される可能性がある

を飛躍的に高めることのできる新たな治療戦略が生み出される可能性もある．現段階で検討されている腫瘍微小環境の治療標的としてはアストロサイト，ミクログリア，T細胞，および新生血管があげられるが（図5），今後さらに研究が進むに連れて，他臓器のがん研究で発展したマクロファージの分極（M1/M2）やがん関連線維芽細胞（cancer-associated fibroblast：CAF）の概念のように，ミクログリアやアストロサイトの機能分類が加速し，新たな疾患概念や治療戦略が形成されていくものと予想される．

（近藤夏子，平田英周）

参考文献

1) Ostrom QT, et al：CBTRUS Statistical Report：Primary brain and other central nervous system tumors diagnosed in the United States in 2010-2014. Neuro Oncol, 19：v1-v88, 2017
2) Cagney DN, et al：Incidence and prognosis of patients with brain metastases at diagnosis of systemic malignancy：a population-based study. Neuro Oncol, 19：1511-1521, 2017
3) 「WHO Classification of Tumours of the Central Nervous System, 4 th ed」（D.N.Louis, et al, eds），WORLD HEALTH ORGANIZATION, 2016
4) 「脳腫瘍取扱い規約 第4版」（日本脳神経外科学会・日本病理学会／編），金原出版, 2018
5) Boire A, et al：Complement Component 3 Adapts the Cerebrospinal Fluid for Leptomeningeal Metastasis. Cell, 168：1101-1113. e13, 2017
6) Narita Y & Shibui S：Trends and outcomes in the treatment of gliomas based on data during 2001-2004 from the Brain Tumor Registry of Japan. Neurol Med Chir（Tokyo），55：286-295, 2015
7) Stupp R, et al：Radiotherapy plus concomitant and adjuvant temozolomide for glioblastoma. N Engl J Med, 352：987-996, 2005
8) Verhaak RG, et al：Integrated genomic analysis identifies clinically relevant subtypes of glioblastoma characterized by abnormalities in PDGFRA, IDH1, EGFR, and NF1. Cancer Cell, 17：98-110, 2010
9) Sturm D, et al：Hotspot mutations in H3F3A and IDH1 define distinct epigenetic and biological subgroups of glioblastoma. Cancer Cell, 22：425-437, 2012
10) Yan H, et al：IDH1 and IDH2 mutations in gliomas. N Engl J Med, 360：765-773, 2009
11) Lathia JD, et al：Cancer stem cells in glioblastoma. Genes Dev, 29：1203-1217, 2015
12) Northcott PA, et al：The whole-genome landscape

of medulloblastoma subtypes. Nature, 547：311–317, 2017

13) Pei Y, et al：An animal model of MYC–driven medulloblastoma. Cancer Cell, 21：155–167, 2012

14) Kayama T, et al：Effects of Surgery With Salvage Stereotactic Radiosurgery Versus Surgery With Whole–Brain Radiation Therapy in Patients With One to Four Brain Metastases (JCOG0504)：A Phase Ⅲ, Noninferiority, Randomized Controlled Trial. J Clin Oncol：JCO2018786186, 2018

15) Neman J, et al：Human breast cancer metastases to the brain display GABAergic properties in the neural niche. Proc Natl Acad Sci U S A, 111：984–989, 2014

16) Kienast Y, et al：Real–time imaging reveals the single steps of brain metastasis formation. Nat Med, 16：116–122, 2010

17) Bos PD, et al：Genes that mediate breast cancer metastasis to the brain. Nature, 459：1005–1009, 2009

18) Valiente M, et al：Serpins promote cancer cell survival and vascular co–option in brain metastasis. Cell, 156：1002–1016, 2014

19) Priego N, et al：STAT3 labels a subpopulation of reactive astrocytes required for brain metastasis. Nat Med, 24：1024–1035, 2018

20) Zhang L, et al：Microenvironment–induced PTEN loss by exosomal microRNA primes brain metastasis outgrowth. Nature, 527：100–104, 2015

21) Chen Q, et al：Carcinoma–astrocyte gap junctions promote brain metastasis by cGAMP transfer. Nature, 533：493–498, 2016

22) Tawbi HA, et al：Combined Nivolumab and Ipilimumab in Melanoma Metastatic to the Brain. N Engl J Med, 379：722–730, 2018

索 引

INDEX

数字

1,6-ジニトロピレン	30
1,8-ジニトロピレン	30
2-アミノ-1-メチル-6-フェニルイミダゾ [4,5-b] ピリジン	27
2-アミノ-3,4-ジメチルイミダゾ [4,5-f] キノリン	27
2-アミノ-3-メチルイミダゾ [4,5-f] キノリン	27
II型受容体	143, 146
2基質反応	83
2-ニトロフルオレン	30
2ヒット説	124, 447
2-ヒドロキシグルタル酸（2HG）	224
III型分泌機構	57
IV型分泌機構	57
4-ヒドロキシ-2-ノネナール	30
8-オキソグアニン	30, 166
8-オキソグアニンDNAグリコシラーゼ	166

ギリシャ

α-ケトグルタル酸依存性ジオキシゲナーゼ酵素群	224, 225
α線	77
α特異的PI3K阻害薬	469
β-インテグリン	88
β-カテニン	113, 445
β-カテニン経路	113
β-カテニン非依存性経路	113
β酸化	220
β線	77
γcサイトカイン	302
γ線	77

欧文

A

AACR	230
ABL	82
Ablキナーゼ	57
adaptive immune resistance	318
ADC	404
adenomatous polyposis coli	113, 445
AFB1	28
Aflibercept	452
AGO	186
AI	423
AKT	220

Alectinib	353
ALK	350
AML	329
AML1	100
amphiregulin	84
angiogenic growth	489
Angiopoietin	266
anoikis	283
APC	19, 113, 365, 445
APNH	27
ApoE	42
A-Raf	86
ARID1A	180
Atezolizumab	441
ATG5	204
ATG7	204
ATL発症リスク評価	49
ATMキナーゼ	170
AURKA	109
Aurora A阻害薬	110
Avastin®	452
Axin	113
Axl	92
Azacytidine	182

B

backseat driver	158
basic helix-loop-helix	232
BBB	484
Bcl-2ファミリータンパク質	213
BCSFB	485
betacellulin	84
Bevacizumab	452
bHLH	232
biomarker	358
BOP	26
B-Raf	86
BRCA1	470
BRCA2	471, 474

C

CaaX	89
c-ABL	16
CADM1	129
CAF	74, 148
CagA	55
cag PAI	56
cag pathogenicity island	56
cancer-associated fibroblast	148

cancer immunity cycle	322
carcinoma	282
care taker	155
CAR-T療法	419, 441
CAST療法	404, 409
c-Cbl	92
CCR4	312
CD28	319
CD45	88
CD4+T細胞サブセット	308
CD4+ヘルパーT細胞	290
CD80/86	319
CD81	41
CD8+キラーT細胞	290
cdc25a	144
CDH1遺伝子	457
CDK4/6阻害薬	72, 468
CDKN2A	127
cfDNA（cell free DNA）	392
Ceritinib	353
ceRNA	191
Cetuximab	452
chromosomal instability	450
chromothripsis	437
CIMP	237, 238, 449
CIN型腫瘍	450
circRNA	192
CTC（circulated tumor cell）	392
claudin	41
Click博士	412
CLL	156
CM（CagA-Multimerization）配列	61
c-Met	90
CML	156
c-MYC	104, 144
CNS	484
CNV	152
CSF（Colony-Stimulating Factor）-1	278
companion biomarker	360
contact inhibition	91
cooptive growth	489
COSMIC	156
COX2	367
CpGアイランド	177, 449
CpGアイランドのメチル化	126, 447
CpGアイランドメチル化形質	238
c-Raf	86
CRISPR/Cas9法	415

索 引 **493**

Crizotinib	350
Csk	88
CT	377
CTL	290
CTLA-4	316, 319, 320
cyclin D	69

D

D1	371
D2	371
D3	371
Decitabine	182
dG-C8-PhIP	27
Dicer	185
DISC複合体	213
Dishevelled	113
DNA鎖間クロスリンク	174
DNAクロスリンク修復	173
DNA修復	164
DNA損傷	76, 164, 215
DNA損傷応答	196
DNA二重鎖切断	77, 168
DNA二重らせん構造	412
DNA付加体	25
DNAポリメラーゼ	36
DNAマイクロアレイ	74
DNAメチル化	14, 177, 460
DNAメチル化異常	179
DNMT3A	102, 180
DPC4	147
driver mutation	159, 431
Drosha/DGCR8	185
druggable	158
DSK (Dual specificity kinase)	84
DSS	27
Dvl	113
dysplasia-carcinoma pathway	449

E

Early Detection Research Network	362
EBM	371
E-box	106
EBV	49
EC2.7.10	83
E-cadherin	285
ECM	145, 242
ECM分解	247
EDRN	362

eEF1A1	217
efp	69
EGF	84, 285
EGFR	16, 339, 431, 437
EGFR1	84
EGFRチロシンキナーゼ阻害薬	340, 477
EGFRドライバー変異	435
EGFR変異	434
EGF受容体リン酸化酵素阻害薬	430
EGR3	69
EML4	350
EML4-ALK	350
EML4-ALK融合遺伝子	434
EMT	145, 147, 232, 286
EMT細胞	233
EMT誘導性転写因子	232
Eph	82
EphA1	82
EphA4	82
epiregulin	84
epithelial-mesenchymal transition	145
EPIYAセグメント	57
EPIYAモチーフ	57
EPR効果	404
Epstein-Barr ウイルス	457
ERCP	475
ESCRT	397
ES細胞	201
evidence based medicine	371
extracellular matrix	145
ex vivo 遺伝子治療	411
EZH2	107, 181
EZH2阻害薬	108
E-カドヘリン	128, 148, 285

F

FADD	213
FAK	59, 84, 86
FAK/Src複合体	91
FANC複合体	173
Fas	213
FasL	213
FDG	378, 379
FERM	85
FLT3	96, 329
FLT3/ITD	97
FMISO	379
FMS-like tyrosine kinase 3	329

focal adhesion	91
forkhead ファミリー	69
Furin	85

G

G1チェックポイント	170
G2チェックポイント	170
GAP活性	89
gate keeper	116, 155
GDP/GTP交換因子	64, 86
GEF	86
GEF-H1	64
Gefitinib	434
genetic instability	230
glioblastoma	91
glioma stem cell	486
Grb2	86
GSC	486
GSK3 β	108
GTPase活性	89
GWAS	43, 161, 433
Gテイル	194, 197

H

HAART	50
HB-EGF	84
HBV	34, 35, 39, 40, 41, 45
HBZ	48
Hck	85
HCV	34, 35, 37, 42, 44
HER2	16, 333, 462, 469
hereditary non-polyposis colorectal cancer	451
HERファミリー	334
HGF	285
HGFR	90
HHV8	50
hierarchy model	230
HIF-1	220
HIF-1 α	264
HiSeq2000	161
HLA-DP	43
HLA-DQ	43
HLAクラス I	321
HLAタイプ	317
HNPCC	451
homozygously deleted in pancreatic carcinoma, locus 4	147
HOTAIR	189
house-keeping gene	153

494　がん生物学イラストレイテッド　第2版

INDEX

HPV	21, 52
HPV16/18	53
HPV ワクチン	53
H-Ras	89
Hsc70	92
HSD1	74
HSD2	74
Hsp90	92
HTLV-1	48
HU	48
human T-cell leukemia virus Type I	48
hypovascular tumor	478

I

iAEP	352
ICGC	389
ICI	439
IDH	224
IDH1	180, 486
IDH1/IDH2	103
IDO	226
IDSC	360
IFN-γ	321
IL-1	305
IL-1α/β	274
IL-6	305
IL-10	308
IL-17	305
ILD	436
ILV	396
immune related Adverse Effect	320
immunogenic cancer cell death	322
interstitial lung disease	436
intrinsic subtype 分類	73
Investigational Drug Screening Committee	360
in vivo 遺伝子治療	411
IPMC	474
iPS 細胞	201
IQ	27
irAE	323
Iressa	434
ITAM	88

J

JAK	321
JAK2	97
JCOG (Japan Clinical Oncology Group)	372

K

Kaplan-Meier 法	360
Kaposi sarcoma-associated herpesvirus	50
KBTBD4	488
kinase insert	85
KRAS	16, 365, 431, 437, 477
K-Ras	89, 205
KSHV	50

L

Latency I	50
Latency III	50
LCLs	50
leading edge	91
LET	380
let-7	187
Li-Fraumeni 症候群	133
L-MYC	104
lncRNA	189
lncUSMycN	108
LOH	447
long ncRNA	185
Lorlatinib	353
loss of heterozygosity	447
LSD1	181
LUAD	437
Luminal	467
LUSC	437
lymphoblastoid cell lines	50
Lyn	85, 89
Lynch 症候群	146

M

MALAT1	189
MAPK 経路	71
MAX	106
MCC	474
MCC465	405
MDM2	134
MDSC	348
MeIQ	27
MEK	86
MEK1	84
Mer	92
MET	232
MGMT	182
MHC	291
MICA	44

micrometastasis	283
microRNA	185, 396
microsatellite instability	450
miR-15a	187
miR-16-1	187
miR-17-92 クラスター	188, 367
miR-21	188, 367
miR-92a	367
miR-101	187
miR-106a	367
miR-122	37
miR-135	367
miR-155	188
miR-200 ファミリー	187
miR-221/222 クラスター	188
miR-223	367
miRNA	396
miRNA 発現調節	188
MIZ1	107
MLH1	174
MLL	100
MMAE	409
MMP	118
MMP7	367
MNNG	26
MNT	106
MNU	26
Mogamulizumab	314
monomethyl auristatin E	409
MRCP	475
MRD	232
MRN (MRE11/RAD50/NBS1) 複合体	168
MSH2	174
MSI (microsatellite instability)	318
MSI 型腫瘍	450
Mst1	90
MT1-MMP	249
mTORC	220
mTORC1	203
mTOR 阻害薬	468
mutation model	230
MVB	396
MXD	106
MYBL2	367
MYC	220
MYCNOS	108
MYCNUT	108
Myc ファミリー遺伝子	104

索 引 495

myelocytomatosis oncogene 144
myeloid derived suppressor cell 348

N

NCYM 108, 109
NDMA（N-ニトロソジメチルアミン） 26
NEAT1 190
NES 85
Neurofibromatosis type 1 89
neurofibromin 89
NF1 89
NF-κB 275
NGF（nerve growth factor） 108
NGS 386, 388
NIAN 26
NIH 412
NK細胞 44
N-MYC 104
N-MYC遺伝子 40
non-coding RNA 185
non-EMT 233
Noonan症候群 59
NORE1A 90
Notch 266
Noxa 217
N-Ras 89
NSC 486
NSCLC 205, 430
NTCP 39, 45
N-ニトロソビス（2-オキソプロピル）アミン 26
N-メチル-N'-ニトロ-N-ニトロソグアニジン 26

O

ODC1 107
ODC1阻害薬 110
OHラジカル 381
oncogene 155
Oncomine 158
One-carbon代謝 220
ORR（overall response rate） 440
OS（overall survival） 441

P

p15^{Ink4} 144
p16^{CDKN2A} 474
p16^{INK4A} 49, 231, 447
p21^{CDKN1A} 127

p21^{Cip1} 144
p21$^{CIP1/WAF1}$ 447
p21^{WAF1} 133
p21$^{Waf1/Cip1}$ 64
p27^{KIP1} 447
p53 132, 206, 216, 220, 287, 365, 399, 452
p53遺伝子治療 138
p53ノックアウトマウス 136
p53ファミリー遺伝子 139
p62 206
p63 138
p73 138
p120Ras-GAP 91
p190Rho-GAP 91
PA28γ 42
PAI 56
PALB2 474
PanIN 206
PAR1 55, 60
PARP阻害薬 474
pathogenicity island 56
pCR 336
PD-1 316, 320
PDAC 205
PDGFR 85, 89
PD-L1 316, 320, 462, 470
PD-L2 316, 320, 462
PET 378
PET検査用プローブ 378
PFS 436
Ph 156
PhIP 27
PI3Kp85 92
PI3K 220
PI3K/AKT/mTORシグナル 226
PI3K-AKT経路 71, 334
PI3Kp110 90
PI3Kシグナル伝達経路 222
plasticity 230
PLCε 90
polarity 232
POT1 195
PRDM6 488
Precision Medicine 386
predictive biomarker 359
primary immune resistance 318
prognostic biomarker 359
progression free survival 436

Pro-rich領域 85
prostate specific antigen 357
PRR 85
PSA 357
PTENP1 191
PTP 88
PTPN11遺伝子 59
Puma 217

R

RAB 398
Rac 91, 117
RAC 412
RalGDS 90
Ramucirumab 452
randomized controlled trial 371
Ras 82
RAS 97
Ras-MAPK経路 334
Rasopathy 89
RASSF 90
RASSF5 90
RB 127
RBE 380
RCT 371
recurrence 232
regulatory T cell 348
Rho 91
RISC 185
RNS 30
Romidepsin 182
ROS 30
RT-PCR法 351
RUNX1 100
Runx3 147

S

S1P-R 89
sarcoma 283
SCLC 430, 437
SCRUM-Japan 392
seed and soil説 283
serrated pathway 449
SH2 85
SH2ドメイン 58
SH3 85
Shc 86
SHH（Sonic hedgehog）シグナル 109
SHP-1 88

INDEX

SHP2	55
Single cell RNA Seq	442
SIP1	232
Ski	144
Ski sarcoma viral oncogene homolog	144
Slug	232
Smad	144
Smad-interacting protein 1	232, 258
SMARCA4	180
Snail 1	232, 258
Snail 2	232, 258
SNP	43, 152
SOBP	384
SOS	86
SP1	107
Src	85, 88
Src ファミリーキナーゼ	57
SREBP-1c	42
SSA/P	238
STK11	474
stochastic model	230
STS	74
SWI/SNF	180
S タンパク質	36

T

TA cell	230
Talen 法	415
TAM	233
TAM 受容体	92
Tax	47
TCA 回路	220
T cell inflamed	317
T cell non-inflamed	317
TCGA	92, 161, 389, 437
TCGA プロジェクト	439
TCR-T	296, 419
T-DM1	333, 335
TET	177
TET2	102
TF	407
TGF-α	84, 256
TGF-β	142, 267, 285, 286, 308, 318
TGF β R II -SMAD 系	452
The Cancer Genome Anatomy	161
The Cancer Genome Atlas	437
the Catalogue of Somatic Mutations in Cancer	156

THOR	191
TIAM1	90
Tie2	266
TieDIE	92
tight junction	60
tissue factor	407
TK ドメイン	84
TMB（tumor mutational burden）	440
TNF	305
TNF-α	274, 275
TNM 表	432
TNM 分類	282, 475
transcriptome	92
translational medicine	440
Tranylcypromine	183
Trastuzumab	360
Treg	278, 319, 348
Treg 標的治療	312
TRF1	195
TRF2	195
triple negative	470
TSAP6	399
TUG1	191
tumor-associated macrophage	233
tumor marker	356
Twist	232, 258
two hit theory	17, 447
Tyro3	92
T 細胞受容体遺伝子導入 T 細胞療法	296, 419
T 細胞の分化	307
T ループ構造	196, 197

V

Vasohibin	267
VEGF	276, 344
VEGF-A	262
VEGF-C	265
VEGFR1	84, 265
VEGFR2	84, 262
VEGFR3	265
VEGF-VEGFR	20
VLDLR	41
v-onc	47
von Hippel Lindau 病	16
Vorinostat	182
v-Src	15

W

Watson	412, 423
Wee1	84
WHV	40
Wnt	113
Wnt シグナル	109, 220, 445
Wnt/β-カテニン	41

X

xenograft モデル	406
XPF 複合体	167
XPG	167
X 線	77
X 線共結晶構造解析	62
X タンパク質	36
X 連鎖重症複合免疫不全症	414

Z

ZEB1	258
ZEB1/δEF1	232
ZEB2	232, 258
zinc finger nuclease 法	415

和文

あ行

アキシチニブ	347
アクチンフィラメント	244
アザシチジン	182
アジア人	434
足場非依存的増殖	285
アジュバント	322
アストロサイト	484
アスベスト	30
アセトアルデヒド	174
アデニン DNA グリコシラーゼ	166
アデノウイルスベクター	414
アデノシンデアミナーゼ	414
アデノ随伴ウイルスベクター	415
アナストロゾール	70
アノイキス	283
アフラトキシン	166
アフラトキシン B1	24, 28
アフリベルセプト	346
アポトーシス	135, 212
アミノフェニルノルハルマン	27
アリストロキア酸	29
アルクチゲニン	480

アルツハイマー病	83	欧米型 CagA	57	がん/精巣抗原	293
アレクチニブ	353	オートファゴソーム	203	間接作用	381
アロマターゼ	68, 74	オートファジー	202	間接変異原物質	25
アロマターゼ阻害薬	468	オリゴデンドロサイト	484	がん組織の微小環境	15
アンドロゲン	67	オルガノイド	201	がん治療	192
アンドロゲン受容体	68	オルニチントランスカルバミラーゼ	414	がん転移	248
胃がん	55, 147	オンコメタボライト	224	がん微小環境	263, 275, 277

一塩基多型	152
遺伝子増幅	19, 105, 155
遺伝子内変異	155
遺伝子発現解析	367
遺伝子不安定性	230
遺伝性乳がん	470
遺伝性非ポリポーシス大腸がん	174, 451
遺伝性未分化型胃がん	456
糸状仮足	244
イニシエーション	49
イピリムマブ	490
イマチニブ	326
イレッサ®	434
飲酒	174
インターフェロン	44
インテグリン	283, 285, 286
インドールアミン 2,3-ジオキシゲナーゼ	226
ウイルスがん遺伝子	47
ウイルス抗原	293
ウイルスベクター	412
ウイルス療法	420
ウラシル DNA グリコシラーゼ	166
運動能	280
エイズ合併リンパ腫	50
エキスパートパネル	391
エキセメスタン	70
エクソソーム	249, 395
エストロゲン	67, 467
エストロゲン受容体	68
エピジェネティクス	18
エピジェネティックな変化	230
エピトープ	291, 441
エルツマキソマブ	335
エルロチニブ	477
塩基除去修復	166
炎症	272, 273
炎症性サイトカイン	274
炎症反応	118
エントーシス	218
エンドソーム	92

か行

開始カスパーゼ	213
階層性モデル	230
解糖系	219
ガイドライン	412
回復性損傷	381
核移行シグナル NLS	85
核外移行シグナル	85
郭清	371
拡大手術	372
核内受容体	68
確率論モデル	230
過剰発現抗原	293
カスパーゼ	212
画像診断	376
家族性腫瘍	130
可塑性	230
活性化アストロサイト	485
活性酸素種	30
活性窒素種	30
カポジ肉腫	51
がん	76, 262, 411
がん遺伝子	14, 155, 318
がん遺伝子パネル検査	386, 390
肝炎ウイルス	273
肝がん	35
がん幹細胞	20, 72, 229, 251, 286, 287, 452
がん関連線維芽細胞	268
がんゲノムアトラス	389
がんゲノム医療	386
がんゲノムシークエンス	387, 388
がん検診	363
がん検診受診率	364
がん抗原	290
肝硬変	35
間質組織	246
間質の増生	478
がん腫	282
がん性胸膜炎	431
がん性心外膜炎	431

がん免疫	14
がん免疫サイクル	322
がん免疫療法	268
がん抑制遺伝子	14, 125, 155
がん抑制遺伝子産物	126
がん臨床試験	208
緩和	432
がんワクチン療法	294
喫煙指数	433, 434
基底膜	282, 285
キヌレニン	226
機能獲得変異	155
機能喪失変異	155
キメラ抗原受容体遺伝子導入T細胞療法	297, 419
急性骨髄性白血病	326, 329
強度変調放射線治療	383
局所遺伝子増幅	437
局所的な高メチル化	179
極性	232
鋸歯状病変	238
筋萎縮性側索硬化症	82
組換え DNA 諮問委員会	412
組換え修復	78
クライシス	197, 198
グリオーマ幹細胞	486
クリゾチニブ	350
グリベック®	326
グルタミノリシス	219
クロマチン	153
クロマチンリモデリング	170
クロロキン	208
クローン進化	393
ケアテイカー	127, 155
形態形成	128
ゲートキーパー	126, 155, 353
外科切除	432
血液髄液関門	485
血液脳関門	484
血管	263
血管新生	148, 276, 278, 312, 344
血管新生因子	262

INDEX

血管新生阻害薬	344
血管内皮間葉移行	268
血管内皮細胞増殖因子	264
血行性転移	281
欠失突然変異	172
欠損症	414
ゲノム異常	438
ゲノムキャンサーボード	391
ゲノムシークエンス	388
ゲノムの不安定化	215
ゲフィチニブ	339, 434
ゲムシタビン	477
ケモカイン	309
ケモカイン受容体	310
ケモカインと腫瘍	310
ケモカインファミリー	311
ゲラニルゲラニル化	85, 89
研究シークエンス	424
原爆被爆者	79
原発性体液性B細胞リンパ腫	51
コアタンパク質	36
抗EGFR抗体薬	452
抗PD-1抗体	22, 225
抗PD-L1抗体	22, 225
抗VEGF抗体	440
抗VEGF中和抗体	20
抗炎症性サイトカイン	307
膠芽腫	91, 485
高感度免疫組織染色法	352
構成的遺伝子	153
抗体医療	439
好中球	272, 274, 276
腔内膜小胞	396
高発がん家系	15
抗不溶性フィブリン抗体	407
国際がんゲノムコンソーシアム	389
コケイン症候群	167
骨髄異形成症候群	182
骨髄由来免疫制御細胞	348
骨微小環境	149
コピー数多様性	152
コリン作動性ニコチン受容体	433
コンパニオンバイオマーカー	360
コンビネーションセラピー	393

さ行

細菌分泌装置	57
サイクロトロン	382
サイトカイン受容体	302

再発	232
細胞運動	242
細胞外基質	285
細胞外マトリックス	145
細胞極性	60
細胞骨格	243
細胞死	435
細胞周期	194, 382
細胞傷害性T細胞	278, 290
細胞接着	128
細胞接着斑	119, 243
嗄声	431
サンガー法	387
酸化ストレス	30
三次元原体照射	383
酸素効果	382
ジェネティックな変化	230
シェルタリン複合体	195
色素性乾皮症	167
色素性乾皮症バリアント	168
子宮頸がん	21, 52
子宮内膜がん	67
シグナル伝達	19
自己リン酸化	84
自殺遺伝子	298
脂質二重膜構造	396
次世代シークエンサー	161, 386, 423
実行カスパーゼ	213
シトシンの脱アミノ反応	165
シード配列	186
重症複合免疫不全症	414
周皮細胞	484
重粒子線治療	375, 383
宿主Th1系免疫細胞	440
宿主間葉系細胞	440
宿主免疫系細胞	440
縮小手術	372
種子と土壌説	283
術前・術後治療	336
腫瘍間不均一性	392
腫瘍血管	15, 262, 347
腫瘍随伴マクロファージ	233, 277, 348
腫瘍の不均一性	286, 392
腫瘍微小環境	207
腫瘍マーカー	192, 356
腫瘍溶解ウイルス療法	420
小膠細胞	484
小細胞肺がん	431
上大静脈症候群	431

小児甲状腺がん	79
上皮間葉転換	145, 232, 243, 251, 276, 280, 285
上部尿路上皮がん	29
神経芽腫	104
神経幹細胞	486
神経細胞	484
神経浸潤性	478
神経線維腫症1型	89
神経内分泌細胞	437
人工知能	423
浸潤	20, 246, 251
浸潤先端部	247
浸潤・転移	247
浸潤突起	242
浸潤能	280
髄芽腫	486
膵がん	147, 474
膵管腺がん	205
膵管内乳頭粘液がん	474
膵上皮内腫瘍性病変	206
膵粘液性嚢胞腫瘍	474
スーパーエンハンサー	184
スーパーオキシドアニオン	166
スーパーレスポンダー	434
スキルス胃がん	463
制御性T細胞	278, 348
性差	433
星状膠細胞	484
生殖細胞変異	153
成人T細胞白血病	48
セツキシマブ	477
切除可能境界膵がん	476
切除可能膵がん	476
接触阻害	91
切除不能膵がん	476
接着能	280
セリチニブ	353
線エネルギー付与	380
全ゲノム関連解析	161, 433
腺腫	235
染色体	194
染色体欠失	155
染色体短腕	153
染色体転座	92, 155
染色体不安定性	60, 197, 287, 288, 450
選択的スプライシング	345
前転移ニッチ	233

索引 **499**

前転移ニッチ形成	400
セントロメア	153
前立腺がん	67
造影剤	377
早期細胞老化	66
造血系サイトカイン	309
奏効率	322
造腫瘍性レトロウイルス	47
増殖因子	19
増殖シグナル	86
相対的生物学的効果比	380
組織の再構築	232
ソラフェニブ	347
損傷乗り越えDNA合成	168
損傷乗り越えDNA合成ポリメラーゼ	168

た行

大細胞がん	431
体細胞変異	153, 437
大腸がん	115, 235, 444
大腸腺腫	238
タイトジャンクション	60
太陽紫外線	166
多環芳香族炭化水素	24
多巣性キャッスルマン病	51
畳み込みニューラルネットワーク	426
多段階発がん	19, 235, 237, 449
多発性骨髄腫	92
多胞性エンドソーム	396
タモキシフェン	70
タンパク質マイクロアレイ	361
逐次機構モデル	83
治験	392
致死損傷	381
中枢神経系	484
腸内細菌	208
腸内細菌叢	317
長腕	153
直接作用	381
直接変異原物質	25
チロシンキナーゼ	19, 82, 326
チロシンキナーゼ阻害薬	347
チロシンホスファターゼ	59
チロシンリン酸化	57
ディープラーニング	424
定位放射線治療	383
低酸素	264, 345, 480
低侵襲手術	372

デキストラン硫酸ナトリウム	27
デシタビン	182
デスレセプター	212, 216
テロメア	153, 194
テロメアDNAの短小化	197, 198
テロメア陰陽モデル	194, 196, 200
テロメアの3段階保護仮説	198
テロメアの構造	194
テロメラーゼ	194, 199
テロメラーゼ制御機構	200
テロメラーゼの作用モデル	199
テロメラーゼのテロメア捕捉機構	200
転移	20, 251, 263
転移性脳腫瘍	488
転移乳がん	336
転座	437
転写因子	106
点突然変異	19
天然変性状態	61
電離放射線	168
動原体	153
統合的解析	82
ドキソルビシン	405
ドライバー遺伝子	159, 231
ドライバー変異	159, 390, 431
トラスツズマブ	333, 360, 469
トラニルシプロミン	183
トランスジェニックマウス	105
トランスバージョン変異	29
トランスレーショナルリサーチ	411
トレッドミリング	244

な行

内因性サブタイプ	466
内分泌療法	67
ナイミーヘン症候群	168
肉腫	283
二次的所見	391
ニトロアレーン	30
ニトロソインドール-3-アセトニトリル	26
ニトロソ化合物	24
ニボルマブ	490
日本肺癌学会	432
乳がん	67, 466
ニューロン	484
二量体形成	86, 334
ヌクレオチド除去修復	167
ネオアンチゲン	294

ネオ抗原	317, 318
熱ショックタンパク質	92
ノックアウトマウス	105

は行

バイオマーカー	322, 358
肺がん	430
肺がん組織型	430
肺がんの臨床症状	430
肺小細胞肺がん	438
肺腺がん	431
肺腺がん組織特異	435
肺毒性	436
肺扁平上皮がん	437
ハイリスクグループ	52
播種性転移	281
バスケット試験	393
発がんの素地	181
白血病	79
パッセンジャー変異	159
華岡青洲	370
ハミングバード表現型	59
バルカン腎症	29
パンコースト症候群	431
バンデタニブ	347
非CpGメチル化	177
非アポトーシス細胞死	217, 218
非ウイルスベクター	412, 414
東アジア型CagA	57
ビカルタミド	70
非コードRNA	177
微小環境	246
微小環境形成	84
微小管結合タンパク質	60
非小細胞肺がん	205, 431
微小残存病変	232
微小転移	283
ヒストン修飾	177
ヒストン修飾異常	180
非相同末端結合修復	77
非相同末端再結合	172
左開胸	372
ヒトパピローマウイルス	52, 273
病期診断	376
標的遺伝子	136
表面プラズモン共鳴分析法	62
ピリミジン二量体	166
ピロリ菌	20, 55, 181
ピロリ菌感染	456, 457, 461

INDEX

ファルネシル化	85, 89	放射線	76	免疫抵抗性	321
ファンコニ貧血	174	放射線医学総合研究所	384	免疫抑制作用	148
フィラデルフィア染色体	156	放射線診断	375	免疫療法	393
フェロトーシス	139	放射線治療	375, 380	毛細血管拡張性運動失調症	169
不均質性	396	乏突起膠細胞	484	網膜芽細胞腫	17
腹腔鏡下手術	373	ホスファチジルセリン	56		
複合がん免疫療法	322	ボリノスタット	182	**や行**	
副作用	323	ホルネル症候群	431	薬剤性間質性肺疾患	436
副刺激分子	316	ホルモン依存性腫瘍	67	薬剤耐性	251
複製老化	197, 198	ホルモン療法	67, 467	ユークロマチン	153
ぶどう膜炎	48			ユビキチン化	92
ブラッグピーク	384	**ま行**		葉状仮足	244
フルタミド	70	マイクロアレイ	358	陽電子	379
プレニル化	85	マイクロサテライト不安定性	174, 238	予防医学	433
プロウイルスロード	49	マウスモデル	105	四倍体細胞	217
プログレッション	49	膜型チロシンキナーゼ	345		
プロテアソーム	92	膜貫通ドメイン	85	**ら行**	
プロトがん遺伝子	14	マクロファージ	272, 274, 276, 277	ラウス肉腫ウイルス	15
ブロモドメイン阻害薬	110	マトリックスメタロプロテアーゼ		ラミニンγ2	118
分化型胃がん	455, 458		118, 246, 285	ラムシルマブ	346
分化抗原	293	マルチイオンビーム	385	リキッドバイオプシー	391
分子生物学研究	411	慢性炎症	181	リソソーム	203
分子テーラーメイド治療	453	慢性骨髄性白血病	82, 156, 326	リニアック	382
分子標的薬	20, 390	慢性神経疾患HAM	48	リモデリング	232
ペアエンド法	161	慢性リンパ性白血病	156	臨床シークエンス	424
米国立予防衛生研究所	412	ミクログリア	484	臨床試験	208, 392
ヘイフリック限界	197	ミスマッチ修復	174	臨床病期	432
平面内細胞極性	113	ミトコンドリア代謝	207	リンチ症候群	451
ヘテロクロマチン	153	未分化型胃がん	455, 459	リンパ管	263
ヘテロサイクリックアミン	24	ミリスチル化	85, 88	リンパ行性転移	281
ベバシズマブ	346, 452	無増悪生存期間	436	リンパ節	264
ペムブロズリマブ	470	メタロプロテアーゼ	286	レゴラフェニブ	347
ヘリコバクター・ピロリ		メチオニン	379	レチノイン酸	108
	26, 55, 181, 273	メチル化	238	レトロウイルスベクター	414
ペリサイト	484	メチルニトロソウレア	26	レトロゾール	70
ペルツズマブ	333, 335	メトホルミン	226	連鎖解析	124
便DNA検査	365	免疫	207	レンバチニブ	347
便RNA検査	367	免疫・炎症細胞	272	ローリスクグループ	52
変異遺伝子産物	294	免疫グロブリン様ドメイン	85	ロボット手術	374
変異原物質	24	免疫細胞療法	296	ロミデプシン	182
ベンズ［a］アントラセン	30	免疫代謝	318	ロルラチニブ	353
便潜血検査	364	免疫チェックポイント機構	22		
ベンゾ［a］ピレン	30	免疫チェックポイント阻害薬		**わ行**	
ベンゾピレン	166		317, 322, 348, 439, 470	ワールブルグ効果	219
便タンパク検査	364	免疫チェックポイントタンパク質	278	ワクチン	322
扁平上皮がん	431	免疫チェックポイント分子	316		

執筆者一覧

◆編　集

渋谷正史	東京大学名誉教授／上武大学医学生理学研究所
湯浅保仁	東京医科歯科大学リサーチ・ユニバーシティ推進機構

◆執筆者 (五十音順)

秋山好光	東京医科歯科大学大学院医歯学総合研究科分子腫瘍医学分野
荒川博文	国立がん研究センター研究所腫瘍生物学分野
池田裕明	長崎大学医歯薬学総合研究科腫瘍医学分野
池田貞勝	東京医科歯科大学医学部附属病院腫瘍センター
石川冬木	京都大学大学院生命科学研究科
稲澤譲治	東京医科歯科大学難治疾患研究所ゲノム応用医学研究部門分子細胞遺伝分野
今井奈緒子	Department of Microbiology, Icahn School of Medicine at Mount Sinai
上田龍三	愛知医科大学医学部腫瘍免疫寄附講座
牛島俊和	国立がん研究センター研究所エピゲノム解析分野
江角浩安	国民健康保険志摩市民病院
江幡正悟	東京大学大学院医学系研究科分子病理学
落谷孝広	東京医科大学医学総合研究所分子細胞治療研究部門
小野眞弓	九州大学大学院薬学研究院創薬腫瘍科学講座
亀山武志	神戸大学大学院医学研究科
河上　裕	国際医療福祉大学医学部／慶應義塾大学医学部先端医科学研究所細胞情報研究部門
菊池　章	大阪大学大学院医学系研究科・分子病態生化学
木村公一	大阪大学大学院医学系研究科・分子病態生化学
熊木裕一	東京医科歯科大学大学院総合外科学分野乳腺外科
黒川峰夫	東京大学大学院医学系研究科血液・腫瘍病態学
黒川幸典	大阪大学大学院医学系研究科外科学講座消化器外科学
河野隆志	国立がん研究センター研究所ゲノム生物学研究分野

古賀宣勝	国立がん研究センター先端医療開発センター研究企画推進部門
小坂展慶	東京医科大学医学総合研究所分子細胞治療研究部門
越川直彦	神奈川県立がんセンター臨床研究所がん生物学部
小嶋基寛	国立がん研究センター先端医療開発センター臨床腫瘍病理分野
古武　剛	京都大学大学院医学研究科乳腺外科学
小林真之	東京大学医科学研究所先端医療研究センター分子療法分野
小松賢志	京都大学大学院生命科学研究科放射線生物研究センター
近藤夏子	京都大学複合原子力科学研究所粒子線腫瘍学研究センター
坂巻純一	東京大学大学院医学系研究科分子生物学分野
佐藤靖史	東北大学加齢医学研究所腫瘍循環研究分野
佐谷秀行	慶應義塾大学医学部先端医科学研究所遺伝子制御研究部門
珠玖　洋	三重大学大学院医学系研究科遺伝子・免疫細胞治療学
篠藤　誠	九州大学大学院医学研究院臨床放射線科学分野
渋谷正史	東京大学名誉教授／上武大学医学生理学研究所
下遠野邦忠	国立国際医療研究センター研究所
下野洋平	藤田医科大学医学部
末永雄介	千葉県がんセンター発がん制御研究部
鈴木啓司	長崎大学原爆後障害医療研究所放射線災害医療学研究分野
鈴木　元	藤田医科大学医学部分子腫瘍学

執筆者一覧

鈴木　拓	札幌医科大学医学部分子生物学講座
清木元治	金沢大学医薬保健研究域医学系
曽我朋義	慶應義塾大学先端生命科学研究所
高井義美	神戸大学大学院医学研究科
瀧山博年	QST病院消化器腫瘍科
竹島秀幸	国立がん研究センター研究所エピゲノム解析分野
谷　憲三朗	東京大学医科学研究所ALA先端医療学社会連携研究部門
土屋直人	国立がん研究センター研究所分子発がん研究ユニット
戸井雅和	京都大学大学院医学研究科乳腺外科学
東條有伸	東京大学医科学研究所先端医療研究センター分子療法分野
土岐祐一郎	大阪大学大学院医学系研究科外科学講座消化器外科学
戸塚ゆ加里	国立がん研究センター研究所発がん・予防研究分野
直江知樹	独立行政法人国立病院機構名古屋医療センター
中釜　斉	国立がん研究センター理事長
中川原　章	公益財団法人佐賀国際重粒子線がん治療財団
中原史雄	東京大学大学院医学系研究科血液・腫瘍病態学
西辻裕紀	国立国際医療研究センター研究所
貫和敏博	東北大学名誉教授
畠山昌則	東京大学大学院医学系研究科微生物学分野
服部奈緒子	国立がん研究センター研究所エピゲノム解析分野
林　慎一	東北大学大学院医学系研究科分子機能解析学分野
林　眞理	京都大学白眉センター／京都大学大学院生命科学研究科
平田英周	金沢大学がん進展制御研究所腫瘍細胞生物学研究分野
平野大希	独立行政法人国立病院機構名古屋医療センター血液内科
星野大輔	神奈川県立がんセンター臨床研究所がん生物学部

波々伯部絵理	京都大学大学院医学研究科乳腺外科学
前田伸治	名古屋市立大学大学院医学研究科呼吸器・免疫アレルギー内科学分野
松村保広	国立がん研究センター先端医療開発センター新薬開発分野
松本真司	大阪大学大学院医学系研究科・分子病態生化学
間野博行	国立がん研究センター研究所
丸　義朗	東京女子医科大学医学部薬理学
水島　昇	東京大学大学院医学系研究科分子生物学分野
水谷泰嘉	藤田医科大学医学部分子腫瘍学
水谷清人	神戸大学大学院医学研究科
宮園浩平	東京大学大学院医学系研究科分子病理学
三吉範克	大阪大学大学院医学系研究科消化器外科
村上善則	東京大学医科学研究所人癌病因遺伝子分野
室井　敦	神奈川県立がんセンター臨床研究所がん生物学部
森　正樹	九州大学大学院消化器・総合外科
山下俊一	福島県立医科大学
山田　滋	QST病院消化器腫瘍科
山田忠明	京都府立医科大学大学院呼吸器内科学
山田哲司	国立がん研究センター研究所細胞情報学分野
山本英一郎	札幌医科大学医学部分子生物学講座
山本浩文	大阪大学大学院医学系研究科保健学専攻分子病理学
湯浅保仁	東京医科歯科大学リサーチ・ユニバーシティ推進機構
横田　淳	国立がん研究センター研究所ゲノム生物学研究分野
吉田　剛	順天堂大学医学部病理・腫瘍学講座
米原　伸	京都大学大学院薬学研究科ナノバイオ医薬創成科学
渡邉俊樹	東京大学医科学研究所附属病院
渡部徹郎	東京医科歯科大学大学院医歯学総合研究科硬組織病態生化学分野
渡　公佑	九州大学大学院薬学研究院創薬腫瘍科学講座

編 者 紹 介

渋谷　正史（しぶや・まさぶみ）

東京大学名誉教授/上武大学学長.

1970年東京大学医学部卒. '70～'73年東京大学病院第三内科などで臨床研修. '73～'76年東京大学医科学研究所化学研究部にて研究. '79年米国ロックフェラー大学, 花房秀三郎教授のもとへ留学, RNA腫瘍ウイルス, がん遺伝子を研究. '82年帰国, 東大医科研助教授. '90年, 教授. 2007年3月定年退職. 同年4月より東京医科歯科大学分子腫瘍医学. 6月より東京大学名誉教授. '08年10月より上武大学副学長. '13年4月より上武大学学長. 現在興味があること：がんにおける血管新生の機構と, その効率的な抑制法.

湯浅　保仁（ゆあさ・やすひと）

東京医科歯科大学副学長, 特任教授.

1973年東京医科歯科大学医学部医学科卒. '77年東京大学大学院医学系研究科博士課程修了. '77～'85年東京大学医科学研究所ウイルス感染研究部助手. この間, '80～'83年に米国NIHに留学. '85～'88年群馬大学医学部衛生学助教授. '88～2000年東京医科歯科大学医学部衛生学教授. '00年より東京医科歯科大学大学院医歯学総合研究科分子腫瘍医学分野教授. '11～'14年東京医科歯科大学医学部長. 研究分野：胃がんの発症機構の解明, エピジェネティクス.

がん生物学イラストレイテッド　第2版

2011年 7 月10日　第1版第1刷発行	編　集	渋谷正史, 湯浅保仁
2015年 4 月20日　第1版第4刷発行	発行人	一戸裕子
2019年 9 月 1 日　第2版第1刷発行	発行所	株式会社　羊　土　社
2021年 3 月25日　第2版第2刷発行		〒101-0052

　　　　　　　　　　　　　　　　　　　　東京都千代田区神田小川町2-5-1
　　　　　　　　　　　　　　　　　　　　TEL　　03（5282）1211
　　　　　　　　　　　　　　　　　　　　FAX　　03（5282）1212
　　　　　　　　　　　　　　　　　　　　E-mail　eigyo@yodosha.co.jp
Ⓒ YODOSHA CO., LTD. 2019　　　　　　　URL　　www.yodosha.co.jp/
　　Printed in Japan

ISBN978-4-7581-2096-8　　　　　印刷所　　広研印刷株式会社

本書に掲載する著作物の複製権, 上映権, 譲渡権, 公衆送信権（送信可能化権を含む）は（株）羊土社が保有します.
本書を無断で複製する行為（コピー, スキャン, デジタルデータ化など）は, 著作権法上での限られた例外（「私的使用のための複製」など）を除き禁じられています. 研究活動, 診療を含み業務上使用する目的で上記の行為を行うことは大学, 病院, 企業などにおける内部的な利用であっても, 私的使用には該当せず, 違法です. また私的使用のためであっても, 代行業者等の第三者に依頼して上記の行為を行うことは違法となります.

JCOPY ＜（社）出版者著作権管理機構 委託出版物＞
本書の無断複写は著作権法上での例外を除き禁じられています. 複写される場合は, そのつど事前に,（社）出版者著作権管理機構（TEL 03-5244-5088, FAX03-5244-5089, e-mail：info@jcopy.or.jp）の許諾を得てください.

乱丁, 落丁, 印刷の不具合はお取り替えいたします. 小社までご連絡ください.